Sagittal Balance of the Spine

From Normal to Pathology: A Key for Treatment Strategy

脊柱矢状位平衡

从生理到病理：治疗策略的关键

原　著　**Pierre Roussouly**

　　　　João Luiz Pinheiro-Franco

　　　　Hubert Labelle

　　　　Martin Gehrchen

主译　海　涌　李　利　李危石　郑召民

主审　邱　勇　吕国华

中国科学技术出版社

·北 京·

图书在版编目（CIP）数据

脊柱矢状位平衡：从生理到病理：治疗策略的关键 /（法）皮埃尔·鲁苏利等原著；海涌等主译 . —北京：中国科学技术出版社，2020.10（2022.4 重印）

书名原文：Sagittal Balance of the Spine: From Normal to Pathology: A Key for Treatment Strategy

ISBN 978-7-5046-8718-0

Ⅰ . ①脊… Ⅱ . ①皮… ②海… Ⅲ . ①脊柱病—研究 Ⅳ . ① R681.5

中国版本图书馆 CIP 数据核字 (2020) 第 114844 号

著作权合同登记号：01-2020-4032

Copyright © 2019 of the original English language edition by Thieme Medical Publishers，Inc.，New York，USA

Original title：*Sagittal Balance of the Spine: From Normal to Pathology: A Key for Treatment Strategy, 1/e*

By Pierre Roussouly，João Luiz Pinheiro-Franco，Hubert Labelle，Martin Gehrchen

《脊柱矢状位平衡：从生理到病理：治疗策略的关键》（第 1 版）英文原版由美国纽约的 Thieme Medical Publishers，Inc. 于 2019 年出版，版权归其所有。作者：[法国] 皮埃尔·鲁苏利（Pierre Roussouly），[巴西]圣·路易斯·皮涅罗 - 佛朗哥（João Luiz Pinheiro-Franco），[加拿大] 休伯特·拉贝尔（Hubert Labelle），[丹麦]马丁·盖尔钦（Martin Gehrchen）。

策划编辑	丁亚红　焦健姿
责任编辑	丁亚红
装帧设计	佳木水轩
责任印制	徐　飞

出　　版	中国科学技术出版社
发　　行	中国科学技术出版社有限公司发行部
地　　址	北京市海淀区中关村南大街 16 号
邮　　编	100081
发行电话	010-62173865
传　　真	010-62179148
网　　址	http://www.cspbooks.com.cn

开　　本	889mm×1194mm　1/16
字　　数	472 千字
印　　张	18
版　　次	2020 年 10 月第 1 版
印　　次	2022 年 4 月第 2 次印刷
印　　刷	天津翔远印刷有限公司
书　　号	ISBN 978-7-5046-8718-0 / R·2564
定　　价	198.00 元

内容提要

    本书引进自世界知名的 Thieme 出版社，是一部系统介绍脊柱矢状位平衡相关理论和临床诊疗应用的专业参考书。书中所述包括脊柱矢状位平衡的概述、脊柱生物力学、个体差异的标准值、脊柱病理生理学、非脊柱侧凸的脊柱失平衡、青少年脊柱侧凸和成人脊柱侧凸等内容，涵盖了近年来有关脊柱矢状位平衡的最新研究进展，根据"从生理到病理"的概念，采用逆向思维方式，切实解决了"从病理到生理"的临床问题。本书内容系统，深入浅出，图表明晰，旨在为脊柱外科及相关专业的临床医生和研究人员了解脊柱矢状位平衡领域的历史发展、最新进展、临床诊治等提供重要参考。

译校者名单

主　　审　邱　勇　吕国华

主　　译　海　涌　李　利　李危石　郑召民

副 主 译　刘宝戈　王　征　钱邦平　刘玉增

学术秘书　潘爱星

译 校 者（以姓氏笔画为序）

丁红涛　首都医科大学附属北京朝阳医院

于　洋　中国人民解放军总医院第一医学中心

王　征　中国人民解放军总医院第一医学中心

王云生　首都医科大学附属北京朝阳医院

王孝宾　中南大学湘雅二医院

尹　鹏　首都医科大学附属北京朝阳医院

邢耀中　首都医科大学附属北京朝阳医院

吕国华　中南大学湘雅二医院

朱世琪　首都医科大学附属北京朝阳医院

伍宇轩　首都医科大学附属北京朝阳医院

刘　铁　首都医科大学附属北京朝阳医院

刘子扬　首都医科大学附属北京朝阳医院

刘玉增　首都医科大学附属北京朝阳医院

刘宝戈　首都医科大学附属北京天坛医院

刘景伟　首都医科大学附属北京朝阳医院

许　刚　首都医科大学附属北京朝阳医院

许春阳　首都医科大学附属北京朝阳医院

孙卓然　北京大学第三医院

孙振程　首都医科大学附属北京朝阳医院

李　利　中国人民解放军总医院第四医学中心

李　越　首都医科大学附属北京朝阳医院

李冬月　首都医科大学附属北京朝阳医院

李危石　北京大学第三医院

吴　兵　中国人民解放军总医院第一医学中心

吴炳轩　首都医科大学附属北京天坛医院

邱　勇　南京大学医学院附属鼓楼医院

邹聪颖　首都医科大学附属北京朝阳医院

宋建东　湖北省中西医结合医院

张天擎　首都医科大学附属北京朝阳医院

张扬璞　首都医科大学附属北京朝阳医院

张苡齐　首都医科大学附属北京朝阳医院

张希诺　首都医科大学附属北京朝阳医院

张瀚文　首都医科大学附属北京朝阳医院

张耀申　首都医科大学附属北京朝阳医院

陈　龙　首都医科大学附属北京朝阳医院

陈宇翔　首都医科大学附属北京朝阳医院

周立金　首都医科大学附属北京朝阳医院

郑召民　中山大学附属第一医院

孟祥龙　首都医科大学附属北京朝阳医院

赵　凡　首都医科大学附属北京朝阳医院

钱邦平　南京大学医学院附属鼓楼医院

高海峰　首都医科大学附属北京朝阳医院

唐新力　首都医科大学附属北京朝阳医院

海　涌　首都医科大学附属北京朝阳医院

陶鲁铭　首都医科大学附属北京朝阳医院

桑大成　首都医科大学附属北京天坛医院

韩　渤　首都医科大学附属北京朝阳医院

韩超凡　首都医科大学附属北京朝阳医院

潘爱星　首都医科大学附属北京朝阳医院

原书编者名单

著 者

Pierre Roussouly, MD
Senior Surgeon
Spinal Surgery Unit
Croix Rouge Française-CMCR des Massues
Lyon, France

João Luiz Pinheiro-Franco, MD, AFS
Neurosurgeon and Spine Surgeon
Samaritano Hospital of São Paulo
São Paulo, Brazil

Hubert Labelle, MD
Professor of Surgery
Division of Orthopedic Surgery
University of Montreal
Montréal, Québec, Canada

Martin Gehrchen, MD, PhD
Associate Professor and Head of Spine Surgery
Spine Unit
Department of Orthopaedic Surgery
Rigshospitalet and University of Copenhagen
Copenhagen, Denmark

参编者

Mohanad Alazzeh, BS
Department of Neurosurgery
University of California at San Francisco
San Francisco, California, USA

Abdulmajeed Alzakri, MD, MS, DESC Ortho
Clinical Spine Surgery Fellow at the University
of Montréal
Department of Orthopaedics
College of Medicine, King Saud University
Riyadh, Saudi Arabia

Christopher P. Ames, MD
Professor
Department of Neurological Surgery
University of California, San Francisco
San Francisco, California, USA

Hideyuki Arima, MD, PhD
Research Fellow
Department of Orthopaedic Surgery
Norton Leatherman Spine Center
Louisville, Kentucky, USA
Clinical Instructor
Department of Orthopaedic Surgery
Hamamatsu University School of Medicine
Hamamatsu, Shizuoka, Japan

Carl-Eric Aubin, PhD, ScD (hc), PEng
Professor
Department of Mechanical Engineering
Polytechnique Montreal
Researcher
Sainte-Justine University Hospital Center
Montréal, Québec, Canada

Cédric Y. Barrey, MD, PhD
Chairman
Department of Spine and Spinal Cord Surgery
Hôpital Pierre Wertheimer
Hospices Civils de Lyon
Université Claude Bernard Lyon 1
Lyon, France

Théo Broussolle
Surgical Specialty Intern
Department of Neurosurgery C
Neurological Hospital
Lyon, France

Leah Y. Carreon, MD, MSc
Clinical Research Director
Norton Leatherman Spine Center
Louisville, Kentucky, USA

Jean-Etienne Castelain, MD
Fellowship
Department of Orthopaedics and Traumatology
Spine Unit 1
University Hospital of Bordeaux,
Bordeaux, Aquitaine, France

Derek T. Cawley, MMedSc, MCh, FRCS
Consultant Spine Surgeon
Tallaght University Hospital
Dublin, Republic of Ireland

Daniel Chopin, MD
(retired)
Spinal Unit
Neuro-Orthopedic Department
University of Lille, France
Spine Center
Institut Calot Berck sur Mer, France

Thibault Cloché, MD
Orthospine Department
Bordeaux Nord Aquitaine Hospital
Bordeaux University
Bordeaux, Nouvelle Aquitaine, France

Anthony M. DiGiorgio, DO, MHA
Resident
Department of Neurosurgery
Louisiana State University Health Sciences Center
New Orleans, Louisiana, USA

Amir El Rahal, MD
Department of Neurosurgery
University Hospital of Geneva, HUG
Geneva, Switzerland

Martin Gehrchen, MD, PhD
Associate Professor and Head of Spine Surgery
Spine Unit
Department of Orthopaedic Surgery
Rigshospitalet and University of Copenhagen
Copenhagen, Denmark

Steven D. Glassman, MD
Professor
Department of Orthopedic Surgery
University of Louisville
Louisville, Kentucky, USA

Martin Haeusler, PhD
Head Evolutionary Morphology and Adaptation Group
Institute of Evolutionary Medicine
University of Zurich
Zurich, Switzerland

Shahnawaz Haleem, MSc(Tr&Orth), MRCSEd, MRCSI, FRCS(Tr&Orth)
Complex Spine Fellow
Honorary Associate Clinical Lecturer
St. George's University Hospital
Oxford University Hospitals
London, United Kingdom

Hyoungmin Kim, MD, PhD
Clinical Associate Professor
Department of Orthopedic Surgery
Seoul National University Hospital
Seoul, South Korea

Hubert Labelle, MD
Professor of Surgery
Division of Orthopedic Surgery
University of Montreal
Montréal, Québec, Canada

Fethi Laouissat, MD
Consultant Orthopaedic Surgeon
Spine Surgery Unit
Hôpital Privé de l'Est Lyonnais
Saint-Priest, Rhône, France

Darryl Lau, MD
Chief Resident
Department of Neurological Surgery
University of California, San Francisco
San Francisco, California, USA

Amélie Leglise, MD
Orthopédie Department
Bordeaux Pellegrin Hospital
Bordeaux University
Bordeaux, Nouvelle Aquitaine, France

Jean-Charles Le Huec, MD, PhD
Professor
Department of Orthospine
Bordeaux Nord Aquitaine Hospital
Bordeaux University
Bordeaux, Nouvelle Aquitaine, France

Praveen V. Mummaneni, MD
Joan O'Reilly Endowed Professor in Spinal Surgery
Vice Chairman
Deptartment of Neurosurgery
University of California, San Francisco
San Francisco, California, USA

Nishant Nishant, MD
Orthopedic and Spine Surgeon
Rameshwaram Orthopedic
Spine & Ent Clinic
Patna, Bihar, India

Colin Nnadi, MBBS, FRCS(Orth)
Spine Unit

Oxford University Hospitals NHS Foundation Trust
Oxford, Oxfordshire, United Kingdom

Ibrahim Obeid, MD, MSc
Consultant
Spine Department
Bordeaux University
Bordeaux, France

Stefan Parent, MD, PhD
Full Professor of Surgery
Chair, Academic Chair in Pediatric Spinal Deformities of CHU
Ste-Justine
Chief, Division of Pediatric Orthopedic Surgery
CHU Sainte-Justine
Department of Surgery
Université de Montréal
Montréal, Québec, Canada

Charles Peltier, MD
Department of Spine Surgery
Hôpital P.-Wertheimer, Hospices Civils de Lyon
Lyon, France

Marion Petit, MD
Orthopédie Department
Bordeaux Pellegrin Hospital, Bordeaux University
Bordeaux, Nouvelle Aquitaine, France

João Luiz Pinheiro-Franco, MD, AFS
Neurosurgeon and Spine Surgeon
Samaritano Hospital of São Paulo
São Paulo, Brazil

Pierre Roussouly, MD
Senior Surgeon
Spinal Surgery Unit
Croix Rouge Française-CMCR des Massues
Lyon, France

Amer Sebaaly, MD, BS
Department of Orthopedic Surgery
Hotel Dieu de France Hospital
Saint Joseph University
Beirut, Lebanon

Jacques Sénégas, MD
Spine Surgeon
Professor
Département of Anatomy
University Bordeaux II
Bordeaux, France

Christine Tardieu, PhD
Director of Research CNRS
Research Unit "Adaptativ Mecanisms and Evolution"
Department "Adaptation du Vivant"
National Museum of Natural History
Paris, France

Jean-Marc Mac-Thiong, MD, PhD
Associate Professor
Department of Surgery
Université de Montréal
Montréal, Québec, Canada

Wendy Thompson, MD
Orthospine Department
Bordeaux Nord Aquitaine Hospital, Bordeaux University
Bordeaux, Nouvelle Aquitaine, France

Jean Marc Vital, MD, PhD
Spinal Unit
Universitary Hospital Pellegrin
Bordeaux, France

Xiaoyu Wang, PhD
Research Fellow
Department of Mechanical Engineering
Polytechnique Montreal
Montréal, Québec, Canada

原著者寄语

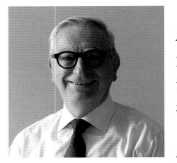

几个月前，我得知 *Sagittal Balance of the Spine: From Normal to Pathology: A Key for Treatment Strategy* 一书的中文版翻译工作正在进行中。能够看到本书的中文翻译版面世，我感到非常荣幸。相信本书能够让中国同道及读者有机会认识与了解脊柱平衡的全新理念。

我要感谢海涌教授及各位中国同道为本书翻译工作所做的努力，还要感谢中国科学技术出版社为本书引进所做的工作，感谢他们为更多中国学者分享有关脊柱骨盆矢状位平衡的精彩内容。使用另一种截然不同的语言来完美诠释书中的新概念并非易事。可惜，我无法亲自参与这项工作。但是，我对海涌教授及其团队能够出色完成本书翻译工作充满信心。据我所知，他们已经在脊柱疾病的研究领域做出了大量卓越贡献，相信本书中文翻译版的出版将会掀起又一波学术波澜。

本书呈现了 25 年间有关人类脊柱矢状位平衡演变与思考的综合体系。书中所述多是概念的阐述，而非具体方法的描述。这些新概念的提出，将成为解读人类获得及维持站立姿势的理论基础，进而逐步明确不同脊柱形态对脊柱退变的影响。只有充分考虑脊柱骨盆矢状位生物力学的机制，才能全面诊断与治疗脊柱疾病。

几位国际著名的脊柱外科专家以博采众长的视角向读者展示了脊柱矢状位平衡的相关内容，必将成为一场全新研究领域最新科学前沿的盛宴。

开卷有益，希望读者在阅读本书时能够感受到脊柱矢状位平衡理论在脊柱病理学中的神奇潜力，也希望本书能够为低年资医生的临床学习和高年资医生的日常诊疗提供帮助和指导。

Pierre Roussouly, MD
Senior Surgeon Spinal Surgery Unit
Croix Rouge Française–CMCR des Massues
Lyon, France

It was a great pleasure for me to discover a few months ago the project of translating in Chinese language the book: "Sagittal Balance of the Spine" and this is a bigger honor to hold the Chinese book today. This project will give the opportunity to Chinese friends and colleagues to share a new step in Spinal understanding.

I would like to thank Professor Yong Hai and Chinese colleagues who organized and translated this book into Chinese. Also I would like to thank the Chinese Science and Technology Press Publishing who drove this project, for allowing the large Chinese scientific population to approach the fascinating story of Spino-pelvic Sagittal Balance. I suspect the difficulty of this work to keep perfectly in a very different language the new concepts that was developed in this book. Unfortunately for me, I'll never be able to appreciate this new version by my own. But I have a total confidence in Professor Hai and his team that carried out the translation of this work of mine. I know their total involvement in the field of Spinal pathology, and I am sure the final result is fantastic.

This book is a synthesis of more than 25 years of thinking about the sagittal behavior of the Human Spine. It is more a work of concept rather than recipes. As all the new concept, it has to be considered as a step in understanding the way Humans acquired their standing position. How they are able to maintain it, but also the consequences of the various spinal shapes on the effects of degeneration. Today, it is no more possible to understand and treat adequately a Spinal disease without taking account the sagittal spino-pelvic mechanisms.

Several famous international spine specialists participated to this work, conducting to various and eclectic points of view. This is a privilege of a new field of research, still moving for showing you a current state of the art.

I hope you will have a great pleasure in reading this book. I wish you to discover the amazing potential of Sagittal Balance in all the aspect of Spinal Pathologies, as well for the training of youngers and daily practice for elders.

Pierre Roussouly, MD
Senior Surgeon Spinal Surgery Unit
Croix Rouge Française–CMCR des Massues
Lyon, France

中文版序

　　在物种进化过程中，人与其他灵长类动物的主要区别在于直立行走后解放了上肢，而直立行走进一步重塑了人体骨骼的细微结构，使得人体可以保持稳定和平衡。千百年间，诸多先辈孜孜以求人体平衡的奥秘，从骨骼、肌肉到神经系统，让我们对人体骨骼的认知更为清晰，也让当代脊柱外科医生不再单纯关注脊柱，还会注重评估髋、膝关节对脊柱的影响，以及头部的位置，并统筹考虑人体的矢状位平衡。

　　说起脊柱矢状位的概念，就不得不提到法国。脊柱矢状位形态的研究最早源于法国，我的老师 Dubousset 教授早在 1973 年就提出了"骨盆椎"这一概念，当年我在法国学习时也深受这一矢状位理论的影响和启发；Legaye 和 Duval-Beaupère 提出了 PI、PT、SS 三个骨盆参数并沿用至今，成为脊柱矢状位研究的基础；本书的主编，来自里昂的 P. Roussouly 教授提出了矢状位形态的 4 种分型；J. P. Farcy 教授和他的学生 F. Schwab 将脊柱的矢状位研究带到美国，并基于此提出了 SRS-Schwab 成人脊柱畸形分型；W. Skalli 教授将生物力学研究融入脊柱矢状位研究。由此看出，法国学者奠定了脊柱矢状位研究的基础。

　　本书由法国的 Roussouly 教授领衔，联合来自法国、加拿大、美国的诸多脊柱外科专家共同编写，是一部不可多得的精品著作。作者对脊柱矢状位知识进行了总结式叙述，内容涵盖正常脊柱的矢状位形态、脊柱平衡代偿的生理机制、单纯矢状位脊柱畸形、青少年或成人脊柱侧凸的矢状位形态，无论对初学者还是脊柱外科专科医生都很有参考价值。相信通过本书的学习，读者可以了解到什么是正常的脊柱矢状位、如何评估病理状态的脊柱矢状位、如何通过分析矢状位形态指导手术策略的制订、术后矢状位形态恢复不佳可导致哪些后果，以及如何补救等内容。

　　本书的翻译团队可谓人才济济，由首都医科大学附属北京朝阳医院的海涌教授领衔，携国内脊柱矢状位研究领域的诸多专家倾力打造。中文版译文严谨准确、通俗易懂，值得广大读者深入研习。值此书付梓之际，谨向无私奉献、精勤付出的各位译者表示衷心的祝贺！

法国国家外科科学院院士

南京大学医学院教授

南京鼓楼医院骨科主任

原书序

什么是平衡？

答案看似很简单，即没有平衡，谈何功能？艺术家通过敏锐的平衡感来实现美的重要法则就是和谐。几年前，脊柱外科医生评估术后平衡的唯一方法是满意功能与美观体形的和谐搭配。这种直观感觉对某些人是有效的，但很难阐述清楚。

通过脊柱全长侧位 X 线片，我们可以描述一系列矢状位平衡参数。不计其数的学术讨论，尽管有时很激烈，但却能迸发出崭新的科学方法。于是，这本书为我们在过去几年中通过成功和失败的经验来逐步理解脊柱平衡概念提供了理论基础。

如果和谐的原则因人而异，那么每个人都会有自己的理解，要根据自身的特点找到平衡点，如体形、肌肉力量、年龄。地球引力是亘古不变的，一个完美的体形可以实现耗能最小的肌肉动作与脊柱负代偿。这里所说的和谐是能够达到理想肌肉运动的最佳矢状位形态。重力、脊柱形态和肌肉力量是三个主要因素，它们相互作用实现脊柱平衡。然而，任何将其简化和标准化的尝试都必然失败。

尽管人们对脊柱平衡已有一定认识，但仍然要提醒大家的是，本书主要以静态研究为基础。目前尚缺少脊柱平衡的动态研究分析，这需要我们日后继续努力。

脊柱的外在美观固然重要，但我们仍要探索脊柱平衡的科学评价方法，以便帮助脊柱外科医生制订更合适的脊柱畸形治疗方案。

Daniel Chopin, MD

Spinal Unit, Neuro-Orthopedic Department, University of Lille, France

Spine Center, Institut Calot Berck sur Mer, France

译者前言

每一位脊柱外科医生都是追求美的艺术家，在他们心中"美即平衡"。脊柱的平衡是指结合患者的年龄，使其肌肉力量、体态和步态达到完美的和谐状态。在临床实践中，脊柱矢状位失平衡状态会导致严重的功能障碍，因此，近些年越来越多的脊柱外科医生开始关注患者的矢状位平衡情况。然而，如何采取科学合理的评价系统来评估脊柱矢状位平衡状态、制订治疗策略及判定预后，目前仍存在很大争议。

人们对脊柱矢状位平衡状态的研究不断深入，出现了许多评价方法和治疗策略。但由于个体差异，这些方法和策略并不适合所有人群，因此维持脊柱矢状位平衡的确切机制至今仍不清楚。本书著者 Pierre Roussouly、João Luiz Pinheiro-Franco、Hubert Labelle、Martin Gehrchen 教授等归纳总结了近年来有关脊柱矢状位状态的最新研究进展，根据"从生理到病理"的概念，采用创新性逆向思维方式，尝试解决"从病理到生理"的临床实际问题。书中涉猎脊柱矢状位平衡的概述、生物力学、个体差异的标准值、病理学、非脊柱侧凸的脊柱失平衡、青少年脊柱侧凸和成人脊柱侧凸等内容，理论与实践相结合，为读者呈现了一帧帧与时俱进、精彩纷呈、三维立体的脊柱矢状位平衡画面。

当前，新冠病毒肆虐全球。在重大疫情面前，健康是人类命运共同体的固有基因，唯有相互协作、真诚合作，才能最终战胜疫情。本书中文翻译版得以面世，即是中外脊柱外科专家团结、协作、共赢之典范。

本书译者团队实力卓越，汇集了国内众多著名脊柱外科专家，由邱勇教授、吕国华教授主审，海涌教授、李利教授、李危石教授、郑召民教授主译，王征教授、刘宝戈教授、钱邦平教授、刘玉增副教授副主译，集结了众多优秀中青年医生共同参与翻译工作。诸位译者精诚合作，精益求精，既准确展示了原著的精髓含义，又充分发扬了中国语言文字的博大精深。本书内容系统、深入浅出，是一部经典的脊柱外科著作，诚意推荐广大脊柱外科医生品鉴。

中华医学会骨科学分会全国委员

中国康复医学会脊柱脊髓专业委员会副主任委员

首都医科大学骨外科学系主任

首都医科大学附属北京朝阳医院骨科主任

原书前言

1998 年，Duval Beaupère 首次提出了一项新的骨盆参数，即骨盆入射角。几年前，学界对有关脊柱矢状位平衡的问题了解并不多，仅存在寥寥数篇相关文献。而近两年，相关文献报道已有 200 多篇。这着实凸显了评价脊柱矢状位平衡在临床实践中举足轻重的地位。

尽管脊柱骨盆参数的应用在脊柱矢状位平衡的评估中早已屡见不鲜，但是借此有限的认知我们仍不能充分了解脊柱矢状位的病理学改变，所制订的治疗方案亦存在很多不足，所以我们在临床中不得不与各种意想不到的并发症不断博弈。

在书中，我们试图建立一个完整的概念体系，即"从生理到病理"。当然，由于脊柱生理状态的复杂性，我们目前还无法诠释脊柱正常的"生理"状态；对人类而言，脊柱的生理状态是我们在进化过程中获得持续直立状态的神奇特性。人体是唯一能够保持平衡站姿而拥有经济耗能的动物种群。骨盆形态的解剖学进化是人类直立状态的生物力学关键，它从最初蜗居于树上的灵长类动物高而平的形态进化到现在人类宽大而后倾的形态。这种遗传特点诠释了以骨盆入射角为特征的宽大骨盆形态，进而脊柱形态与骶骨之间的密切关系发展成为一种与骨盆入射角相关的生理脊柱骨盆序列参数。这些不同的脊柱形态取决于骨盆入射角的变化，凸显其独特的生物力学行为。

青年个体的脊柱矢状位序列是一套可靠、高效的系统，但随着年龄的增长脊柱会逐渐发生退行性改变，并逐渐改变脊柱序列的方向性和平衡性。为了保持人体的直立姿势，人体必须建立自身的代偿机制。为了均衡脊柱屈曲和伸展之间的负荷，脊柱都会通过骨盆入射角和代偿能力引发脊柱退行性改变的发展，从而发生特异的脊柱退行性变化。

已有多种组合参数用来描述脊柱平衡或失衡状态，但是主要集中于第 1 腰椎与骶骨的腰椎前凸角和骨盆参数。由于这些参数忽略了骨盆入射角的特异性和脊柱曲度的相互作用，因此对治疗方案的制订没有太多帮助。即使众所周知，脊柱失平衡状态会导致不良的脊柱功能，但我们仍未能充分了解脊柱平衡系统及其达到平衡的方法。

为了诠释"从生理到病理"的概念，我们需要采用逆向思维来解决"从病理到生理"的问题。在病理学中，我们可以应用骨盆入射角为恢复先前的"生理"状态提供参考。根据骨盆入射角我们可以通过特异性匹配一个更好的骨盆"生理"形态。我们不能将其看作为一个单纯的角度恢复，而要重视脊柱生理曲度的重建，以避免发生机械性并发症，如近端交界性后凸。

读者在阅读过程中会发现，本书并没有着重描述手术的技术与方法。我们希望通过此书来帮助读者充分认识脊柱骨盆形态的重要性，并据此制订治疗方案。这是一项极大的挑战，因为书中部分结论仍停留在假设层面，还需要我们在未来的研究中进一步验证。作为一个整体概念，我们试图定义生命中脊柱矢状位平衡理论的演变进程，并遵循脊柱形态的个体差异性。作为制订治疗方案的基础，如果将"如何让脊柱从病理状态回归到生理状态"作为标题也许太过夸大效果而令人无法信服。但我们希望通过本书能够帮助读者去理解脊柱矢状位平衡的神奇故事。

Pierre Roussouly，MD

João Luiz Pinheiro-Franco，MD，AFS

Hubert Labelle，MD

Martin Gehrchen，MD，PhD

目 录

第三篇　随年龄和人口变化的正常值

第四篇 脊柱的矢状位平衡在病理学中的应用

第五篇 非脊柱侧凸相关的矢状位失平衡

第六篇　青少年特发性脊柱侧凸（AIS）

第七篇　成人脊柱侧凸（AS）

第一篇　矢状位平衡

Introduction to Sagittal Balance

Sagittal Balance of the Spine
From Normal to Pathology: A Key for Treatment Strategy
脊柱矢状位平衡
从生理到病理：治疗策略的关键

第1章　脊柱矢状位平衡的历史背景
Historical Background of Spinal Sagittal Balance

Pierre Roussouly　Nishant Nishant　著

王孝宾　译

钱邦平　吕国华　校

摘要： 正常脊柱矢状位曲线的概念最早由 Hippocrates 在大约公元前 400 年提出。古罗马时期的 Galen 认识到了连续的脊柱可以分为不同节段，每个节段由解剖结构相似的椎体连接而成，并且他最早使用希腊语的前凸（lordosis）和后凸（kyphosis）来描述不同节段的形态。直到今天，他提出的颈椎前凸、胸椎后凸、腰椎前凸、骶椎后凸的解剖学分段仍然被沿用。Leonardo da Vinci 则是第一个描绘出完整的人体脊柱矢状位解剖结构的人。尽管在公元 17—19 世纪，有很多生物力学研究试图阐述重力在脊柱上的作用和位置，以及脊柱与之相抗衡的原理，但直到 20 世纪后期，才出现了新的描述脊柱曲线的方法。Delmas 介绍了骶骨方向与脊柱整体形态之间的重要关系，他描绘了与骶骨终板倾斜有关的人体脊柱矢状位曲线的变化，从（静态稳定的）大弧形矢状位曲线到（动态的）扁平曲线。后来，During 和 Duval–Beaupère 证明了骨盆角度和骨盆位置之间的直接相关性。Duval–Beaupère 将这个重要的角度命名为"骨盆入射角"，并通过简单的几何测量方法证明了三者的关系，即骨盆入射角 = 骨盆倾斜度 + 骶骨倾斜角。Berthonnaud 和 Dimnet 根据脊柱由前凸转为后凸移行部位的不同，提出了一种新的脊柱分段方法。该方法使脊柱的矢状位分界点不再局限于固定的解剖区域，而可能高于或低于胸腰段（$T_{12} \sim L_1$）的位置。自 21 世纪初期以来，许多研究表明了脊柱手术规划时重视矢状位平衡评估对临床结果的重要性，矢状位平衡已经成为脊柱外科临床和病理研究中最重要的话题之一。

关键词： During J，Duval–Beaupère G，Hippocrates，骨盆入射角，脊柱曲线

一、概述

　　脊柱的矢状位平衡是由医学先驱们在 20 世纪后期提出的新概念，到 21 世纪初期其理论体系已经逐渐确立。在人类现代社会以前，古希腊学者希波克拉底（Hippocrates）就描述了许多关于脊柱曲线的概念[1]，有些概念至今还在很多解剖学教材中被使用。前凸（lordosis）和后凸（kyphosis）两个术语具有希腊语的词源，很可能是古罗马学者盖伦（Galen）[2]（最先使用术语"ithioscoliosis"的人）首先用它们来描述脊柱矢状位的自然曲线。

　　16 世纪，人体解剖学的发展进一步揭示了脊椎骨的细微解剖，当时主要集中于对局部结构的描述而不是希波克拉底提出的矢状位节段及曲线。而骨盆的位置作为继发于某些脊柱病理情况的代偿性表现，被认为是脊柱平衡的一种代偿方式，在 19 世纪首次被一些学者报道。当时人

们已经发现老年人的脊柱整体形态会随着年龄发生改变，但是脊柱曲线的理论直到 20 世纪，伴随着 X 线等影像学技术的发展才开始受到关注。20 世纪 70—80 年代的 "黄金时期"，很多关于脊柱生物力学的研究得到发表，然而这些研究多数也仅仅关注了脊柱的局部区域[3]。

当时仅有少数学者对与脊柱整体评估相关的解剖学或病理学感兴趣。1953 年，法国解剖学家 Delmas 分析了无症状个体的脊柱曲线变化特点[4]，然而他的观点在当时脊柱疾病的传统治疗中几乎没有应用的空间。脊柱曲线的概念尽管是一种基于临床评估的经验方法，却仅仅被一些研究者作为整体康复技术应用于脊椎的手法推拿治疗。

During 等根据脊柱和骨盆的位置和形态将两者整合在一起，提出了一种新的骨盆测量方法，从而革新了脊柱的生物力学理念[5]。尽管这个具有里程碑意义的论文于 1985 年就在 *Spine* 上发表，但却未能得到学术界的广泛认可。直到 2008 年，Duval-Beaupère 的研究详细介绍了脊柱和骨盆的矢状位关系，脊柱的矢状位参数才跃升至脊柱外科研究的最前沿，并且被认为是了解脊柱病理改变及其治疗方法的最基本标准之一[6]。

在这一章中，作者追溯了脊柱相关理论的历史背景，从最早的古印度河谷文明到希腊文明时期，最后到现代理念的起源，以启发我们的读者认识脊柱平衡的观念是如何演变成为一个对理解脊柱特性不可或缺的要素。

二、古印度时期

现有的最古老的相关文字记载在古印度神话史诗 *Srimad Bhagvat Mahapuranam*（《斯里玛德·巴格瓦特·玛哈普拉纳姆》）中（公元前 3500—前 1800 年）[7]，里面提到了 Krishna 君主如何通过牵引的方法，来纠正一名叫 Kubj 信徒的驼背[8, 9]。公元前 2500—前 2000 年至公元前

750—前 500 年，雅利安人已经详细描绘了包括脊椎解剖在内的人体结构[10]。婆罗门那时代之后的公元前 1800 年开始，古印度进入了吠陀时代，虽然 "脊柱侧凸"（scoliosis）一词还没有开始被使用，但是在梵文中已经出现了对脊柱侧凸症状的描述。

三、古希腊时期

希腊哲学家柏拉图（Plato，公元前 427—前 347 年）[11]认为，大自然是由神所创造的完美产物，而运动是动物的独特属性。他强调脊柱的灵活性便是为了身体的运动而创造出来的，并且能与身体保持完美的协调一致。亚里斯多德（Aristotle，公元前 490—前 430 年）[12]认为脊柱的灵活性是两足动物运动的必备条件。他通过比较动物界中的两足动物：鸟类和人类，证明了人类的两足行走能力是人类优越性的根本。但是，这些理论更多是哲学层面上思考而没有被实际应用。

希波克拉底（Hippocrates，公元前 460—前 370），现代医学之父[13, 14, 15]，出生于希腊科斯岛（图 1-1）。他将医学从以往由宗教来解释，或被归咎为超自然现象，转变为科学和观察的学科。由于当时禁止进行人体解剖，他的观察对象多来自动物解剖，体育馆里运动员的身体和战场上的尸体。在他的著名作品 *Articulations*（《关节运动》）中，他这样描述了脊柱的矢状位曲线。

关于脊柱，它的全长有一个曲线变化：从末端的骶骨向上到与下肢相连的大椎骨（第 5 腰椎），脊柱的顶点朝向后方。然后继续向上到进入膈肌的位置，这一段脊柱的顶点朝向前方。该区域的前方有肌肉（腰大肌）覆盖。继续上升到肩膀上方的大椎骨（第 7 颈椎），这段脊柱又改变为向顶点向后；由于棘突的长度在背部中段最长，因此这一段的弯曲看起来比实际明显得多。关于颈椎则是顶点朝向前方……

（1844 年，Émile Littré 从法语翻译而来）

希波克拉底首次使用"脊柱侧凸"（scoliosis）一词来定义脊柱畸形。他解释了脊柱向前弯曲的状态会随着年龄和工作性质的不同而改变；他比帕西瓦尔·波特（Percivall Pott）早了 1 个世纪，将进行性的严重后凸畸形与肺结核相关联；他还发明了许多联合牵引和压力作用的脊柱畸形矫正系统。希波克拉底对脊柱曲线的很多描述一直沿用至今，并将永远是脊柱大体解剖学的基石。

阿基米德（Archimedes，公元前 287—前 212 年）是那个时代著名的数学家、物理学家、发明家和天文学家。他对平面平衡的研究对后来的脊柱生物力学产生了很深远的影响。

四、罗马帝国时代

帕加马的盖伦（Galen of Pergamon，公元 130—210 年）[16] 最初是角斗士的医生，这使他在创伤方面拥有丰富的专业知识。他是希腊人但在罗马工作，曾服务于马克·奥雷尔皇帝和他的儿子马德。他撰写了好几部医学著作，其中对希波克拉底的观点进行了回顾，他的解剖学说被作为 1200 多年医学教育的基础。

盖伦被认为是最早使用前凸（lordosis）和后凸（kyphosis）两个术语的学者。他把脊柱畸形分为前凸（脊柱向后弯曲）、后凸（脊柱向前弯曲）和侧凸（脊柱向侧方弯曲）。实际上由于后世文字翻译和理解的差异，盖伦所使用的前凸和后凸两个术语，是否具有同现代语言相同的含义还存在争议。在希腊语中，"前凸"（希腊语 λόρδωση）最初是指任何形式的正常弯曲，包括向前弯或者向后弯，因此在当时很可能是"曲度"的意思。而"后凸"（希腊语 κύφωση），意指病理性的异常向前的弯曲，是真正"驼背"的意思。无论如何，盖伦对先驱希波克拉底描绘的正常脊柱矢状位曲线的细分，即现在我们所讲的骶椎后凸、腰椎前凸、胸椎后凸和颈椎前凸，直到今天都没有改变，仍然是描述脊柱解剖的金标准。作为圆形剧场里角斗士们的外科医生，盖伦被公认为"运动医学之父"。此外，他还改进了希波克拉底发明的一些脊柱外伤装置（图 1-2）。

另一位罗马医师奥芮培锡阿斯（Oribasius，公元 325—400 年）[17] 在希波克拉底复位装置中

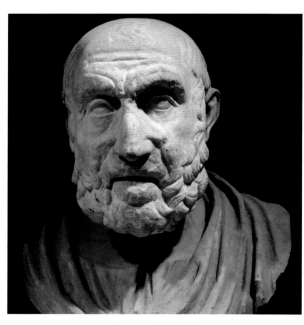

▲ 图 1-1　希波克拉底

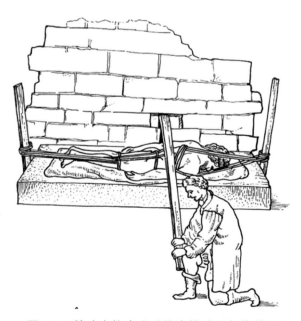

▲ 图 1-2　希波克拉底发明的脊柱畸形复位装置，后来由盖伦改进

增加了一根横杆，并用于治疗脊柱外伤和脊柱畸形。埃伊纳岛的保罗（Paul，公元625—690年）[18] 则使用烧红的铁条进行了首例椎板切除术，他还将1000多年的医学成果收入七卷百科全书中。

五、中世纪时期（公元330—1453年）

与古典时期医学的活跃发展相比，中世纪时期尤其欧洲对医学进步的贡献几乎微不足道。当时从古希腊遗留下来的文件译本只供修道院里的抄写员使用，而大多数的希腊档案存放于拜占庭附近，因此波斯和阿拉伯的医生得以将其翻译成阿拉伯文，并对希波克拉底和盖伦的教义进行使用和评论。其中最著名的是阿维森纳医生（Avicenna，公元980—1037年），他来自于现在的乌兹别克斯坦地区。他的著作中有 Canon of Medicine（《医药法典》），该书成了中世纪医学专业的主要教科书。在第一卷中，他分析了脊柱的解剖结构，并精确描述了屈曲、伸展的椎间运动；脊柱疾病的治疗则包含在第三卷和第四卷中 [19]。受希波克拉底的影响，阿维森纳认为后凸畸形可能是由外因（创伤）或内部原因引起，而健康的身体依赖于规律的体液流通（译者注：古希腊的体液学说，强调构成人体成分的四种液体——血液、黏液、黄胆汁和黑胆汁的流通）。阿维森纳认为退变及继发的关节强直是体液流通不畅的结果，并且已经认识到 Pott 病可能就是强直性脊柱炎 [20]。

阿布卡西斯（Abulcasis，公元936—1013年）[21] 是11世纪著名的阿拉伯外科医生，他写了一篇名为 At-Tasnif 的手术学论文。文章中描述了包括腰痛、坐骨神经痛、脊柱侧凸和脊柱创伤在内的外科疾病，并主张对多种脊柱疾病使用化学或热灼烧治疗。他还发明了一种用于脊柱脱位的复位装置。

Şerefeddin Sabuncuoğlu（公元1385—1468年）[22]

是一名土耳其医师，他编写的手术学图谱描绘了脊柱侧凸、坐骨神经疼痛、腰痛和脊柱脱位等多种疾病。同时他还发明了一种与阿布卡西斯设计类似的脊柱复位装置。

六、15—17 世纪时期

文艺复兴是一个多产的时期，在此时期，人文主义者重新发现了古希腊和阿拉伯文学作品的意义，并激励了各个艺术和科学领域的新思维方式的发展。在安德雷亚斯·维萨里（Andreas Vesalius，1514—1564年）[23] 之前，希腊学者所描述的医学和解剖学都被认为是绝对的真理。维萨里是第一个在其著作 De Humani Corporis Fabrica（《人体的构造》）中批判前贤盖伦（Galen）的人。由于古希腊不允许进行人体解剖，学者们的研究仅限于解剖动物（主要是猴子）。而维萨里有条件对人的尸体进行了直接而精确的观察，因此在其著作中对脊柱的解剖结构进行了详细的修正。但是，维萨里的工作仅仅限于对脊椎的描述，并没有涉及任何对脊柱整体的评估，甚至其著作中关于人体解剖的丰富插图，都是以无法辨别脊柱形态的艺术绘图形式完成的（图1-3）。

列奥纳多·达·芬奇（Leonardo da Vinci，1452—1519年）[24] 在一张图纸中绘出了整个脊柱的完美侧面图，该图蕴含了希波克拉底脊柱曲线的方向与节段学说，同时准确地显示了脊椎骨的数量（图1-4）。他意识到了骨骼和肌肉的机械性相互作用，并且认为动物运动的动力必然是机械手段的结果。

尽管鲜为人知，但乔瓦尼·阿方索·波雷利（Giovanni Alfonso Borelli，1608—1679年）[25, 26] 在业内被认为是脊柱外科的"生物力学之父"。在他的著作 De Motu Animalium（《论动物的运动》）中，以"身体和运动的主题是数学。科学的研究方法就是利用几何的精确性……"作为开篇介绍。他的主要研究结论是，肌肉以类似于短臂杠杆的方式作用于骨与关节。通过推演，他能

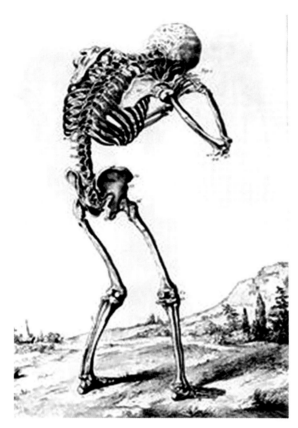

▲ 图 1-3 *De Humani Corporis Fabrica*（《人体的构造》）中的人体骨骼绘图

够计算出扛在颈肩上的重物作用在每个椎间盘上的应力（图 1-5），并且详细分析了在增加负重和肌肉力量的情况下，作用在第 5 腰椎上的应力变化。波雷利还首次通过实验确定了人体躯干的重心位置。

七、18—19 世纪时期

现代医学在 18 世纪的发展以科学研究方法的出现为标志，逐步把人们从"人体由上帝所创造"的幻想中解放出来。在此之前，即使是上文提到的文艺复兴时期的学者维萨里（Vesalius），经过尸体解剖详细的描绘出脊椎解剖图以后，仍然惊叹这是上帝创造的完美作品。

伊曼努尔·康德（Immanuel Kant，1724—1804 年）在他的著作 *Critique of Pure Reason*（《纯粹理性批判》）中总结了这一时期的哲学观点变化。他认为，科学的研究方法不是将主体

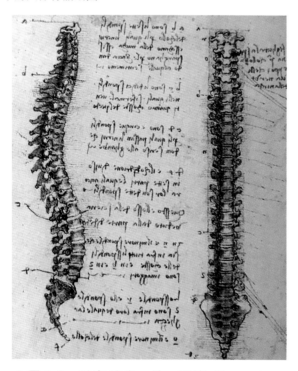

▲ 图 1-4 列奥纳多·达·芬奇（Leonardo da Vinci）绘制的第一个脊柱侧面图

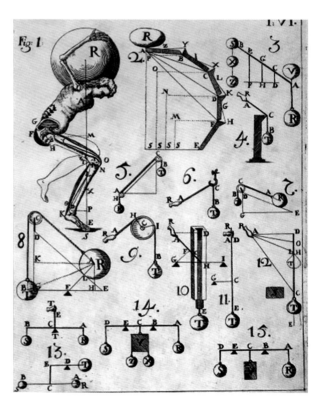

▲ 图 1-5 负重情况下，作用于人体机械应力的物理计算法

（研究者）置于研究对象预设的规则之下，而是主体将自己的规则应用到被观察的对象上。换句话说，当科学研究发生与以往的观察结果相矛盾时，有必要客观地进行批评，并随着时间不断更改以前的观点和理解。

18世纪，关于脊柱解剖结构和生物力学的研究还很少。瑞士数学家莱昂哈德·欧拉（Leonhard Euler，1707—1783年）[27, 28]在研究脊柱曲线时，有效地证明了弯曲结构在抵抗应力方面比直线结构有优势。随后，让·克鲁维耶尔（Jean Cruveilhier）在1833年发表的著作 Treatise of Descriptive Anatomy（《描述解剖学论》）中，用这种关系来解释脊柱对抗外力的能力：$R = N^2 + 1$，其中 N 是脊柱的曲率，正常脊柱的抵抗力比率为 $1 : 16$。

这一时期，出现了对两种脊柱疾病的基本临床症状描述。伯纳德·康纳（Bernard Connor）于1697年报道了强直性脊柱炎患者骶骨和椎体的自发性融合。帕西瓦尔·波特（Percivall Pott，1714—1788年）[29]率先报道了脊柱结核及其病程最终演化成严重的后凸畸形。

19世纪，工程技术和生物力学得到了迅猛的发展，它们当中的很多方法技术被引入脊柱外科领域。如何定位人体的重心就是当时最受追捧的挑战，须知当时放射学还尚未被发明。恩斯特（Ernst）和威廉·韦伯（Wilhelm Weber）[30]于1836年在其具有里程碑意义的著作 Die Mechanik der Menschlichen Gehwerkzeuge（《人体步态力学》）[31]中，描述了步行期间重心的活动规律，奠定了现代运动学的理论基础。1891年，威廉·布劳恩（Wilhelm Braune）和奥托·菲舍尔（Otto Fischer）在他们的著作 Der Gang des Menschen（《人的历程》）一书中[32]，通过三维研究显示了人体各部分的重心位置。另外他们使用冷冻的尸体和一种特殊的平衡板，确定了身体每个部位的质量中心（质心）。一百年后，Duval-Beaupère 使用 X 线和质心测量仪的方法进行了相同的测量[33]。德国解剖学家赫尔曼·冯·迈耶（Hermann von Meyer）和卡尔·库尔曼（Karl Culmann）[34]使用起重机模型来解释肌肉对骨骼的机械作用。1892年，朱利叶斯·沃尔夫（Julius Wolff）出版了 The Law of Bone Remodelling（《骨重塑法则》）[35]，其中指出："……组织结构无非是病理条件下功能的物理表达。局部的组织结构和形态会随着应力传导的异常而发生改变。"

八、20世纪时期

19世纪末期，威廉·康拉德·伦琴（Wilhelm Conrad Röntgen）于1895年对其妻子安娜的手拍摄了第一张放射线照片。由于 X 线辐射的风险和延长曝光时间、扩大曝光面积所带来的副作用，站立脊柱全长 X 线片直到很晚才开始应用，并且主要用于脊柱侧凸等畸形患者。脊柱全长侧位 X 线片也仅用于严重的后凸畸形，几乎不作为特发性脊柱侧凸患者的检查手段。直到20世纪末期数字 X 线技术的发展，尤其是最近几年 EOS 技术的出现极大地减少了辐射的危害，脊柱全长侧位 X 线片才常规用于脊柱疾病的检查。20世纪上半叶，尽管有关生物力学的研究在增加，仍然很少有关于脊柱曲线的文章发表。最终引起人们兴趣的是脊柱的生物力学。这一时期朱尔斯·阿玛（Jules Amar，1879—1935年）发表了他的著作 Human Motor（《人类的运动》），分析了数千名法国退伍军人步行和训练时的身体和生理状况[36, 37]。

20世纪50年代，法国巴黎大学的教授兼解剖学家安德烈·德尔马斯（André Delmas，1910—1999年）[38]将其部分研究专注于人类学。他研究的兴趣是人类的两足行走，并且进一步分析了脊柱曲线的个体差异。他集中研究了巴黎第五大学医学院解剖博物馆（Delmas-Orfila-Rouvière collection）中收藏的6000具尸体标本，如今这些藏品大多转移到了法国南部的蒙彼利埃大学医学院内。1951年，德尔马斯提出了脊柱曲线系数的计算方法：(脊柱高度 ×100)/脊柱长度，两次测量均选取从寰椎到第5腰椎的下终板。如果脊柱是完全直的，则曲线系数为100；脊柱的弧度越大，则曲线系数相应减小。通过曲线系数，他将脊柱分为三类：直的脊柱（曲线系数＞96），正常脊柱（94＜曲线系数＜96）和弯曲脊柱（曲线系数＜94）。德尔马斯将第一种类型称为"动态的"（dynamic），而第三种类型为"静态稳定的"（static）（图1-6）。但是，他很可能将"动态的""直的"脊柱误解为强壮体型，如北欧人和非洲人的特点。在1960年的另一本出版物中，他提出了L_3是腰椎前凸恒定顶点的假设，尽管今天我们通过脊柱全长X线片已经确认了腰椎顶点的位置会发生变化。德尔马斯（Delmas）还通过一张绘图完美地显示了骶骨的不同形态，这种形态变化后来被确认为可以用"骨盆入射角"的数值来表示（图1-7）。

1982年，皮埃尔·斯塔格纳拉（Pierre Stagnara）[39] 率先采用非常标准化的站立姿势来给100名年轻的成年志愿者拍摄脊柱全长侧位X线片，并报道了影像学分析的结果。据我们所知，这是采用数字X线技术的首批研究项目之一，由4个定位点来识别椎体，然后用计算机对

结果进行统计学分析。脊柱后凸与前凸的弧线以中间过渡的椎体为分界（图1-8），而前凸的下限是骶骨的上终板。尽管采用了这种现代的分段法，但作者仍无法区分出不同的矢状位形态，也无法给出正常矢状位序列的分类。他们最终得出的结论是："形态学亚型似乎比Delmas所描述的要更多。"尽管如此，他们证实了脊柱前凸和骶骨倾斜角（SS）之间的良好相关性。Stagnara使用了希腊神话中普罗克汝斯忒斯（Procrustes，希腊神话中的强盗）的传说来证明没有"理想的"矢状位形态。

在20世纪80年代，几位作者发表了关于无症状老年人和腰痛患者的脊柱矢状位序列的多个研究，得出了与Stagnara相同的结论。

1985年，During等[5] 提出"姿势异常"可能会导致应力集中而引起腰痛。他们的理念在当时非常先进，可以注意到那时还没有"矢状位平衡"一词。作者分析了52例无症状个体和77例患有不同腰椎疾病患者在站立状态下的侧位X线片。作为一名工程师，机械工程学方面的阅历使During及其同事将腰椎视为一个固定在其基座（骨盆）上的多节段曲轴，且其位置可以发生改变。作者指出"为了产生均匀的应力分布，曲

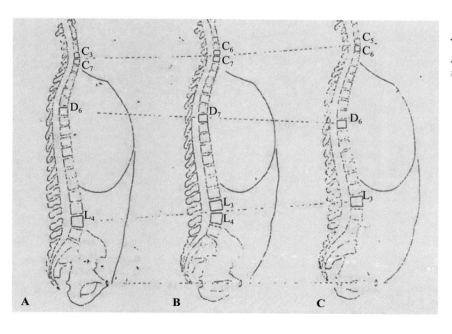

◀ **图1-6 Delmas脊柱形态分类**
A. 动态的直的脊柱；B. 普通正常脊柱；C. 静态弯曲的脊柱

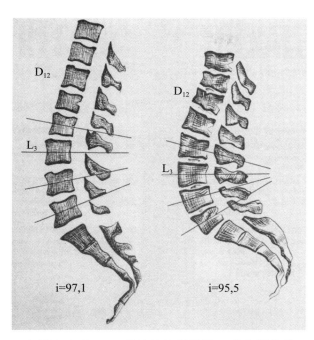

▲ 图 1-7　Delmas 设计的绘图显示 L₃ 作为腰椎前凸的恒定顶点。在当时还不知道骨盆入射角（PI）的情况下，骶骨的不同形态被很好地辨别出来，分别对应于左侧的扁平小前凸（低 PI）和右侧的弧形大前凸（高 PI）

骨性轮廓的概念，并且定义了它们的参数与角度（图 1-9）。α 角对应于当前众所周知的骶骨倾斜角（SS）。作者将两侧股骨头中心点连续的中点定义为髋部中心。而且，他们定义了骨盆骶骨角"β"，它其实就后来由 Duval-Beaupère 所定义的骨盆入射角（PI）的余角（PI=90°-β）；During 同时也定义了骨盆倾斜角（PT，α+β），但它与后来 Duval-Beaupère 所定义的骨盆倾斜角（PT）不同，两者互为余角 [PT=90°-（α+β）]。脊柱的前凸曲线 R 的瞬时旋转形状近似为一个圆，包括 L₄、L₅ 和 S₁ 椎体的前上缘顶点。使用夹具可以轻松地测量出圆的大小，其中"M"为中心，"R"为半径。

During 等还观察到脊柱前凸的形态取决于骶骨终板的倾斜程度。他们得出结论，平衡是由一系列脊柱骨盆参数联系在一起的，其中骨盆的位置（角度 α+β）决定了骶骨的倾斜角 SS（α），

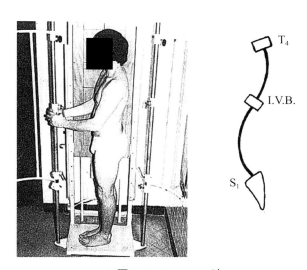

▲ 图 1-8　Stagnara 法
拍摄脊柱全长侧位 X 线片的标准站立姿势。脊柱后凸和前凸以中间的过渡椎体（IVB）为分界

轴（腰椎）的瞬时形态，其相对于应力方向的位置，以及其底座（骨盆）的位置都至关重要"。这个位置学说就是脊柱矢状位平衡理论的起源。

此外，During 等还提出了脊柱骨盆复合体的

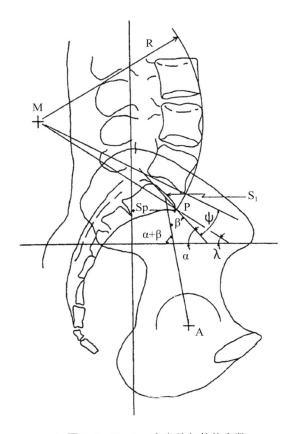

▲ 图 1-9　During 定义的矢状位参数

并且 α+β 与骨盆骶骨角 β 之间存在密切关系。他们对"正常"人群的第一个研究结果是 β=39.2°（对应的 PI = 50.8°），α=40°，α+β=79.2°（对应的 PT = 10.8°）（图 1-10），这已经与近期发表的文章中大家所熟悉的测量方法非常接近。在病理学上，另一个相关的结果是脊椎滑脱的平均 β 值为 26.5°（对应的 PI = 63.5°）。另一学者 Labelle 等对腰椎滑脱患者 PI 的研究得到了相似的平均值。

During 无疑是脊柱矢状位平衡评估理论的先驱。他是第一个将骨盆参数与髋关节相联系，并且把它作为影响脊柱矢状位平衡中腰椎前凸调整的最重要因素的学者。不幸的是，他的论文在当时由于保密协议的原因而被搁置，以至于无法在文献中被及时检索到。大概是受到了 During 的启发，Itoi[40] 发表了一项针对 100 名骨质疏松性脊柱后凸患者的研究，分析了脊柱矢状位曲线（使用功能分段法）与骨盆参数和下肢位置的相关性。Itoi 定义了一条代偿链，从脊柱前凸减少骨盆后倾增加开始，他演示了髋关节在运动中的作用，以及在髋关节伸展到极限时，膝关节屈曲和继发的股骨倾斜的重要性（图 1-11）。Itoi 还将骶髂关节活动的可能性整合到了代偿机制当中。遗憾的是，他并没有对由骶骨骨盆角（SPA=PI+90°）决定的骨盆形态变化投入更多兴趣。与此同时，Takemitsu 等[41] 对老年人的腰椎前凸改变进行了新的分类（图 1-12）。

在 During 等发表论文 10 余年以后，Legaye 和 Duval-Beaupère[6] 发表了一篇描述骨盆基本参数的论文：骨盆入射角（图 1-13）。他们使用了 During 所描述的相同角度，但是采用余角的形式呈现。新呈现的角度具有更好的可见性，并且便于更好地理解它们之间的相互关系。他们强调了关系式 PI = PT + SS，虽然在这之前 During 已有阐述。Legaye 和 Duval-Beaupère 等指出 PI 和腰椎前凸（LL）之间存在直接关系，这是通过 PI 和 SS 之间的强相关性，以及 SS 和 LL 之间的强相关性得出的结论（低 PI，小 LL；高 PI，大 LL）。他们还提出了计算理想 LL 的公式，这个公式以往从未被使用过。

随着对矢状位研究势头的增长，Jackson 和 Hales[42] 发表了几项有关 LL 结构及其与骶骨终板方向关系的研究。如前文所述，Legaye 等[6] 建立的是一种新的骨盆测量法，选用骶骨上终板的中点为参考点，用 PI 角度评价股骨头与骶骨终板之间的关系。而 Jackson 和 Hales 则建议

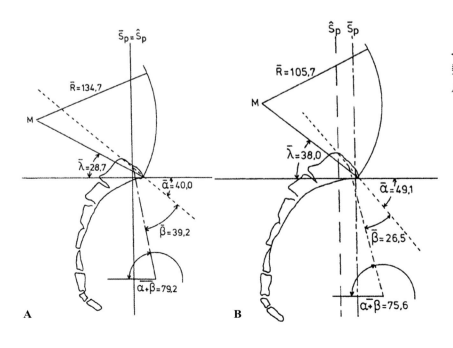

◀ 图 1-10 During 报道的骨盆参数平均值

A. 正常人群；B. 脊椎滑脱患者

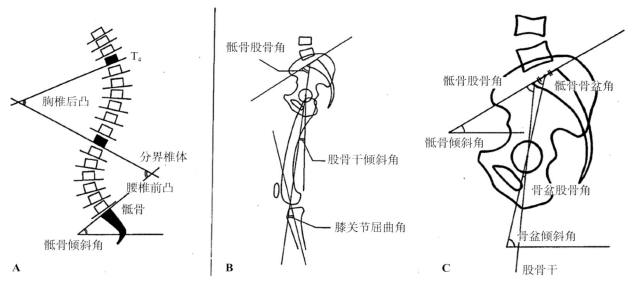

▲ 图 1-11 **Itoi** 的脊柱分段法和下肢代偿机制

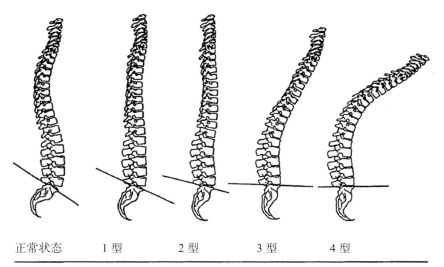

◀ 图 1-12 **Takemitsu** 退行性腰椎前凸的分类

采用骶骨终板后上角为参考点，该点与股骨头中线点的连线即为骨盆半径（pelvis radius）。骨盆半径线与骶骨上终板之间的夹角（PRS₁）与 Duval-Beaupère 定义的 PI 具有相同的临床意义（图 1-14）。最后，在这两个参数之间，相对于骨盆半径（PRS₁）而言，骨盆入射角（PI）仍然是目前文献中引用最多的骨盆参数。

已经有一些作者调查了重力在矢状位平衡中的作用[43-47]，这些研究均是基于 Dubousset 提出的"振动圆锥以重力轴的投影为中心"的理论。Duval-Beaupère 等 [33] 使用质心仪进行测量，能够确定身体每个部位的质心位置。其他作者 [48-51] 则使用测力板来拍摄站立位的 X 线片，以显示有关解剖结构的重力轴位置，并且确定了无症状人群中重力轴与股骨头的水平距离。这些研究结论累积在一起，便能够得出正常人群和老年人的 C₇铅垂线与矢状位序列的关系。Lafage 等汇总了这些分析的结果，描绘出了人体衰老过程中矢状位平衡的演变。然而，由于缺乏一些重要信息（如人的重力线不会随意摆动，始终落在

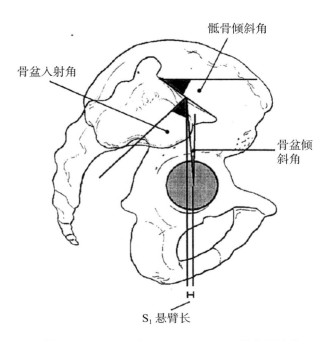

▲ 图 1-13 Legaye 和 Duval-Beaupère 提出的骨盆参数：骨盆入射角、骨盆倾斜角和骶骨倾斜角

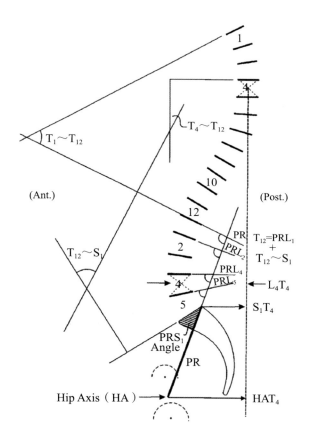

▲ 图 1-14 Jackson 提出的矢状位参数，采用骶骨终板后上角为参考点

两脚之间），使得重力评估在临床上面的应用十分有限。

在最近的研究中，一些作者发现了下肢在矢状位平衡中的作用。Mangione 等[52] 描述了膝关节屈曲时铅垂线与股骨干之间的角度。Yoshimoto 等[53] 报道了髋 - 脊综合征，证明了脊柱曲线，骨盆后倾和髋臼方向三者之间的关系。Lazennec 等[54, 55] 研究了退行性脊柱后凸畸形对髋关节置换后假体的影响。Trojani 等[56] 发现当骨盆后倾时会消耗髋关节伸展的能力储备，如果最终超过了该储备能力，就会引起股骨倾斜和膝关节屈曲。Le Huec 等[57] 建议在制定手术策略时考虑股骨的倾斜角度，并引入全身平衡指数的概念。

为了提高测量的准确性和可重复性，研究者们开发了评估脊柱二维或三维形态的软件。Stagnara 是第一个使用数字工作站进行计算机测量的人。20 世纪 80 年代末，Graf、Dubousset、Berthonnaud 和 Dimnet[58-61] 分别开发了不同的系统，通过采集脊柱全长正、侧位 X 线的交汇点，来进行数字脊柱三维重建。当时的研究主要致力于治疗脊柱侧凸。尽管使用 Harrington 棒显著改善了脊柱侧凸的手术治疗效果，但它使用的纯二维撑开技术却忽略了矢状位曲线减小而导致的平背现象，这是一种被称为"腰背手术失败综合征"的重要并发症。20 世纪 80 年代，使用具有三维理念的 Cotrel-Dubousset 矫形技术是革命性的[62]，同时矫正冠状位和矢状位畸形的观点已经逐渐深入人心[63]。

有数项研究利用计算机分析比较了无症状志愿者和特定的脊柱疾病患者[64-70]，将各种参数的平均值进行转换，从中提取出有价值的信息来指导治疗以获得良好的平衡。Lafage 则将平衡参数与患者的生活质量问卷结合起来，从而推测出一些关键性参数（如 LL 和 PT）的理想或病理临界值。

借助计算机图形软件，Templier 带领的小组[71]与 Lavaste 和 Skalli 在巴黎的法国国立高等技术学院（ENSAM）进行合作，设计了可用于矢状位分析的软件，该软件源自当前很著名且很活跃的另一个软件 Surgimap（主要由 Lafage 改进）。在法国里昂，Dimnet 和 Berthonnaud 开发了 Optispine，该产品用于脊柱畸形研究学组里所有脊柱滑脱的研究。目前，基于 Optispine 的研究，SMAIO 开发了 KEOPS 软件。所有最新的重建软件都能够模拟手术的复位过程，并且对制定矫形策略也有一定的帮助。最近，EOS 站立式 X 线捕获技术可以进行全身性分析，从而将下肢的位置形态也引入研究范畴。该技术是基于 Charpak 理论（译者注：一种高能物理探测原理，1992 年获诺贝尔物理学奖），既可以减少辐射，同时能避免信号源垂直位移造成的图像失真，使放射图像的重建变得更加容易，并且准确性大大提高（图 1-15）。

九、总结

作者想要强调的是，在本书的后续篇章中，

不同的思想流派将会展现不同的假说，它们既存在分歧但却又互为补充。必须对矢状位平衡有深刻的理解，才能期望在治疗中重新获得脊柱的生物力学稳定。此外，对脊柱评估方式的发展早已踏过了走回头路的返折点，现今，已没有可能再将现代脊柱外科的评估和治疗方法，重新回归到过去旧的理念当中。

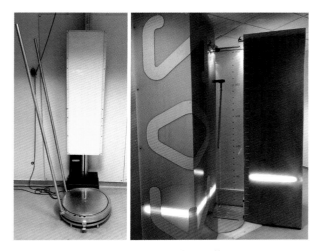

▲ 图 1-15　左图为法国里昂使用的旋转测力板，可同时行 X 线检查和重力线定位；右图为 EOS 的机舱

参考文献

[1] Breasted JH. The Edwin Smith Surgical Papyrus [published in facsimile and hieroglyphic transliteration with translation and commentary in two volumes]. Chicago, IL: University of Chicago Press; 1930
[2] Galen. On the Affected Parts [translated from the Greek by Siegel RE]. Basel, Switzerland: S. Karger; 1976:113
[3] White AA, Panjabi MM. Clinical Biomechanics of the Spine. Philadelphia, PA: Lippincott Williams & Wilkins; 1990
[4] Saban R. André Delmas (1910–1999). Hist Sci Med. 2000; 34(2):187–188
[5] During J, Goudfrooij H, Keessen W, Beeker TW, Crowe A. Toward standards for posture. Postural characteristics of the lower back system in normal and pathologic conditions. Spine. 1985; 10(1):83–87
[6] Legaye J, Duval-Beaupère G, Hecquet J, Marty C. Pelvic incidence: a fundamental pelvic parameter for three-dimensional regulation of spinal sagittal curves. Eur Spine J. 1998; 7(2):99–103
[7] Subramaniam K. Srimand Bhagavatam. Mumbai, India: Bharatiya Vidya Bhavan; 1979
[8] Kumar K. Spinal deformity and axial traction. Spine. 1996; 21(5):653–655
[9] Kumar K. Did the modern concept of axial traction to correct scoliosis exist in prehistoric times? J Neurol Orthop Med Surg. 1987; 8:309–310
[10] Satapatha Brahmana. Part XII.2,4,12,14
[11] Martin RB. The origin of biomechanics. http://www.asbweb.org/about-biomechanics. Accessed October 19, 2015
[12] Braun GL. Kinesiology: from Aristotle to the twentieth century. Res Q. 1941; 12(2):164–173
[13] Hippocrates. On joints. In: Capps E, Page TE, Ruse WH, eds. Hippocrates: The Loeb Classical Library. Vol. 3. London, UK: W. Heinemann; 1927:200–397
[14] Naderi S, Andalkar N, Benzel EC. History of spine biomechanics: part I—the pre-Greco-Roman, Greco-Roman, and medieval roots of spine biomechanics. Neurosurgery. 2007; 60(2):382–390, discussion 390–391
[15] Dugas R. A History of Mechanics. New York, NY: Dover; 1988
[16] Goodrich JT. History of spine surgery in the ancient and medieval worlds. Neurosurg Focus. 2004; 16(1):E2
[17] Vasiliadis ES, Grivas TB, Kaspiris A. Historical overview of spinal deformities in ancient Greece. Scoliosis. 2009; 4:6
[18] Gurunluoglu R, Gurunluoglu A. Paul of Aegina: landmark in surgical progress. World

J Surg. 2003; 27(1):18–25
[19] Naderi S, Acar F, Mertol T, Arda MN. Functional anatomy of the spine by Avicenna in his eleventh century treatise Al-Qanun fi al-Tibb (The canons of medicine). Neurosurgery. 2003; 52(6):1449–1453, discussion 1453–1454
[20] Aciduman A, Belen D, Simsek S. Management of spinal disorders and trauma in Avicenna's canon of medicine. Neurosurgery. 2006; 59(2):397–403, discussion 397–403
[21] Spink MS, Lewis GL. Albucasis, on Surgery and Instruments: A Definitive Edition of the Arabic Text with English Translation and Commentary. London, UK: TheWellcome Institute of the History of Medicine; 1973
[22] Naderi S, Acar F, Arda MN. History of spinal disorders and cerrahiyetülhaniye: a review of a Turkish treatise written by Şerefeddin Sabuncuoğlu in 15th century. J Neurosurg. 2002; 96:352–356
[23] Benini A, Bonar SK. Andreas Vesalius 1514–1564. Spine. 1996; 21(11):1388–1393, 1514–1564
[24] Novell JR. From da Vinci to Harvey: the development of mechanical analogy in medicine from 1500 to 1650. J R Soc Med. 1990; 83(6):396–398
[25] Maquet P. Iatrophysics to biomechanics. from Borelli (1608–1679) to Pauwels (1885–1980). J Bone Joint Surg Br. 1992; 74(3):335–339
[26] Middleton WEK. A little-known portrait of Giovanni Alfonso Borelli. Med Hist. 1974; 18(1):94–95
[27] Gribbin J. Science: A History. London, UK: Penguin; 2003:1453–2001
[28] Richardson JA. History of biomechanics and kinesiology. http://biomechanics. vtheatre.net/doc/history.html. Accessed October 19, 2015
[29] Gruber P, Boeni T. History of spinal disorders. In: Boos N, Aebi M, eds. Spinal Disorders: Fundamentals of Diagnosis and Treatment. Berlin, Germany: Springer; 2008:1–35
[30] Weber W, Weber E. Die Mechanics of the Human Walking Apparatus (Mechanics of the Human Walking Apparatus) (in German). Böttingen, Germany: Dietrich; 1836
[31] Weber EH. Anatomical and physiological tests on some systems of human spine mechanism (in German). Arch Anat Physiol. 1827; 1:240–247
[32] Braune W, Fischer O. Der gang des menschen (Human gait) (in German). Saech Gesellsch Wissensch. 1895; 21:153–322
[33] Duval-Beaupère G, Schmidt C, Cosson P. A barycentremetric study of the sagittal

shape of spine and pelvis: the conditions required for an economic standing position. Ann Biomed Eng. 1992; 20(4):451–462

[34] Skedros JG, Brand RA. Biographical sketch: Georg Hermann von Meyer (1815–1892). Clin Orthop Relat Res. 2011; 469(11):3072–3076

[35] Wolff J. The Law of Bone Remodelling (in German) Berlin, Germany: Verlag von August Hirschwald; 1892:419–426

[36] Amar J. The Human Motor, or the Scientific Foundation of Labour and Industry. New York, NY: Routledge; 1920

[37] Drewlinger DM. Biomechanics: Emergence of an Academic Discipline in the United States. Denton, TX: TexasWoman's University; 1996

[38] Delmas A, Depreux R. Spinal curves and intervertebral foramina. Rev Rhum Mal Osteoartic. 1953; 20(1):25–29

[39] Stagnara P, De Mauroy JC, Dran G, et al. Reciprocal angulation of vertebral bodies in a sagittal plane: approach to references for the evaluation of kyphosis and lordosis. Spine. 1982; 7(4):335–342

[40] Itoi E. Roentgenographic analysis of posture in spinal osteoporotics. Spine. 1991; 16(7):750–756

[41] Takemitsu Y, Harada Y, Iwahara T, Miyamoto M, Miyatake Y. Lumbar degenerative kyphosis. Clinical, radiological and epidemiological studies. Spine. 1988; 13(11):1317–1326

[42] Jackson RP, Hales C. Congruent spinopelvic alignment on standing lateral radiographs of adult volunteers. Spine. 2000; 25(21):2808–2815

[43] Preston CB, Evans WG, Rumbak A. An evaluation of two methods used to determine the posterior centre of gravity of a cadaver head in the sagittal plane. J Dent Assoc S Afr. 1996; 51(12):787–793

[44] Shirazi-Adl A, Parnianpour M. Role of posture in mechanics of the lumbar spine in compression. J Spinal Disord. 1996; 9(4):277–286

[45] Vernazza S, Alexandrov A, Massion J. Is the center of gravity controlled during upper trunk movements? Neurosci Lett. 1996; 206(2–3):77–80

[46] Vital JM, Senegas J. Anatomical bases of the study of the constraints to which the cervical spine is subject in the sagittal plane. A study of the center of gravity of the head. Surg Radiol Anat. 1986; 8(3):169–173

[47] Richards BS, Birch JG, Herring JA, Johnston CE, Roach JW. Frontal plane and sagittal plane balance following Cotrel–Dubousset instrumentation for idiopathic scoliosis. Spine. 1989; 14(7):733–737

[48] El Fegoun AB, Schwab F, Gamez L, Champain N, Skalli W, Farcy JP. Center of gravity and radiographic posture analysis: a preliminary review of adult volunteers and adult patients affected by scoliosis. Spine. 2005; 30(13):1535–1540

[49] Schwab F, Lafage V, Boyce R, Skalli W, Farcy JP. Gravity line analysis in adult volunteers: age-related correlation with spinal parameters, pelvic parameters, and foot position. Spine. 2006; 31(25):E959–E967

[50] Lafage V, Schwab F, Skalli W, et al. Standing balance and sagittal plane spinal deformity: analysis of spinopelvic and gravity line parameters. Spine. 2008; 33(14):1572–1578

[51] Vaz G, Roussouly P, Berthonnaud E, Dimnet J. Sagittal morphology and equilibrium of pelvis and spine. Eur Spine J. 2002; 11(1):80–87

[52] Mangione P, Sénégas J. Sagittal balance of the spine. Rev Chir Orthop Repar Appar Mot. 1997; 83(1):22–32

[53] Yoshimoto H, Sato S, Masuda T, et al. Spinopelvic alignment in patients with osteoarthrosis of the hip: a radiographic comparison to patients with low back pain. Spine. 2005; 30(14):1650–1657

[54] Lazennec JY, Brusson A, Rousseau MA. Hip–spine relations and sagittal balance clinical consequences. Eur Spine J. 2011; 20 Suppl 5:686–698

[55] Lazennec JY, Riwan A, Gravez F, et al. Hip spine relationships: application to total hip arthroplasty. Hip Int. 2007; 17 Suppl 5:S91–S104

[56] Trojani C, Chaumet-Lagrange VA, Hovorka E, Carles M, Boileau P. Simultaneous bilateral total hip arthroplasty: literature review and preliminary results [in French]. Rev Chir Orthop Repar Appar Mot. 2006; 92(8): 760–767

[57] Le Huec JC, Cogniet A, Demezon H, Rigal J, Saddiki R, Aunoble S. Insufficient restoration of lumbar lordosis and FBI index following pedicle subtraction osteotomy is an indicator of likely mechanical complication. Eur Spine J. 2015; 24 Suppl 1:S112–S120

[58] Graf H, Hecquet J, Dubousset J. 3-dimensional approach to spinal deformities. Application to the study of the prognosis of pediatric scoliosis. Rev Chir Orthop Repar Appar Mot. 1983; 69(5):407–416

[59] Lafage V, Dubousset J, Lavaste F, Skalli W. 3D finite element simulation of Cotrel–Dubousset correction. Comput Aided Surg. 2004; 9(1–2):17–25

[60] Courvoisier A, Drevelle X, Vialle R, Dubousset J, Skalli W. 3D analysis of brace treatment in idiopathic scoliosis. Eur Spine J. 2013; 22(11):2449–2455

[61] Berthonnaud E, Labelle H, Roussouly P, Grimard G, Vaz G, Dimnet J. A variability study of computerized sagittal spinopelvic radiologic measurements of trunk balance. J Spinal Disord Tech. 2005; 18(1):66–71

[62] Cotrel Y, Dubousset J. A new technic for segmental spinal osteosynthesis using the posterior approach. Rev Chir Orthop Repar Appar Mot. 1984; 70 (6):489–494

[63] Farcy JP, Roye DP, Weidenbaum M. Cotrel–Dubousset instrumentation technique for revision of failed lumbosacral fusion. Bull Hosp Jt Dis Orthop Inst. 1987; 47(1):1–12

[64] Illés T, Somoskeöy S. Comparison of scoliosis measurements based on threedimensional vertebra vectors and conventional two-dimensional measurements: advantages in evaluation of prognosis and surgical results. Eur Spine J. 2013; 22(6):1255–1263

[65] Berthonnaud E, Papin P, Deceuninck J, Hilmi R, Bernard JC, Dimnet J. The use of a photogrammetric method for the three-dimensional evaluation of spinal correction in scoliosis. Int Orthop. 2016; 40(6):1187–1196

[66] Pinel-Giroux FM, Mac-Thiong JM, de Guise JA, Berthonnaud E, Labelle H. Computerized assessment of sagittal curvatures of the spine: comparison between Cobb and tangent circles techniques. J Spinal Disord Tech. 2006; 19 (7):507–512

[67] Vialle R, Ilharreborde B, Dauzac C, Guigui P. Intra and inter-observer reliability of determining degree of pelvic incidence in high-grade spondylolisthesis using a computer assisted method. Eur Spine J. 2006; 15(10): 1449–1453

[68] Rajnics P, Templier A, Skalli W, Lavaste F, Illés T. The association of sagittal spinal and pelvic parameters in asymptomatic persons and patients with isthmic spondylolisthesis. J Spinal Disord Tech. 2002; 15(1):24–30

[69] Dumas R, Steib JP, Mitton D, Lavaste F, Skalli W. Three-dimensional quantitative segmental analysis of scoliosis corrected by the in situ contouring technique. Spine. 2003; 28(11):1158–1162

[70] Labelle H, Roussouly P, Berthonnaud E, et al. Spondylolisthesis, pelvic incidence, and spinopelvic balance: a correlation study. Spine. 2004; 29 (18):2049–2054

[71] Rajnics P, Pomero V, Templier A, Lavaste F, Illes T. Computer-assisted assessment of spinal sagittal plane radiographs. J Spinal Disord. 2001; 14(2):135–142

第 2 章　人类直立行走的获得
The Acquisition of Human Verticality

Christine Tardieu　Martin Haeusler　**著**

孙卓然　**译**

钱邦平　邱　勇　**校**

摘要： 从偶然性的直立行走转变为永久性的直立行走是人类进化的关键一步。因此，骨骼对于有效的躯干矢状位平衡的适应性是识别我们的祖先——原始人类化石的关键。骨盆和脊柱的形态学改变在此过程中扮演着重要角色。在这里，我们回顾了这些进化过程中的适应性变化，而这些变化导致了脊柱骨盆功能单元的形成。我们认为，双 S 形脊柱的形成继发于功能性的骨盆改变。伴随着腰椎前凸，骶髂关节和髋关节间距的减少使得身体重心更加靠近髋关节，从而尽可能减少了肌肉保持平衡的负荷。易于活动的且较长的腰椎是早期原始人类产生腰椎前凸的先决条件。由于类人猿坚硬的脊柱有 3 ～ 4 块腰椎，因此人类脊柱节段的进化有着不同的假说。我们认为黑猩猩与人类的共同祖先拥有 5 块腰椎，并且随着骶骨 - 髋臼距离的减少，骨盆入射角在进化过程中增加了约 30°。人类骨盆入射角和腰椎前凸之间的强相关性指向一种复杂的功能联系，这是自然选择的结果。回顾原始人类的化石，包括乍得沙赫人、原初人、始祖地猿、南方古猿阿法种、南方古猿非洲种、南方古猿源泉种、直立人和穴居人，我们发现骨盆和脊柱之间的联系可能在 150 万年前的直立人中才建立起来。

关键词： 直立行走，原始人类进化，腰椎前凸，骨盆，矢状位平衡，脊柱

一、概述

适应直立行走是人类进化的最初改变，这有助于判断我们祖先——原始人类的化石。这个群体包括了距今 500 万～ 800 万年前的黑猩猩谱系中分离出来的形成现代人类的所有原始人类。因此，人们对直立行走的适应远远早于石器的使用、身体失去浓密的毛发及大脑尺寸的增加。

非人类灵长类动物主要生活在树上，表现出多种多样的运动技能。因此，我们也期待着在最早的原始人类祖先身上发现这种多样的运动能力。它们多样的树栖运动技能包括四足行走、垂直攀爬、悬吊和偶尔的直立行走。在我们的第一代祖先中，陆地上直立行走的比例随着环境的变化而增加，这同样有着其优点和局限性。后来在人类的进化过程中，我们的祖先变成了永久性的直立行走，而这代表了一种很强的特化作用。

髋关节以上的躯干矢状位平衡对于有效的直立行走至关重要。因此，在原始人类的进化过程中，躯干矢状位平衡的建立对偶然性直立行走向永久性直立行走的转化十分重要。骨盆和脊柱的矢状位形态改变在进化过程中扮演重要角色，而这种改变导致了脊柱骨盆功能单元的形成[1]。我们认为，双 S 形脊柱的形成继发于骨盆的功能改

变，而双 S 形脊柱通常被认为是适应直立行走的最重要的进化表现之一。

二、四足动物、类人猿和原始人类轴向骨架的解剖学比较

为了理解和说明人类形态学的进化，我们需要利用解剖学比较。在这里，我们进行了四足动物、类人猿和南方古猿的比较。生活在距今 200 万～ 400 万年前的南非和东非的一组原始人类化石，被认为是最早的两足人类。他们的成长期很短，大约在 12 岁就成熟了，这一点和黑猩猩相似。

从矢状位看，四足的猴子、类人猿和人类的骨架显示出非常不同的身体比例（图 2-1A）。恒河猴和大猩猩适于抓握东西的脚和人类的脚形成鲜明对比，人类的脚在两足运动时能够提供有力的支持和推进力。类人猿的脑容量为 400 ～ 600cm³，而现代人的平均脑容量是 1400cm³（图 2-1B）。类人猿面部下颌前凸很明显，尖牙也非常突出。枕骨大孔位于颅底的后方，并且颈部肌肉组织发达。这种颅脑形态使得头部形成一种独特的平衡。南方古猿脑容量约 400cm³，这意味着和类人猿相比，它们身材较小，而脑容量相对来说有所增加。它们的下颌前凸减小，枕骨大孔的位置更加靠前，颈部肌肉组织出现改变，小尖牙也变得和其他牙齿平齐。

（一）骨盆和胸腔的正面观

1. 骨盆

从正面看，髋关节和骶髂关节间距的减小在人类中清晰可见。这在直立行走的进化中十分重要，并且在南方古猿的骨盆中有所体现（图 2-1C）。骶髂关节和髋关节间距减小使得髂骨在传导躯干重力到下肢时的转动力矩减小，从而减轻保持身体平衡时的肌肉负荷[2]。

另一个重要的不同是类人动物尾巴的消失（如类人猿和人类）。像恒河猴之类的猴子都

拥有长长的尾巴和起源于骶骨的强健的尾部肌肉。他们的竖脊肌附着在十分发达的髂结节上（图 2-1D）。在失去了尾巴的类人动物中，竖脊肌附着在髂嵴和骶骨上。人类和类人猿不同，其拥有着宽阔的骶骨，能够为竖脊肌提供较宽大的附着区域。类人猿和人类的整个髂骨比猴子要更宽大。在用双臂吊荡树枝前进的类人猿中，这能够为背阔肌和腰方肌提供广泛的起点附着区域，而这些重要的肌肉能够在双臂悬吊期间为躯干和骨盆提供支持（图 2-1D）。在人类中，背阔肌的起点很小，并且髂嵴被分为 3 个部分，为维持躯干平衡的肌肉提供附着点。外侧部分起止的是腹斜肌和腹横肌，中间部分是背阔肌和腰方肌，内侧部分是竖脊肌和臀大肌（图 2-2）。在类人猿中，臀大肌的起点不高于骶骨的基底部，然而在人类中，臀大肌的骨盆起点很高，位于髂嵴水平。人体中与躯干直立相关的肌肉容积远大于类人猿（图 2-2）。

人类髂骨的外侧部分有着向前的曲度，这改变了臀小肌的位置。因此，它们成了伸展髋关节的外展肌。然而在类人猿中，它们是屈曲髋关节的内收肌。这表明在直立行走时维持侧面骨盆平衡的机制不同[3]（图 2-1）。

南方古猿的骨盆有向外扩张、朝向前面的髂骨，这和类人猿相似，使得背阔肌拥有宽阔的起点[4]。这意味着一种不同于现代人类的髋关节外展机制和直立行走模式[3]。另一方面，他们和人类相似，有着宽阔的骶骨，臀大肌起源于髂骨后方[4]。

2. 胸腔

类人猿的胸腔是漏斗状的，而现代人的胸腔是桶状的[5]（图 2-1C）。这和类人猿宽而向前的髂骨及现代人向前弯曲的髂嵴相符合。类人猿长而强健的末端肋骨为腰方肌提供了理想的附着点。随着胸廓和髂嵴之间间隙的减少，在类人猿进行前肢支配的运动时，这样的结构能够为躯干提供必要的硬度支撑[6]。人类的上胸廓相对较宽。这种特点能够提供更大的呼吸效能、加强运

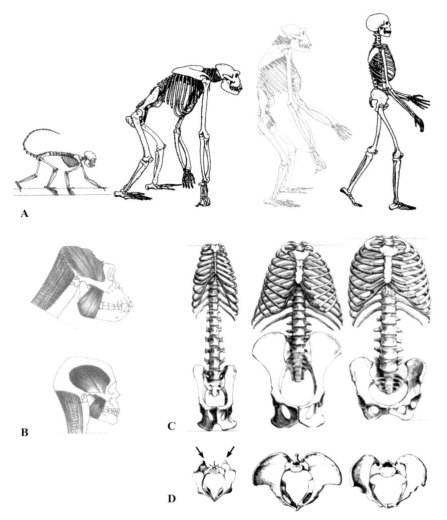

◀ 图 2-1　四足猴子、类人猿和人类的骨骼差异

A. 恒河猴、指节行走的大猩猩、屈髋屈膝两足站立的虚构的大猩猩、现代人（引自参考文献 [52]）；B. 头部姿势的差异：大猩猩的头部有着突出的脸、强有力的下巴、强大的咀嚼肌和颈部肌肉；而现代人面部骨骼较小，咀嚼肌和颈部肌肉相对较弱；C. 躯干骨骼：恒河猴胸廓狭窄、腰椎细长；黑猩猩胸廓宽而呈漏斗状、腰椎短、髂骨细长；现代人胸廓呈桶状、腰椎长、髂骨短（引自参考文献 [5]）；D. 恒河猴、黑猩猩和现代人骨盆的俯视图；箭示恒河猴发达的髂结节（引自参考文献 [5]）

动时的深呼吸，同时减少肩膀的活动度。另一方面，和类人猿相比，人类的下胸廓相对狭窄，腰椎较长，使得腰围比较细。这些特点能够提高腰椎的灵活性，对于我们的奔跑能力十分重要[6]。

南方古猿，比如距今 320 万年前的 Lucy（南方古猿阿法种，埃塞俄比亚），也有着漏斗形胸廓。它们的肩胛带朝向头部，这体现出它们对于攀爬的适应，而这种适应是从于黑猩猩的共同祖先保留下来的[6, 7]。然而，这些特点使得他们无法远距离奔跑[6, 7]。

（二）脊柱和骨盆矢状位观

1. 脊柱

(1) 脊柱弯曲：现代人脊柱呈双 S 形，有 4 个弯曲（如颈椎前凸、胸椎后凸、腰椎前凸、骶骨后凸）。相比之下，类人猿胸腰段后凸较小、颈部相对短而僵硬，这主要是由较高位置的肩胛带和较大的胸肌造成的[6]（图 2-1，图 2-3）。类人猿的髂骨与腰椎之间存在着"嵌压"，这与狭窄的骶骨、较短的腰椎相关，进而导致腰椎活动性减弱。

(2) 椎骨的数目：脊柱的长度，尤其是腰椎的长度对于其活动性和前凸程度十分重要。较长的腰椎是促进早期原始人类直立行走的基础。因此，类似人类的脊柱分段的进化过程是特别有趣的。在灵长类动物中，尾骨上方椎体的总数目惊人的稳定在 29 个节段。四足猴子有 12 ～ 13 节胸椎，有 6 ～ 7 节长而灵活的腰椎，有 3 节短短的骶骨[5]（图 2-1）。这使得它们能够做出大幅度的屈伸活动，有利于四足攀爬、奔跑和跳跃。相反的，类人猿的躯干更加僵硬，这和它们前肢支配的运动方式相适应。随着末端 1 或 2 个节段腰椎骶化，长臂猿的腰椎变为 5 个节段，猩猩、黑猩猩和大猩猩的腰椎变为 4 个节段；与此同时，长臂猿的骶骨代偿性延长到 4 个节段，类人猿的骶骨延长为 5 个节段[5]。大部分的黑猩猩和大猩猩甚至仅仅有 3 个节段腰椎及相对延长的骶骨。这种椎体界限的改变和 *Hox* 基因的不同表达相关，而 *Hox* 基因能够控制椎体的区域特征。

在现代人类的祖先中存在着另一种界限的改变，出现在胸腰段。这种改变的结果是胸椎平均 12 个节段，腰椎平均 5 个节段，使得现代人祖先的腰椎和类人猿相比更加长而灵活。腰椎的灵活性是腰椎前凸的先决条件，因此对于腰椎短而僵硬的黑猩猩和大猩猩来说，无法实现腰椎的前凸。对于现代人这种特点的进化，有着不同的假说和设想：短背假说[8]提出黑猩猩和大猩猩较短的腰椎是简单而原始的；长背假说提出 6 个节段的腰椎保留了类人猿和人类共同祖先的特点[9]。而新发现的椎体化石表明早期人类的腰椎是 5 个节段而非之前声明的 6 个节段。这一发现

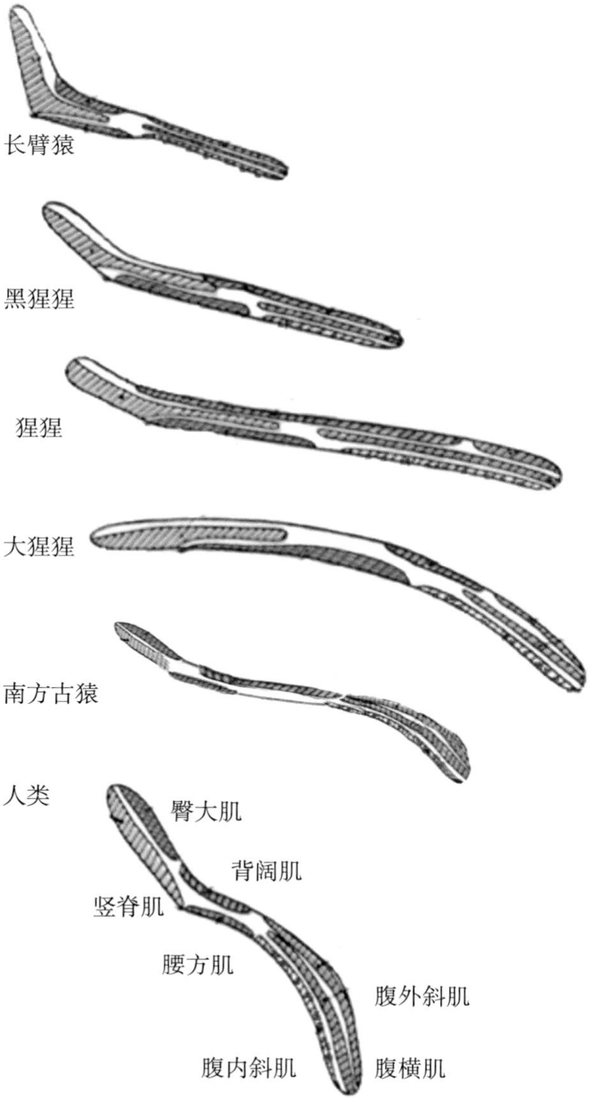

长臂猿

黑猩猩

猩猩

大猩猩

南方古猿

人类
臀大肌
背阔肌
竖脊肌
腰方肌
腹外斜肌
腹内斜肌　腹横肌

▲ 图 2-2　髂嵴上肌肉的起点
类人猿的背阔肌和腰方肌起点区域广泛，这两块肌肉在前肢支配的运动中十分重要；原始人类的臀大肌起点也在髂骨（引自参考文献 [53]）

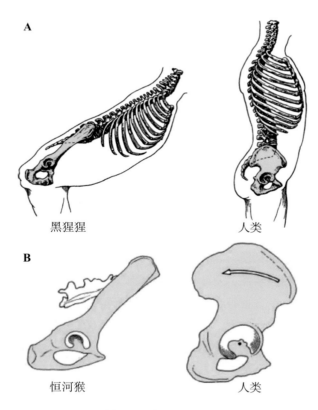

A

黑猩猩　　　　　人类

B

恒河猴　　　　　人类

▲ 图 2-3　脊柱曲度和骨盆
A. 非人类灵长类动物有着单一的胸腰椎曲度，而人类有着明显的腰椎前凸，有助于身体重心靠近髋关节（引自参考文献 [55]）；B. 人类的骶骨、坐骨和耻骨的方向和四足动物相似，而髂骨是前屈的，这导致坐骨大切迹的形成（引自参考文献 [2]）

否定了之前的假说[10, 12]。因此，我们提出一种折中的假说，那就是类人猿和人类的腰椎最初有 5 个节段。距今 800 万年前生活在意大利的一种类人猿——山猿也有 5 节腰椎，这更加印证了我们的假说[13]。这种假说的优势在于，黑猩猩和人类最后的共同祖先已有 5 节腰椎，促进了腰椎前凸的形成，进而实现直立行走。

（3）胸腰段关节突关节的方向：早期原始人类和人类的胸腰段关节突关节的方向是不同的。现代人中，胸椎关节突关节向腰椎样关节突关节过渡的节段通常是 T_{12}，但是有高达 40% 的人是 T_{11}。相反，在所有的早期原始人类化石中，过渡节段是 T_{11}[11, 12, 14, 15]，而且很可能在未来的原始人化石中能够发现过渡节段是 T_{10}。腰椎关节突关节可以进行屈伸活动，但是限制了脊柱旋转，而胸椎关节突关节不会限制活动性。在早期原始人类中，过渡椎体的位置更加靠近头部，而这可能和躯干需要更大的旋转稳定性有关[16]。这可能代表了早期原始人类对于攀爬的适应性，而之后人类却需要更强的旋转能力来适应奔跑。

2. 骨盆

（1）类似四足动物的人类骶骨、坐骨和耻骨的定位（图 2-3）：人们很早就注意到，在垂直站立的人中，其骶骨的纵轴相对于水平面只有轻微的倾斜，这和四足动物的空间方位很接近（图 2-3A）[17]。此外，耻骨和坐骨的纵轴与股骨的角度也和四足动物相同，只有髂骨轴线向后弯曲（图 2-3B）。因此可以断言原始人类直立姿势的获得仅仅发生在骨盆以上，而低位骨盆基本上保留了四足动物的特点。由于类人猿的腰椎相对僵硬，当它们想要依靠后腿站立时，不得不通过髋关节旋转躯干（图 2-1A）。在这个过程中坐骨变成垂直方向，如果股骨完全伸展，能够抵消股后肌群产生的杠杆臂；同时使得类人猿以屈髋屈膝的姿势站立[2]。现代人坐骨的后下角度和四足动物相似，而这对于伸髋时保持一个理想的杠杆臂十分重要。髂骨的后旋及 S 形的脊柱曲度对于整个躯干向后移动至关重要，从而使身体的重心更加接近髋关节[2]。

（2）人类和非人类灵长类动物的骨盆入射角：巴黎 G. Duval-Beaupère 的研究团队对于骨盆入射角的描述有助于骨盆矢状位的说明和研究。这个新的骨盆参数最初命名为"骶骨入射角"[18, 19, 20]。它的定义是两个股骨头中心和骶骨上终板中点连线与骶骨上终板垂线的夹角（图 2-4A）。骨盆入射角是解剖学变量，对于每个人是特异的。它等

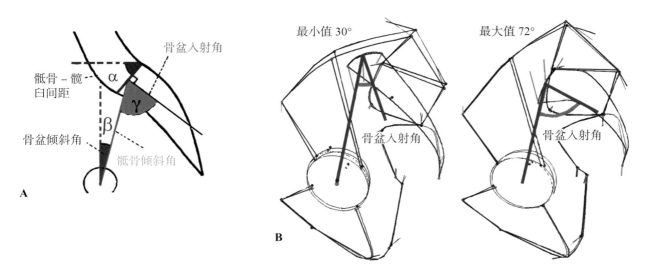

▲ 图 2-4　骨盆入射角
A. 骨盆入射角的描述；B. 骨盆入射角、骶骨倾斜角和骶骨 - 髋臼间距的关系（详见正文；方法见参考文献 [21][22]；图片引自参考文献 [1]）

于两个位置参数——骶骨倾斜角（α）和骨盆倾斜角（β）之和。骨盆入射角决定了腰椎前凸的大小，而合适的腰椎前凸角度能够使人们在骨盆倾斜角固定时，根据肌肉和脊柱情况达到一个最经济舒适的站姿。

第一篇介绍人类（古代的）骨盆入射角的文章由 Tardieu 等完成，在 2006 年出版。[21] 文章通过研究 51 个成年现代人（26 名男性和 25 名女性）的骨盆样本，描述了骨盆入射角的多样性以及骨盆入射角和其他骨盆参数的关系（图 2-4B）。研究表明较小的骨盆入射角与较小的骶骨倾斜角、较小的骶骨曲度以及较高的骶骨位置相关。较大的骨盆入射角与较大的骶骨倾斜角、弯曲的骶骨以及较低的骶骨位置相关。骨盆入射角和骶骨 - 髋臼距离（骨盆厚度）呈负相关（-0.52，P < 0.0001），这更加印证了前面的研究发现。在骨盆入射角较大的人群中，骶骨相对于髋臼有向后移动的趋势。

Tardieu 等 [22] 比较了新生儿和成人的完整骨盆。新生儿骨盆入射角的平均值是 27°，而成人是 54°。新生儿的骶骨倾斜角较小、骶骨直，骶骨和髂骨连接的位置较高。从侧面看，骶骨上表面中点和髋关节连线几乎和 Lewinnek 平面平行，因此骶骨是垂直的。这种状态不利于躯干的平衡，所以从学会走路到成人时期，骶骨逐渐向后移动。同时，骶骨向前旋转，骶骨的头端更加朝向水平方向，尾端更加弯曲。

Tardieu 等提出了非人类灵长类动物的骨盆入射角的影像学测量方法 [21, 22]。在非人类灵长类动物中，由于骶髂关节和髋关节距离较远，骨盆入射角较小，通常小于 40°（图 2-5A；也可见于参考文献 [1] 中的表 4）。很重要的一点是，在非人类灵长类动物中，骨盆入射角和脊柱曲度没有相关性。

(3) 骨盆进化的矢状位模型：我们提出了骨盆进化的简化模型 [1]（图 2-5B）。因为类人猿的骨盆入射角的均值和狒狒等四足行走的猴类相似，我们可以做出这样的假设：黑猩猩和原始人类最后的共同祖先的骨盆入射角为 30° ～ 40°。无论是发育中的骨盆，还是成人骨盆中，都可以发现骨盆入射角和骶骨 - 髋臼距离呈负相关，而在原始人类的进化中也存在着相似的关系。在骨盆入射角逐渐增加的同时，骶骨 - 髋臼间距在逐渐减小，骶骨上表面相对于髋关节也逐渐后移。

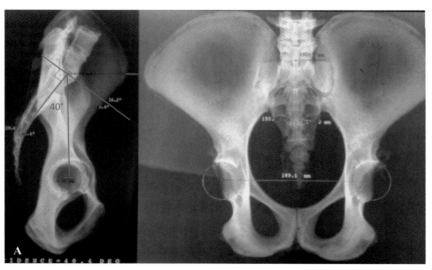

▲ 图 2-5　骨盆入射角的进化

A. 大猩猩骨盆的侧面观和正面观，其骨盆入射角为 40°；B. 骨盆进化的简化模型，骶骨倾斜角保持不变，骶骨髋臼间距和骨盆入射角呈负相关（引自参考文献 [1]）

我们认为，在骶髂关节与髋关节间距减少的同时，骨盆入射角的增加可能是一种正向选择，因为这有助于提高早期原始人类直立行走时躯干的矢状位平衡能力。在解释说明原始人类化石时，回顾现存人类骨盆入射角和腰椎前凸角的基本正相关关系是十分重要的[1]（$R=0.55$，$P < 0.0001$）。这种相关性建立起了脊柱和骨盆的功能联系，有助于区分人类和现存的非人类灵长动物的脊柱平衡。活动的脊柱和僵硬的骨盆，这两个不同元素之间的联系是功能整合的关键环节。这种变化过程是很精细的，因为这是人类出生后唯一和行走紧密相关的变化过程，而这一过程是逐渐变化的。在原始人类化石的历史中，我们能够寻找到这一关键环节建立的蛛丝马迹吗？

三、原始人类化石的说明

在这一章，我们将介绍一些原始人类的化石，它们要么保留着骨盆和脊柱，要么为矢状位平衡的研究提供了其他线索。最早发现的原始人类化石仍然具有多样性，对于它们的分类学解释也存在着争议。这其中包括乍得沙赫人。通过在乍得发现的距今 700 万年前的碎头骨，人们识别出了乍得沙赫人。根据枕骨大孔的位置较靠前，推测乍得沙赫人能够双足直立行走[23]。然而，颅骨需要大面积重建，而它们的颈部肌肉相较于两足动物来说异常发达，这使得学者对于其原始人类的身份产生怀疑[24]。

第二古老的早期原始人类化石是图根原初人，它们是在肯尼亚的距今 600 万年前的沉积物中发现的。人们主要从头骨、牙齿碎片以及分离的股骨中识别出原初人。人们在它们身上发现了两足直立行走的证据，包括拉长的股骨颈及不均匀分布的股骨颈皮质[25]。

来自埃塞俄比亚的距今 440 万年前的始祖地猿拥有一具更加完整但是粉碎严重的骨骼。它们的肢体比例和猴子相似，属于依靠足趾爬树的动物，并且它们没有表现出和类人猿一样的悬吊或

指节行走的行为特点。虽然它们的腰椎没有保留下来，但是相对短的髂骨以及较宽的骶骨表明地猿并没有僵硬的腰椎。它们的髂骨较长、骶骨较窄、腰椎数目较少。这些特点是从类人猿演变过来的，而不是类人猿最初的特点（比如，这些特点是在大猩猩和黑猩猩的进化过程中获得的，而不是在黑猩猩和原始人类最后的共同祖先中就出现的）[26]。然而，我们也可以认为始祖地猿属于一个已经灭绝的类人猿属，与人类谱系没有密切的关系[27]。

毋庸置疑，最早的原始人类化石是南方古猿。它们的骨盆和人类相似，骶骨 - 髋臼距离减小，并且骨盆入射角接近现代人类的平均值。Häusler 和 Schmid[28] 通过重建发现，320 万年前的 Lucy 骨架 AL288-1（南方古猿阿法种）的骨盆入射角约为 52°，240 万年前的 Sts 14（南方古猿非洲种）的骨盆入射角是 45°～54°，200 万年前的 MH2 南方古猿源泉种的骨盆入射角是 50°[29]（图 2-6）。

Lcuy 骨架保留了 6 块胸椎和 1 块中段腰椎。其他具有脊柱的部分骨骼是 Sts14 和 Stw 431（南方古猿非洲种）[10] 及南方古猿源泉种 MH1 和 MH2[14]。楔形的椎体表明它们的腰椎前凸发育良好，和现代人一样由 5 块腰椎组成[11、12]（图 2-7）。Lucy 和 Sts14 都显示出了 Scheuermann 病的改变[30]，并且其他一些南方古猿的椎体也显示出同样的改变[31]。Scheuermann 病的高发病率提示，与现代人相比，成长期的南方古猿承受着较大的椎体负荷，而这可能和早期原始人类较小的椎体横截面积相关[31]（图 2-8）。

南方古猿的骨盆入射角和人类相似，但从另一方面看，这并不意味着它们拥有和现代人类一样的理想的脊柱骨盆平衡。大且呈漏斗状的胸廓及突出的面部表明它们的重心靠近腹侧，并且它们朝向前面的髂骨暗示了一种不同的侧向骨盆稳定机制。南方古猿下肢短，不利于远距离行走和奔跑（如直立人）。因此，南方古猿被称为"折

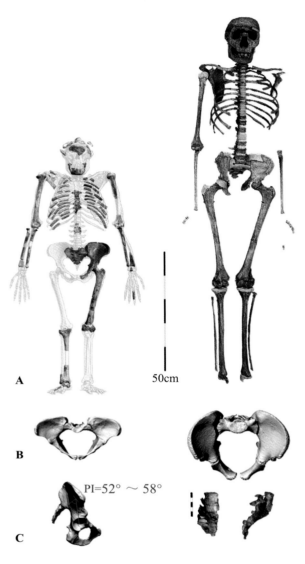

▲ 图 2-6 原始人类骨骼化石

A. Lucy 骨骼（AL 288-1，南方古猿阿法种）；KNM-WT 15000（直立人）；B. Lucy 和现代人骨盆的上面观；C. Lucy 的侧面观和 MH2（南方古猿源泉种）骶骨和下腰椎的前面及矢状位观（引自参考文献 [14]）

PI. 骨盆入射角

弱。当直立行走成为主要的运动方式时，这种相关性逐渐加强。早期原始人类成了永久的直立行走动物，并且发展出了类似特化的颅后形态。[32]

直立人为人所熟知的是其有着几乎完整的骨骼 KNM–WT 15000，这可以追溯到 150 万年前。这具骨骼的年龄大致相当于一位 15 岁的现代男孩，表明直立人的生长期比南方古猿更长[35]。这具骨骼只缺少了前 6 节颈椎和 2 节中间胸椎，并且充分展示了近似人类的身体比例和胸廓形状[36]。对 KNM–WT 的重新分析证实了这一点，该分析反驳了先前关于先天骨骼发育不良导致身体比例失调的说法，但是表明该个体患有青少年椎间盘突出症[11, 12, 37–40]。直立人表现出了几乎和现代人一样的骨架结构。它长长的下肢凸显出它奔跑的能力。因此，直立人可以被认为是一种专性的两足动物，它们的姿势和运动方式和现代人十分接近。尽管 Walker 和 Ruff[41]重建的 KNM–WT 15000 的骶髂关节存在一些不确定性，但是其骨盆入射角和现代人类骨盆入射角变化范围类似，为 49° ~ 52°[22]。最新的骨盆重建将有助于我们更加精确的了解它的行走和奔跑模式[42]。第二个直立人的骨盆源自埃塞俄比亚戈纳的一名成年女性，其骨盆入射角为 48° ~ 50°[22]。然而，有趣的是，KNM–WT 15000 的 L_3 ~ L_5 椎体的楔形角处于现代人的上限，同时 L_1 椎体的前楔形角也明显超过现代人的平均值[39]。这意味着这个标本的腰椎前凸角比现代人类更加突出，因此，其腰椎曲度大于通过骨盆入射角预测得到的数值。

穴居人是直立人的继承者，生活在距今 40 万 ~ 4 万年前的欧洲和大部分亚洲地区。人们发现了几种不同的骨骼。最早的来自西班牙的穴居人化石之一显示了 L_5 峡部裂型腰椎滑脱[43]，这一典型病理只与直立行走相关[44]。此外，这一化石的腰椎椎体向前成楔形并拉长，提示患有 Scheuermann 病。

所有的穴居人都拥有比现代人更小的颈椎前凸、胸椎后凸和腰椎前凸，并且它们的骨盆入射

中的两足动物"，它们仍拥有惊人的多种多样的运动技能[32]。建立骨盆和脊柱之间近似现代人类的功能联系，经历了一段漫长的过程。现存人类中腰椎前凸和骨盆入射角之间的强相关性与我们独特的直立行走和步态方式紧密相关，而这些可以用运动的周期性来表达[33, 34]。在形成规律而成熟的步态前，这种相关性似乎并不存在或者很

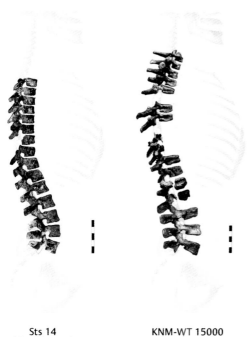
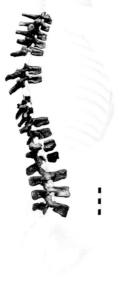
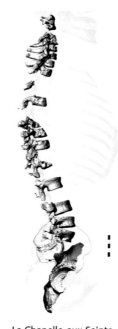

Sts 14
(A. africanus)

KNM-WT 15000
(H. erectus)

La Chapelle-aux-Saints
(Neanderthal)

◀ 图 2-7 原始人类脊柱化石

Sts 14（南方古猿非洲种）、KNM-WT 15000（直立人）及展示出良好脊柱曲度的 La Chapelleaux-Saints 穴居人（引自参考文献 [54]）

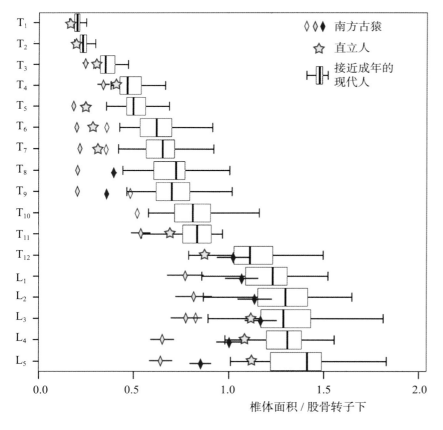

◀ 图 2-8 椎体上终板面积和股骨近端大小的比值作为衡量南方古猿（空心方块，AL288-1；浅蓝色方块，Sts 14；深蓝色方块，Stw 431）、直立人（星星，KNM-WT 15000）和接近成年的现代人（盒形图）体型大小的标准

角在类人猿的范围内[45, 46]。然而，由于样本量小、病理性改变及地压造成的畸形等原因，穴居人的骨盆入射角和脊柱曲度需要进一步的研究。因此，新的 La Chapelleaux-Saints 穴居人的重建结构表明这一个体的骨盆入射角是56°，并且有着和人类相似的腰椎前凸角[1, 47, 48]。

我们通过回顾这些化石，发现人类在从偶然的直立行走转变为永久的直立行走的进化过程中，其骨盆和脊柱可能已经形成了一个功能单元。这种功能联系可能是在直立人时期建立的。发育数据表明这一整合过程有着坚实的遗传基础，而骨盆和脊柱都存在着自然选择[1]。对于非洲类人猿的共同祖先，其骨盆的遗传改变包括骶髂关节和髋关节间距的缩短，这导致了骨盆入射角的增大和骶骨的增宽。与此同时，保留5个节段的腰椎有助于椎体曲度的发展。当然，为了实现站立时整个身体平衡，上段脊柱也参与了这一整合过程。胸椎后凸和腰椎前凸的相关性（$R=0.50$）[1]证明了这种关系，因为腰椎和胸椎的几何曲线是紧密相关的[49]。头部的平衡也十分重要，而这也和头部形态的适应性变化有关[50]。因此，我们可以说整合是一个复杂的过程，而我们对其的了解才刚刚开始。

四、总结

从进化的角度看，在原始人类获得矢状位平衡的过程中，建立骨盆入射角这一个体特有的、固定不变的解剖学参数与骨盆、脊柱变化的位置参数之间的关系是至关重要的一步。我们把这种关系理解为实现理想的稳定性和灵活性的基础，这对于下肢以上的躯干平衡是必需的[51]。可活动性对于椎体调节脊柱的曲度是必需的，而骨盆的稳定性对于发挥脊柱的弯曲效用是必要的，并且承载了4个代偿性脊柱弯曲的缓冲效应。

在现存的人类中，骨盆入射角和腰椎曲度之间的强相关性体现出了一种头颅以下骨骼的功能反应，而这是由于自然选择所形成的。这种功能反应对应的是矢状位骨盆和腰椎的整合演变过程，而这一过程可能是漫长而循序渐进的。它揭示了现存人类经历的一个特化阶段，在这一阶段人们实现了永久性直立行走，达到了经济的矢状位平衡。这种特化在南方古猿中并不存在，它可能出现在直立人中。因此，我们预计有效的整合在这一进化阶段已经开始了。

参考文献

[1] Tardieu C, Hasegawa K, Haeusler M. How the pelvis and vertebral column became a functional unit during the transition from occasional to permanent bipedalism? Anat Rec. 2017; 300(5):912–931

[2] Kummer BKF. Functional adaptation to posture in the pelvis of man and other primates. In: Tuttle RH, ed. Primate Functional Morphology and Evolution. The Hague, Netherlands: Mouton; 1975:281–290

[3] Stern JT, Jr, Susman RL. The locomotor anatomy of Australopithecus afarensis. Am J Phys Anthropol. 1983; 60(3):279–317

[4] Haeusler M. New insights into the locomotion of Australopithecus africanus based on the pelvis. Evol Anthropol. 2002; 11(S1):53–57

[5] Schultz AH. The Life of Primates. Hampshire, United Kingdom: Weidenfeld and Nicolson; 1969.

[6] Schmid P. The trunk of the australopithecines. In: Coppens Y, Senut B, eds. Origine(s) de la Bipédie chez les Hominidés. Paris, France: CNRS; 1991: 225–234

[7] Schmid P, Churchill SE, Nalla S, et al. Mosaic morphology in the thorax of Australopithecus sediba. Science. 2013; 340(6129):1234598

[8] Williams SA, Middleton ER, Villamil CI, Shattuck MR. Vertebral numbers and human evolution. Am J Phys Anthropol. 2016; 159 Suppl 61:S19–S36

[9] McCollum MA, Rosenman BA, Suwa G, Meindl RS, Lovejoy CO. The vertebral formula of the last common ancestor of African apes and humans. J Exp Zoolog B Mol Dev Evol. 2010; 314(2):123–134

[10] Haeusler M, Martelli SA, Boeni T. Vertebrae numbers of the early hominid lumbar spine. J Hum Evol. 2002; 43(5):621–643

[11] Haeusler M, Schiess R, Boeni T. New vertebral and rib material point to modern bauplan of the Nariokotome Homo erectus skeleton. J Hum Evol. 2011; 61 (5):575–582

[12] Haeusler M, Schiess R, Boeni T. Modern or distinct axial bauplan in early hominins? A reply to Williams (2012). J Hum Evol. 2012; 63:557–559

[13] Harrison T, Rook L. Enigmatic anthropoid or misunderstood ape? The phylogenetic status of Oreopithecus bambolii reconsidered. In: Begun DR, Ward CV, Rose MD, eds. Function, Phylogeny, and Fossils: Miocene Hominoid Evolution and Adaptations. New York, NY: Plenum; 1997:327–362

[14] Williams SA, Ostrofsky KR, Frater N, Churchill SE, Schmid P, Berger LR. The vertebral column of Australopithecus sediba. Science. 2013; 340 (6129):1232996

[15] Ward CV, Nalley TK, Spoor F, Tafforeau P, Alemseged Z. Thoracic vertebral count and thoracolumbar transition in Australopithecus afarensis. Proc Natl Acad Sci USA. 2017; 114(23):6000–6004

[16] Haeusler M, Frater N, Bonneau N. The transition from thoracic to lumbar facet joint orientation at T11: functional implications of a more cranially positioned transitional vertebra in early hominins. Am J Phys Anthropol Suppl. 2014; 58:133

[17] Schultz AH. The skeleton of the trunk and limbs of higher primates. Hum Biol. 1930; 2(3):303–438

[18] Duval-Beaupère G, Schmidt C, Cosson P. A barycentremetric study of the sagittal shape of spine and pelvis: the conditions required for an economic standing position. Ann Biomed Eng. 1992; 20(4):451–462

[19] Legaye J, Duval-Beaupère G, Hecquet J, Marty C. Pelvic incidence: a fundamental pelvic parameter for three-dimensional regulation of spinal sagittal curves. Eur Spine J. 1998; 7(2):99–103

[20] Duval-Beaupère G, Legaye J. Composante sagittale de la statique rachidienne. Rev Rhum. 2004; 71(2):105–119

[21] Tardieu C, Hecquet J, Barrau A, et al. Le bassin, interface articulaire entre rachis et membres inférieurs: analyse par le logiciel DE-VISU. Comptes Rendus Palevol. 2006;

5(3–4):583–595

[22] Tardieu C, Bonneau N, Hecquet J, et al. How is sagittal balance acquired during bipedal gait acquisition? Comparison of neonatal and adult pelves in three dimensions. Evolutionary implications. J Hum Evol. 2013; 65(2):209–222

[23] Zollikofer CPE, Ponce de León MS, Lieberman DE, et al. Virtual cranial reconstruction of Sahelanthropus tchadensis. Nature. 2005; 434(7034):755–759

[24] Wolpoff MH, Hawks J, Senut B, Pickford M, Ahern J. An ape or the ape: is the Toumaï cranium TM 266 a hominid? Paleoanthropology. 2006:36–50

[25] Pickford M, Senut B, Gommery D, Treil J. Bipedalism in Orrorin tugenensis revealed by its femora. C R Palevol. 2002; 1:191–203

[26] Lovejoy CO, Suwa G, Simpson SW, Matternes JH, White TD. The great divides: Ardipithecus ramidus reveals the postcrania of our last common ancestors with African apes. Science. 2009; 326(5949):100–106

[27] Sarmiento EE. Comment on the paleobiology and classification of Ardipithecus ramidus. Science. 2010; 328(5982):1105–, author reply 1105

[28] Häusler M, Schmid P. Comparison of the pelves of Sts 14 and AL 288–1: implications for birth and sexual dimorphism in australopithecines. J Hum Evol. 1995; 29:363–383

[29] Haeusler M, Frémondière P, Fornai C, et al. Virtual reconstruction of the MH2 pelvis (Australopithecus sediba) and obstetrical implications. Am J Phys Anthropol Suppl. 2016; 62:165

[30] Cook DC, Buikstra JE, DeRousseau CJ, Johanson DC. Vertebral pathology in the afar australopithecines. Am J Phys Anthropol. 1983; 60(1):83–101

[31] Haeusler M, Frater N, Mathews S, et al. Are musculoskeletal disorders evolutionary trade-offs of bipedalism? Proc Europ Soc Hum Evol. 2015; 4:107

[32] Rose MD. The process of bipedalization in hominids. In: Coppens Y, Senut B, eds. Origine(s) de la Bipédie chez les Hominidés. Paris, France: CNRS; 1991:37–48

[33] Tardieu C. Étude comparative des déplacements du centre de gravité du corps pendent la marche par une nouvelle méthode d'analyse tridemensionelle. In: Coppens Y, Senut B, eds. Origine(s) de la Bipédie chez les Hominidés. Paris, France: CNRS; 1991:49–58

[34] Tardieu C, Aurengo A, Tardieu B. New method of three-dimensional analysis of bipedal locomotion for the study of displacements of the body and bodyparts centers of mass in man and non-human primates: evolutionary framework. Am J Phys Anthropol. 1993; 90(4):455–476

[35] Tardieu C. Short adolescence in early hominids: infantile and adolescent growth of the human femur. Am J Phys Anthropol. 1998; 107(2):163–178

[36] Walker A, Leakey R, eds. The Nariokotome Homo erectus Skeleton. Berlin, Germany: Springer; 1993

[37] Haeusler M, Schiess R, Boeni T. Evidence for juvenile disc herniation in a Homo erectus boy skeleton. Spine. 2013; 38(3):E123–E128

[38] Schiess R, Haeusler M. No skeletal dysplasia in the Nariokotome boy KNM-WT 15000 (Homo erectus)—a reassessment of congenital pathologies of the vertebral column. Am J Phys Anthropol. 2013; 150(3):365–374

[39] Schiess R, Boeni T, Rühli F, Haeusler M. Revisiting scoliosis in the KNM-WT 15000 Homo erectus skeleton. J Hum Evol. 2014; 67:48–59

[40] Meyer MR, Haeusler M. Spinal cord evolution in early Homo. J Hum Evol. 2015; 88:43–53

[41] Walker A, Ruff C. The reconstruction of the pelvis. In: Walker A, Leakey R, eds. The Nariokotome Homo erectus Skeleton. Berlin, Germany: Springer; 1993:221–233

[42] Fornai C, Haeusler M. Virtual reconstruction of the pelvic remains of KNMWT 15000 Homo erectus from Nariokotome, Kenya. Am J Phys Anthropol. 2017; 162 Suppl 64:183

[43] Bonmati A, Gómez-Olivencia A, Arsuaga JL, et al. Middle Pleistocene lower back and pelvis from an aged human individual from the Sima de los Huesos site, Spain. Proc Natl Acad Sci USA. 2010; 107(43):18386–18391

[44] Mays S. Spondylolysis, spondylolisthesis, and lumbo-sacral morphology in a medieval English skeletal population. Am J Phys Anthropol. 2006; 131 (3):352–362

[45] Been E, Peleg S, Marom A, Barash A. Morphology and function of the lumbar spine of the Kebara 2 Neandertal. Am J Phys Anthropol. 2010; 142(4):549– 557

[46] Been E, Gómez-Olivencia A, Shefi S, Soudack M, Bastir M, Barash A. Evolution of spinopelvic alignment in hominins. Anat Rec (Hoboken). 2017; 300 (5):900–911

[47] Haeusler M, Fornai C, Frater N, Been E, Bonneau N. Neanderthal vertebral curvature and spinal motion—the evidence of spinal osteoarthritis in the La Chapelle-aux-Saints skeleton. Proc Europ Soc Hum Evol. 2016; 5:115

[48] Haeusler M, Fornai C, Frater N, Bonneau N. The vertebral column of La Chapelle-aux-Saints: the evidence of spinal osteoarthritis for Neanderthal spinal curvature. Am J Phys Anthropol. 2017; 162 Suppl 64:206

[49] Roussouly P, Pinheiro-Franco JL. Biomechanical analysis of the spino-pelvic organization and adaptation in pathology. Eur Spine J. 2011; 20 Suppl 5: 609–618

[50] Been E, Shefi S, Raviv Zilka L, Soudack M. Foramen magnum orientation and Its association with cervical lordosis: a model for reconstructing cervical curvature in archeological and extinct hominin specimens. Adv Anthropol. 2014; 4(3):133–140

[51] Putz RLV, Müller-Gerbl M. The vertebral column—a phylogenetic failure? A theory explaining the function and vulnerability of the human spine. Clin Anat. 1996; 9(3):205–212

[52] Napier JR. The antiquity of human walking. Sci Am. 1967; 216(4):56–6

[53] Waterman HC. Studies on the evolution of the pelvis of man and other primates. Bull Am Mus Nat Hist. 1929; 58:585–642

[54] Haeusler M, Trinkaus E, Fornai C, et al. Morphology, pathology and the vertebral posture of the La Chapelle-aux-Saints Neandertal. Proc Natl Acad Sci USA. 2019; 116:4923–4927

[55] Schultz AH. 1957. Past and present views on man's specializations. Irish J Med Sci:341-56

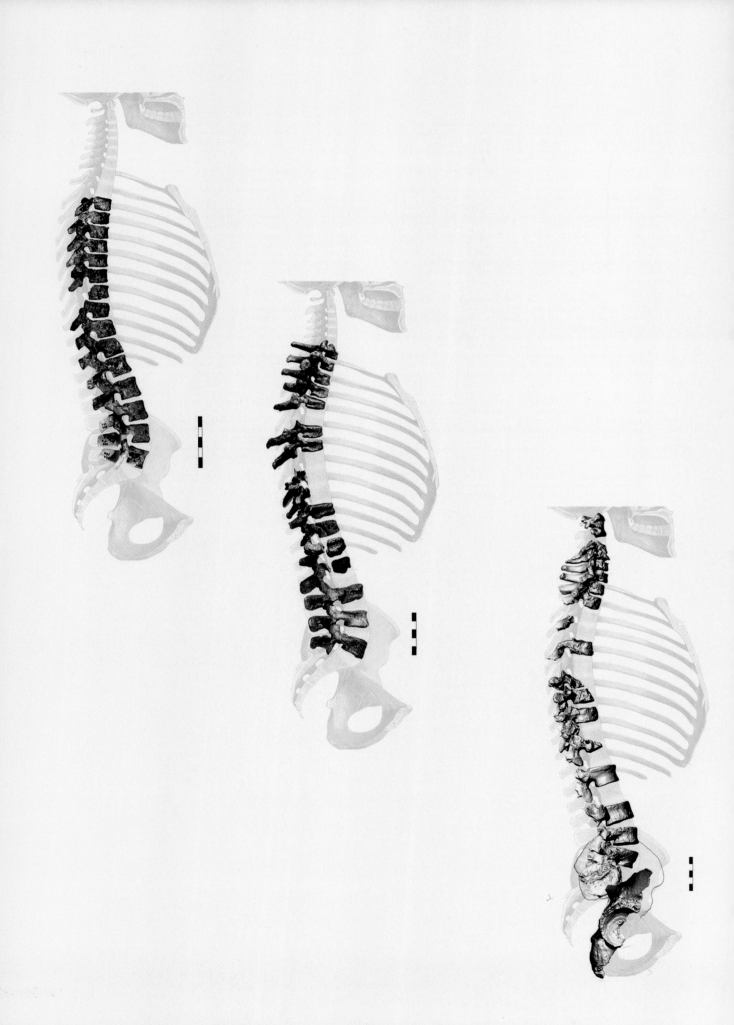

第二篇　矢状位平衡的生物学机制

Biomechanics of Sagittal Balance

Sagittal Balance of the Spine
From Normal to Pathology: A Key for Treatment Strategy
脊柱矢状位平衡
从生理到病理：治疗策略的关键

第3章 从头至足：人体站立位解剖
From the Head to the Feet: Anatomy of the Upright Position

Jean Marc Vital　Jacques Sénégas　Jean-Etienne Castelain　**著**

吴　兵　于　洋 **译**

钱邦平　吕国华 **校**

摘要： 在人体站立位时，因脊柱本身的特殊性质，研究者研究脊柱矢状位解剖不能只考虑脊柱本身的状态，应该将骨骼从头至足作为整体来考虑。不仅如此，研究内容还应当包括运动时，尤其是行走时的整体平衡。本章研究的内容包括：① 总结了动物的系统发育，阐述了实现原始直立姿势的各种参与机制，这些机制随着脊柱退变发生变化，很难保持脊柱处在最佳状态；② 描述了评估矢状位平衡的各种经典方法，尤其在使用 EOS 系统时，要充分考虑步行过程中脊柱的特点。除此之外，作者还阐述了病理状态下脊柱平衡的代偿机制。

关键词： 退变过程，代偿，骨盆环，站立位，矢状位平衡，行走

一、动物系统的发生

（一）头骨

从胚胎学的观点来看，头骨和椎体骨骼有着显著不同。Jean Dubousset 创造了"颅椎"这一术语，它包括了位于颈椎上方的头颅骨和上方脊椎骨。本章论证了动物的系统进化过程，从爬行动物到后来的直立动物，始终能够保持着平视的能力。

人类学家通过对动物种属和人类进化的研究，利用多个角度参数描述头骨形状的发展变化。这些角度可以阐明枕骨大孔和眼窝的位置关系。枕骨的 Broca 角（图 3-1）是鼻根点（位于鼻根处的点）和枕后点（枕骨大孔后缘）的连线与枕后点和颅底点（枕骨大孔前缘）的连线所成的夹角。直立动物头骨的 Broca 角为 45°，人类则降至 10°。Broca 角的减小与枕骨大孔的水平

化相对应，被称为"颅内水平化"。与其他灵长类动物脊柱的整体后凸（颈椎、胸椎和腰椎后凸）相比较，人类脊柱这种水平化非常明显，即脊柱呈现颈椎和腰椎的前凸（图 3-2）。人类学家提出的第二个角是 orbito-occipital 角，即眼球轴线与枕后点和颅底点连线而成的夹角。直立动物的 orbito-occipital 角为 63°～90°，猴子为 30°～69°，现代人类则为 20°。波尔多的解剖学家 Beauvieux 表示，鼻根 - 颅底点连线平行于内耳的外侧半规管（图 3-3）。与此一致，可以认为鼻根 - 枕后点连线是水平面的参考线。眼轴（也就是视线的轴）向前下方与鼻根 - 枕后点连线成 30°。这种视线向前向下 30°，与许多人体工程学家提出的头部参考位置相一致（图 3-4）。

从枕骨大孔位于颅底位置来说，黑猩猩枕骨大孔更为靠后，南方古猿的处于中间位置，而猿人、现代人类中更靠前（或不那么靠后）。枕骨大孔的形态学变化与斜方肌的杠杆作

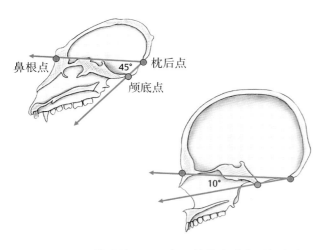

▲ 图 3-1　枕骨的 **Broca** 角；枕骨大孔的"颅内水平化"

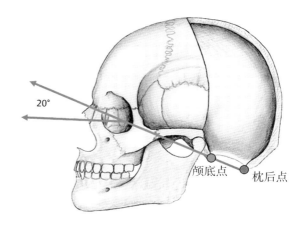

▲ 图 3-2　人的 **Orbito-occipital** 角（20°）

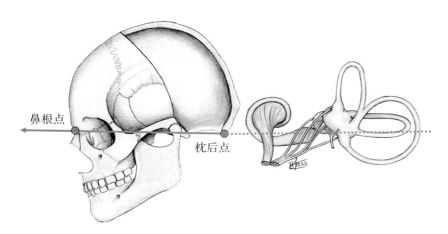

◀ 图 3-3　**Beauvieux** 认为外侧半规管平行于鼻根点 - 枕后点连线

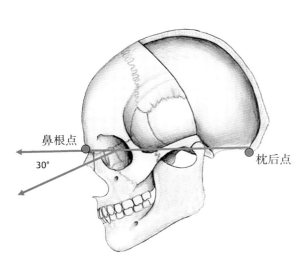

▲ 图 3-4　颅骨的参考位置，鼻根点 - 枕后点连线是水平的，眼轴与此线的夹角为 **30°**

用方向是一致的，用以增强头部活动的稳定性[1]（图 3-5）。

（二）骨盆环

骨盆环（骶骨、髂骨翼、坐骨、耻骨）各组成部分的形态和方向上的系统进化在这本书的其他篇章中有详细的描述。只在这里复习一下主要概念。

Tardieu 等[2] 研究了 19 名婴儿和 50 名成年原始人的骨盆环化石三维解剖。学者们研究了直立动物获得行走能力的过程及其生长过程中髋部和骶骨形状的演变。他们使用了两个角度参数，即骨盆入射角（PI）[3] 和被称之为"弓形角"的

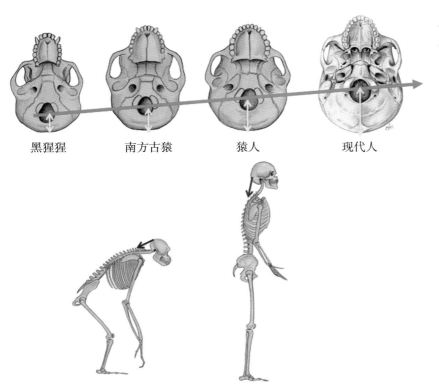

◀ 图 3-5　枕骨大孔位置及斜方肌杠杆作用的进化

黑猩猩　　　　南方古猿　　　　猿人　　　　现代人

一种原始角度（髂耻角）。髂耻角由骶骨终板中点和髋臼或股骨头中点的连线与股骨头中点至耻骨前方的连线相交形成（图 3-6）。髂耻角随着骨盆前部的宽度增加而增大，自灵长类动物向直立动物进化的过程中该角度也逐渐增大，这与 PI 变化一致。

Tardieu 等 [2] 和 Morvan 等 [4] 通过研究发现，在直立动物进化过程中，髂骨翼逐渐增宽并向矢状位发展（图 3-7）。因此，骨盆前后径长度增加（这也是 PI 增大的原因）（图 3-8），向前生长（髂耻角增大），并向上呈开放状态以更好的支撑内脏器官和躯干。

Tardieu 等 [2] 对名为 Lucy 的阿法南方古猿的骨盆环进行研究，距今约 300 万年。作者发现它的骨盆后倾且 PI 小，其髂骨翼的形态和方向介于黑猩猩和现代人之间（图 3-9）。

最近，Schlösser 等 [5] 介绍了一个新的角度——髂坐角（图 3-10），其由骶骨终板中点和髋臼中点的连线与沿着坐骨中部走行的线相交而成。随着直立动物获得行走能力及其生长发育过程中，髂坐角逐渐减小。髂坐角随着骨盆后部宽度的增加而减小，以支持"弓形角"，如前所述，"弓形角"随着骨盆前部的宽度增加而增大，而 PI 随着骨盆中部的宽度增加而增大。髂坐角的

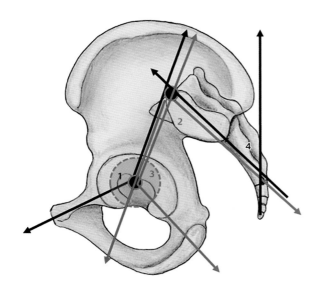

▲ 图 3-6　骨盆的形态学角度

分别为髂耻角（1）、骨盆入射角（2）、髂坐角（3）和骶尾角（4）

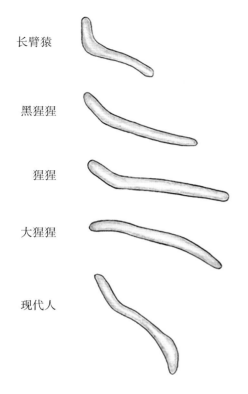

长臂猿

黑猩猩

猩猩

大猩猩

现代人

▲ 图 3-7　左侧髂骨翼的上面观，表明进化过程中髂骨翼的矢状化改变

减少会增加腘绳肌的杠杆作用，这对于站立时保持股骨的伸直状态必不可少。

人的脊柱就像一艘船的桅杆，而骶骨就是这个桅杆的底座（图 3-11）。骶骨占据脊柱总高度的 1/7。在原始人向现代人进化过程中，骶骨变宽、变高，并进化成向前弯曲的形状（图 3-12）。Abitbol[6] 引入了一个描述骶骨弯曲的角度，它由一条沿着 S_1 椎体前缘的线与一条沿着 L_5 椎体前缘的线相交而成。骶尾角（图 3-12），由 Marty 等 [7] 提出，即 S_1 上终板垂线和 S_5 上终板垂线所成的夹角。Tardieu 等 [2] 认为，在直立动物获得行走能力过程中，骶尾角会逐渐增大（图 3-12，图 3-13）。

Tardieu 等 [2] 认为，在直立动物的进化过程中，解剖学上的改变如髂骨翼增宽和矢状化，骶骨弯曲及腰椎前凸角度的增大，是由于伸肌肌群（腰骶肌、臀肌和腘绳肌）和强韧的骶棘韧带的张力作用导致（图 3-13 至图 3-15）。

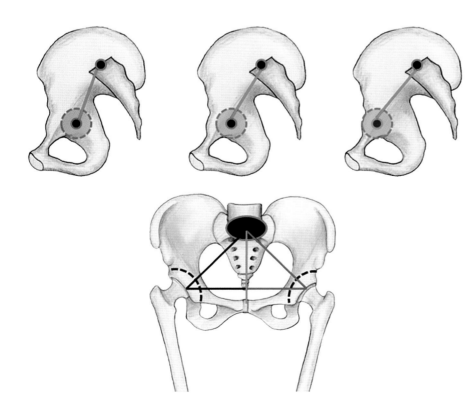

◀ 图 3-8　进化时骨盆前后径增宽，PI 增大

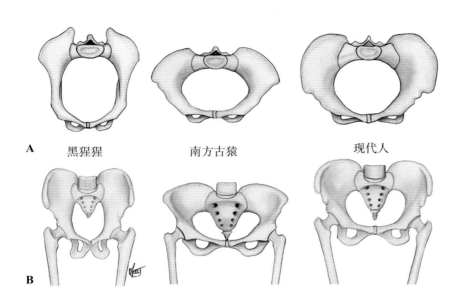

◀ 图 3-9 骨盆的上面观（A）和前后观（B）

A　黑猩猩　　南方古猿　　现代人

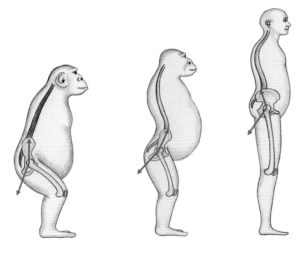

▲ 图 3-10 髂坐角的进化

（三）脊柱曲度

颈椎和腰椎前凸是直立动物所特有的。1957年，Goff 和 Landmesser[8] 通过切断小鼠的前肢，并抬高喂食器的高度促使它们靠后腿生活，来构建直立动物模型。远期的脊柱 X 线的显示，试验小鼠颈椎前凸角度增加和腰椎后凸角度减小（图 3-16）。

非人类原始人（如大猩猩和猩猩）可以保持直立状态。但由于缺少腰前凸且骨盆扁平，导致 PI 不足 10°，它们被迫保持坐姿，伴有明显的骨盆后倾和膝关节屈曲。人类存在明显腰前凸角度丢失和严重的前方失平衡状态时同样也会存在这两种代偿现象。非人类原始人最常使用的四足步态是由其前肢（或上肢）的长度促成的，它们上肢更长。由于椎旁肌和臀大肌的作用，腰椎前凸角度和骨盆前倾间关系密切，形成了现代人类臀部轮廓的特点（Buffon 认为，只有人类才有臀部）。腰椎前凸在其他原始人类中是不存在的，他们的臀部呈扁平状。

二、脊柱的退变过程

人类的衰老退变是不可避免的，而且可能受到遗传因素和机械因素的影响（脊柱限制性的专业运动或重复性的体育运动）而加速。椎间盘在 18 岁的时候开始脱水变性，这可以引起生理性腰椎前凸减小（图 3-17），$L_5 \sim S_1$ 减小 25°，$L_4 \sim L_5$ 减小 15°，上腰椎减小 10° ～ 20°。实际上腰椎发生退变的顺序是从下往上的进行的，这是由于下腰椎 $L_5 \sim S_1$（甚至 $L_4 \sim L_5$）相对于骨盆的铰接位置决定的（图 3-18）。退变导致 $L_4 \sim S_1$ 的脊柱前凸角度明显减小，该区域占据腰椎前凸角度的 2/3。这种情况同样存在于颈

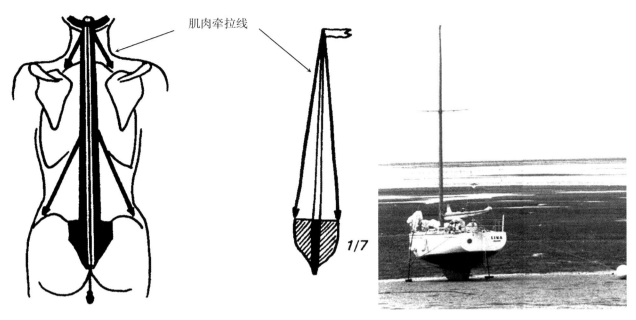

▲ 图 3-11　骶骨高度占脊柱总长度的 1/7，像一艘船的船体

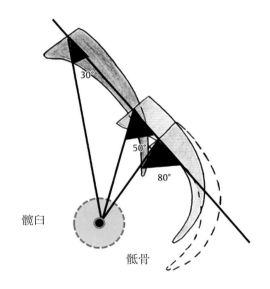

▲ 图 3-12　骶尾角的进化

椎，椎间盘高度的丢失最开始也发生在下颈椎（$C_7 \sim T_1$、$C_6 \sim C_7$ 和 $C_5 \sim C_6$），这是由于上颈椎间盘的紧缩效应和椎间盘高度丢失的延迟，保留了较好的活动能力来满足平视的需要。

Aylott 等[9] 通过一项长期 CT 影像学研究发现，椎间盘高度丢失会导致腰椎或颈椎的后凸，与此同时，小关节的退变增生导致了后方膨大，

与腰椎棘突高度的增加一样，限制患者脊柱的伸展（图 3-19）。

椎旁肌的退变以 1 型和 2 型肌肉纤维数量减少为特征。也可以观察到肌肉纤维，尤其是 2 型快速收缩纤维的萎缩。椎旁肌退变或者脂肪化过程是一种肌肉自然退变的现象，Hadar 等[10] 对腰骶部的肌肉进行量化，提出了脊柱后方肌群脂肪变性的三个时期。

- Ⅰ期：受累肌肉横断面脂肪变面积＜ 50%。
- Ⅱ期：脂肪变面积达 50%。
- Ⅲ期：脂肪变面积＞ 50%（图 3-20）。

肌肉脂肪化是从深部向表面发展，多裂肌是第一个受累的肌肉，从远端向近端进展（从腰骶部到胸腰部）。Cruz 等[11] 认为老龄化、腰椎前凸角度丢失和椎旁肌脂肪化程度三者之间呈正相关。

Fortin 等[12] 对多裂肌的磁共振成像进行了 15 年以上纵向研究，发现 $L_5 \sim S_1$ 多裂肌的萎缩程度显著高于 $L_1 \sim L_2$。肌肉脂肪化与体力活动（工作和运动）无关，但是与 BMI 具有相关性。这种现象在退变性后凸的患者中尤为明显。我们

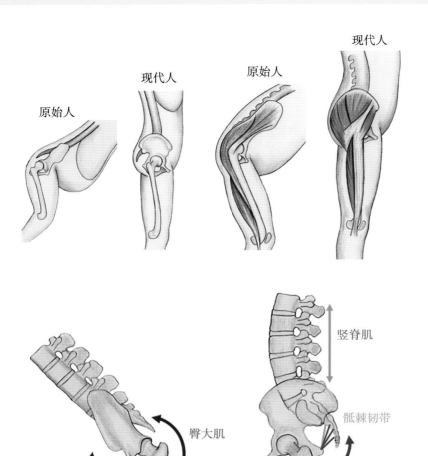

◀ 图 3-13　骨盆和周围肌肉的进化

◀ 图 3-14　进化时躯干伸直，肌肉和韧带的运动

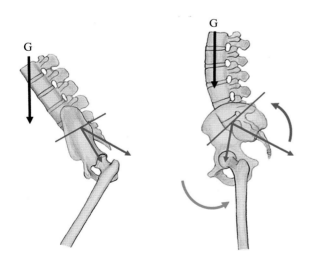

▲ 图 3-15　系统发育过程中骨盆形状和位置的变化

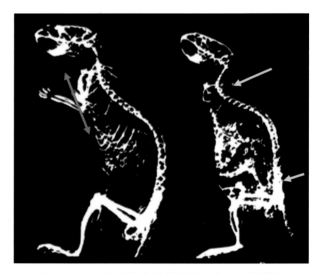

▲ 图 3-16　双足小鼠脊柱曲线的改变，颈椎前凸和腰椎前凸角度增大

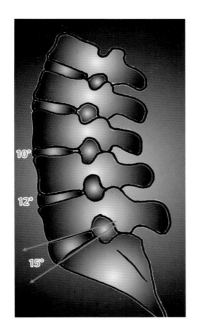 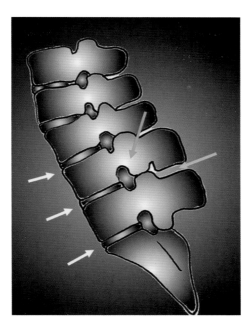

◀ 图 3-17 随着老龄化，下腰椎椎间盘扁平，关节突及棘突增宽导致腰前凸角度减小

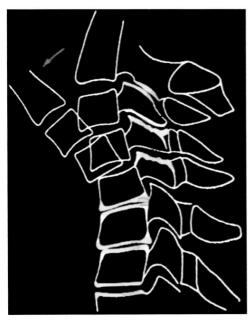 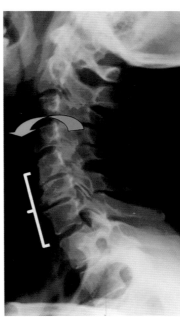

◀ 图 3-18 颈椎的自然退变过程，下颈椎前凸减小，上颈椎前凸增加

发现在腰椎和胸腰段的受累肌肉严重的纤维化和脂肪化时，2 型肌肉纤维几乎完全消失，可以见到虫蚀状、团块状、锯齿状红纤维组织。所有这些组织病理学的征象都可以在肌病中观察到[13]（图 3-21）。

退变过程累及椎间盘、小关节、韧带和肌肉，导致了腰椎前凸角进行性的丢失。老龄化个体出现直立行走能力的逐渐丧失，因而引发代偿机制发生。首先骨盆后倾，然后是膝关节屈曲，当这两种方式不足以代偿时，需要使用手杖辅助。老年性骨质疏松症导致椎体压缩骨折，形成脊柱后凸畸形，如多米诺骨牌一样一个接一个地发生，加剧了脊柱前方失平衡。

控制脊柱矢状位平衡的代偿机制包括以下情况[14]。

● 颈椎过度前凸。

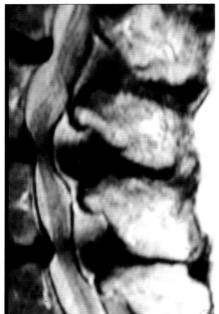 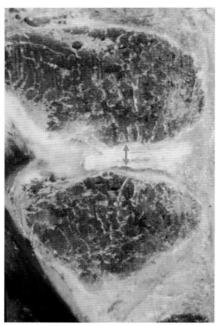

◀ 图 3-19　退变过程中增生的棘突和椎板

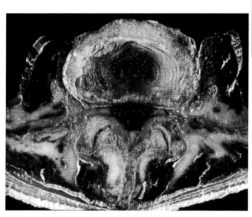

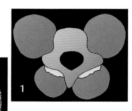
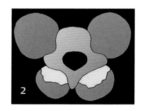
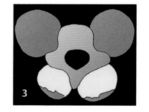

◀ 图 3-20　肌肉脂肪退变的 Hadar 分期

- 头颅重心移位。
- 脊柱后伸。
- 骨盆后倾。
- 髋关节伸直。
- 膝关节屈曲。
- 踝关节伸直 / 屈曲。
- 足内翻 / 外翻。

临床和影像检查经常忽视下肢的代偿机制。

患者最常采用两种代偿方式，具体取决于胸椎后凸的程度和类型、腰椎是否存在正常的伸展能力（某些情况下为单个水平）、最重要的是臀肌和腘绳肌的残余力量。有些患者近段胸椎处于后凸状态，保留了腰椎前凸状态（或伴有单个异常活动的腰椎节段），当肌肉力量足够时，采用的代偿方式是尽可能地伸直脊柱，同时维持髋膝关节伸直 和踝关节屈曲（图 3-22 至图 3-24A）。平衡代偿的重点是头 / 颈部处于回缩的位置。但是长时间的疲劳状态有可能导致平视能力下降，所以只有一定程度的髋、膝关节屈曲才能纠正这种情况。

当腰椎伸展乏力时，最常见的方式是通过最大限度地伸展股骨（在影像学研究中，可能会得出髋关节屈曲的结论）来补偿胸腰椎后凸和骨盆向后倾斜状态。膝关节和踝关节屈曲时处于稳定

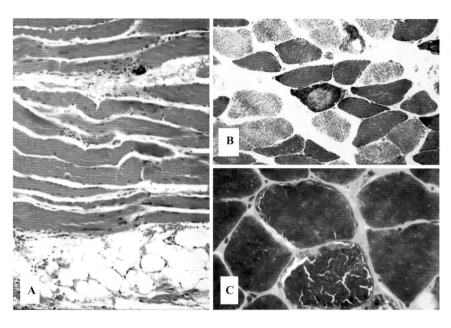

◀ 图 3-21　虫蚀样变（A）、团块样纤维（B）和锯齿样红纤维（C）

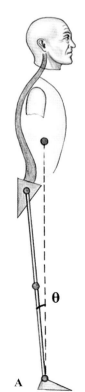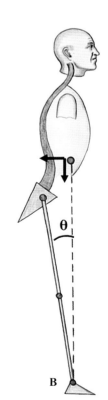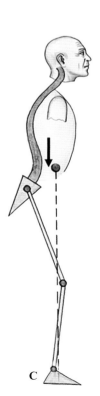

◀ 图 3-22　不同的代偿方式
踝关节（A）、髋关节（B）和下肢屈曲（C）

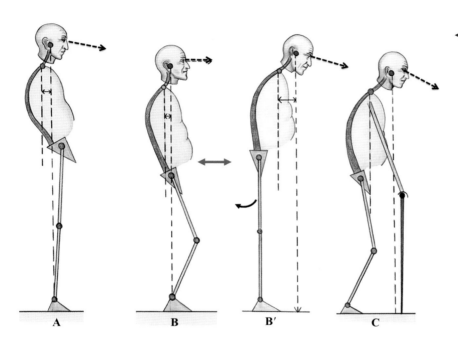

◀ 图 3-23　平衡代偿现象

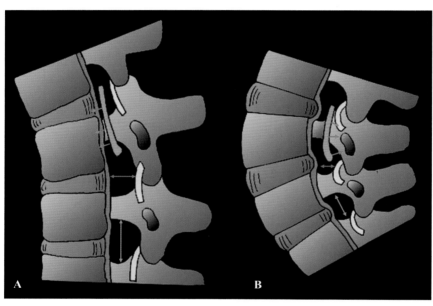

◀ 图 3-24　神经根位移，屈曲（A）和伸展（B）时椎管容积的改变

状态，这个姿势有效地降低了重心，还可以保持平视状态（图 3-22，图 3-23B）。然而，如果患者伸直膝关节，可能导致躯干前方失平衡状态（图 3-23B）。

　　当脊柱曲度变差且颈椎和胸腰椎的伸肌肌力减弱时，很难保持平视（图 3-23C）。颈部被迫保持前伸位。重力线落在骨盆前方，因此需要前方支撑（图 3-23C）。

　　骨关节炎性的椎管狭窄导致伸展时（或前凸）

比屈曲时（或后凸）出现更多的症状。不考虑椎管水平因素时，椎管前后径伸展时减小，屈曲时增大。同时，根据神经根的运动原理，神经根屈曲时向椎体前方运动靠近椎体和椎间盘，伸展时向后运动靠近后方椎弓（图 3-24，图 3-25）。这也解释了颈椎伸展时会加剧压迫性、骨关节炎的颈、臂部的疼痛症状，腰椎屈曲或后凸时可改善腰椎管狭窄引起的神经源性跛行。伸展站立位 X线不注射或注射造影剂（脊髓造影术）可证明这种动态受压的过程（图 3-25，图 3-26）。

脊柱后凸会挤压神经引起相应的症状，多见于腰椎管狭窄症。间歇性跛行是继发于椎管狭窄的一种临床症状，在处于伸展位置时加重。一些矢状位失平衡患者可以通过简单的神经根减压术改善其平衡状态。

三、站立姿势的评价分析

（一）EOS 系统

EOS 是由 Charpak 开发的一种脊柱放射成像系统。它基于平面传感成像原理，能够获取站立姿势下全身骨骼从头到足的正侧位影像学的二维或三维数据。二维 EOS 图像比单纯 X 线的射线剂量低 8～10 倍。三维 EOS 图像比 CT 扫描的射线剂量低 100～1000 倍。

为了获得可重复的图像，对于患者的站姿有严格的要求。如果患者不存在矢状位失平衡，则要求膝关节伸直状态。头部的位置是由前方的镜子调控的。在镜子里，受试者可以看着自己的眼睛（图 3-27）。Solow 和 Tallgren 等[15]、Peng 和 Cooke[16] 研究如何确保站立的受试者头部自然位置。为了保证可重复性，他们提倡使用镜子，因为它可以应用在受试者前方的 EOS 系统的面板上。Sugrue 等[17] 提出了另一种确保头部位置的

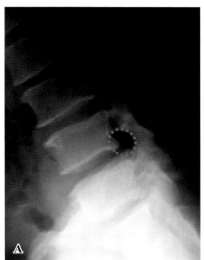
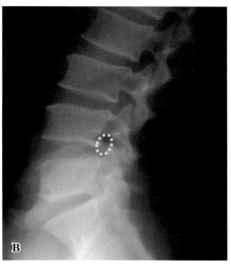

◀ 图 3-25　屈曲（A）和伸展（B）时椎间孔的比较

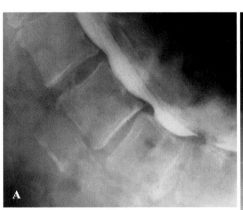
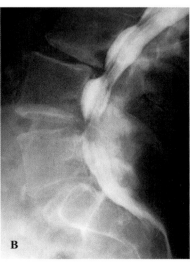

◀ 图 3-26　L₃～L₄ 和 L₄～L₅ 中央椎管体积减小，伸展位（B）和屈曲位（A）的比较

方法，通过使鼻根 – 枕骨隆凸（枕外隆凸）连线与水平面平行实现（图 3-28）。这个技术需要重复拍摄来确保准确的头部位置。笔者更多地使用镜子来确保头部位置。值得注意的是，头部在图像上的这个参考位置对应的是水平视线，而不是人体工程学的参考位置——即注视方向为向下30°。双手放在脸颊上而不是锁骨部位（SRS 协会提出），这样可以更好地观察颈胸交界区。如果躯干前方失平衡，可以将患者的"自然"位置与膝盖屈曲时进行比较，膝盖屈曲使躯干向后移位并纠正前方不平衡；处于"校正"位置时，膝盖伸直，可以评估真正的前方失平衡。

（二）颅骨的影像学标记

Vital 和 Sénégas[18] 经过深入研究，确定了颅骨的重心。应用悬吊法测量 6 具尸体标本，男、女各 3 具，重量在 3.671 ～ 5.213g，头颅指数为 72（长颅型）～ 85（短颅型）。Gardner 钳的穿刺点位于耳郭上方 1cm² 的区域。影像学上，重心的中点落在鼻根 – 枕骨隆凸（枕外隆凸）连线上，较蝶鞍偏后一点，外耳道（EAC）的正上方

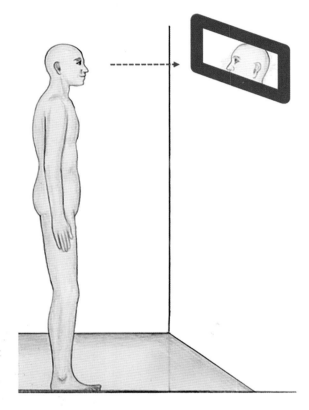

▲ 图 3-27　通过镜子调控头部位置

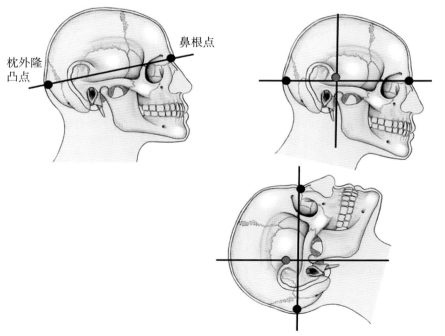

枕外隆凸点　　　　鼻根点

◀ 图 3-28　悬垂法测量头部的重心

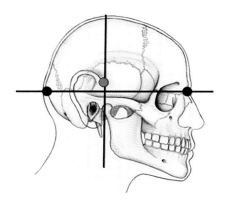

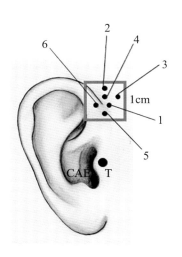

◀ 图 3-29　6 具尸体标本重心的投影

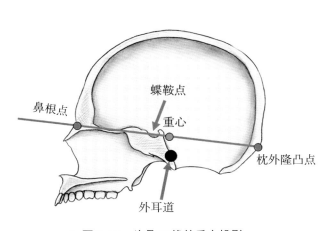

▲ 图 3-30　头骨 X 线的重心投影

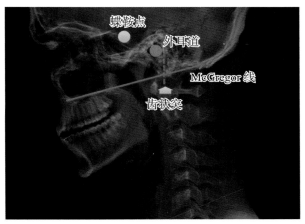

▲ 图 3-31　头骨的主要影像学标志

（图 3-28 至图 3-31）。

　　在外耳道旁边，还有其他的头颅影像学标志（图 3-31）。McGregor 线是颅骨最经典的解剖学标志。它是硬腭和颅底点（枕骨大孔后缘）的连线。蝶鞍是很容易找到的，位于外耳道稍前方，而较难定位。记住重要的一点，外耳道总是位于齿突尖的正上方。

（三）颈椎角度的测量

　　目前，越来越多的研究开始关注颈椎的矢状位平衡。如前文所说，头部的位置可以通过镜子来调控，可以对不同的角度进行研究（图 3-32 至图 3-34）。

　　● 枕骨至 C_2 角，由 McGregor 线和一条通过 C_2 下终板的直线构成的夹角。在评估枕骨至 C_1 关节和 $C_1 \sim C_2$ 关节时非常有帮助。

　　● $C_1 \sim C_2$ 角，由寰椎前后弓的连线和一条通过 C_2 下终板的直线构成的夹角。常被用来评估 $C_1 \sim C_2$ 关节，大于 $C_3 \sim C_7$ 角（平均 $24° \sim 25°$）。

　　● 除了这两个测量上颈椎的角度之外，$C_1 \sim C_7$ 角由 C_1 轴线和通过 C_7 上终板的直线构

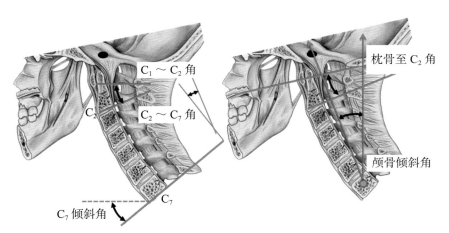

◀ 图 3-32 主要颅颈和颈椎角度测量方法

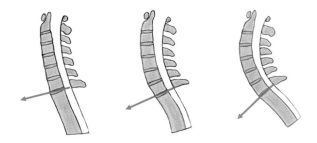

▲ 图 3-33 C_7 倾斜角和颈椎前凸角度之间的关系

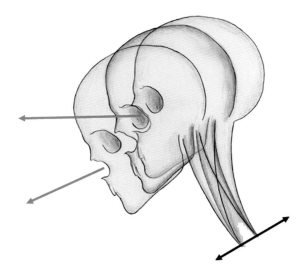

▲ 图 3-34 颈椎的工作原理就像调节杆，向上维持平视，向下则取决于根据胸椎后凸角度（C_7 倾斜角）

成，用于测量整个颈椎（平均 30°），$C_3 \sim C_7$ 角则用于测量下颈椎（平均 6°）。

● C_7 倾斜角，由水平线与通过 C_7 上终板直线构成的夹角。这个角度决定了颈椎前凸的程度，使头部保持平衡并保持视线水平。1984 年，Vidal 和 Marnay[19] 发现较小的 C_7 倾斜角与颈椎较小的前凸有关，甚至在有些病例中，C_7 倾斜角减小会导致颈椎后凸形成。相反地，较大的 C_7 倾斜角与颈椎过度前凸有关（图 3-35）。

● 颅骨倾斜角，由经过 C_7 椎体中点的垂线和这个中心点与外耳道之间的连线所构成的夹角。常用来区分颈椎的伸展（下颈椎后凸状态和上颈椎前凸状态）和收缩（下颈椎前凸状态和上颈椎后凸状态）。

总的来说，下颈椎前凸角度（$C_3 \sim C_7$）比上颈椎（$C_1 \sim C_2$）前凸角度小得多，这很大程度上取决于 C_7 倾斜角。为了保持视线水平，上颈椎脊柱像一个倒立的钟摆，它的前凸角度变化与下颈椎的前凸角度变化正好相反。

（四）胸腰椎角度的测量

胸椎后凸状态和腰椎前凸状态不是指 $T_1 \sim T_{12}$ 的胸椎部分或者 $L_1 \sim S_1$ 的腰椎部分，而是在最倾斜的椎体之间测量，这可能不符合基础的解剖学理论。Duval-Beaupère 等[3] 提出 PI 角，该角度与胸椎后凸角、腰椎前凸角关系密切，计算公式为 LL=PI ± 9°。在 1953 年，Delmas 和

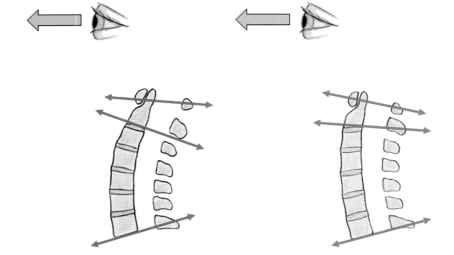

◀ 图 3-35　上颈椎代偿，维持平视状态

Depreux[20] 提出了动力脊柱模型和静态脊柱模型的概念，动力脊柱模型具有明显的颈椎和胸廓曲线；而静态脊柱模型具有较小的曲线，因此脊柱更平坦。Roussouly 等[21] 阐述了 4 种类型的脊柱，从 1 型（低 PI）到 4 型（高 PI 伴有明显的脊柱弯曲）。在下腰椎区域有重要的"区域规则"需要保留，尤其是在腰椎和腰骶关节融合术中，40% 的腰椎前凸形态集中在 $L_5 \sim S_1$ 节段，25% 集中在 $L_4 \sim L_5$ 节段，2/3 的腰椎前凸形态集中于 $L_4 \sim S_1$ 节段。

（五）骨盆环的角度

Jean Dubousset 等认为骨盆环是脊柱和下肢之间的一个中间椎体。

Duval-Beaupère[3] 在侧位 X 线上描述 3 个骨盆的角度。

● PI 角（骨盆入射角），由股骨头中点与 S_1 终板中点的连线和一条经过 S_1 椎体上终板中点并垂直于 S_1 终板的线所构成的夹角。这个角度描述了骨盆在前后方向的形状和宽度，它决定了脊柱的弯曲，尤其是腰椎前凸。PI 在生长过程中增加[22] 且由遗传因素决定。它不随骨盆的位置而变化，理论上也不随年龄而变化。事实上，最近的研究表明[23] PI 可以随着年龄的增长而增

加，这是因为位于股骨头（或髋臼）和骶骨之间的骶髂关节松弛。

● PT 角（骨盆倾斜角），是由经过股骨头中点的垂线和连接股骨头中点与 S_1 椎体上终板中点的直线所构成的夹角。当骨盆后倾时，PT 角增加，因为这是对脊柱前方失平衡的一种自动纠正，在骨盆前倾时，PT 角度减小。

● T_9 矢状位悬垂角，由经过股骨头中心的垂线与股骨头和 T_9 椎体中点的连线所构成的夹角。Duval-Beaupère 认为 T_9 椎体中点是人体躯干的重心。这个角度定位躯干，而不是骨盆，PT 角决定了骨盆的位置。T_9 矢状位悬垂角在很长一段时间保持不变，当出现严重前方失平衡时，此角度会减小甚至负值。

（六）下肢角度

Itoi[24] 补充了一些关于骨质疏松症患者的代偿角度——股骨胫骨角，由股骨干轴线和胫骨干轴线相交构成。当膝盖弯曲的时候，该角是正值，这是代偿严重的前方失平衡的第二种方式。Mangione 和 Sénégas[25] 使用股骨骨盆角来评估重度前方失平衡时髋关节的伸展程度，它是由股骨干轴线和股骨头中心与骶骨终板中点的连线所构成。

Hovorka 等[26] 和 Lazennec 等[27] 通过特殊位置的 X 线片研究髋关节伸展以评估髋关节的功能，其在前方严重失平衡的情况下能够代替骨盆后倾。

（七）前方失平衡的代偿机制

本章节讨论了从头到足的脊柱平衡状态，C7 铅垂线对于平衡的判定时常不准确，因为这种方式没有考虑到头部对于整体平衡的影响。把颅骨和骨盆看作是一个整体对于研究平衡状态至关重要。因此，我们可以通过评估外耳道（头骨的重心）和股骨头（股骨头中心，几乎是骨盆的中心）的连线来实现。Gangnet 等[28] 证明了这两个点（外耳道和股骨头）在正常骨盆形态和处于伸膝状态（完美平衡）的健康受试者中是垂直对齐的。而对于通过骨盆后倾代偿平衡的患者，股骨头中点会移动到外耳道点的前下方，随后膝关节屈曲，躯干后移，最终胸椎后凸角度减小，有时还会出现上位腰椎向后滑移。PI 角大的人群骨盆后倾的能力更强。Sénégas 等[15] 讨论了使用踝关节过伸的方式来纠正前方失平衡的方法。有时，尽管所有这些过程对患者来说往往是难以忍受的，但是当从外耳道引下的垂直轴自然落在股骨头前面时，我们把这称为前方失平衡。

外耳道 – 股骨头垂直对齐可能在某些疾病中持续很长时间，这使得作者定义了向上或向下对线，可用于保持活动度的脊柱节段，主要是颈椎。

向上对线解释了在特发性脊柱侧凸患者中的颈椎后凸，通常存在胸椎平背（图 3-36）。向上对线的其他证据包括大型截骨术纠正腰椎后凸的患者颈椎前凸角度增加（图 3-37，图 3-38），手术治疗 Scheuermann 病重建胸后凸导致颈椎前凸角度减小，腰骶后凸并伴有发育不良性脊柱滑脱者会出现腰前凸角度减小和胸椎后凸的增加（图 3-39，图 3-40）。

向下对线很少见，在神经纤维瘤病伴严重的颈椎后凸畸形，可观察到较少见的向下对线，导致胸椎平背畸形（图 3-41）。

四、行走评估

整个脊柱的静态 X 线片并不代表运动过程中的真实状态。Lee 等[29] 研究表明，与静态侧位图像相比，术后平背患者行走时的前路失平衡更为明显。一个可能的解释是，由于臀大肌肌肉力量减弱，在行走时不能够维持骨盆极度后倾状态。代偿现象在静态研究中起到了很大的作用，但并不能在动态研究中起到作用[30]。有些患者存在过度后倾失平衡，他们"坐在自己的骨盆上"，外耳道铅垂线落在股骨头后方，行走时躯干向前倾斜。腰椎截骨术可以极大改善这些患者的状态（图 3-40）。

人体行走时，对脊柱进行动态分析是非常复杂的。它需要通过运动学分析来测量各部分在空间中的位置，该运动学分析需要与对躯干肌（竖脊肌和腹肌）和臀肌（主要是臀大肌）的活动分析相结合。

实验人员通过在受试者骨骼表面的对应位置放置传感器（设置标记点）来实施运动分析。这些位置由一系列红外摄像机永久记录，并通过专用的软件进行分析，在三维空间上（x、y、z）精确地描述脊柱的位置。除了运动的幅度，研究者还可以决定一个步行周期，从足跟接触开始，以对侧足跟接触结束。因此也可以确定步态参数，如步速、宽度、长度、频率的规律性。

研究人员可以通过表面肌电图对肌肉进行分析。传感器与运动分析传感器耦合，以促进受试者运动和肌肉活动之间的联系。

矫形手术对于运动参数的改善有很大帮助，与脊柱矢状位平衡的恢复呈正相关[31]。然而，手术后患者的步态与健康受试者仍存在差异。因矢状位失平衡而接受翻修手术的患者中，步行功能的恶化更为严重[32]。术后步态参数是评估干预效果的客观指标，是对上述影像学评估的重要补充[33]。

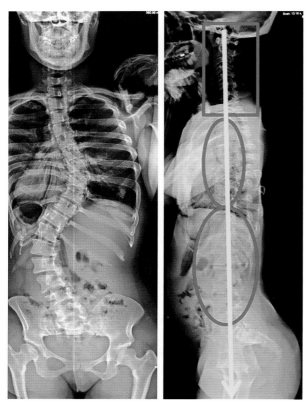

▲ 图 3-36 特发性脊柱侧凸"平背"患者的脊柱对线，颈椎呈后凸状态

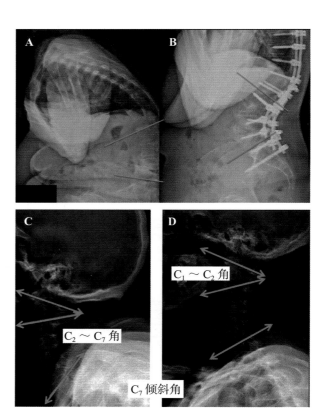

▲ 图 3-37 腰椎截骨术后的"向上对线"

A. 术前腰椎 X 线；B. 术后腰椎 X 线；C. 术前颈椎 X 线；D. 术后颈椎 X 线。$C_2 \sim C_7$ 角减小较多，$C_1 \sim C_2$ 角减小较小

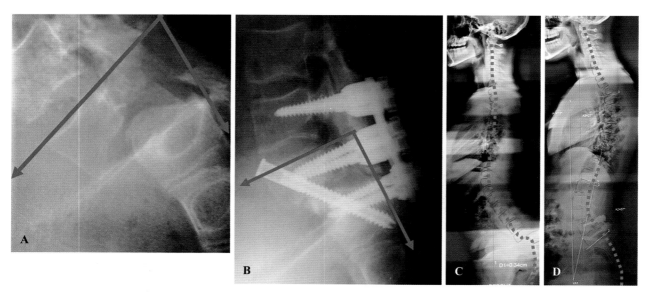

▲ 图 3-38 发育不良性脊柱滑脱术后的脊柱对线

A. 术前腰骶椎 X 线；B. 术后腰骶椎 X 线；C. 全脊柱术前 X 线；D. 全脊柱术后 X 线

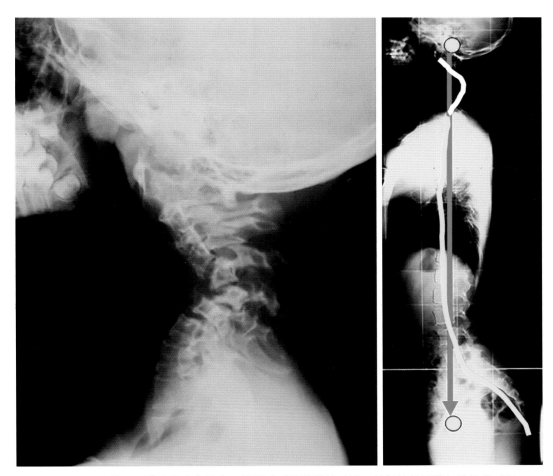

▲ 图 3-39　神经纤维瘤病患者伴有颈椎严重后凸的脊柱对线，以保持外耳道与股骨头对齐

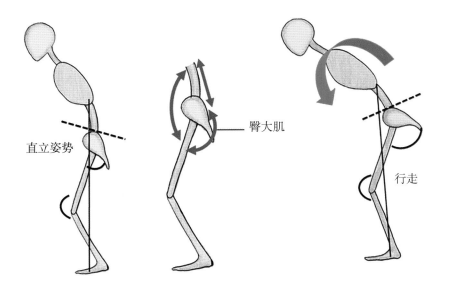

直立姿势

臀大肌

行走

◀ 图 3-40　行走时，由于臀大肌无法维持骨盆后倾，矢状位失平衡加剧

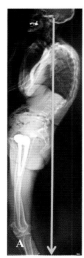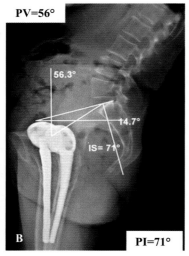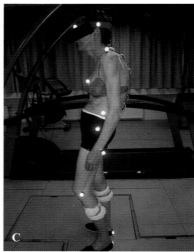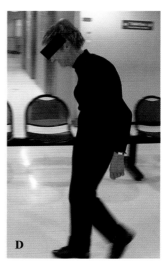

图 3-41　**A.** 静态后方失平衡患者；**B.** PI 角大，后倾代偿幅度大的患者；**C.** 步态分析；**D.** 患者行走过程中伴有严重的矢状位失平衡

参考文献

[1] Luboga SA, Wood BA. Position and orientation of the foramen magnum in higher primates. Am J Phys Anthropol. 1990; 81(1):67–76

[2] Tardieu C, Bonneau N, Hecquet J, et al. How is sagittal balance acquired during bipedal gait acquisition? Comparison of neonatal and adult pelves in three dimensions. Evolutionary implications. J Hum Evol. 2013; 65(2): 209–222

[3] Duval-Beaupère G, Schmidt C, Cosson P. A barycentremetric study of the sagittal shape of spine and pelvis: the conditions required for an economic standing position. Ann Biomed Eng. 1992; 20(4):451–462

[4] Morvan G, Wybier M, Mathieu P, Vuillemin V, Guerini H. Clichés simples du rachis: statique et relations entre rachis et bassin [in French]. J Radiol. 2008; 89(5 Pt 2):654–663, quiz 664–666

[5] Schlösser TPC, Janssen MMA, Vrtovec T, et al. Evolution of the ischio-iliac lordosis during natural growth and its relation with the pelvic incidence. Eur Spine J. 2014; 23(7):1433–1441

[6] Abitbol MM. Evolution of the lumbosacral angle. Am J Phys Anthropol. 1987; 72(3):361–372

[7] Marty C, Boisaubert B, Descamps H, et al. The sagittal anatomy of the sacrum among young adults, infants, and spondylolisthesis patients. Eur Spine J. 2002; 11(2):119–125

[8] Goff CW, Landmesser W. Bipedal rats and mice; laboratory animals for orthopaedic research. J Bone Joint Surg Am. 1957; 39-A(3):616–6–22

[9] Aylott CEW, Puna R, Robertson PA, Walker C. Spinous process morphology: the effect of ageing through adulthood on spinous process size and relationship to sagittal alignment. Eur Spine J. 2012; 21(5):1007–1012

[10] Hadar H, Gadoth N, Heifetz M. Fatty replacement of lower paraspinal muscles: normal and neuromuscular disorders. AJR Am J Roentgenol. 1983; 141(5):895–898

[11] Cruz-Jentoft AJ, Baeyens JP, Bauer JM, et al. Sarcopenia: European consensus on definition and diagnosis: report of the European Working Group on Sarcopenia in Older People. Age Ageing. 2010; 39(4):412–423

[12] Fortin M, Videman T, Gibbons LE, Battié MC. Paraspinal muscle morphology and composition: a 15-yr longitudinal magnetic resonance imaging study. Med Sci Sports Exerc. 2014; 46(5):893–901

[13] Vital JM, Gille O, Coquet M. Déformations rachidiennes: anatomopathologie et histoenzymologie [in French]. Rev Rhum. 2004; 71:263–264

[14] Sénégas J, Bouloussa H, Liguoro D, Yoshida G, Vital JM. Evolution morphologique et fonctionnelle du rachis vieillissant. In: Anatomie de la Colonne Vertébrale: Nouveaux Concepts (in French). Montpellier, France: Sauramps Médical; 2016:111–155

[15] Solow B, Tallgren A. Natural head position in standing subjects. Acta Odontol Scand. 1971; 29(5):591–607

[16] Peng L, Cooke MS. Fifteen-year reproducibility of natural head posture: A longitudinal study. Am J Orthod Dentofacial Orthop. 1999; 116(1):82–85

[17] Sugrue PA, McClendon J, Jr, Smith TR, et al. Redefining global spinal balance: normative values of cranial center of mass from a prospective cohort of asymptomatic individuals. Spine. 2013; 38(6):484–489

[18] Vital JM, Sénégas J. Anatomical bases of the study of the constraints to which the cervical spine is subject in the sagittal plane. A study of the center of gravity of the head. Surg Radiol Anat. 1986; 8(3):169–173

[19] Vidal J, Marnay T. Sagittal deviations of the spine, and trial of classification as a function of the pelvic balance (in French). Rev Chir Orthop Repar Appar Mot. 1984; 70 Suppl 2:124–126

[20] Delmas A, Depreux R. Spinal curves and intervertebral foramina (in French). Rev Rhum Mal Osteoartic. 1953; 20(1):25–29

[21] Roussouly P, Gollogly S, Berthonnaud E, Dimnet J. Classification of the normal variation in the sagittal alignment of the human lumbar spine and pelvis in the standing position. Spine. 2005; 30(3):346–353

[22] Mangione P, Sénégas J. Study of the course of the incidence angle during growth. Eur Spine J. 1997; 6(3):163–167

[23] Jean L. Influence of age and sagittal balance of the spine on the value of the pelvic incidence. Eur Spine J. 2014; 23(7):1394–1399

[24] Itoi E. Roentgenographic analysis of posture in spinal osteoporotics. Spine. 1991; 16(7):750–756

[25] Mangione P, Sénégas J. Sagittal balance of the spine (in French). Rev Chir Orthop Repar Appar Mot. 1997; 83(1):22–32

[26] Hovorka I, Rousseau P, Bronsard N, et al. Extension reserve of the hip in relation to the spine: Comparative study of two radiographic methods (in French). Rev Chir Orthop Repar Appar Mot. 2008; 94(8):771–776

[27] Lazennec JY, Charlot N, Gorin M, et al. Hip–spine relationship: a radio-anatomical study for optimization in acetabular cup positioning. Surg Radiol Anat. 2004; 26(2):136–144

[28] Gangnet N, Pomero V, Dumas R, Skalli W, Vital JM. Variability of the spine and pelvis location with respect to the gravity line: a three-dimensional stereoradiographic study using a force platform. Surg Radiol Anat. 2003; 25(5)(–) (6):424–433

[29] Lee CS, Lee CK, Kim YT, Hong YM, Yoo JH. Dynamic sagittal imbalance of the spine in degenerative flat back: significance of pelvic tilt in surgical treatment. Spine. 2001; 26(18):2029–2035

[30] Shiba Y, Taneichi H, Inami S, Moridaira H, Takeuchi D, Nohara Y. Dynamic global sagittal alignment evaluated by three-dimensional gait analysis in patients with degenerative lumbar kyphoscoliosis. Eur Spine J. 2016; 25 (8):2572–2579

[31] Yagi M, Kaneko S, Yato Y, Asazuma T, Machida M. Walking sagittal balance correction by pedicle subtraction osteotomy in adults with fixed sagittal imbalance. Eur Spine J. 2016; 25(8):2488–2496

[32] Engsberg JR, Bridwell KH, Reitenbach AK, et al. Preoperative gait comparisons between adults undergoing long spinal deformity fusion surgery (thoracic to L4, L5, or sacrum) and controls. Spine. 2001; 26(18):2020–2028

[33] Engsberg JR, Bridwell KH, Wagner JM, Uhrich ML, Blanke K, Lenke LG. Gait changes as the result of deformity reconstruction surgery in a group of adults with lumbar scoliosis. Spine. 2003; 28(16):1836–1843, discussion 1844

第 4 章　脊柱建模
Modeling of the Spine

Carl–Eric Aubin　Xiaoyu Wang　**著**
吴炳轩　桑大成　**译**
刘宝戈　邱　勇　**校**

摘要：骨盆和脊柱解剖结构复杂，能够维持人体活动，控制姿势和承载负荷。矢状位平衡是维持这些正常功能的前提。畸形角度、骨盆参数和 C_7 铅垂线的测量是评估矢状位平衡的重要临床指标。矫形内固定术是治疗严重脊柱失平衡的主要手段。手术疗效因患者具体情况及手术医师而异。现阶段脊柱矢状位平衡的研究主要集中在几何参数的测量，生物力学研究尚显不足。本章旨在介绍生物力学建模技术，并提供一些临床应用的精选案例，重点在辅助临床分析和术前手术计划制订。先采用双平面 X 线联合三维多视图重建技术构建三维几何模型，进而建立有限元模型（FEM）和多体模型（MBMs）。MBM 基于多体系统动力学理论，为构建 MBM，将 $T_1 \sim L_5$ 的骨性结构作为刚体，椎间组织和连接作为具有适当力学性能的多个柔性单元进行建模。去除截除部分，完成截骨手术建模。利用关节运动及施加位移和载荷，对内固定装置和矫形操作建模。FEM 是一种基于变分法、离散化、求解算法和后处理来解决复杂问题的数值方法。建立 FEM，需先将已构建的通用模型中的椎间盘，韧带和关节突关节的几何边界注册到特定患者的模型中。从而将通用模型中的椎骨和骨盆，匹配基于 Dual–Kriging 重建的特定患者的几何边界。骨组织模型为骨小梁和外层皮质骨层。椎间盘、韧带和关节突关节的力学性能使用已报道的实验结果进行校准。该模型经过校准和验证，可以对脊柱后凸畸形、近端交界性后凸畸形和脊柱骨盆参数进行脊柱内固定系统的生物力学分析。此项技术使得在临床应用中进行脊柱和骨盆个体化的生物力学建模成为可能。MBM 和 FEM 可用于生理和病理状态下脊柱生物力学行为的对比研究。MBM 可以预测手术方式和术后功能运动的生物力学结果。FEM 可以对脊柱进行应力、应变等生物力学分析。这些技术在研发环境中也具有很高的价值，可用于评估患者的姿势、优化术前设计以及模拟新的治疗手段。MBM 和 FEM 的结合产生一种混合建模方法，可以对脊柱失平衡的机制及其治疗进行高效分析。

关键词：生物力学模型，生物力学，畸形，内固定，矢状位平衡，脊柱

一、概述

脊柱和骨盆解剖结构复杂，具有维持运动、承载负荷和控制姿势等功能。矢状位平衡对维持肌肉骨骼系统适当的生物力学功能至关重要[1]。畸形角度[2]、骨盆参数[3]和 C_7 铅垂线[4]是评估脊柱矢状位平衡的重要临床指标。

手术内固定重建平衡状态是治疗严重脊柱失

平衡的主要手段 [5]。手术疗效受多种因素影响，其中一些是患者本身固有的病理状态，如术前脊柱矢状位平衡状态和脊柱骨盆参数，其他影响因素包括术前设计、内固定相关和手术技术。同样的病例，不同外科医师在术前计划和内固定选择上仍存在很大差异，难以找出一个公认的最佳手术方案。脊柱矢状位平衡的研究主要集中在几何参数测量及其相关性上 [6, 7]；矢状位平衡的生物力学（如达到机械平衡和脊柱稳定性的力学特征）尚未完全揭示。

建立计算机生物力学模型对于理解发病机制和评估治疗方案可发挥重要作用。评估组织内的应力、应变、运动及主动稳定脊柱的肌肉力量有重要意义。研究表明，有限元模型（FEM）可以估算躯干的肌肉力量 [8]、韧带载荷 [9] 及内固定手术后的剩余运动功能 [10]。多种个体化的 FEM 模型已建立并用于预测畸形矫正以及脊柱和骨盆的总负荷 [11, 12]，并可用于详细分析不同情况下的应力和应变 [13-15]。

本章旨在介绍脊柱的生物力学建模技术，并精选出一些临床应用的病例，用于辅助临床分析和术前计划制订。

二、个体化的脊柱和内固定生物力学建模

MBM 技术 [16, 17]、FEM 技术 [11, 15] 及其组合（混合）[18] 已应用于脊柱和骨盆的生物力学建模。FEM 是一种基于变分法、离散化、求解算法和后处理来解决复杂问题的数值方法。它可以用于研究脊椎和骨盆各部分（如椎体、关节突关节和椎间韧带）的应力和应变。MBM 技术基于多体系统动力学理论，并侧重于不同结构之间的合力、力矩和位移。与 MBM 相比，个体化 FEM 的创建、校准和模拟的过程明显更长、更复杂，并且需要更多的计算资源。MBM 的建立过程相对简单、省时，但脊柱和骨盆每个独立结构的细节较少。

（一）脊柱的三维几何模型重建

建模的第一步是获取模型中的所有解剖结构的几何边界，通常是基于 X 线（如正侧位）[19, 20]、计算机断层扫描（CT）[21, 22] 扫描和磁共振成像（MRI）[23]。CT 扫描可以高精度三维成像骨组织，但辐射剂量较高。MRI 没有辐射，但是对骨组织成像效果较软组织差，而且它们价格昂贵，且不适合有一些金属植入史的患者。本章介绍的建模技术基于双平面 X 线获取的特定患者的脊柱和骨盆三维数据，进行脊柱病理的常规临床评估。

使用正侧位平片和三维多视图重建技术构建三维脊柱几何边界 [19]。在佩戴有校准物体的患者获得的两张数字 X 线片上，确定脊柱和骨盆上的关键解剖标志（如椎弓根、椎体终板、横突、棘突、股骨头中心和髂嵴）。使用优化算法计算其三维坐标 [19]。使用自由变形技术记录详细的椎骨模型来完成重建过程 [19]。椎弓根和椎体的平均重建精度分别为 1.6mm（ ± 1.1mm）和 1.2mm（ ± 0.8mm）[24]。特定患者的重建差异为 ≤ 0.8°（Cobb 角）、≤ 5.3°（矢状位成角）和 4° ～ 8°（椎体旋转），这些测量误差在临床常用的 2D 数据测量误差范围之内 [24, 25]。

（二）脊柱多体模型

MBMs 被开发用于研究脊柱的生物力学。据笔者的经验，MBMs 可有效用于评估生物力学指标，如脊柱平衡、畸形矫形及在骨 - 植入界面的作用力。脊柱和骨盆的 MBM 是使用其重建的几何边界构建的。T_1 ～ L_5 的椎骨和骨盆建模为刚性部分，同时使用具有适当力学特性的多个柔性结构对椎间组织和连接进行了建模。对于每个脊柱功能单位（FSU），定义了 6 个缆式单元、2 个六维弹簧单元和 1 个主弹簧单元连接上下椎骨（图 4-1）。缆式单元代表前纵韧带、后纵韧带、黄韧带、横韧带及棘突间韧带（ISL）和棘突上韧带的联合作用。相较椎间韧带，关节突关节的生物力学行为更复杂 [26]，以 2 个六维弹簧单元

模拟。主弹簧单元代表椎间盘，也包含了其他所有未明确的建模元素（如肋骨和周围肌肉及其相互连接）的综合作用。

模型单元的刚度定义要经过 4 个互补的过程。方法一，基于尸体标本实验定义缆式元件的刚度[27, 28]，定义 3 个弹簧单元的刚度矩阵，并通过载荷 – 位移模拟来重现文献报道的载荷 – 位移[29, 30]。方法二，利用生物力学测试结果，修正建模单元的刚度，以调整其对 FSU 总体刚度的百分比贡献[31-34]。方法三，将加权因子应用于主弹簧的刚度矩阵，以明确肋骨对胸椎整体刚度的贡献（如在屈伸、侧凸和轴向旋转过程中分别为 40%、35% 和 31%）[35]。最后，进一步修正所有模型单元的刚度，以使侧凸（或牵引）模拟重现文献报道的优化技术，即在患者的侧凸位（牵引或仰卧）X 线片上测得的 Cobb 角[17, 36]。通过去除该过程中涉及的建模单元来完成截骨过程建模。

（三）脊柱内固定及术后生理负荷的多体建模

通过应用边界条件对患者的术中手术位置进行建模，骨盆位置固定，T_1 约束在颅骨定向线上，并可在所有方向上自由旋转。内固定棒被建模为柔性梁单元，定义基于其几何形状和材料属性。钩和固定角度螺钉（单轴螺钉）被建模为单部件刚体；将单向和万向螺钉建模为两部件刚体，其部件分别通过铰链关节和球窝关节连接。依不同置入方式，将内固定装置模型固定于椎骨[37]。植入物 – 椎骨的连接被建模为非线性弹簧单元（用计算机辅助工程平台 Adams/View，MD Adams 2010 版本上的柔性连接器显示）。这些弹簧单元使用参数力 – 位移和力矩 – 角曲线，将植入物 – 椎骨的相对位移与植入物 – 椎骨的负荷相关联。将尸体实验获得的力学性能数据用于定义这些参数曲线[17, 38]。将常用的矫形操作进行了建模，包括钉棒复位技术、旋棒技术、椎体去旋转技术、加压 / 撑开和固定螺钉拧紧。这是通过在内固定装置间施加适当的力、力矩和运动约束来完成的[38]。

通过应用于直立姿势的边界条件，模拟从术中体位到术后直立姿势的变化。T_1 铅垂线和骨盆倾斜度（PT）使用线性回归方程估算 [$\Delta PT= -0.185 \Delta LL-7.299$，$\Delta SVA= -1.52 \Delta LL-11.45$，其中 ΔPT 是 PT 角的变化（°），ΔLL 是 $L_1 \sim S_1$ 腰椎前凸角度变化（°），而 ΔSVA 是矢状力线变化（mm）][39]。使用估计值重新设定胸 1 铅垂线和骨盆。依据 Pearsall 人体测量模型，

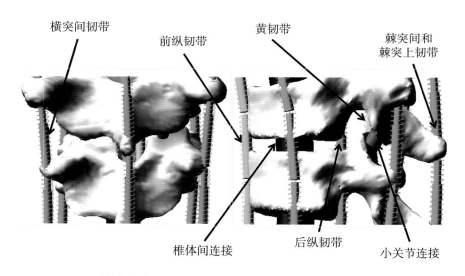

◀ 图 4-1 椎间连接建模图示

横突间韧带　前纵韧带　黄韧带　棘突间和棘突上韧带

椎体间连接　后纵韧带　小关节连接

后前位视角　　　　　　　侧位视角

每个椎骨施加向下的力，力的大小取决于每个椎骨水平所承受的体重[40]。据 Kiefer 等报道，该作用点位于椎体质心的前方[41]。在相邻的椎骨之间，在横突和棘突之间分别施加随动载荷，确定载荷大小，使重力在预估的 T_1 铅垂线位置平衡。通过向前 / 向后、T_1 铅垂线的侧方平移和 T_1 在水平面上的旋转，来模拟功能性屈 / 伸，侧凸和水平旋转；通过在 T_1 上施加力 / 力矩来模拟额外的外力 / 力矩。将模拟手术脊柱内固定装置植入的结果与实际手术结果进行比较，完成了建模技术的验证工作，冠状面和矢状位的 Cobb 角，误差控制在 ±5°[17]。

（四）个体化的有限元模型

将脊柱、骨盆和肋骨的重建三维几何边界与通过表面形貌获得的躯干外表面相结合，创建患者躯干的 FEM。该模型可以用于：脊柱骨盆参数和平衡参数的生物力学评估[42]、脊柱融合术对骶骨载荷生物力学影响的研究[12]及定制支具的调整[43]。创建脊柱生长模型并将其整合到 FEM，以实现对使用非融合内固定装置进行畸形矫形的生物力学模拟和分析[44]。包括下肢在内，可以利用有限元方法检查术中下肢体位的影响[45]。同时对脊髓进行建模，以评估畸形矫形对神经的影响[13]。

（五）个体化的混合有限元模型

可以建立复杂精细的 FEM，其与一个 MBM 相关联，以利用两种方法各自的优势。比如，可以使用复杂精细的 FEM 来分析整个脊柱和骨盆各个部位的应力和应变，并使用 MBM 确定边界和载荷条件。首先记录先前构建的通用脊柱模型的骨盆、椎骨、椎间盘、韧带和小关节的几何形状，以便使用三维 Dual-Kriging 将通用模型中的椎骨几何形状与患者特定的椎体几何形状相匹配[46]。将先前建立的通用模型中的骨盆、椎骨、椎间盘、韧带和关节突关节的几何边界注册到特定患者的模型中，从而使通用模型的椎骨几

何边界匹配基于 Dual-Kriging 重建的特定患者的椎骨几何边界。然后，将骨结构建模为骨小梁和外层皮质骨层，其局部厚度数据可参考既往文献[47, 48]。两部分结构都使用 0.4mm（靠近骨 – 植入物界面和高表面曲率区域）和 1.5mm 特征长度之间的四节点四面体网格划分。运用弹塑性材料力学定律模拟椎骨的黏弹性和破坏行为[49]。皮质骨和小梁骨模拟成均质的各向同性材料，其特性通过有限元逆算法和模拟技术得出[49]。校准椎间盘、韧带和小关节的力学性能，以使不同节段的椎间载荷 – 位移模拟结果与实验数据相对应[50]。可以将植入物模型整合到 FEM，并创建骨 – 植入物界面[18]。

三、脊柱矢状位平衡及生物力学模型的选择性应用

（一）脊柱后凸畸形内固定的生物力学分析

Ponte 截骨和椎弓根减压截骨（pedicle subtraction osteotomy，PSO）是重建脊柱矢状位平衡的常用截骨术式[51]。每节段 Ponte 截骨可获得 5° ～ 15° 的后凸矫正，而每节段 PSO 可获得 25° ～ 35° 的后凸矫正[51]。本研究目的是分析不同截骨术式的畸形矫形能力、矢状位平衡的变化和生物力学载荷特性。

经伦理委员会审查批准，从单一医疗中心纳入 7 名接受 Ponte 截骨的患者。术前 T_2 ～ T_{12} 后凸角为 82° ±11°。依据截骨术式与截骨节段的不同每位患者分别模拟 3 种不同的手术方案：①顶椎单节段 PSO；②顶椎区域三节段 Ponte 截骨；③顶椎区域六节段 Ponte 截骨，并模拟术后 30° 功能屈曲活动。分析脊柱截骨部位的三种生物力学指标，即椎骨 – 植入物界面作用力、棒力矩和脊柱压缩力。

研究发现多节段 Ponte 截骨的矫正能力与单节段 PSO 相似。在直立状态下，植入物平均受力从 225 ～ 280N，棒弯曲力矩约为 10Nm，三

种手术方式无显著差异（$P > 0.05$）。在模拟术后30°屈曲时，单节段PSO、三节段Ponte截骨和六节段Ponte截骨的棒弯曲力矩分别增加38%、2%和8%，植入物平均受力分别增加28%、23%和26%。每节段的矫正值小于Ponte截骨和PSO获得的最大矫正值。

模拟结果显示，多节段Ponte截骨与单节段PSO具有相似的后凸矫形能力。在术后功能负荷下，PSO截骨内固定物的受力高于多节段Ponte截骨。受力最大的位置常位于截骨部位。胸椎截骨区域棒的预弯角度并不与每个截骨节段的最大矫正程度匹配，而是预弯更大的角度以适应预期矫形效果（如胸椎后凸畸形截骨区域的曲度减小或变直）。

（二）近端交界性后凸的生物力学分析

近端交界性后凸（proximal junctional kyphosis，PJK）是脊柱内固定手术的不良后果之一[52, 53]。PJK是指近端固定椎（upper instrumented vertebra，UIV）下终板和其近端相邻第二个椎体上终板之间的后凸角度 ≥ 10°，且较术前增加10°[53, 54]。后方结构破坏、融合节段、脊柱矢状位失衡和植入物类型被认为是PJK的潜在危险因素[53, 55, 56]。本研究的目的是评估与PJK相关的各种独立内固定物的生物力学效应。对6名成人脊柱侧凸畸形患者（女性，平均37.5岁）脊柱内固定物和术后功能负荷进行数值模拟。其中4名患者为胸腰椎侧凸畸形，2名患者为胸椎侧凸畸形。融合范围8～14个节段（平均11.3）。术前近端交界性后凸角（proximal junctional angle，PJA）为2°±2°（范围0°～5°），而术后PJA为14°±2°（范围11°～16°）。评估了内固定装置作为独立因素的生物力学效应。

● 术后脊柱矢状位平衡：①实际术后脊柱矢状位平衡（B_1）；②实际脊柱矢状位平衡后移20mm（B_2）。

● 近端融合节段：实际手术近端融合节段（FL_1）；实际手术近端融合节段－1（FL_2）。

● 近端融合椎的3种内固定装置类型：固定角度椎弓根钉、万向椎弓根钉、横突钩系统。

● 近端交界区FSU的4种等级截骨：①整个FSU切除；②UIV+1双侧下关节突切除（BCF）；③UIV和UIV+1之间的棘上韧带、棘间韧带切除［即后方韧带结构切除（posterior ligament dissection，PLD）］；④BCF+PLD。

● 4种弯棒曲度：在胸椎区域分别为10°、20°、30°和40°。

● 近端两个融合椎之间棒的直径（2种）：保持5.5mm或移行4mm。

评估与近端交界相关的4个独立的生物力学变量：PJA、胸椎后凸角、屈曲力矩和近端非融合椎的伸展载荷。

当近端融合的椎体增加一个节段时，PJA、近端力矩和伸展载荷分别降低18%、25%和16%。当矢状位力线后移20mm时，PJA、近端力矩和伸展载荷分别增加16%、22%、和37%。BCF、PLD和BCF+PLD分别导致PJA增加10%、28%和53%，屈曲载荷增加4%、12%和22%，近端力矩增加16%、44%和83%。横突钩系统中PJA和屈曲载荷均降低26%。近端使用移行棒（直径从5.5mm降至4mm）时，PJA、屈曲载荷和近端力矩略减少（小于8%）。连接棒矢状位弧度从10°增加至40°，导致PJA增加6%～19%、屈曲载荷增加3%～10%、近端力矩增加9%～27%。

模拟结果表示，脊柱矢状位平衡和近端融合椎的节段选择显著影响PJA、近端力矩和伸展载荷。T_1铅垂线位置后移，会导致更大的PJA和近端力矩。融合的节段越靠近近端椎体，PJA和近端力矩越小，降低产生PJK的风险。避免脊柱矢状位力线后移、合理延长近端融合节段、保留近端交界区椎间结构完整性以及近端使用柔性较好的内固定装置能减小PJK的发生风险。为了更全面了解减少PJK的方法，需要对大宗病例进行包含更多独立变量的综合研究。

（三）脊柱骨盆参数的生物力学分析

骨盆在承重和传递载荷以及维持姿势平衡方面起着重要的作用。脊柱骨盆力线的改变与脊柱病理生理相关，但脊柱骨盆之间的载荷转移与脊柱畸形的关系尚不明确。对 11 例右侧主胸弯、23 例左侧胸腰弯 / 腰弯的青少年特发性脊柱侧凸畸形患者和 12 例无症状对照组构建个体化有限元模型[42]。计算骶骨终板的应力分布，将骶骨上终板应力分布重心相对于髋中心垂直轴的位置投影于横断面上，对各脊柱侧凸亚组与对照组进行比较。

对于骶骨上终板应力分布重心的位置，各脊柱侧凸亚组与对照组之间存在显著差异（$P < 0.05$）。82% 右侧主胸弯患者的应力分布重心在髋中心垂直轴的右侧，91% 左侧胸腰弯 / 腰弯患者的应力分布重心在髋中心垂直轴的左侧。骶骨载荷转移的研究结果从三维角度为脊柱骨盆生物力学的相互影响提供了证据，表明与侧凸主胸弯相比，胸腰弯 / 腰弯对骶骨载荷的影响更大。

（四）不同类型脊柱矢状位形态相关的脊柱应力评估

脊柱矢状位畸形的手术目的之一是恢复正常脊柱矢状位平衡。脊柱矢状位力线的正常范围很大；了解力学应力在正常的力线上如何分布，对制订患者的具体手术策略至关重要[57]。

根据 Roussouly 分型[57, 58]中的 3 种类型建立了脊柱力线生物力学模型（图 4-2）。有限元分析显示，3 种类型脊柱力线在胸椎存在相似的应力分布模式。对于 Roussouly 1 型，近端腰椎的前柱和远端腰椎的后柱有较高的压缩应力。Roussouly 4 型腰椎后柱压缩应力高于 Roussouly 2 型。胸腰段和腰骶段存在较高的剪切应力。有限元分析的典型应力分布结果见图 4-3。

四、讨论

基于个体化双平面 X 线建立的脊柱骨盆三维生物力学模型，对描述脊柱骨盆力线、评估手术方案有一定价值。与传统的基于 X 线和单纯

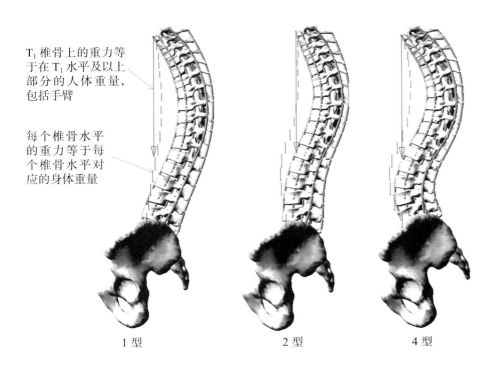

T₁ 椎骨上的重力等于在 T₁ 水平及以上部分的人体重量，包括手臂

每个椎骨水平的重力等于每个椎骨水平对应的身体重量

◀ 图 4-2　三种脊柱力线模型

1 型　　　2 型　　　4 型

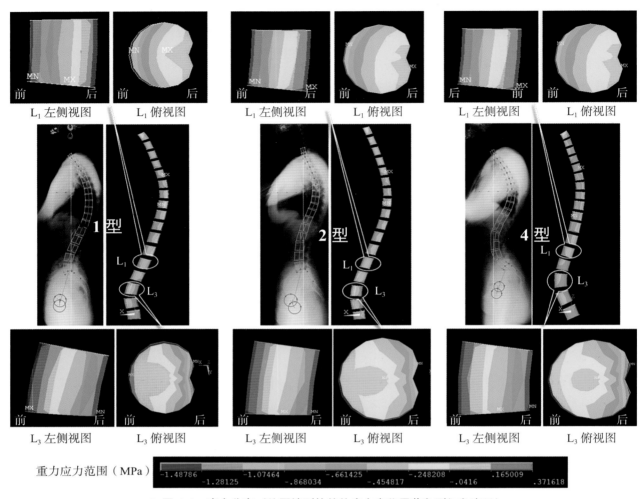

▲ 图 4-3　应力分布（从压缩到拉伸的应力变化用蓝色到红色表示）

几何参数的临床评估相比，三维模型可以更深入地了解脊柱畸形的本质，如脊柱旋转及人体结构和内固定装置的压应力。

不同的生物力学建模技术需要耗费不同的计算成本（从计算多体模型的几分钟到计算有限元模型的几小时或几天）。在准确评估临床生物力学指标的前提下，需仔细调整模型精确度以节省计算成本，增加技术的临床可操作性。

计算机模型的优点之一是可以克服临床研究中无法对同一患者实施不同术式的缺陷。在临床研究中，某一种术式的优劣必须在不同的患者之间进行比较，疗效比较的优劣受患者个体差异的影响。脊柱病理改变、不同患者的脊柱力学特性、内固定结构设计、手术技术等方面都存在高

度异质性，对脊柱术后功能均有不同的影响。这也许可以解释为什么针对某一特定病例，外科医师的手术策略仍然存在很大的差异，难以达成共识。使用建模技术，可以在术前测试不同的手术方案并比较结果，以获得最佳的手术方案和最合理的固定范围 [59, 60]。对于许多患有不同或相似脊柱疾病但使用不同手术方式治疗的患者，也可以进行系统研究。研究所得数据，可能对外科医师和生物医学工程师在发明新的术式及新的内固定装置方面具有价值。

在研究和开发时，建模技术可用于病理与生理的脊柱生物力学行为对比研究，如脊柱在各种条件和功能运动下的几何形态变化和内部力学载荷特征。如前所述，不同模型的脊柱应力有限元

分析结果支持了临床推断，即脊柱退变的区域与 Roussouly 类型相关。根据 Roussouly 分型，在脊柱不同节段，前方的椎间盘或后方的关节突关节存在高应力，应力分布模式与退变部位相关。这对研究脊柱的病理机制、疾病进展及治疗理念具有价值。该技术还可应用于对内固定装置的设计的评估。

为了降低计算成本，有时会简化生物力学模型（如将椎体模拟为刚体）；椎间盘、韧带和关节突关节分别采用单一弹性单元建模，而不考虑它们的黏弹性。当该模型用于比较研究，只侧重几个主要的临床几何学指标和脊柱内固定后合力与力矩，将简化影响降至最低。通过将每个模型单元的力学性质重新定义，并引入时间相关的力学特性，可以调整和改进建模技术。利用有限元方法对多体建模技术进行补充，提出了一种混合建模方法。由于计算成本相对较低，多体建模技术被用于评估载荷和内固定情况下的几何形态及合力与力矩；其结果在应力和应变方面，为更精确的有限元模型提供了边界条件和载荷条件，来进一步分析脊柱的生物力学，这需要数台专用的计算机服务器并花费数天时间。

脊柱骨盆建模时需要控制姿势，特别是脊柱矢状位平衡，这需要进一步研究。根据需要进行的生物力学分析，姿势控制可以简化为施加的边界条件，如骨盆和脊柱近端的位移约束；在姿势控制时，对受试者复杂的神经肌肉系统的行为进行建模可能也是必要的。需要进一步开展更多的在体及体外研究，以获取全面的生物力学数据，提高对模型的校准与验证能力，使脊柱的建模在脊柱生物力学研究中发挥更重要的作用。

五、总结

现有的建模技术可以在临床实践中建立个体化的脊柱骨盆生物力学模型。临床上，多体模型的精细程度足以进行脊柱平衡状态和畸形几何学指标评估。多体模型可以评估临床上关注的（如骨 – 植入物界面和椎间盘的）合力与力矩。多体模型与脊柱内固定的建模相结合，可以预测内固定的生物力学结果。因此，多体模型可用于手术方案制订，以帮助外科医师比较不同的术式，并找到可以获得最佳临床效果的治疗方案。个性化的有限元模型可用于病理与生理脊柱生物力学行为的对比研究，如脊柱在各种条件和功能运动下的几何形态变化和内部力学载荷特征。现有的技术也具有很高的研究和开发价值，可以用来评估患者的姿势、新的治疗理念、内固定装置设计、优化治疗和设计参数。多体模型与有限元模型相结合，形成混合建模方法，能够在应力和应变上具有合理的建模时间和计算成本，进一步分析脊柱失平衡的病理机制及其治疗策略。

参考文献

[1] Lafage V, Schwab F, Skalli W, et al. Standing balance and sagittal plane spinal deformity: analysis of spinopelvic and gravity line parameters. Spine. 2008; 33(14):1572–1578

[2] Jackson RP, McManus AC. Radiographic analysis of sagittal plane alignment and balance in standing volunteers and patients with low back pain matched for age, sex, and size. A prospective controlled clinical study. Spine. 1994; 19(14):1611–1618

[3] During J, Goudfrooij H, Keessen W, Beeker TW, Crowe A. Toward standards for posture. Postural characteristics of the lower back system in normal and pathologic conditions. Spine. 1985; 10(1):83–87

[4] Mac-Thiong JM, Transfeldt EE, Mehbod AA, et al. Can C7 plumbline and gravity line predict health related quality of life in adult scoliosis? Spine. 2009; 34 (15):E519–E527

[5] Ames CP, Scheer JK, Lafage V, et al. Adult spinal deformity: epidemiology, health impact, evaluation, and management. Spine Deform. 2016; 4(4): 310–322

[6] Labelle H, Roussouly P, Berthonnaud E, et al. Spondylolisthesis, pelvic incidence, and spinopelvic balance: a correlation study. Spine. 2004; 29 (18):2049–2054

[7] Rajnics P, Templier A, Skalli W, Lavaste F, Illés T. The association of sagittal spinal and pelvic parameters in asymptomatic persons and patients with isthmic spondylolisthesis. J Spinal Disord Tech. 2002; 15(1):24–30

[8] Rohlmann A, Bauer L, Zander T, Bergmann G, Wilke HJ. Determination of trunk muscle forces for flexion and extension by using a validated finite element model of the lumbar spine and measured in vivo data. J Biomech. 2006; 39(6):981–989

[9] Naserkhaki S, Jaremko JL, Adeeb S, El-Rich M. On the load-sharing along the ligamentous lumbosacral spine in flexed and extended postures: finite element study. J Biomech. 2016; 49(6):974–982

[10] Bono CM, Khandha A, Vadapalli S, Holekamp S, Goel VK, Garfin SR. Residual sagittal motion after lumbar fusion: a finite element analysis with implications on radiographic flexion-extension criteria. Spine. 2007; 32(4):417–422

[11] Zhang H, Hu X, Wang Y, et al. Use of finite element analysis of a Lenke type 5 adolescent idiopathic scoliosis case to assess possible surgical outcomes. Comput Aided Surg. 2013; 18(3–4):84–92

[12] Pasha S, Aubin CE, Labelle H, Parent S, Mac-Thiong JM. The biomechanical effects of spinal fusion on the sacral loading in adolescent idiopathic scoliosis. Clin Biomech (Bristol, Avon). 2015; 30(9):981–987

[13] Henao J, Aubin CE, Labelle H, Arnoux PJ. Patient-specific finite element model of the spine and spinal cord to assess the neurological impact of scoliosis correction: preliminary application on two cases with and without intraoperative neurological complications. Comput Methods Biomech Biomed Engin. 2016; 19(8):901–910

[14] Wang W, Aubin CE, Cahill P, et al. Biomechanics of high-grade spondylolisthesis with and without reduction. Med Biol Eng Comput. 2016; 54(4): 619–628

[15] Filardi V, Simona P, Cacciola G, et al. Finite element analysis of sagittal balance in

different morphotype: forces and resulting strain in pelvis and spine. J Orthop. 2017; 14(2):268–275

[16] Jalalian A, Tay FEH, Arastehfar S, Liu G. A new method to approximate loaddisplacement relationships of spinal motion segments for patient-specific multibody models of scoliotic spine. Med Biol Eng Comput. 2017; 55 (6):1039–1050

[17] Aubin CE, Labelle H, Chevrefils C, Desroches G, Clin J, Eng AB. Preoperative planning simulator for spinal deformity surgeries. Spine. 2008; 33(20): 2143–2152

[18] Fradet L, Wang X, Lenke LG, Aubin CE. Biomechanical analysis of proximal junctional failure following adult spinal instrumentation using a comprehensive hybrid modeling approach. Clin Biomech (Bristol, Avon). 2016; 39: 122–128

[19] Cheriet F, Laporte C, Kadoury S, Labelle H, Dansereau J. A novel system for the 3-D reconstruction of the human spine and rib cage from biplanar X-ray images. IEEE Trans Biomed Eng. 2007; 54(7):1356–1358

[20] Rehm J, Germann T, Akbar M, et al. 3D-modeling of the spine using EOS imaging system: inter-reader reproducibility and reliability. PLoS One. 2017; 12(2):e0171258

[21] Bonnier L, Ayadi K, Vasdev A, Crouzet G, Raphael B. Three-dimensional reconstruction in routine computerized tomography of the skull and spine. Experience based on 161 cases. J Neuroradiol. 1991; 18(3):250–266

[22] Breau C, Shirazi-Adl A, de Guise J. Reconstruction of a human ligamentous lumbar spine using CT images—a three-dimensional finite element mesh generation. Ann Biomed Eng. 1991; 19(3):291–302

[23] Simons CJ, Cobb J, Davidson BS. A fast, accurate, and reliable reconstruction method of the lumbar spine vertebrae using positional MRI. Ann Biomed Eng. 2014; 42(4):833–842

[24] Delorme S, Petit Y, de Guise JA, Labelle H, Aubin CE, Dansereau J. Assessment of the 3-D reconstruction and high-resolution geometrical modeling of the human skeletal trunk from 2-D radiographic images. IEEE Trans Biomed Eng. 2003; 50(8):989–998

[25] Labelle H, Dansereau J, Bellefleur C, Jéquier JC. Variability of geometric measurements from three-dimensional reconstructions of scoliotic spines and rib cages. Eur Spine J. 1995; 4(2):88–94

[26] Jaumard NV, Welch WC, Winkelstein BA. Spinal facet joint biomechanics and mechanotransduction in normal, injury and degenerative conditions. J Biomech Eng. 2011; 133(7):071010

[27] Myklebust JB, Pintar F, Yoganandan N, et al. Tensile strength of spinal ligaments. Spine. 1988; 13(5):526–531

[28] Pintar FA. The Biomechanics of Spinal Elements (Ligaments, Vertebral Body, Disc) [PhD thesis]. Ann Arbor, MI: Marquette University; 1986

[29] Panjabi MM, Brand RA, Jr, White AA, III. Three-dimensional flexibility and stiffness properties of the human thoracic spine. J Biomech. 1976; 9(4): 185–192

[30] Panjabi MM, Oxland TR, Yamamoto I, Crisco JJ. Mechanical behavior of the human lumbar and lumbosacral spine as shown by three-dimensional loaddisplacement curves. J Bone Joint Surg Am. 1994; 76(3):413–424

[31] Holewijn RM, Schlösser TPC, Bisschop A, et al. How does spinal release and Ponte osteotomy improve spinal flexibility? The law of diminishing returns. Spine Deform. 2015; 3(5):489–495

[32] Pal GP, Routal RV. A study of weight transmission through the cervical and upper thoracic regions of the vertebral column in man. J Anat. 1986; 148:245–261

[33] Wiemann J, Durrani S, Bosch P. The effect of posterior spinal releases on axial correction torque: a cadaver study. J Child Orthop. 2011; 5(2):109–113

[34] Yang KH, King AI. Mechanism of facet load transmission as a hypothesis for low-back pain. Spine. 1984; 9(6):557–565

[35] Watkins R, IV, Watkins R, III, Williams L, et al. Stability provided by the sternum and rib cage in the thoracic spine. Spine. 2005; 30(11):1283–1286

[36] Petit Y, Aubin CE, Labelle H. Patient-specific mechanical properties of a flexible multi-body model of the scoliotic spine. Med Biol Eng Comput. 2004; 42 (1):55–60

[37] Kim YJ, Lenke LG, Bridwell KH, Cho YS, Riew KD. Free hand pedicle screw placement in the thoracic spine: is it safe? Spine. 2004; 29(3):333–342, discussion 342

[38] Wang X, Aubin CE, Crandall D, Parent S, Labelle H. Biomechanical analysis of 4 types of pedicle screws for scoliotic spine instrumentation. Spine. 2012; 37 (14):E823–E835

[39] Liu H, Li S, Wang J, et al. An analysis of spinopelvic sagittal alignment after lumbar lordosis reconstruction for degenerative spinal diseases: how much balance can be

obtained? Spine. 2014; 39(26 Spec No.):B52–B59

[40] Pearsall DJ, Reid JG, Livingston LA. Segmental inertial parameters of the human trunk as determined from computed tomography. Ann Biomed Eng. 1996; 24(2):198–210

[41] Kiefer A, Shirazi-Adl A, Parnianpour M. Stability of the human spine in neutral postures. Eur Spine J. 1997; 6(1):45–53

[42] Pasha S, Aubin CE, Parent S, Labelle H, Mac-Thiong JM. Biomechanical loading of the sacrum in adolescent idiopathic scoliosis. Clin Biomech (Bristol, Avon). 2014; 29(3):296–303

[43] Cobetto N, Aubin CE, Parent S, et al. Effectiveness of braces designed using computer-aided design and manufacturing (CAD/CAM) and finite element simulation compared to CAD/CAM only for the conservative treatment of adolescent idiopathic scoliosis: a prospective randomized controlled trial. Eur Spine J. 2016; 25(10):3056–3064

[44] Clin J, Aubin CE, Parent S. Biomechanical simulation and analysis of scoliosis correction using a fusionless intravertebral epiphyseal device. Spine. 2015; 40(6):369–376

[45] Driscoll C, Aubin CE, Canet F, Labelle H, Horton W, Dansereau J. Biomechanical study of patient positioning: influence of lower limb positioning on spinal geometry. J Spinal Disord Tech. 2012; 25(2):69–76

[46] Wagnac E, Arnoux PJ, Garo A, Aubin CE. Finite element analysis of the influence of loading rate on a model of the full lumbar spine under dynamic loading conditions. Med Biol Eng Comput. 2012; 50(9):903–915

[47] Silva MJ, Wang C, Keaveny TM, Hayes WC. Direct and computed tomography thickness measurements of the human, lumbar vertebral shell and endplate. Bone. 1994; 15(4):409–414

[48] Hirano T, Hasegawa K, Takahashi HE, et al. Structural characteristics of the pedicle and its role in screw stability. Spine. 1997; 22(21):2504–2509, discussion 2510

[49] Garo A, Arnoux PJ, Wagnac E, Aubin CE. Calibration of the mechanical properties in a finite element model of a lumbar vertebra under dynamic compression up to failure. Med Biol Eng Comput. 2011; 49(12):1371–1379

[50] Heuer F, Schmidt H, Klezl Z, Claes L, Wilke HJ. Stepwise reduction of functional spinal structures increase range of motion and change lordosis angle. J Biomech. 2007; 40(2):271–280

[51] Diebo B, Liu S, Lafage V, Schwab F. Osteotomies in the treatment of spinal deformities: indications, classification, and surgical planning. Eur J Orthop Surg Traumatol. 2014; 24 Suppl 1:S11–S20

[52] Daubs MD. Sagittal alignment changes and proximal junctional kyphosis in adolescent idiopathic scoliosis. Spine J. 2016; 16(6):784–785

[53] Kim YJ, Bridwell KH, Lenke LG, Glattes CR, Rhim S, Cheh G. Proximal junctional kyphosis in adult spinal deformity after segmental posterior spinal instrumentation and fusion: minimum five-year follow-up. Spine. 2008; 33 (20):2179–2184

[54] Kim YJ, Bridwell KH, Lenke LG, Kim J, Cho SK. Proximal junctional kyphosis in adolescent idiopathic scoliosis following segmental posterior spinal instrumentation and fusion: minimum 5-year follow-up. Spine. 2005; 30 (18):2045–2050

[55] Lonner BS, Ren Y, Newton PO, et al. Risk factors of proximal junctional kyphosis in adolescent idiopathic scoliosis—the pelvis and other considerations. Spine Deform. 2017; 5(3):181–188

[56] Yagi M, King AB, Boachie-Adjei O. Incidence, risk factors, and natural course of proximal junctional kyphosis: surgical outcomes review of adult idiopathic scoliosis. Minimum 5 years of follow-up. Spine. 2012; 37(17):1479–1489

[57] Roussouly P, Nnadi C. Sagittal plane deformity: an overview of interpretation and management. Eur Spine J. 2010; 19(11):1824–1836

[58] Roussouly P, Gollogly S, Berthonnaud E, Dimnet J. Classification of the normal variation in the sagittal alignment of the human lumbar spine and pelvis in the standing position. Spine. 2005; 30(3):346–353

[59] Le Navéaux F, Larson AN, Labelle H, Wang X, Aubin CE. How does implant distribution affect 3D correction and bone-screw forces in thoracic adolescent idiopathic scoliosis spinal instrumentation? Clin Biomech (Bristol, Avon). 2016; 39:25–31

[60] Wang X, Larson AN, Crandall DG, et al. Biomechanical effect of pedicle screw distribution in AIS instrumentation using a segmental translation technique: computer modeling and simulation. Scoliosis Spinal Disord. 2017; 12:13

第5章 矢状位平衡的主要参数
Sagittal Balance: The Main Parameters

João Luiz Pinheiro-Franco Pierre Roussouly **著**

韩超凡 周立金 **译**

刘玉增 海 涌 **校**

摘要： 尽管纠正脊柱矢状位平衡和脊柱骨盆平衡的矫形手术非常复杂，且此类手术未来可能还是属于专业脊柱外科医师的领域，但是就所有脊柱外科医师来说，必须要对脊柱矢状位平衡的基本概念有一个彻底的了解。即便短节段的融合，也要避免发生医源性畸形。

人类是双足站立动物且发生椎间盘的自然性退行性病变，脊柱矢状位失平衡被认为是一种常见的临床问题，被称为成人退行性脊柱畸形（adult degenerative spinal deformity，ADSD）。准确的成人脊柱平衡评估标准有以下几项参数：骨盆参数、脊柱参数和脊柱矢状位整体平衡参数。

使骨盆围绕股骨头旋转是身体维持脊柱矢状位平衡重要的代偿机制。如果骨盆入射角（pelvic incidence，PI）很小，骨盆则便不能很好地围绕股骨头进行逆旋转。因此，形态学定义了骨盆的旋转能力及矢状位失平衡的代偿能力。

需要知道的是因为骨盆入射角因人而异，所以理解失平衡代偿机制不应仅限于了解骨盆倾斜角（pelvic tilt，PT），绝对不可以单纯通过骨盆倾斜角来定义脊柱是否是平衡。

传统观点将人类脊柱分成 3 个生理弯曲，即腰椎前凸、胸椎后凸和颈椎前凸。但相对这种传统解剖观点，人类基于脊柱的功能性解剖即根据椎体的运动方向重新定义了脊柱弯曲：前凸区域为脊柱伸展区，后凸区域为弯曲区。这种功能性划分使 Cobb 角测量脊柱矢状位平衡更有意义。许多学者尝试整合这些参数以探索脊柱平衡和非平衡之间的界限。一些参数，如骨盆入射角 – 腰椎前凸角（PI–LL）的匹配情况似乎可以定义大部分失平衡，但是由于病理改变情况错综复杂，还要取决于不同参数同骨盆入射角的关系。

关键词： 骨盆入射角，骨盆倾斜角，骶骨倾斜角，腰椎前凸角度，胸椎后凸角度，C₇ 铅垂线，脊柱矢状位垂直轴，Barrey 比例，矢状位平衡，骨盆参数，脊柱参数，脊柱整体平衡情况，脊柱骶骨角，远端脊柱前凸，脊柱功能性前凸角度，矢状位平衡测量法

一、概述

脊柱具有"正常"序列的概念，与该"正常"的任何偏离不仅是解剖学上的问题，而是自古以来就是医学界固有的一个基本问题。早期历史上有许多学者（Greek、Roman、Arab 等）对控制或纠正脊柱立线的方法进行了研究。自 19 世纪初和 20 世纪始，多年来对不同类型脊柱畸形的研究促进了脊柱外科的发展，尤其感染后畸形（如结核）、儿童畸形和综合征畸形发展迅

速。然而，对脊柱矢状位力线和退行性脊柱畸形的深入理解在后来成了焦点，而且这一点被认为是过去 30 年里脊柱退行性病理学研究中最有价值的突破。尽管纠正脊柱矢状位平衡和脊柱骨盆平衡的矫形手术非常复杂，且此类手术未来可能还是属于专业脊柱外科医师的领域，但是就所有脊柱外科医师来说，对脊柱矢状位平衡的基本概念有一个彻底的了解是必要的。即便短节段的融合，也要避免发生医源性畸形。理想的脊柱力线被定义为骨盆同躯干间协调的平衡，这种平衡可以通过最小的能量消耗使人体"重力轴"处于生理性平衡位置[1]。人类是双足站立动物且存在椎间盘自然退行性病变，矢状位失平衡被认为是一种常见的临床问题，被称为成人退行性脊柱畸形。一个精确的成人脊柱平衡评估标准有以下几项参数，如骨盆参数、脊柱参数和脊柱整体平衡参数。

二、参数测量方法

关于脊柱矢状位平衡的研究基于标准化的影像学图像，可以使用 Cobb 测量法：用垂直的 30 ～ 90cm（距放射线源恒定 72in）胶片制作脊柱的侧位 X 线片。膝关节和髋关节必须在自然位置，不需要完全伸直。要注意的是，为避免上肢和脊柱重合，上肢应在拍照时前伸，但是拍照时上肢摆放位置仍有争议。有两种姿势可行，第一种可使双手置于锁骨上，肘关节前伸；第二种姿势，是根据 Mac–Thiong 等的研究[2]，在受试患者站立时保持肩关节屈曲 30° ～ 45°，双手置于支持物上[3]。Vedantam 等[4] 对脊柱融合术后患者研究发现，行全脊柱侧位站立位 X 线检查时，当上肢抬起在 30° ～ 90° 时可使 SVA 向后移动 10mm，但是结果同未手术患者之间无明显差异。他们还发现，两组患者的胸椎和腰椎弯曲角度不受上肢姿势影响。因为一些身体状况较差的患者（年长或神经肌肉型）很难在无支撑情况下长时间站立，所以拍照时容易产生伪影。

Marks 等[5] 认为，肩关节屈曲 45° 为侧位片测量 SVA 的最好姿势。

近年来，EOS 系统的研发大幅降低了全脊柱站立位 X 线的辐射量。当使用 EOS 系统时，图像捕捉仅需 6 ～ 10s，但是需要患者在拍照时保证姿势的高度稳定性以防止出现伪影。定位患者的主要原因是为了放射线照相程序的标准化，以比较两个不同的图像。成片的基本要求是最少显露出股骨头和颅骨基底部。所得影像需要数字化处理，所有测量必须应用专业软件，如 Surgimap 或者 KEOPS（SMAIO，Lyon，France）。这些软件可以快速、精确地在电子图像上测量所有参数。使用计算机软件，观察者内部和观察者之间的可靠性非常高，其结果与手动测量获得的结果相似[6, 7]。有研究评估过观察者内和观察者间在电子图像上手动测量 PI 的准确性[8, 9]。Dimar 等[9] 甚至发现，经验丰富的脊柱外科医师手动测量 PI 可以获得了较低的组内和组间观察者间可靠性相关系数（分别为 0.69 和 0.41）。Dimar 等推荐计算机辅助测量 PI 角以提高准确性。Yamada 等使用计算机辅助方法获得了全脊柱（FS）–PI 的观察者内部和观察者 ICC 的极高一致性（分别为 0.84 和 0.79），以及 FS–PI 与计算机断层扫描（CT）之间的高度一致性（0.81）。这些学者认为 PI 测量的误差并非主要因无法准确定位双侧股骨头中心所导致，而是因为腰椎侧凸变化、肥胖或可能伴有骨质疏松的老年患者的骶骨终板无法辨认导致[10]。Legaye 等[11] 发现，无法清晰地辨认 S₁ 上终板会导致 PI 测量的不准确，尤其在那些伴有骶骨畸形变的患者上。

无论技术如何，获得一个清晰的影像和明确的解剖学标志是必需的。如果出现解剖位置存疑或者影像学标记丢失或不清晰，这类病例应不予采纳。

（一）骨盆参数

脊柱整体平衡概念的核心为：骶骨作为脊柱的基石，是属于脊柱能动且相连的一部分，Jean

Dubousset 称为骨盆椎体（图 5-1）。骶骨通过骶髂关节（SIJS）是骨盆环的一部分。骶髂关节是具有微动的双向活动关节，其包含一个同骨盆一起构成的功能单位和通过髋臼同股骨头的协动单位。一般认为骶骨同髋臼的相对位置在成人一生中都保持稳定，但这种关系会因创伤、手术和年龄增长改变[12]。有效的髋部和骨盆平衡对于保障脊柱和骨盆肌肉力线尤为关键，这种平衡能有效地维持椎体，对于保持站姿非常重要。

脊柱平衡的概念于 20 世纪 80 年代提出，其本身并不仅是为了增加对正常脊柱的退变理解而生，还是为了加深对术后医源性脊柱畸形的理解[11, 13]。尽管许多解剖学家（如法国的 Delmas）描述了骶骨解剖学上的变异性，但是仅 During 等[14] 在 1986 年证实了骨盆解剖形态学的变异影响了骨盆朝向和脊柱形态。During 等提出，脊柱骨盆复合体轮廓决定了骨盆形态和位置的角度。姿势的异常使腰部压力集中进而导致下腰痛。这一概念在当时显得非常先进，当时甚至连"脊柱矢状位平衡"还未被提出。Roussouly 等[15] 的前凸分型便由 During 的圆弧系统演变而来。

Duval-Beaupère 等[16] 阐述了骨盆形态评估法，该方法定义了 PI 角是骶骨和髋关节之间的一种功能和解剖学关系。这种存在于髋关节—骨盆和脊柱之间的关系可以通过三个角度在数学和影像学方法上证明，这三个角度统称为骨盆参数。

（二）骨盆形态学参数

PI 是描述 S_1 终板和髋臼之间的关系的主要角度，同时为发育成熟骨盆的形态学角度。PI 角由以下两条线构成：①骶骨上终板中点的垂线；②双侧股骨轴连线中点同骶骨上终板中点之间的连线（也可以为双侧股骨头连线中点同骶骨上终板中点之间的连线）（图 5-1）。上文提过 PI 曾被认为在成人终身保持稳定，但是越来越多的证据表明，因为骶髂关节解剖结构的改变，PI 会随着年龄增加逐渐增大[17, 18]。

解剖学家还未通过 PI 角来描述骨盆形状的变异。无症状人群中研究发现，PI 角的范围为 35° ～ 85°，极值为 20° 和 95°[15]。这种大范围变异的形态学意义是什么呢？当 PI 角小于 45° 时，骶骨终板正好在股骨头上方，骶骨相对长，

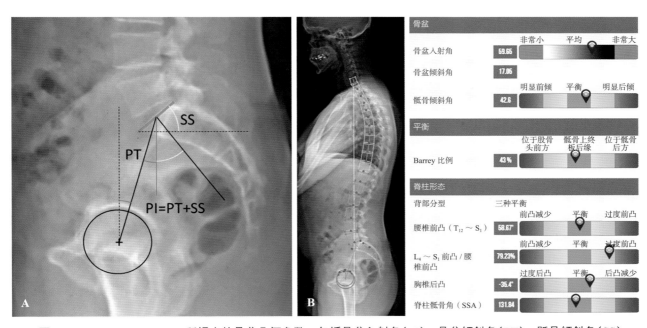

▲ 图 5-1 A. Duval-Beaupère 所提出的骨盆几何参数，包括骨盆入射角（PI）、骨盆倾斜角（PT）、骶骨倾斜角（SS）；B. 通过 KEOPS 软件进行脊柱矢状位重建

此时骶骨终板水平投影距离髂嵴非常近。当 PI 角较大时，骶骨显得较短，好像部分骶骨丢失且相对于股骨头位置更靠后，骶骨上终板投影离髂嵴很远。有学说认为，拥有小 PI 角的骨盆被认为是窄小的骨盆，相反拥有大 PI 角的骨盆更宽大，但是现在并不能确认该观点是否正确。还有学者认为，髂骨倾斜方向存在变异，即小 PI 角髂骨方向更水平，大 PI 角髂骨方向更倾斜。在双足动物的进化过程中需要考虑这一假设，比如大猩猩的骨盆相对于人类来讲就更水平。另一方面，现代人的骨盆中，髂骨变异程度较小，然而 PI 角主要由骶骨形态影响。目前的争论主要

是 PI 角是否在女性当中更大或者不受性别影响。同样 PI 角是否存在地区和种族差异性也没有定论[19, 20]。

医师在测量 PI 角时可能遇到很多困难。骶骨终板及前后边界通常容易分辨，但是因为传统的成像设备很难将双侧股骨头对齐，所以股骨头中点经常容易混淆：①股骨头垂直移动（图5-2）。这是由于 X 线束的倾斜度与下肢长度的差异造成的。此时引用双侧股骨头连线中点线测量 PI 角是可以的。②股骨头水平移动（图 5-3）。此时测量无法进行，因为其影响脊柱矢状位平衡分析。这是因为骨盆水平旋转，此时的 X 线不

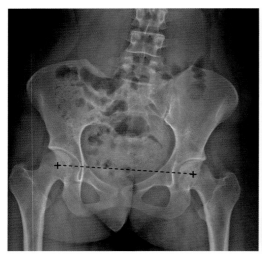
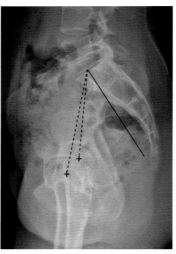

◀ 图 5-2　因为双下肢不等长导致股骨头垂直力线偏移，对 PI 的测量几乎没有影响

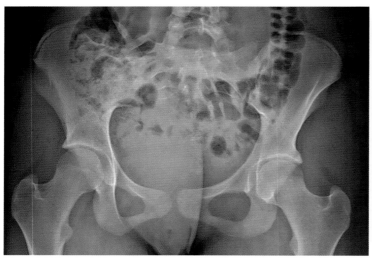
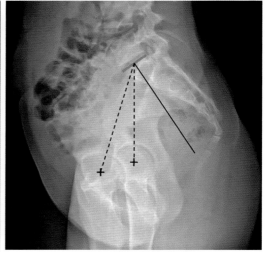

▲ 图 5-3　因骨盆旋转导致股骨头水平力线偏移，会导致 PI 测量结果误差较大

是真实的侧位片，且如果骨盆旋转较大，测量得到的 PI 角会受到影响，这样的影像便不能采纳。

应用 EOS 系统进行脊柱平衡分析时，除了双下肢不等长以外每个节段的水平光线都可以使双侧股骨头完美重叠。但是骨盆水平旋转仍然可能存在，如果旋转程度超过了双侧股骨头的半径，PI 角将无法测量。

有时辨认骶骨终板可能存在困难。在严重的发育不良性腰椎滑脱中，骶骨终板并不平整，其轮廓类似穹窿形，这种情况 PI 角是无法测量的。有一些 $L_5 \sim S_1$ 关节发育异常，当 L_5 骶化时，$L_5 \sim S_1$ 退变间盘可作为测量 PI 的参照物；当 S_1 腰化时，S_1 上终板可作为参照物（图 5-4）；有时实在无法分辨时，脊柱的大致形态对于选择椎间盘用于测量 PI 角会有所帮助。无论在何种情况下，如果骶骨上终板无法辨认，则 PI 角无法测量。

（三）骨盆功能参数

骨盆在股骨头上方可以做矢状位的旋转，所以骶骨平台的朝向和骨盆旋转存在确切关系，可以通过构成 PI 角的 PT 角和 SS 角来进行评估（图 5-5）。骨盆矢状位在空间上可以微动，通过背部肌肉以最小的能量消耗来保持直立的姿势。

为了获得一个最低耗能的脊柱矢状位平衡，髋部和骶骨的位置可以从一个较水平的位置改变为一个更垂直的位置。

PT 角表示的是骨盆围绕股骨头旋转的位置，其由以下两条线成角构成，即双侧股骨头连线中点和骶骨上终板中点的连线，同股骨头中点的垂线之间的夹角。PT 角平均值为 13° ± 6°[20]。Schwab[21] 对 ADSD 的分型认为 PT 角的正常范围 ≤ 20°。因为 PI 角的变异非常大，所以对于脊柱矢状位平衡代偿机制的分析并不应绝对依赖于 PT 角，单纯通过 PT 角判断脊柱是否平衡是不可行的。如果一个人 PT 角为 20°，PI 角为 70°，这个人可能是正常的；但是如果一个人 PT 角是 20° 但 PI 角是 45°，则这个人可能已经处于一种代偿姿势。相反，当 PT 角 < 5° 意味着因为过度的腰椎前凸导致骨盆过度前倾。根据以往，当骶骨上终板中点位于中垂线时（PT=0°），各种参数及数值的分析应该在全脊柱范围考虑。如果骨盆后旋，则 PT 角增加；如果骨盆前旋，则 PT 角减小。

PT 角同髋部活动密不可分，当人处于站立位即股骨干垂直于地面时，PT 角测量的是为了平衡骨盆脊柱系统时髋关节的位置。如果此时平衡需要更大的 PT 角，则髋关节伸展（hip

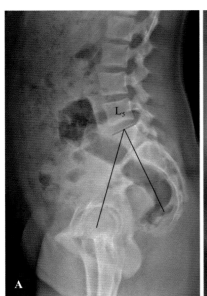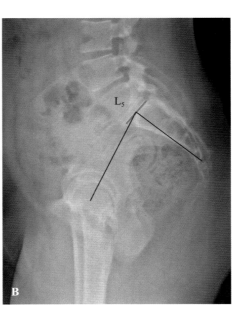

◀ 图 5-4　腰骶处异常

A. S_1 和 S_2 椎间盘退变，通过 S_1 上终板辨认 PI；B. L_5 骶化，通过 S_1 上终板测量 PI extension，HE）。如果 PT 角增加则髋关节更多伸展，髋关节位置可能向后移。此时，股骨长轴必须倾斜以满足膝关节屈曲要求，此时 PT 角也不再表述髋关节的位置变化，而是股骨干倾斜和髋关节伸展的结果。Mangione 和 Sénégas 曾描述过股骨近端角（proximal femoral angle，PFA），其为股骨干轴线和垂线之间夹角。当膝关节屈曲角度同 PT 角相适应时，则 PT=PFA+HE（图 5-6）。当术后 PT 角增加时，PFA 减少直到 PT=HE，此时膝关节代偿自然消失。因为骶骨终板的中点是按规定选取的，所以 PT 角对于定位髋关节无实际意义。因为很难去定义髋关节何时处于中立位

置，所以同样很难去定义理想的 PT 角和中立位 PT 角。

根据脊柱矢状位平衡需求，SS 是一个会随着时间变化的位置角度。SS 角由骶骨上终板线同水平线夹角构成。SS 角直接影响了 L_5 的方向和全脊柱的方向。SS 角与骨盆和腰椎前凸角度（lumbar lordosis，LL）有直接关联。正常情况下，SS 角以正的递增值向前倾斜，病理情况下，SS 角甚至可以为 0°；SS 角为负数时通常意味着出现了异常病例情况，但是在坐位时，SS 角也可以成负值。

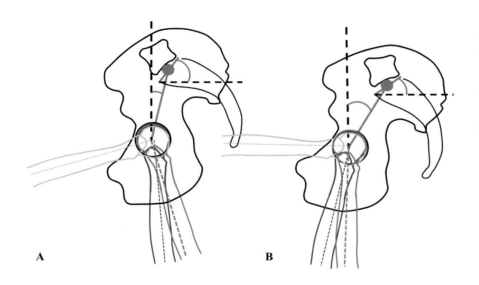

◀ **图 5-5 髋部的运动范围和位置同骨盆的方向和倾斜角度有关**
A. 骨盆于中立位时，髋部活动处于极度屈曲（黄色示）和极度伸展（绿色示）范围间；B. 骨盆后倾会导致髋部后伸度减少

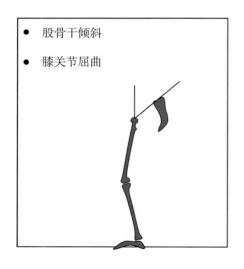

- 股骨干倾斜
- 膝关节屈曲

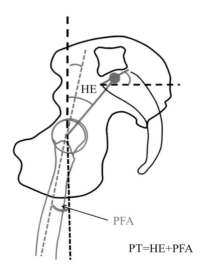

◀ **图 5-6 当骨盆倾斜角（PT）增加，髋部会过度后伸，膝关节屈曲会增加 PT**

HE

PFA

PT=HE+PFA

三、骨盆入射角的变异对骨盆倾斜角和骶骨倾斜角的影响

PI 角、SS 角和 PT 角呈几何相关，即 PI=PT+SS。当 SS 角趋近于 0° 时，PT 角趋近于 PI 角。骨盆前倾（PT 角减小，SS 角增加）或骨盆后倾（PT 角增加，SS 角减小）使人类能够消耗最少的能量以保持双足站立。这种使骨盆围绕股骨头旋转的功能是维持脊柱矢状位平衡的重要代偿功能之一。骨盆后旋（PT 角增加）使 SS 减少以适应腰椎前凸角度，以此令躯干后移以对抗重力性前倾。理论上讲，PI 角大的患者这种代偿能力更强[22]（图 5-7）。换言之，PI 大的时候骨盆后旋可能性更大。骨盆后旋能力是评估 ADSD 的重要指标之一。骨盆 PI 角小，围绕股骨头后旋能力越差（图 5-8）。因此，形态学定义了骨盆旋转能力及保证脊柱矢状位平衡代偿能力。骶骨上终板方向或多或少的倾斜（如 $L_5 \sim S_1$ 椎间

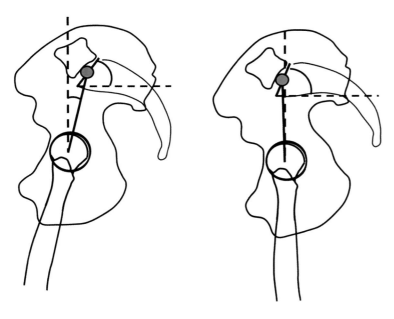

◀ 图 5-7　当髋部固定时前屈或腰椎过度前凸时，骨盆处于前倾状态，PT 减少 SS 增加

Small PI　　　　　High PI

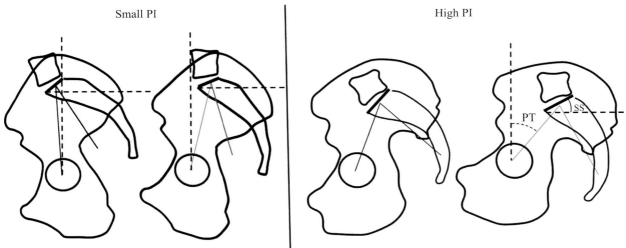

▲ 图 5-8　PT 的变异同 PI 相关

PI 较小时，骶骨上终板位于股骨头上方，同髂嵴投射位置相近；当 PI 较大时，骶骨看起来似乎较小，骶骨上终板位于股骨头后方，相对于髂嵴位置更低

盘一样）影响着整个脊柱矢状位立线，PI 角越大，SS 角和 LL 越大 [22]。

四、脊柱矢状位局部参数：脊柱参数

曾几何时，测量和报道颈椎前凸角度（cervical lordosis，CL）、胸椎后凸角度（thoracic kyphosis，TK）和腰椎前凸角度（lumbar lordosis，LL）的方法层出不穷。早先，这些测量方法单纯由形态学研究发展而来，各种各样的角度和测量方法通过各种模糊的临床术语描述，提供了大量重复的信息 [23]。此外，以人口为基础的标准化研究具有年龄和种族差异的内在问题随着一个有重大意义的多中心数据库和公认的标准化测量技术产生，确切的测量参数受到了广泛的认可 [24, 25]。

许多哺乳动物在胸段和腰段具有很长范围的后凸形态。人类有腰椎前凸状态则是适应双足行走的结果。从胚胎学讲，正常人类脊柱拥有 1 个主要弯曲（胸弯）和 2 个次要弯曲（颈弯和腰弯）。胸弯被命名为主弯是因为它是胚胎时期最早发育出来的，而颈弯和腰弯在出生时并没有，伴随着神经肌肉的发育，颈弯在出生后 3 个月出现而腰弯在出生 1 年后出现。

希波克拉底是第一个将人类脊柱分为腰椎前凸、胸椎后凸和颈椎前凸状态的人。他为脊柱的每个解剖节段规定了一个确切的弯曲方向，即 $L_5 \sim S_1$ 至 $T_{12} \sim L_1$ 向前、T_1 至 $T_{12} \sim L_1$ 向后、$C_1 \sim C_7$ 向前。现在临床中，应用长范围的 X 线摄影，这种解剖学分段法仍然广泛应用。许多学者认为腰椎前凸形态是 L_1 上终板同 L_5 下终板之间的夹角，但是近年来 L_1 上终板同 S_1 上终板之间夹角作为腰椎前凸角度获得了广泛的认同。而在胸椎范围，因为上胸椎不易于辨认，胸椎后凸的经典测量节段为 $T_5 \sim T_{12}$。

不同于经典的解剖学脊柱分段法，现在很多功能性脊柱分段法认为方向相同的连续脊柱节段的可以定义为一个弯曲，如脊柱前凸表现为所有参与伸展的连续椎体形成的一个功能分段，脊柱后凸则为所有参与弯曲椎体的功能分段。这种功能分段可以应用 Cobb 法进行真正的脊柱矢状位测量。功能性腰椎前凸形态的表达以及构成已经被研究而且通过多种几何方式表达，即圆弧 [26] 和四分之一的椭圆 [27]。椭圆构面在实际应用中非常复杂 [1]。Berthonnaud 等 [26] 以数学方法构建了一个脊柱功能分段模型（前凸弯曲数学模型），其通过 Cobb 法定义前凸角度为骶骨终板同前凸形态变后凸形态的拐点处之间的弯曲，而非根据解剖学标记定义弯曲。根据这个模型 [26, 27]，腰椎前凸角度被以顶椎为顶点分为上下两个正切圆弧。下弧由骶骨上终板线和通过顶点的水平线形成；上弧是通过顶点的水平线和通过拐点的切线的垂线所确定的角度。一个特殊的几何特性是下弧角度一定和 SS 角相等。这种功能分段同样可在胸椎应用。脊柱前凸区域与后凸区域之间的关系是上凸区域与后凸区域之间的一种平等关系（图 5-9）。

由于 LL 在解剖学和功能上的定义可能存在混淆，所以建议 LL 描述为 $T_{12} \sim L_1$ 间隙同骶骨上终板之间的弯曲，而骶骨上终板同拐点之间的弯曲作为脊柱远端前凸（distal spinal lordosis，DSL）（图 5-10）。在第一种情况下，定义 LL 只需要一个角度；第二种情况下，需要一个角度和椎体数量去测量角度（图 5-10）。

在脊柱颈胸段也同样可以用弯曲顶点进行分段：胸椎后凸则定义为在两个拐点之间的弯曲，颈椎前凸定义为从 C_3 至近端拐点之间的弯曲。因为成像技术（数字影像或 EOS 系统）已经能清晰的辨认 T_1 椎体，T_1 椎体上终板的方向便有了更重要的意义。T_1 倾斜角即为 T_1 上终板同水平线之间的夹角，其对理解颈椎弯曲方向有着重要的意义。

在功能性脊柱分段中，胸椎后凸形态与远端脊柱前凸形态相互影响。首先当胸椎后凸累及椎体长度增加时，远端脊柱前凸形态减小，反之亦

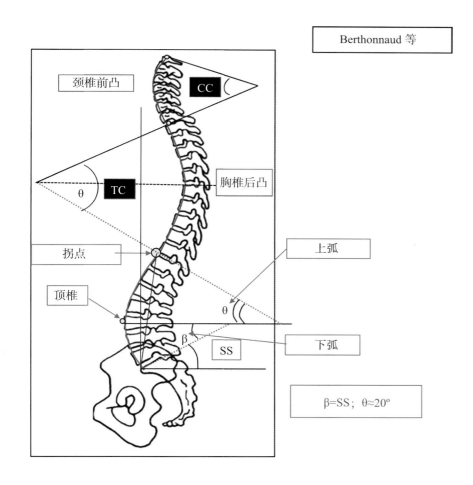

Berthonnaud 等

◄ 图 5-9 根据 Berthonnaud 等的脊柱分段

CC. 颈椎弯曲；SS. 骶骨倾斜；TC. 胸椎弯曲

颈椎前凸

CC

TC

胸椎后凸

θ

拐点

上弧

顶椎

θ

β

下弧

SS

β=SS；θ≈20º

然；其次角度方面，胸椎后凸的下弧角等于远端脊柱前凸的上弧角。由此也引起了一个治疗方面问题，即在手术过程中，当远端腰椎前凸的长度和角度都因上弧角的延长被医源性增大时，胸椎后凸角度也会增加进而引起近端交界性后凸（proximal junctional kyphosis，PJK）。

五、骨盆入射角、骶骨倾斜角和远端脊柱前凸之间的关系

如前文所述，远端脊柱前凸的下弧角（DSL）等于骶骨倾斜角（SS），第 6 章将讨论在无症状患者中 DSL 的上弧角几乎是恒定的。然而，SS 角同 DSL 之间存在着很大的关联性（$R=0.86$）。值得注意的是，DSL 的广泛变化仍然存在 SS 范围内。因为 PI 角同 SS 角的变化密切相关，这似乎佐证了 DSL 同样随着 PI 角变化。PI 角同大

DSL 或者 LL 成很大的正相关性，反之亦然。这种发现（及 PI–LL 不匹配用于临床评估脊柱平衡）可能在许多情况下都是正确的，但是在下一章中我们将看到，它并不是适用于所有情况。

六、矢状位平衡的整体评估

认识脊柱整体平衡的目的是将颈、胸、腰椎的顶部区域与骨盆的形状和（或）位置联系起来。经典的方法是选择 C_7 椎体的中间部分。在第 3 章，Vital 等提出了内耳传导，包括颈椎和颅骨的整体平衡评估[11]。其他研究则关注于现在可数字化成像更清晰的 T_1 椎体。法国学者 Duval-Beaupère[28]选取 T_9 为重心因为其接近全脊柱重心。在远端，主要解剖学标志为骶骨上终板（边界和中心点）及股骨头（重心和双侧股骨轴）。不同参数已经通过长度和角度加以描述。

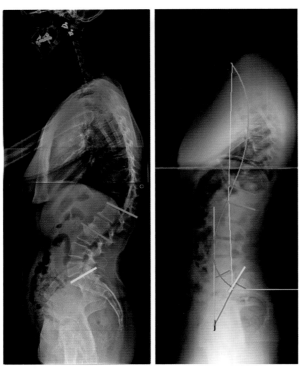

▲ 图 5-10 对比传统腰椎前凸定义和新的脊柱远端前凸角（DSL）

注意前凸弧的长度，黄线为 S_1 上终板，绿线为 L_1 上终板，红色弧线表示 DSL。图示的 2 种情况下，2 个 DSL 存在显著的生物力学差异（左图 DSL 较小，右侧较大）

长度分析容易产生误差的原因有两个。第一，测量两点间的准确距离需要一个精确校准的影像，临床中很难实现。第二，成像比例问题，如对比高大的男性和矮小的女性就不太合适。所以应用长度比值就可以避免之前两种问题。这样无须校准，使一个点同另外两个点的相对定位，可以忽略尺寸比。

空格角度对比时无须校准影像，但是尺寸比可能会使角度产生偏移。在很小的角度和很小的变化下，可以人为获得很好的关联性。依靠解剖线所画出的角度是形态或形状成角；在解剖线和方向参照线（垂直或水平）之间测量的是位置角（图 5-11）。先前描述的角度上增加 90° 或 180° 并不会改变角度的含义，但有时它可能有助于对脊柱更好的几何理解。脊柱的整体平衡已被广泛研究，并出现了几种形式的描述。

1. T_9 倾斜角：Duval-Beaupère 定义这个参数为表示通过身体中轴位的脊柱矢状位平衡[16, 20]。T_9 倾斜角是经过 T_9 中心点的垂线同 T_9 中心点和股骨头中心点连线之间的夹角。反映脊柱矢状位

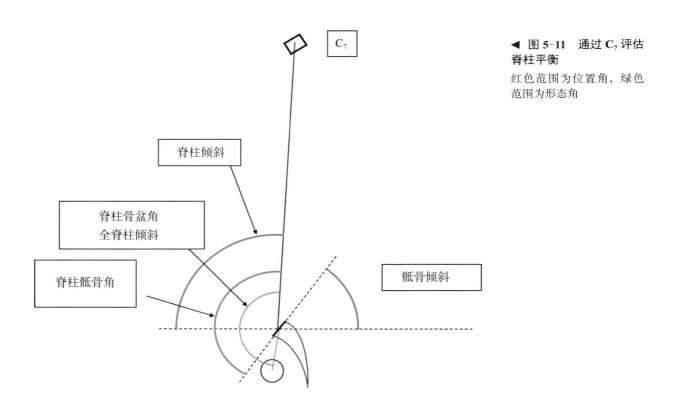

◀ 图 5-11 通过 C_7 评估脊柱平衡

红色范围为位置角，绿色范围为形态角

平衡主要依靠 3 个因素，即 PI、LL 和 SS 的线性组合，以及 PT 和 TK。

2. C_7 铅垂线：C_7 椎体在绝大多数脊柱侧位片上都是清晰可见的。文献回顾证明这一参数是反映全脊柱平衡可靠和稳定的指标[29]。C_7 铅垂线为经过 C_7 中心点的垂直线，医师需要分析这条线同骶骨上终板后缘之间的距离。因为 T_1 椎体有时并不可见，C_7 铅垂线便成为更好的测量方法。

脊柱的整体影像学评估受限依赖于身体部位是否充分成像，如上肢、脸部及髋部的位置。C_7 椎体标记出来，然后从椎体中心点引一条垂直于地面的垂线。应用 C_7 铅垂线评估脊柱矢状位平衡有 3 种方法。

1. 距离测量：SVA 广泛应用于测量脊柱矢状位平衡，SVA 即 C_7 铅垂线至骶骨上终板后上缘的垂直距离。Schwab 等[30] 定义 5cm 为脊柱矢状位平衡的临界值。但是众所周知影像学测量易于出现误差。不精确的校准会导致错误的分析。当 C_7 铅垂线位于骶骨后上缘前方时，SVA 为正值，反之为负值。

2. 角度测量：从 C_7 中点至骶骨上终板中点画一条线，则可以确定 2 个角度。

● C_7 倾斜角为一个位置参数，在无症状患者中这个角是恒定的，范围在 3° ～ 5° 后倾。

● 脊柱骶骨角（spinosacral angle，SSA）是由 Roussouly 等[31] 提出的一个形态学参数，其为骶骨上终板线同 C_7 中心点和骶骨上终板中心点连线的夹角。其定义了脊柱不包含颈椎的整体后凸角度。在无症状患者群中，SSA 同 SS 有着非常强的关联性，指的是在正常情况下，身体努力使 C_7 的垂直线与骶骨保持平衡。SSA 给出了脊柱整体后凸的值并在脊柱出现后凸时减小。其可以在 PSO 截骨后对脊柱整体改变做出良好的评估。

● 脊柱骨盆角（spinopelvis angle，SPA）也是由 Roussouly 首先提出的，后被 Obeid 称为全脊柱倾斜角（global tilt，GT）（GT=180° − SPA）。

其为 C_7 至骶骨上终板中点连线同股骨头于骶骨上终板中点连线之间的夹角。GT=PT+C_7 倾斜角。Obeid[32] 阐述了 GT 同脊柱整体平衡之间的很大的关联性。

3. 距离比（图 5-12）：由 Barrey 所描述[1]，其为 C_7 铅垂线于骶骨后上缘之间的水平距离和 C_7 铅垂线同股骨头中线点之间水平距离的比值。该比例用于分析 C_7 铅垂线同其他形态学标志之间的关系。这个比值描述了一个空间值，它决定了 C_7 铅垂线相对于通过股骨头和 S_1 后端的垂直线的位置。

● 但 C_7 铅垂线位于骶骨上终板后方，此比例大于 1，脊柱为平衡状态。

● 当 C_7 铅垂线位于股骨头和骶骨后上缘之间，此比例在 0 ～ 1 之间，脊柱平衡有改变。

● 如果 C_7 铅垂线位于股骨头前方，脊柱失平衡。

研究者们喜欢应用角度或距离比，因为这些参数不容易在 X 线片中出现校准错误。此外为避免这些问题很多测量方法都被提出过，但

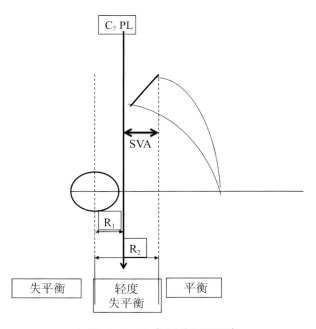

▲ 图 5-12 C_7 铅垂线测量距离

矢状位垂直轴距离单位是毫米（mm）。Barrey 比值（R_1/R_2）表述为 C_7PL 的相对位置

是只有一种方法被广泛接受，即 T_1 骨盆角（T_1 pelvic angle，T_1PA），该角度为 T_1 椎体和股骨头中点连线，同股骨头中点和骶骨上终板中点连线之间的夹角。它的角分量分别是 PT 和 T_1 脊柱骨盆角。尽管不需要校准，但是该角度仍然很难测量出 T_1PA 的微小变化，而且其可信性也不如 SVA 强[3, 33]。

七、总结

对于脊柱平衡而言，没有任何一个外科相关的客观影像学参数比临床客观指标更有意义，而临床标准为最低耗能，安全的情况下就保持直立位。总之，如果脊柱在能量圆锥之内可以实现这个目标。然而外科医师经常发现，尝试让老年患者"相对年轻"的脊柱获得一个良好力线的过程不仅是有风险且是耗时的，也可能是不恰当的，这样可能使患者面临新的问题如近端交界性后凸。有相当多的证据表明重建或者改善脊柱矢状位平衡会带来更好的术后临床结果和生活质量。然而，以恢复脊柱矢状位平衡为主要目的的手术，无论采用传统的还是所谓的"微创"方式，都具有较高并发症发生率，主要并发症的发生率高达 70%，死亡率也很高[34, 35]。

有着重要临床意义的测量方法已经被 SRS-Schwab 成人脊柱畸形分型所总结出来，其中 PI-LL 不匹配、SVA 和 PT 角具有重要临床相关性[21]。研究人员发现，将评估局限于这些参数有时可能无法充分理解颈、胸段畸形，并强调了相信的临床检查的重要性。一些情况下，如患者

身体非常虚弱或者伴有骨质疏松症时，就无法重建全脊柱的立线；相反，一些年轻患者（50 岁或 60 岁左右）因为身体情况较好，骨密度良好，长节段的融合固定术就会有很好的效果。一般情况下，患者及外科医师的预期值应结合矢状位平衡情况而进行调整，并为围术期做好术前规划[36]（图 5-13）。

八、结论

本章并非要对 ADSD 进行一个详细的系统性分析，而是一个简略的回顾，以期帮助进行手术计划和评估。基于此，我们特别省略了一些外科医师仍然坚持使用的陈旧的形态学测量法和概念。随着临床证据的不断积累和学术的广泛交流，新的概念逐渐被越来越多的外科医师所接受并应用临床，这里所引用的测量法一定还会继续发展。尽管 5 ~ 6 年不会被广泛应用，但是随着技术不断进步，这种情况会不断改善。

每一名脊柱外科医师无论参与 ADSD 治疗与否，都应关注脊柱矢状位平衡情况。我们必须避免将 ADSD 进一步变成医源性脊柱畸形，因为医源性脊柱畸形将更加难以处理。即便制订短节段融合固定手术计划可能已经足够，也必须根据实际情况调整期望值[36]。在不久的将来，由于医疗费用、医疗资源以及手术技巧的需要，ADSD 手术可能仍然是一个具有显著区域差异的专业领域。但即使是"相对简单"的腰椎间盘突出症或一度脊柱滑脱症病例，对每个患者脊柱平衡性进行评估都是必要的，否则可能导致其多年

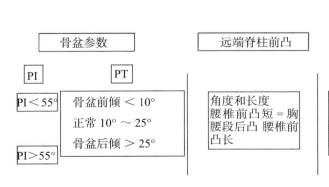

▲ 图 5-13　应用矢状位平衡参数计算平衡方法
①骨盆入射角水平；②骨盆倾斜角水平；③腰椎前凸长度和角度；④ C_7PL 相对于股骨头和骶骨上终板的位置

后发展为医源性畸形，从而进行更长节段的脊柱固定融合术。再次提醒外科医师要充分理解这些概念，因为无论是无症状患者还是需要手术患者，脊柱整体矢状位平衡在正常人群中都存在巨大差异，如一个驼背的患者可能并无明显的临床症状。总的来说，一个准确翔实的患者问诊和临床评估不仅非常重要，而且可能比单一或一系列的影像学评估方法更重要。

参考文献

[1] Barrey C. Equilibre Sagittal Pelvi-Rachidien et Pathologies Lombaires Degeneratives [these doctorat], Université Claude-Bernard, Lyon, France; 2004

[2] Mac-Thiong J-M, Pinel-Giroux F-M, de Guise JA, Labelle H. Comparison between constrained and non-constrained Cobb techniques for the assessment of thoracic kyphosis and lumbar lordosis. Eur Spine J. 2007; 16 (9):1325–1331

[3] Mac-Thiong J-M, Roussouly P, Berthonnaud E, Guigui P. Sagittal parameters of global spinal balance: normative values from a prospective cohort of seven hundred nine Caucasian asymptomatic adults. Spine. 2010; 35(22): E1193–E1198

[4] Vedantam R, Lenke LG, Bridwell KH, Linville DL, Blanke K. The effect of variation in arm position on sagittal spinal alignment. Spine. 2000; 25(17): 2204–2209

[5] Marks MC, Stanford CF, Mahar AT, Newton PO. Standing lateral radiographic positioning does not represent customary standing balance. Spine. 2003; 28 (11):1176–1182

[6] Rillardon L, Levassor N, Guigui P, et al. Validation of a tool to measure pelvic and spinal parameters of sagittal balance (in French). Rev Chir Orthop Reparatrice Appar Mot. 2003; 89(3):218–227

[7] Bari JT, Hallager DW, Tøndevold N, et al. Moderate inter-rater and substantial intra-rater reproducibility of the Roussouly Classification System in patients with adult spinal deformity. Spine Deform. 2019; 7(2):312–318. doi: 10.1016/j.jspd.2018.08.009.

[8] Vialle R, Ilharreborde B, Dauzac C, Guigui P. Intra and inter-observer reliability of determining degree of pelvic incidence in high-grade spondylolisthesis using a computer assisted method. Eur Spine J. 2006; 15(10):1449–1453

[9] Dimar JR, II, Carreon LY, Labelle H, et al. Intra- and inter-observer reliability of determining radiographic sagittal parameters of the spine and pelvis using a manual and a computer-assisted methods. Eur Spine J. 2008; 17(10): 1373–1379

[10] Yamada K, Aota Y, Higashi T, Ishida K, Nimura T, Saito T. Accuracies in measuring spinopelvic parameters in full-spine lateral standing radiograph. Spine. 2015; 40(11):E640–E646

[11] Legaye J, Duval-Beaupère G, Hecquet J, Marty C. Pelvic incidence: a fundamental pelvic parameter for three-dimensional regulation of spinal sagittal curves. Eur Spine J. 1998; 7(2):99–103

[12] Lee J-H, Na K-H, Kim J-H, Jeong H-Y, Chang D-G. Is pelvic incidence a constant, as everyone knows? Changes of pelvic incidence in surgically corrected adult sagittal deformity. Eur Spine J. 2016; 25(11):3707–3714

[13] Duval-Beaupère G, Robain G. Visualization on full spine radiographs of the anatomical connections of the centres of the segmental body mass supported by each vertebra and measured in vivo. Int Orthop. 1987; 11(3):261–269

[14] During J, Goudfrooij H, Keessen W, Beeker TW, Crowe A. Toward standards for posture. Postural characteristics of the lower back system in normal and pathologic conditions. Spine. 1985; 10(1):83–87

[15] Roussouly P, Gollogly S, Berthonnaud E, Dimnet J. Classification of the normal variation in the sagittal alignment of the human lumbar spine and pelvis in the standing position. Spine. 2005; 30(3):346–353

[16] Duval-Beaupère G, Schmidt C, Cosson P. A barycentremetric study of the sagittal shape of spine and pelvis: the conditions required for an economic standing position. Ann Biomed Eng. 1992; 20(4):451–462

[17] Jean L. Influence of age and sagittal balance of the spine on the value of the pelvic incidence. Eur Spine J. 2014; 23(7):1394–1399

[18] Skalli W, Zeller RD, Miladi L, et al. Importance of pelvic compensation in posture and motion after posterior spinal fusion using CD instrumentation for idiopathic scoliosis. Spine. 2006; 31(12):E359–E366

[19] Janssen MMA, Drevelle X, Humbert L, Skalli W, Castelein RM. Differences in male and female spino-pelvic alignment in asymptomatic young adults: a three-dimensional analysis using upright low-dose digital biplanar X-rays. Spine. 2009; 34(23):E826–E832

[20] Vialle R, Levassor N, Rillardon L, Templier A, Skalli W, Guigui P. Radiographic analysis of the sagittal alignment and balance of the spine in asymptomatic subjects. J Bone Joint Surg Am. 2005; 87(2):260–267

[21] Terran J, Schwab F, Shaffrey CI, et al. The SRS-Schwab adult spinal deformity classification: assessment and clinical correlations based on a prospective operative and nonoperative cohort. Neurosurgery. 2013; 73(4):559–568

[22] Le Huec JC, Aunoble S, Philippe L, Nicolas P. Pelvic parameters: origin and significance. Eur Spine J. 2011; 20 Suppl 5:564–571

[23] Roussouly P, Pinheiro-Franco JL. Biomechanical analysis of the spino-pelvic organization and adaptation in pathology. Eur Spine J. 2011; 20 Suppl 5:609–618

[24] Ames CP, Smith JS, Eastlack R, et al. Reliability assessment of a novel cervical spine deformity classification system. J Neurosurg Spine. 2015; 23(6): 673–683

[25] Schwab FJ, Blondel B, Bess S, et al. Radiographical spinopelvic parameters and disability in the setting of adult spinal deformity: a prospective multicenter analysis. Spine. 2013; 38(13):E803–E812

[26] Berthonnaud E, Dimnet J, Roussouly P, Labelle H. Analysis of the sagittal balance of the spine and pelvis using shape and orientation parameters. J Spinal Disord Tech. 2005; 18(1):40–47

[27] Roussouly P, Berthonnaud E, Dimnet J. Geometrical and mechanical analysis of lumbar lordosis in an asymptomatic population: proposed classification (in French). Rev Chir Orthop Reparatrice Appar Mot. 2003; 89(7):632–639

[28] Boulay C, Tardieu C, Hecquet J, et al. Sagittal alignment of spine and pelvis regulated by pelvic incidence: standard values and prediction of lordosis. Eur Spine J. 2006; 15(4):415–422

[29] Kuntz C, IV, Levin LS, Ondra SL, Shaffrey CI, Morgan CJ. Neutral upright sagittal spinal alignment from the occiput to the pelvis in asymptomatic adults: a review and resynthesis of the literature. J Neurosurg Spine. 2007; 6(2): 104–112

[30] Schwab FJ, Hawkinson N, Lafage V, et al. Risk factors for major peri-operative complications in adult spinal deformity surgery: a multi-center review of 953 consecutive patients. Eur Spine J. 2012; 21(12):2603–2610

[31] Roussouly P, Gollogly S, Noseda O, Berthonnaud E, Dimnet J. The vertical projection of the sum of the ground reactive forces of a standing patient is not the same as the C7 plumb line: a radiographic study of the sagittal alignment of 153 asymptomatic volunteers. Spine. 2006; 31(11):E320–E325

[32] Obeid I, Boissière L, Yilgor C, et al. Global tilt: a single parameter incorporating spinal and pelvic sagittal parameters and least affected by patient positioning. Eur Spine J. 2016; 25(11):3644–3649

[33] Protopsaltis T, Schwab F, Bronsard N, et al. The T1 pelvic angle, a novel radiographic measure of global sagittal deformity, accounts for both spinal inclination and pelvic tilt and correlates with health-related quality of life. J Bone Joint Surg Am. 2014; 96(19):1631–1640

[34] Haque RM, Mundis GM, Jr, Ahmed Y, et al. Comparison of radiographic results after minimally invasive, hybrid, and open surgery for adult spinal deformity: a multicenter study of 184 patients. Neurosurg Focus. 2014; 36(5):E13

[35] Smith JS, Shaffrey CI, Glassman SD, et al. Clinical and radiographic parameters that distinguish between the best and worst outcomes of scoliosis surgery for adults. Eur Spine J. 2013; 22(2):402–410

[36] Fontes RB, Fessler RG. Lumbar radiculopathy in the setting of degenerative scoliosis: MIS decompression and limited correction are better options. Neurosurg Clin N Am. 2017; 28(3):335–339

第6章 脊柱曲度分界与腰椎前凸分类
Spinal Curves Segmentation and Lumbar Lordosis Classification

Amer Sebaaly Pierre Roussouly **著**

陈宇翔 尹 鹏 **译**

刘玉增 李 利 **校**

摘要：自 Hippocrates 以来，脊柱在矢状位的弯曲可以通过解剖学分界来描述，即颈椎前凸（CL）、胸椎后凸、腰椎前凸（LL）和骶骨后凸。近些年来，趋向于使用功能性分界来描述脊柱矢状位的弯曲，功能性分界是基于临界点的概念，脊柱矢状位曲线方向的改变处即为临界点。与第一个解剖学概念仅考虑到角度变化不同，这一概念还考虑到了脊柱弯曲在角度、长度和顶点位置上也有所不同的特点。我们建议称为脊柱后凸（SK）和脊柱前凸（SL）。Berthonnaud 等提出，对于每条曲线（前凸或者后凸），都设定一条从水平线到顶点的分界。在这种分界下引入了一个概念，即几何学近端角相互作用（腰椎前凸的下弧角等于骶骨倾斜角、腰椎前凸的上弧角等于胸椎后凸的下弧角）。基于这种几何学分界理念，Roussouly 根据骶骨倾斜角和腰椎前凸之间的强相关性，提出了对无症状人群的 4 个正常形态的分型：①1 型，骶骨倾斜角＜35°，短节段腰椎前凸＜3 个节段，低顶点低于 L_4 水平，脊柱后凸在胸腰段区域；②2 型：骶骨倾斜角＜35°，长节段腰椎前凸，高顶点位于 L_4 水平，脊柱后凸角度更小，背部整体较平缓；③3 型：35°＜骶骨倾斜角＜45°，顶点位于 L_4 水平，脊柱平衡协调性较好；④4 型：骶骨倾斜角＞45°，脊柱前凸角度和长度均有所增加，顶点在 $L_3 \sim L_4$ 水平，脊柱后凸角度最大。在顶点分界的基础上，腰椎前凸主要随骶骨倾斜角的变化而变化；每种类型的上弧角几乎保持不变（平均 21°），从而得出公式：腰椎前凸 = 骶骨倾斜角 +21°。由于骶骨倾斜角与骨盆入射角之间的强关联性，因此骨盆入射角与各类型之间都存在着相互作用，如 1 型和 2 型的骨盆入射角小（＜50°）、3 型和 4 型的骨盆入射角大（＞45°）。Laouissat 证明了骨盆前倾的一个例外，3 型的骨盆入射角也有可能较小。这种分界可以描述腰椎退行性变的演变过程，诱发局部椎间改变和曲线变化。对于骨盆入射角的曲线方向的恢复，可能是脊柱畸形治疗策略的基础。

关键词：腰椎前凸，Roussouly 分型，脊柱曲度，胸椎后凸

一、概述

如前几章所述，人类的两足行走是一种独特的、直立的、稳定的、符合人体工程学的姿势。这种直立体位使得骨盆更加垂直，同样，在脊柱曲度的外观上也是如此[1]。这些脊柱曲度是智人所独有的，并为向上述直立姿势的过渡，提供了更好的能量储备形态。对脊柱形状和分界的研究始于古希腊科斯的希波克拉底（公元前460—前370 年）。希波克拉底被认为是医学之父，他

是第一个描述正常脊柱曲度及其解剖学分界和方向的人。希波克拉底还通过在战场上观察尸体，意识到脊柱是通过椎间盘、韧带和肌肉联结在一起的[2]。因此，从希波克拉底到盖伦，经典的脊柱曲度分为骶椎后凸、腰椎前凸、胸椎后凸和颈椎前凸（图 6-1）。

尽管已建立了这一理想的解剖学分界理论，但是最近一些作者还是倾向于使用由矢状位椎间方向决定的功能性分界理论（图 6-2）。本章概述了脊柱曲度分界理论，并基于此提出腰椎前凸的分类。脊柱矢状位分界理论对于理解脊柱疾病的病理和手术策略的制订和实施至关重要。这有助于治疗时获得最佳的疗效。希波克拉底很久以前就认识到脊柱的重要性，正如他在著名的著作 *On Joints* 中所述："首先应该了解脊柱的结构；这也是治疗许多疾病的必要条件[3]。"

二、经典脊柱分界：后凸和前凸

术语"lordosis"来自希腊语 lordos（λόρδος），意思是"向前弯"，而"kyphosis"源自希腊语 kyphos（κυφός），意思是"驼峰"。似乎"lordos"用于正常生理曲度，而"kyphos"用于病理曲度。希波克拉底在他的两部著作 *On Articulations* 及 *Mochlikon* 中对脊柱曲度进行了经典的解剖学描述，即从颈椎到骶椎连续出现的前凸和后凸。他描述了三类脊椎，包括位于锁骨上方并从 C_2 到"大脊椎"（C_7 或 T_1）的颈椎、胸椎和腰椎。腰椎的正常序列被称为"ithiscolios"，意味着脊柱在冠状处是笔直的，但在矢状位是弯曲的[2]。

这种曲度的连续性对于智人的双足步态至关重要。事实上，背侧后凸是出生时唯一出现的矢状位弯曲（图 6-3）[4]。颈椎前凸的发展是由头部和水平视线的抬起引起的，促使重力负荷从颅骨到骨盆的传递。此外，与其他哺乳动物相比，人类颈椎与颅底垂直，枕骨大孔的位置更向前（或更少向后），因而具有独特性[5]。另一方面，随着站立和行走的出现，实现了腰椎的前凸（图

6-4）。人类的脊柱具有长且可活动的特征，这使得人类在行走时，骨盆旋转的同时脊柱上段和颅骨可以保持稳定，以保持固定的水平视角。如上

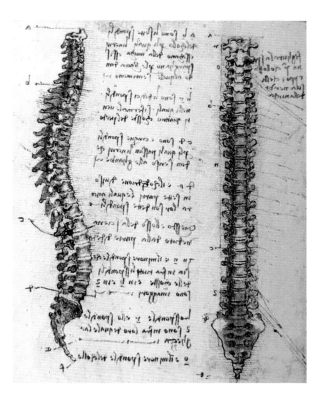

▲ 图 6-1　达芬奇设计的自然状态下的脊柱弯曲

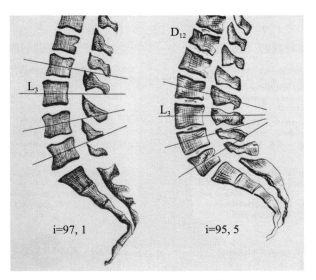

▲ 图 6-2　来自 Delmas 的绘图

在左侧的"静态"前凸，骶骨较高（垂直），骶骨终板更水平；在右侧的"动态"前凸，骶骨较低，骶骨终板更倾斜

所述，矢状位脊柱曲线通过将变形定向到预定的方向来增加对垂直载荷的抵抗力，这可以通过肌肉收缩的快速干预来快速控制[4]。与骶骨位于前方的四足动物相比，直立的人类的骶骨向后，股骨头及骨盆向后（图6-5）。这种体位与腰椎前凸相结合，使骨盆上方的体重得以保持平衡，从而形成双足步态[6]。

SRS-Schwab分类（及随后的北美出版物）将腰椎前凸定义为S_1的上终板和L_1的上终板之间的角度[7]。胸椎后凸角被定义为T_{12}的下终板和T_1的上终板之间的角度（图6-6）。由于T_1在X线侧位片上常被肱骨头和肋骨遮挡，测量$T_1 \sim T_5$脊柱后凸的可靠性较低，因此许多作者推荐测量$T_4 \sim T_{12}$角度[8]。胸椎和腰椎的分界是解剖学上的，将脊柱分为12个胸椎和5个腰椎。解剖学分界的主要问题是，固定的界限（T_{12}或L_1）而没有考虑到后凸和前凸各自的长度和大小。因此，将功能性分界应用于脊柱分界非常重要（图6-6）。

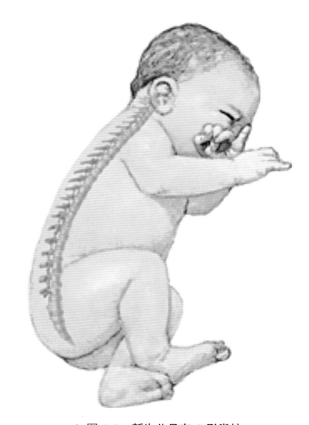

▲ 图 6-3 新生儿具有 C 形脊柱
最早出现的前凸是爬行时的颈椎前凸（为了保持水平注视）。站立和行走的出现，实现了腰椎的前凸

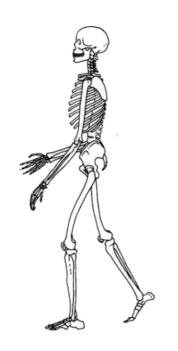
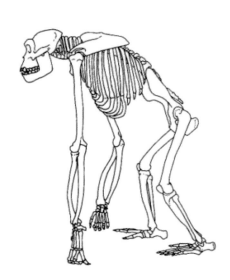

◀ 图 6-4 大猩猩与人的脊柱曲度比较

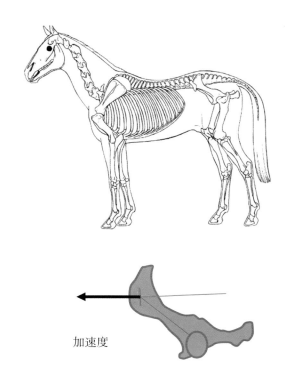

加速度

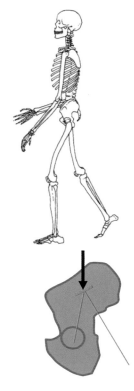

◀ 图 6-5　四足动物与人类骨盆方位对比

在四足动物中，骨盆向前倾斜，骶骨平台垂直，以提供水平力和加速度。在人类中，骨盆向后倾斜以支撑垂直体重

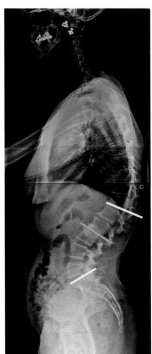
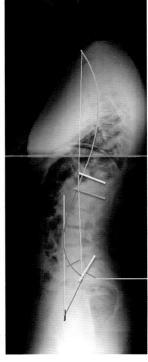

▲ 图 6-6　全脊柱侧位 X 线片中前凸长度的影响

在左侧，有一个短节段腰椎前凸，前凸主要集中在少数几节脊椎。注意前凸曲线的上端在 L_3。在右边，有一个较长节段的腰椎前凸

三、脊柱的功能性分界

腰椎前凸的确切定义目前尚未统一。佩尔加蒙的盖伦（公元 130—210 年）描述了脊柱的解剖结构，并指出大自然形成了脊柱的结构，"存在即合理"。他坚持认为椎体的形状提供了脊柱运动的协调性[2]。Delmas 于 1953 年首次探讨了骨盆和脊柱参数之间的关系（图 6-2）。他描述了正常脊柱的一系列变化，从"静态"弯曲的背部到"动态"平坦的背部，分别有高和低的骶骨倾斜角。为了更好地理解腰椎前凸的定义，我们有必要回顾这一重要参数。

基于 Delmas 和后来 Stagnara 等[9]的研究，Dimnet 和 Berthonnaud[10] 在 2005 年描述了"临界点"这一概念。实际上，脊柱代表了一个动态的链条，在这个链条上，曲线在一个特定的点上改变方向，即临界点（图 6-7）。在这个链条中，每个解剖节段的方向和形状都与相邻节段有关，并影响相邻节段以最小的能量消耗保持向上的姿

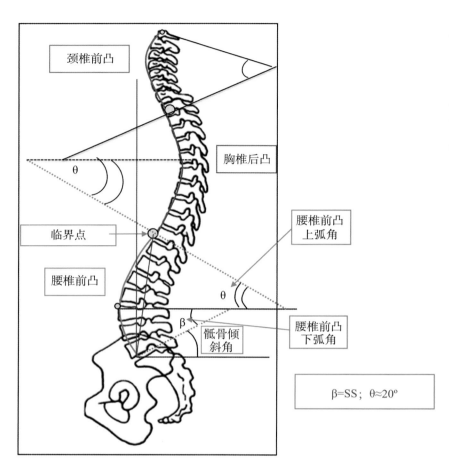

◀ 图 6-7　腰椎前凸的下弧角（SL）与骶骨倾斜角（SS），以及腰椎前凸上弧角与胸椎后凸角之间的几何关系

后凸和前凸之间临界点的位置、前后凸顶点的位置及腰椎前凸下弧角的弯曲度是决定矢状位形态的重要因素

势[10]。一个节段的方向或形状的改变将引起另一节段的改变，其中"临界点"是该改变的支点。

　　在脊柱的功能性分界中，腰椎前凸和胸椎后凸的界限是基于脊柱的各个矢状位形状。换句话说，腰椎前凸的上端椎不应该固定在 L_1，而应与脊柱侧凸的冠状 Cobb 角类似，从骶骨上终板到上端椎（图 6-6）[11]。腰椎前凸跨越脊椎，从骶骨上终板到胸椎后凸开始的临界点。同样，胸椎后凸跨越脊椎，从腰椎前凸的临界点到颈椎前凸的临界点。传统的基于胸腰椎交界处来划分胸椎后凸和腰椎前凸的方法过于简单。新方法的优点是通过在临界点处椎体之间空间关系的变化来分界。本方法能更准确地定义胸椎后凸和腰椎前凸的各矢状位曲度和椎体数目。

　　脊柱曲度的分析还包括其他概念。脊柱的弧线（如腰椎前凸）可以被这段弧线的顶点分

成两段，过这一顶点作一条水平线。（图 6-7）。Berthonnaud 等[10]认为一段圆弧（如腰椎前凸）可被其顶点分成两段，过这一顶点作一条水平线。每个圆弧的半径和长度是独立的，由两个重要的点来决定：曲线的顶点和上临界点（图6-7）。因此，腰椎前凸的上弧位于腰椎前凸顶点和上临界点之间。同样地，腰椎前凸下弧位于其顶点和骶骨终板之间。同样的方法，胸椎后凸被分为两段弧：上弧和下弧。胸椎后凸的上弧位于其顶点和颈椎前凸的临界点之间。胸椎后凸的下弧位于其顶点与临界点（腰椎前凸和胸椎后凸之间的临界点）之间。

　　这几个不同的角还具有数学特性。腰椎前凸的下弧（所对应的角）在几何上等于骶骨倾斜角，因为它们是对应的（平行关系）。同样的道理，腰椎前凸的上弧（所对应的角）和胸椎后凸

的下弧（所对应的角）也是相等的。这可以解释，腰椎前凸增加后，胸椎后凸也随之增加，以维持"脊柱的协调性"。更重要的是，在一项针对无症状人群的研究中，Roussouly 等[12] 发现腰椎前凸的上弧（所对应的角度）是恒定的，其值约为 $21.5°$。由于腰椎前凸的下弧（所对应的角）与骶骨倾斜角相等，因此可以通过公式腰椎前凸 = 骶骨倾斜角 + 腰椎前凸上弧（所对应的角）来预测腰椎前凸的大小。用相应的值替换每个弧（所对应的角），得到公式 LL=SS（下半段）+ 21°（上半段）。这一特征验证了骶骨倾斜角与腰椎前凸之间存在着很强的相关性（$R=0.86$），进而表明腰椎前凸直接依赖于骶骨倾斜角。

四、骨盆参数与脊柱参数的关系

Dubousset[13] 强调了一个重要概念，即骨盆参数在脊柱平衡中起着重要作用，并建议将骶骨命名为"盆椎"。不少学者已经针对骨盆和脊柱参数的相关性展开了研究。根据公式腰椎前凸 = 骨盆入射角 $\pm 9°$，Schwab 等[14] 发现，腰椎前凸的角度的恢复情况与手术效果及术后生活质量相关。尽管这条"经验法则"对脊柱外科新手很有帮助，但它有几个局限性。首先，骨盆入射角是一个固定的参数，在成年阶段不会变化。另一方面，腰椎前凸在人的一生中是一个可变的位置参数。把这两个参数与数学公式联系起来似乎在逻辑上是没有根据的。其次，尽管此公式适合中等范围的骨盆入射角，但在其他情况如骨盆入射角在 > 70° 或者 < 35° 极端情况下，应用此公式进行矫正将导致低 PI 组的矫正过度，而高 PI 组的矫正不足。因此，这种"错误矫正"将导致各种外科手术并发症和不良结果。本书稍后将对此进行进一步讨论（第 24 章）。

很少有研究比较脊柱的解剖学分界（总是 $L_1 \sim S_1$）和功能性分界这两种方式。2005 年，Vialle 等[15] 发表了一项有关脊柱和骨盆参数的重要研究。他们发现"腰椎前凸的解剖学分界"

与骶骨倾斜角（$R=0.76$）相关，与骨盆入射角（$R=0.6$）和骨盆倾斜角（$R=0.24$）的相关性较小。另一方面，"腰椎前凸的功能性分界"（也被称为"最大腰椎前凸角"）与骶骨倾斜角（$R=0.86$）的相关性更好，Roussouly 等[12] 发现了相似的结果，并且在较小程度上与 PI（$R=0.6$）和 PT（$R=0.26$）相似。他们建议使用"最大腰椎前凸角"作为腰椎前凸的值，并建议所有矢状位参数的计算方法均应基于相关性（表 6-1）。以同样的方式，Berthonnaud 等发现颈椎前凸角与腰椎前凸和骨盆参数（骨盆倾斜角，骶骨倾斜角和骨盆入射角）之间的相关性很高，而与胸椎后凸角的相关性却很低。作者论证了骨盆参数与腰椎前凸角（$P=0.54$）、腰椎前凸角与胸椎后凸角（$P=0.46$）、胸椎后凸角与颈椎前凸角（$P=0.58$）之间的相互作用关系。在形状和方向参数之间观察到的这些更强的相关性发生在脊椎高度活动的区域（如腰椎和颈椎区域），而活动性较小的胸椎似乎不像活动性好的脊柱区域那样容易反应和补偿[10]。

表 6-1　计算脊柱与骨盆参数的公式

$SS = 7.3+0.63×PI$
$PT = -7+0.37×PI$
$MLL = -16-1.06×SS$
$MLL = -2.72-1.1×PI+1.1×PT-0.31×MTK$

SS. 骶骨倾斜角；PI. 骨盆入射角；PT. 骨盆倾斜角；MLL. 最大腰椎前凸角；MTK. 最大胸椎后凸角
引自 Vialle 等[12]

五、注释

术语腰椎前凸角可能令人困惑，且对于大多数作者来说，很难接受（功能性）腰椎前凸可能超过或短于（解剖学）腰椎区域。我们认为有必要提出这样一种新的分类方法：脊柱前凸，即脊柱伸展的节段（两个连续的下终板之间的夹角增大）；脊柱后凸，即脊柱屈曲的节段（两个连续的下终板之间的夹角减小）（图 6-7）。根据此命名法，正常脊柱应具有 3 个曲度，即上段脊柱前凸的颈椎区域［和（或）胸椎区域］、脊柱后凸的胸椎区域（可能延伸到颈椎和腰椎区域）及下段脊柱前凸的腰椎区域（可能延伸到胸腰椎）。在本章的其余部分，将使用脊柱前凸（上段脊柱前凸和下段脊柱前凸）和脊柱后凸这两个术语。

六、确定曲度分界的必要性

最近，许多作者推荐腰椎前凸矫正的手术策略。采用骨盆入射角和腰椎前凸角之间关系相关性或公式来制订手术策略。他们想找一种简单的方法，来研究腰椎前凸角和骨盆入射角之间的关系。另一方面，根据临界点和两段弧的理论，作者认为脊柱前凸应该在腰椎前凸上最大限度地进行战略规划。本建议的最佳示例如图 6-8 所示。在初始情况下，会存在正常 3 型前凸，顶点在 $L_3 \sim L_4$ 椎间盘上，最大伸展（如前凸）出现在 $L_4 \sim S_1$。随着退变的发生发展，$L_4 \sim S_1$ 的伸展程度在减少。如果通过增加前凸上弧来恢复

腰椎前凸，则可以得到与理论值相同的腰椎前凸角。尽管如此，通过腰椎前凸上弧和胸椎后凸下弧的几何关系，在 $T_8 \sim T_{11}$ 水平出现胸椎后凸下弧的同步增加，解释了内固定位于 T_{10} 时 $T_8 \sim T_{10}$ 的近端交界性后凸的原因。如果该 PJK 的内固定扩展到 T_3，并且不考虑这种后凸补偿，则将胸椎后凸的下弧展平了，这可能会诱发颈胸段的 PJK。因此，既要考虑腰椎前凸的角度，同时还要考虑椎间延伸的远端分布。这个"理论"最近在一个大型成人脊柱畸形队列研究中得到了证实。作者发现，如果腰椎前凸的顶点与患者的骨盆入射角相匹配，交界性后凸的风险降低了 4.6[16]。

七、下脊柱前凸（腰椎前凸）的理论分型

基于前凸的临界点和矢状位顶点理论，Roussouly 等通过对 160 名无症状个体的研究，

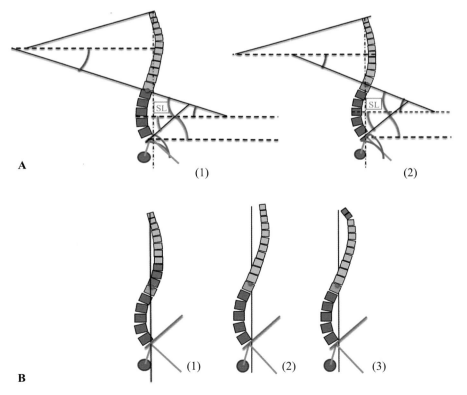

◀ 图 6-8 **A.** 左图为 4 型的正常序列。中图和右图为 $L_4 \sim L_5$ 和 $L_5 \sim S_1$ 椎间盘塌陷和远端前凸丢失后的同一脊柱。通过增加 $L_3 \sim L_4$、$L_2 \sim L_3$ 和 $L_1 \sim L_2$ 的前凸获得矫正。脊柱前凸的整体角度与以前的情况相同。为了保持同样的脊柱整体平衡（C_7PL），胸椎后凸必须通过颈椎前凸和胸椎后凸下弧之间的对应关系来增加。**B.** 正如图 A 的中图及右图所示，后凸近端矫正过度可导致新的交界性后凸节段产生，即近端交界性后凸 PJK。当近端固定椎在 T_{12} 或者 T_{11} 时，近端交界性后凸则可能是 T_{11} 或 T_{10}。若在相同情况下，融合固定在 $T_3 \sim T_4$ 的近端，则近端脊柱向后突出（C_7PL 位于骶骨后方）。这种情况可能通过后凸复位机制来诱发近端交界性后凸 PJK

提出了脊柱 – 骨盆形态学的分型。在 Roussouly 等[12] 的这项研究之前，尚没有描述无症状脊柱形状的分型。显而易见，无症状脊柱之间仍存在很大差异（图 6-6）。考虑到腰椎前凸由两个弧组成，即一个等于骶骨倾斜角的下弧和一个准恒定的上弧，Roussouly 等根据骶骨倾斜角和腰椎前凸的范围定义了 4 种类型的腰椎前凸角（图 6-9）[12]。对于骶骨倾斜角较小的，有两种类型：类型 1，腰椎前凸下弧半径减小；类型 2，下弧半径增大，接近直线。随着骶骨倾斜角的增加，腰椎前凸的下弧在角度和长度上也有所增加，且腰椎前凸的顶点位置也更高（3 型和 4 型）（图 6-9）。不同类型的前凸可定义如下。

● 1 型脊柱前凸（图 6-10）：特征在于骶骨倾斜角较小（< 35°），腰椎前凸节段较短。腰椎前凸的顶点位于 L_5。临界点位置低且靠后，不超过 $L_2 \sim L_3$ 水平，腰椎前凸节段较短，最多有 3 个节段椎体。脊柱上段有明显的后凸，横跨胸腰交界处和胸廓。

● 2 型脊柱前凸（图 6-11）：特征在于骶骨倾斜角较小（< 35°）。腰椎前凸的顶点位于 L_4 椎体。临界点更高且更靠前，腰椎前凸（超过 3 个节段水平）接近一条直线。整个脊柱的前凸及后凸均不明显。背部相对平坦。

● 3 型脊柱前凸（图 6-12）：特征在于骶骨倾斜角在 35° ～ 45° 范围内。腰椎前凸的顶点位于 L_4 椎体或 $L_3 \sim L_4$ 椎间盘的中心。前凸的下弧变得更加突出。临界点位于胸腰交界处，3 型的脊柱平衡协调性较好。

● 4 型脊柱前凸（图 6-13）：特征是具有较高的骶骨倾斜角（> 45°）。腰椎前凸的顶点位于 L_3 或更高的椎体。处于前凸范围内的椎体 ≥ 5 个节段，且存在节段性过伸状态。

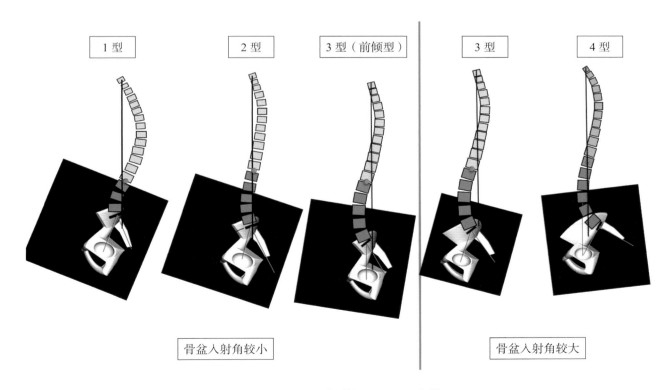

▲ 图 6-9　不同类型的 Roussouly 分类

值得注意的是，1 型、2 型和前倾型与骨盆入射角较小相关，而 3 型和 4 型与骨盆入射角较大相关

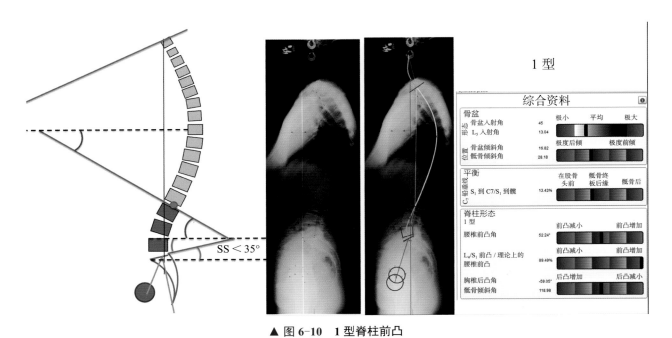

▲ 图 6-10　1 型脊柱前凸

骶骨倾斜角（SS）< 35°，骨盆入射角较低。脊柱后凸从腰椎开始，与长节段胸腰椎后凸相关

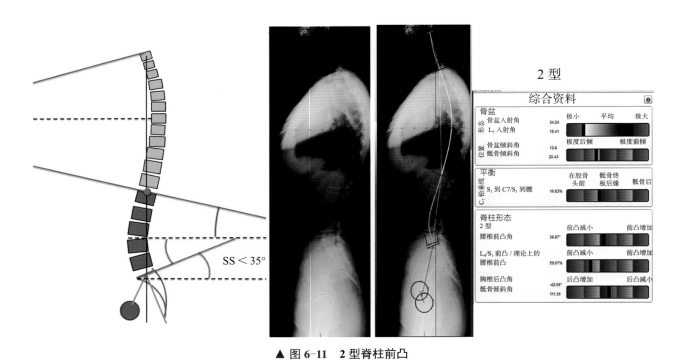

▲ 图 6-11　2 型脊柱前凸

骶骨倾斜角（SS）< 35°，临界点越来越高，越来越前，形成一个较长但平坦的下脊柱前凸（超过 3 个节段水平），接近一条直线，前后凸均较小。背部平坦协调

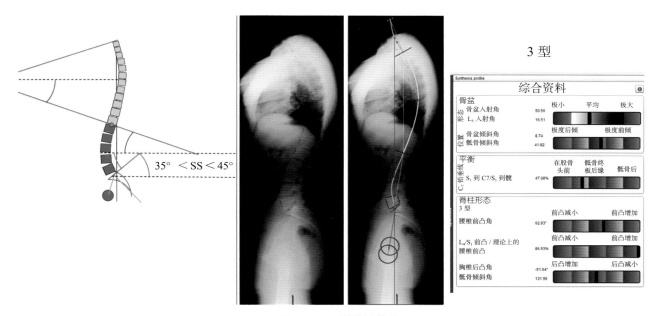

▲ 图 6-12　3 型脊柱前凸

骶骨倾斜角（SS）在 35°～45° 范围内，前凸的下弧变得更加突出。临界点在胸腰椎交界处，平衡协调性较好

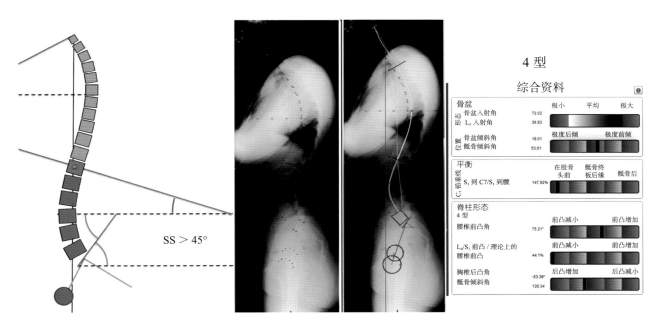

▲ 图 6-13　4 型脊柱前凸

骶骨倾斜角（SS）＞45°，前凸侧的椎体数目大于 5 个节段，存在节段性过度伸展状态

八、骨盆入射角的作用及前倾类型的定义

Roussouly 分类的独创性之处在于，引入了骶骨倾斜角与腰椎前凸之间的几何关系，从而在以骶骨倾斜角为代表的骨盆支点上构建了整个脊柱形状。通过亚型分析，1 型和 2 型骨盆入射角较低（< 50°），而 3 型和 4 型的骨盆入射角较高（> 50°）。

尽管有几项研究表明骶骨倾斜角和骨盆入射角之间有很强的相关性[17]，但如果骨盆倾斜角很小或为负（如 PI=40°、PT=0° 和 SS=40°），几何关系 PI=PT+SS 会有高骶骨倾斜角和低骨盆入射角的可能性。因此，Roussouly 最初的分类可能忽略了一个脊柱形态类型，即骶骨倾斜角高（> 35°），骨盆倾斜角接近于 0° 或为负值。Laouissat 等[18] 最近发布了一项对原始分类的更新修订，并将这一遗漏类型包括在内。他们将

其称为前倾 3 型，因为它具有与经典型 3 型相同的特征（35° < SS < 45°），但骨盆倾斜角较低（PT ≤ 5°）（图 6-14）。作者指出，这些类型具有较低的骨盆入射角[18]。因此，有可能用较小的骨盆入射角来获得高于预期的骶骨倾斜角。由于腰椎前凸角与骶骨倾斜角相关，当骨盆前倾（骨盆倾斜角较小或负值）时，3 型腰椎前凸可能与低骨盆入射角相关。这种情况也不例外，16% 的人群被描述为"前倾 3 型"[18]。

这些发现对脊柱病理具有重要意义。事实上，PI < 50° 的矢状位不平衡的患者腰椎前凸一定是 1 型和 2 型，或者是前倾 3 型，而如果 PI > 50°，则原来的脊柱排列是 3 型或 4 型。此外，此分类有助于确定脊柱中的局部应力较高的区域，即腰椎弯曲程度越深，对后部（尤其是小关节）的影响越大。相反，腰椎曲度越低或背部越平坦，对椎间盘的影响越大[19]。我们可以总结一下这一论断，即一个"病理的"或退化的脊

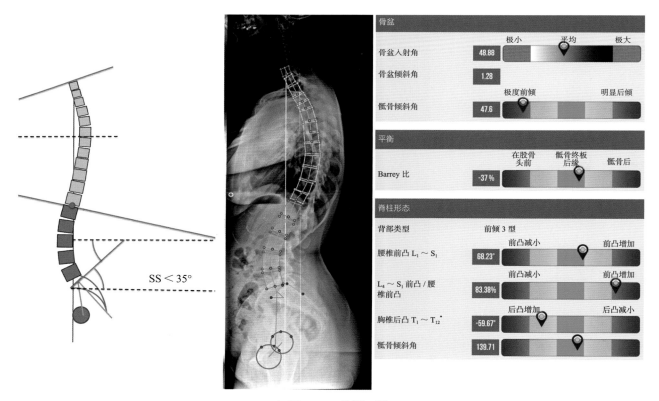

▲ 图 6-14　前倾 3 型
与 3 型相似，但骨盆倾斜角 < 5°，骨盆入射角较小（*. 原著表述疑有误）。SS. 骶骨倾斜角

柱以前有一个正常的形状，这个原始形状的唯一形态特征是骨盆入射角。

九、病理状态下正常脊柱曲线的意义

Roussouly 的分类存在一个明显的问题，它是在无症状人群中建立的，而在病理条件下是不可用的。然而，脊柱的生理曲线也会影响对各种病理条件的反应。如上所述，并在第 9 章和第 10 章中详细说明，脊柱矢状位形态决定了最大接触压力的区域。这种接触压力在低骨盆入射角患者的椎间盘区域更高，而在高骨盆入射角患者的后路区域较高。这与脊柱后部（主要是小关节）的磁共振退行性改变有关。解剖学研究发现，退行性椎间盘疾病与低骶骨倾斜角和低骨盆入射角相关，而高骶骨倾斜角和高骨盆入射角则决定了峡部裂和退行性腰椎滑脱的高发病率[20]。这种分类很重要，因为它将构成第 10 章讨论的退行性脊柱分类发展的基础。

脊柱功能性分界中最重要的概念之一是围绕临界点的腰椎前凸上弧与胸椎后凸下弧之间的相互作用关系。这一重要的概念在脊柱畸形的外科矫正策略中具有若干重要意义。事实上，脊柱前凸与脊柱后凸之间的临界点越高，脊柱后凸的空间越小。这种胸椎后凸的空间不足会推动近端胸椎的屈曲范围。由于屈曲的区域较短，为了抵消长的前凸，因此平衡的唯一方法是增大后凸角。这可以在颈椎出现后凸时的长凹背上得到证实。这也许可以解释 PJK 发生在过多的腰椎前凸矫正。

Roussouly 提出的另一个概念是脊柱弯曲的顶点。低骨盆入射角的脊柱曲线具有较低的前凸顶点，而高骨盆入射角的脊柱曲线具有较高的顶点。这意味着在治疗畸形时需要恢复正常的顶点位置，从而影响截骨水平[21]。实际上，Lafage 等[22] 建议采用 L_3 截骨，因为它可以产生相同的

矫正结果，并且并发症少。但是，当对低骨盆入射角的 1 型患者进行椎弓根截骨术时，前凸与高顶点变得不协调，这是通过减少胸腰椎后凸导致 3 型前凸，使骨盆在前倾位置旋转所致。在 3 型和 4 型中，当矫正上弧的前凸而不是下弧的前凸时，由于两个弧（上弧和下弧）的相互作用，它改变了前凸的整体走向，可能直接影响后凸的下弧。

这种分类的另一个含义是脊柱对创伤的反应。在脊柱后凸内，某一椎体与身体的前后平衡轴相距较远，后者通常通过外耳道、$C_7 \sim T_1$ 间隙、$L_5 \sim S_1$ 及股骨头的中心，并承受偏心载荷[4]，偏心载荷产生前部载荷位移。在创伤情况下，会导致楔形骨折的发生[4]。脊柱前凸节段，椎体承受同心圆载荷，作用力通过脊柱中部和后部。这些力在终板上分布得更均匀，根据牛顿第三定律，它有利于中心或爆裂性骨折的发生。因此，骨盆入射角较低的患者在上段腰椎区域载荷更集中的椎体上发生爆裂性骨折的风险增加。

最近，Roussouly 分型被应用于青少年特发性脊柱侧凸的队列研究。作者发现 Roussouly 3 型和 4 型患者脊柱侧凸更严重，腰椎前凸和胸椎后凸更大。他们还发现 Roussouly 1 型患者的低度脊柱侧凸发生率明显更高，而 3 型和 4 型的高度脊柱侧凸发生率更高[23]。在另一项研究中，Kharrat 等[24] 发现 Roussouly 分型与脊柱侧凸类型和椎体顶点旋转有关，即 Roussouly 1 型和 2 型与 Lenke 5 型曲线相关，而 Roussouly 3 型和 4 型与 Lenke 1 型和 2 型曲线相关。

Bakouny 等[25] 将步态参数与 Roussouly 形态相关联。这些作者发现，与 3 型和 4 型受试者相比，2 型受试者的平均骨盆后倾明显更大，且骨盆入射角更小，与 4 型受试者相比骨盆倾斜的运动范围明显更大。2 型受试者的髋关节伸展最大。髋关节伸展和骨盆后倾的联合作用可能导致股骨髋臼后撞击，从而导致骨关节炎的发生。

十、总结

自从 Hippocrates 考虑到解剖学分界以来，人们就知道脊柱在矢状位上存在多种弯曲。通过功能性分界，我们可以对人类脊柱矢状位弯曲的正常变化进行分类。由此得出结论，弯曲的意义不仅仅是一个角度相互作用的问题，更是一个包括形状和角度在内的脊柱矢状位整体平衡的问题。

参考文献

[1] Berge C. Heterochronic processes in human evolution: an ontogenetic analysis of the hominid pelvis. Am J Phys Anthropol. 1998; 105(4):441–459

[2] Vasiliadis ES, Grivas TB, Kaspiris A. Historical overview of spinal deformities in ancient Greece. Scoliosis. 2009; 4:6

[3] Marketos SG, Skiadas P. Hippocrates. The father of spine surgery. Spine. 1999; 24(13):1381–1387

[4] Izzo R, Guarnieri G, Guglielmi G, Muto M. Biomechanics of the spine. Part I: spinal stability. Eur J Radiol. 2013; 82(1):118–126

[5] Morvan G, Wybier M, Mathieu P, Vuillemin V, Guerini H. Plain radiographs of the spine: static and relationships between spine and pelvis. J Radiol. 2008; 89(5, Pt 2):654–663, quiz 664–666

[6] Le Huec JC, Aunoble S, Philippe L, Nicolas P. Pelvic parameters: origin and significance. Eur Spine J. 2011; 20 Suppl 5:564–571

[7] Schwab F, Ungar B, Blondel B, et al. Scoliosis Research Society—Schwab adult spinal deformity classification: a validation study. Spine. 2012; 37(12):1077–1082

[8] Basques BA, Long WD, Golinvaux NS, et al. Poor visualization limits diagnosis of proximal junctional kyphosis in adolescent idiopathic scoliosis. Spine J. 2017; 17(6):784–789

[9] Stagnara P, De Mauroy JC, Dran G, et al. Reciprocal angulation of vertebral bodies in a sagittal plane: approach to references for the evaluation of kyphosis and lordosis. Spine. 1982; 7(4):335–342

[10] Berthonnaud E, Dimnet J, Roussouly P, Labelle H. Analysis of the sagittal balance of the spine and pelvis using shape and orientation parameters. J Spinal Disord Tech. 2005; 18(1):40–47

[11] Vaz G, Roussouly P, Berthonnaud E, Dimnet J. Sagittal morphology and equilibrium of pelvis and spine. Eur Spine J. 2002; 11(1):80–87

[12] Roussouly P, Gollogly S, Berthonnaud E, Dimnet J. Classification of the normal variation in the sagittal alignment of the human lumbar spine and pelvis in the standing position. Spine. 2005; 30(3):346–353

[13] Dubousset J. Treatment of spondylolysis and spondylolisthesis in children and adolescents. Clin Orthop Relat Res. 1997(337):77–85

[14] Schwab F, Patel A, Ungar B, Farcy JP, Lafage V. Adult spinal deformity—postoperative standing imbalance: how much can you tolerate? An overview of key parameters in assessing alignment and planning corrective surgery. Spine. 2010; 35(25):2224–2231

[15] Vialle R, Levassor N, Rillardon L, Templier A, Skalli W, Guigui P. Radiographic analysis of the sagittal alignment and balance of the spine in asymptomatic subjects. J Bone Joint Surg Am. 2005; 87(2):260–267

[16] Sebaaly A, Riouallon G, Obeid I, et al. Proximal junctional kyphosis in adult scoliosis: comparison of four radiological predictor models. Eur Spine J. 2018; 27(3):613–621

[17] Mac-Thiong J-M, Roussouly P, Berthonnaud E, Guigui P. Sagittal parameters of global spinal balance: normative values from a prospective cohort of seven hundred nine Caucasian asymptomatic adults. Spine. 2010; 35(22):E1193–E1198

[18] Laouissat F, Sebaaly A, Gehrchen M, Roussouly P. Classification of normal sagittal spine alignment: refounding the Roussouly classification. Eur Spine J. 2018; 27(8):2002–2011

[19] Roussouly P, Pinheiro-Franco JL. Sagittal parameters of the spine: biomechanical approach. Eur Spine J. 2011; 20 Suppl 5:578–585

[20] Barrey C, Jund J, Noseda O, Roussouly P. Sagittal balance of the pelvis-spine complex and lumbar degenerative diseases. A comparative study about 85 cases. Eur Spine J. 2007; 16(9):1459–1467

[21] Sebaaly A, Kharrat K, Kreichati G, Rizkallah M. Influence of the level of pedicle subtraction osteotomy on pelvic tilt change in adult spinal deformity. Glob Spine J. 2016; 6(1):s-0036-1583071-s-0036-1583071

[22] Lafage V, Schwab F, Vira S, et al. Does vertebral level of pedicle subtraction osteotomy correlate with degree of spinopelvic parameter correction? J Neurosurg Spine. 2011; 14(2):184–191

[23] Hong J-Y, Kim K-W, Suh S-W, Park SY, Yang JH. Effect of coronal scoliotic curvature on sagittal spinal shape: analysis of parameters in mature adolescent scoliosis patients. Clin Spine Surg. 2017; 30(4):E418–E422

[24] Kharrat K, Sebaaly A, Assi A, et al. Is there a correlation between the apical vertebral rotation and the pelvic incidence in adolescent idiopathic scoliosis? Glob Spine J. 2016; 6:s-0036-1583044-s-0036-1583044

[25] Bakouny Z, Assi A, Massaad A, et al. Roussouly's sagittal spino-pelvic morphotypes as determinants of gait in asymptomatic adult subjects. Gait Posture. 2017; 54:27–33

第三篇　随年龄和人口变化的正常值

Normative Values Following Age and Populations

第7章 儿童和成人矢状位平衡的正常值
Normative Values of Sagittal Balance in Children and Adults

Jean-Marc Mac-Thiong　Fethi Laouissat　著

刘景伟　李冬月　译

刘玉增　李 利　校

摘要： 矢状位平衡参数是评估和治疗脊柱疾病的关键。局部参数描述人体各个节段的形态和方向，整体参数描述相邻节段的走向。相邻的节段是相互连接的，它们一起造就了一个稳定平衡的姿势。人从学会走路开始盆腔入射角逐渐增加，到成年趋于稳定。骨盆入射角的增加主要导致骨盆倾斜角的相应增加，而骶骨倾斜保持相对稳定。胸椎后凸和腰椎前凸也会随着生长而轻微增加。C_7 铅垂线在生长过程中会向后退，直到成年期，当发生退行性变化时（主要是在中年后期）才会向前移动。无症状的儿童和成人站立时整体平衡相对稳定，脊柱骶骨角和脊柱倾斜值范围较小。95% 的正常儿童的脊柱骶骨角为 $115° \sim 149°$，脊柱倾斜为 $84° \sim 102°$。类似地，95% 的正常成年人的脊柱骶骨角为 $114° \sim 147°$，脊柱倾斜为 $84° \sim 97°$。总的来说，27% 的青少年、11% 的青少年和 14% 的成年人站立时 C_7 铅垂线在骶骨和髂关节轴线前面。随着年龄的增长，成人骨盆有向后旋转的趋势（骨盆倾斜增加、骶骨倾斜减少）。随着年龄的增长，腰骶角也趋于减小，而脊柱的倾斜角度保持稳定。

关键词： 成人脊柱，腰椎前凸，小儿脊柱，骨盆，骨盆入射角，骨盆倾斜，骶骨倾斜，矢状位序列，矢状位平衡，脊柱，胸椎后凸

一、概述

当评估和治疗脊柱疾病时，矢状位平衡的基本概念是非常重要的。虽然姿势的保持和相应的代偿机制会随着生长和衰老而变化，但在评估矢状位平衡时，了解儿童和成人之间的差异也很重要。本章描述了正常儿童和成人矢状位平衡的主要概念与参考值。

二、矢状位平衡参数

正常的矢状位平衡有很多的参数。局部参数通常描述人体各个部分的形态和方向，包括颈、胸、腰骶、骨盆和下肢，整体参数用于描述相邻解剖节段的整体矢状位序列。与整体参数相比，局部参数在个体之间存在比较大的差异性[1]。

将矢状位平衡的形态参数与方向参数区分开是非常重要的。盆腔入射角等形态学参数描述的是不受个体位置变化影响或影响很小的解剖学特征。相反，方向参数是位置相关的，因此在获取射线图像时需要标准化的方向，以确保足够的再现性。

矢状位平衡参数的变化也可以通过所使用的放射学和（或）测量技术来放大。虽然角参数仅

受射线照相和测量技术的轻微影响，但线性测量高度依赖于射线照相技术和校准。因此，为了减少与线性测量相关的误差，通常首选对参考点进行角度、辐射或定性的评估（图 7-1）。

三、正常矢状位平衡的基本概念

尽管矢状位平衡的参数有很大的变化，但正常个体以平衡的姿势站立，脊柱、骨盆和下肢序列，以最小化能量消耗保持平衡。在评估矢状位平衡时，有一些基本概念需要考虑。首先，相邻的节段相互连接，它们之间的关系形成了一个稳定平衡的姿势[2, 3]。虽然矢状位平衡的正常值对于评估和治疗脊柱疾病患者很重要的，但保持相邻节段之间的平更为重要。此外，即使儿童和成人的矢状位平衡参数不同，正常儿童和成人的各参数之间的关系仍然相似。

当脊柱、骨盆或下肢出现病变时，其局部或者相邻节段会进行代偿维持矢状位平衡。虽然矢状位平衡的局部参数在正常人群中变化很大，但在某些情况下，仅能通过这些参数之间的异常关系来反映潜在病理的存在。当代偿机制不能代偿时，矢状位平衡的局部参数可能仍在正常范围

内，而整体平衡的参数可能会超出正常范围。因此，矢状位平衡的整体参数在正常人群中维持在一个较小的范围内。在临床上，矢状位整体平衡的评估是评估脊柱病理、手术计划、将并发症最小化（如邻近节段疾病、矢状位不平衡、假关节）的一个重要方面。研究[4-6]也证实了矢状位平衡整体参数的重要性，这表明它与脊柱畸形患者的健康生活质量有着重要的关系。考虑到在正常人群中的变异性，纵向评估矢状位平衡对评估代偿机制或预测矢状位失失衡是非常有帮助的。特别是，进行性盆腔转位、髋关节和膝关节屈曲或 C_7 铅垂线向前移位应考虑脊柱疾病或矢状位不平衡的发生。

四、正常儿童矢状位平衡

脊柱矢状位曲线，主要是腰椎前凸，在婴儿时期开始形成，逐渐增加。在生长过程中，脊柱、骶骨和骨盆的形态和方向将会改变，以获得稳定的矢状平衡和双足步态，适应生理和形态的变化。骨盆在矢状位平衡的发展中有重要作用，因为它是身体上下部分之间的连接。骨盆的矢状位形态最好从骨盆入射角来衡量。骨盆入射

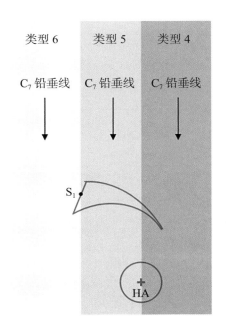
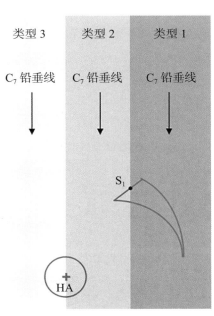

◀ 图 7-1　通过对骶上终板（S_1）中心及髋轴（HA）至 C_7 铅垂线的参数，确定整体平衡类型（类型 1 ~ 6）

类型 1 ~ 3 指的是 HA 位于 S_1 前面，而类型 4 ~ 6 指的是 HA 位于 S_1 后面

角在学会走路后增加，成年后稳定。骨盆入射角在儿童和青少年时期保持不变，成年以后随年龄增长也增加很少[7, 8, 9, 10]。骨盆入射角的增加主要是由于骨盆倾斜的比例增加，而骶骨倾斜相对稳定[10]。表 7-2 描述了正常儿童不同年龄的骨盆参数[7, 11]。

胸椎后凸和腰椎前凸也随着年龄的增长而增加（表 7-2），尽管增加很少。Cil 等[12]观察到胸椎后凸和腰椎前凸在随年龄增长有增加的趋势。胸后凸在 3—6 岁、7—9 岁、10—12 岁和 13—15 岁年龄组分别为 45°±11°、48°±11°、46°±11° 和 53°±9°。腰椎前凸在 3—6 岁、7—9 岁、10—12 岁和 13—15 岁年龄组分别为 44°±11°、52°±12°、57°±10° 和 55°±10°。类似地，Voutsinas 和 MacEwen[13]也报道了 5—20 岁，胸椎后凸和腰椎前凸略有增加。

C_7 铅垂线在生长过程中倾向于稍微向后移动[11, 14]，直到成年后趋于稳定，然后在发生退化改变时向前移动。女性会表现出有稍微多一点的 C_7 铅垂线后移。平均值在 3—6 岁、7—9 岁、10—12 岁、13—15 岁组分别为 2.5±4.3cm、0.7±4.6cm、-0.1±4.1cm、-0.9±4.4cm[15, 16]（图 7-1，图 7-2）。表 7-1 和表 7-2 显示了矢状位平衡的整体参数，表 7-3 显示了正常儿童中观察到的整体平衡类型（图 7-1）[16]。总的来说，无症状的儿童和青少年倾向于保持相对稳定的整体脊柱平衡，骶脊角和脊柱倾斜变化很小。因此，95% 正常儿童的骶脊角为 115°～149°，脊柱倾斜为 84°～102°。整体平衡型（图 7-1，表 7-3）揭示[15, 16]，27% 的少年和 11% 的青年个体 C_7 铅

表 7-1 不同年龄组的正常儿童在矢状位的局部平衡参数

年龄组	胎儿	婴儿	幼儿	青少年
年龄	28.7 ± 6.2 周龄（19—40 周龄）	38.7 ± 23.1 月龄（12—108 月龄）	8.1 ± 2.0 岁（3—10 岁）	13.6 ± 1.9 岁（>10 岁且<18 岁）
骨盆入射角	30.6°±5.6°（20°～40°）	39.5°±8.9°（22°～64°）	43.7°±9.0°（23°～84°）	46.9°±11.4°（22°～87°）
骨盆倾斜	—	—	5.5°±7.6°（-13°～40°）	7.7°±8.3°（-12°～34°）
骶骨倾斜	—	—	38.2°±7.7°（21°～56°）	39.1°±7.6°（18°～65°）
胸椎后凸	—	—	42.0°±10.6°（8°～65°）	45.8°±10.4°（9°～84°）
腰椎前凸	—	—	53.8°±12.0°（16°～86°）	57.7°±11.1°（20°～102°）

表 7-2 正常儿童矢状位平衡整体参数

年龄组	幼儿	青少年	全部
年龄	8.1 ± 2.0 岁（3—10 岁）	13.6 ± 1.9 岁（>10 岁且<18 岁）	12.1 ± 3.1 岁（>10 岁且<18 岁）
脊柱骶骨角	130.4°±9.0°（103°～154°）	132.7°±8.0°（109°～159°）	132.1°±8.4°（103°～159°）
脊柱倾斜角	92.2°±5.7°（76°～107°）	93.5°±4.1°（83°～106°）	93.2°±4.6°（76°～107°）

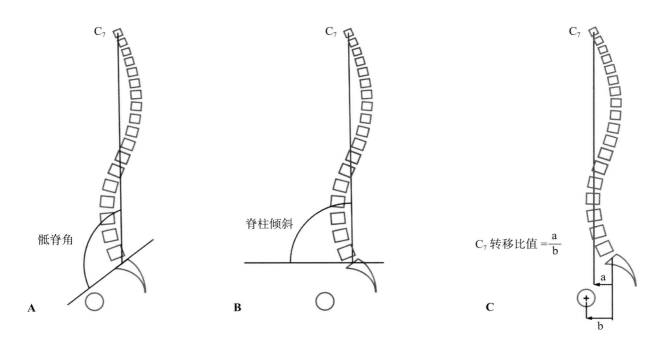

▲ 图 7-2 整体矢状位平衡测量

A. 骶脊角，由骶上终板和 C_7 椎体中心到骶上终板中心的线所构成的角；B. 脊柱倾斜，由 C_7 椎体中心到骶上终板中心的水平线和连线所对应的角度，大于 90° 表示 C_7 椎体中心在骶上终板中心后，小于 90° 表示 C_7 椎体中心在骶上终板中心前；C. 我们不使用 SVA 一样的纯距离，我们更喜欢使用两个距离之间的比值（如骶脊角 / 脊柱倾斜）

垂线通常在通常在骶骨和髋轴前（类型 3 和类型 6），这一数据表明，整体矢状平衡向前并不一定与脊柱病理有关，尤其是在儿童中。对于这些青少年，较小的骨盆入射角会造成较小的骶骨倾斜和腰椎前凸，从使得 C_7 铅垂线后移程度减小。

在矢状位平衡参数之间与临床最相关的参数对脊柱骨盆整体参数影响很大，在规划脊柱手术时需要保持或恢复这些参数到正常范围。图 7-3 显示正常儿童中各参数之间的关系 [2, 14, 17]。

五、正常成人矢状位平衡

在正常成年人群中，不同年龄的脊柱矢状位平衡的参数会发生变化（表 7-4）[16, 18]。成年时骨盆入射角保持不变 [18]。然而，在骶骨倾斜中，有一种趋势，即在骶骨倾斜会减小，但变化很小（ $r < 0.2$ ）。类似地，胸椎后凸随着年龄的增长而增加，尤其是在中老期 [19]。随着年龄的增加，骶脊角减小可能是维持正常脊柱倾斜的结果

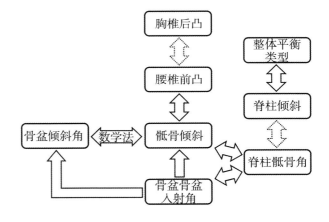

▲ 图 7-3 正常儿童矢状位平衡参数间的关系链

中度（ $0.3 \leqslant r < 0.5$ ）和强（ $r \geqslant 0.5$ ）相关性分别用虚箭和实箭表示。考虑到骨盆入射角 = 骨盆倾斜 + 骶骨倾斜，骶骨倾斜与骨盆倾斜的相关性很小

（ $r=0.9$ ）[16]。虽然脊柱倾斜与年龄相关不大，但在 50 岁后，在整体平衡 1 型个体比例逐渐减小，2 型和 3 型比例增加（表 7-5），表明了中老年人 C_7 铅垂线轻微前移。

正常成年人群不同年龄组的矢状平衡的局

表 7-3　正常儿童整体平衡类型的分布

年龄组	I型	II型	III型	IV型	V型	VI型
3—10 岁	50.9%	9.0%	19.2%	11.4%	1.8%	7.8%
10—18 岁	63.3%	11.9%	7.7%	12.5%	1.0%	3.5%
全部	60.1%	11.1%	10.7%	12.2%	1.2%	4.6%

表 7-4　不同年龄组正常成年人矢状位平衡参数

年龄组	18—30 岁	30—39 岁	40—49 岁	50—59 岁	＞ 60 岁	全部
骨盆入射角	52.3° ± 10.9° （22°～88°）	52.1° ± 10.4° （27°～89°）	53.2° ± 9.3° （32°～76°）	53.6° ± 10.3° （25°～85°）	52.7° ± 10.5° （33°～78°）	52.6° ± 10.4° （22°～89°）
骨盆倾斜	12.5° ± 6.7° （-6°～33°）	12.1° ± 6.6° （-7°～28°）	12.8° ± 6.8° （-3°～28°）	14.8° ± 6.7° （0°～32°）	16.1° ± 6.9° （0°～32°）	13.0° ± 6.8° （-7°～33°）
骶骨倾斜	39.8° ± 8.0° （17°～63°）	40.0° ± 7.5° （25°～62°）	40.5° ± 7.3° （23°～56°）	38.9° ± 7.5° （25°～62°）	36.7° ± 9.3° （14°～63°）	39.6° ± 7.9° （14°～63°）
胸椎后凸	48.4° ± 9.3° （16°～74°）	49.7° ± 10.4° （22°～74°）	49.5° ± 10.7° （19°～72°）	52.7° ± 9.9° （28°～79°）	56.5° ± 12.0° （21°～81°）	50.1° ± 10.4° （16°～81°）
腰椎前凸	54.5° ± 9.9° （20°～84°）	55.1° ± 10.4° （33°～84°）	56.7° ± 11.2° （31°～79°）	54.3° ± 10.3° （33°～83°）	53.4° ± 12.1° （29°～84°）	54.8° ± 10.5° （20°～84°）
脊柱骶骨角	130.7° ± 8.0° （102°～153°）	131.1° ± 7.4° （115°～148°）	131.7° ± 8.1° （112°～149°）	128.9° ± 7.9° （113°～151°）	126.7° ± 3.9° （106°～150°）	130.4° ± 8.1° （102°～153°）
脊柱倾斜角	90.9° ± 3.1° （80°～101°）	91.0° ± 3.3° （82°～100°）	91.3° ± 3.4° （82°～101°）	90.0° ± 3.9° （80°～98°）	90.0° ± 3.9° （77°～97°）	90.8° ± 3.4° （77°～101°）

表 7-5　正常成年人群的整体平衡类型

年龄组	I型	II型	III型	IV型	V型	VI型
＜ 30 岁	55.7%	29.1%	12.5%	2.0%	0%	0.7%
30—39 岁	56.7%	26.2%	14.0%	2.4%	0.6%	0%
40—49 岁	58.3%	27.2%	12.6%	0%	0%	1.9%
50—59 岁	46.2%	35.9%	17.9%	0%	0%	0%
＞ 60 岁	47.1%	35.3%	16.2%	1.5%	0%	0%
全部	54.6%	29.5%	13.7%	1.6%	0.1%	0.6%

部和整体参数在表 7-4 中显示。最近的一项研究报告称，局部参数中存在显著的种族差异，这表明骨盆入射角、骶骨倾斜和腰椎前凸在非裔美国人中比在高加索人中更大，而高加索人比亚洲人更大（表 7-6）[20]。骨盆参数男女无显著差异[18]，在成年女性中，胸椎后凸增加略

大，腰椎前凸、骶脊角和脊柱倾斜在女性中减小，但男女差异很小。

与正常的儿童人群相比，正常的成人骨盆入射角、骨盆倾斜和胸椎后凸增大，腰椎前凸、骶脊角和脊柱倾斜减小（表 7-7）。然而，骶骨倾斜与老年个体相似，表明其在维持适当的矢状平

表 7-6　正常成年人矢状位平衡参数的种族差异

	非裔美国人	高加索人	亚洲人	P	P（非裔美国人 vs 高加索人）	P（非裔美国人 vs 亚洲人）	P（高加索人 vs 亚洲人）
腰椎前凸（°）	57.3 ± 13.2	54.8 ± 10.5	48.6 ± 9.9	< 0.001	0.489	< 0.001	< 0.001
骨盆入射角（°）	57.2 ± 11.9	52.6 ± 10.4	48.8 ± 9.7	< 0.001	0.021	< 0.001	< 0.001
骨盆倾斜角（°）	15.5 ± 7.5	13.0 ± 6.8	13.2 ± 7.6	0.115	—	—	—
骶骨倾斜角（°）	41.2 ± 9.1	39.6 ± 7.9	35.2 ± 7.7	< 0.001	0.265	< 0.001	< 0.001

表 7-7　正常儿童和成人矢状位平衡参数的比较

人群	小儿	成人
骨盆入射角	46.0° ± 10.9°（23° ~ 87°）	52.6° ± 10.4°（22° ~ 89°）
骨盆倾斜角	7.2° ± 8.2°（-13° ~ 40°）	13.0° ± 6.8°（-7° ~ 33°）
骶骨倾斜角	38.9° ± 7.6°（18° ~ 65°）	39.6° ± 7.9°（14° ~ 63°）
胸椎后凸角	44.8° ± 10.6°（8° ~ 84°）	50.1° ± 10.4°（16° ~ 81°）
腰椎前凸角	56.7° ± 11.4°（16° ~ 102°）	54.8° ± 10.5°（20° ~ 84°）
脊柱骶骨角	132.1° ± 8.4°（103° ~ 159°）	130.4° ± 8.1°（102° ~ 153°）
脊柱倾斜角	93.2° ± 4.6°（76° ~ 107°）	90.8° ± 3.4°（77° ~ 101°）

衡方面具有重要作用。相对于对于儿童人群，正常成年人的骶脊角和脊柱倾斜保持在很窄的范围内。95% 的正常成年人骶脊角为 114° ~ 147°，脊柱倾斜为 84° ~ 97°。有趣的是，用 C_7 椎体中心与骶骨上终板中心的连线来测量正常成人的脊柱倾斜，甚至更接近 C_7 铅垂线。

虽然 27% 的少年和 11% 的青年个体 C_7 铅垂线通常在通常在骶骨和髋轴前（类型 3 和类型 6，表 7-3），这一比例在成年后仍接近 14% 并维持到中年，到中老年达到 18%。同样，Laouissat 等[21] 观察到，13% 的无症状的成年人 C_7 铅垂线在骶骨和髋轴前。他们还发现，男性 C_7 铅垂线在骶骨和髋轴前的比例更大（男性 22%，女性 7%）。

在分析整体平衡类型的时候，正常的儿童和成年个体之间有 3 个主要的区别。首先，成年人骨盆后倾比例更大（类型 1、类型 2 和类型 3，81.9% ~ 97.8%）。其次，在成人中，2 型整体平

衡个体的比例明显增加（11.1% ~ 29.5%）。最后，正常成年人中，4 型的比例很低（1.6% ~ 12.2%）。

脊柱和骨盆的解剖参数与正常儿童和成人相似（图 7-3），骨盆入射角决定骨盆倾斜和骶骨倾斜，而骶骨倾斜与腰椎前凸相关。骶脊角与骨盆入射角和骶骨倾斜密切相关，脊柱倾斜与整体平衡型有关。唯一的区别是，在儿童中，骶脊角和脊柱倾斜的相关性很小，而在成人中则是中度相关。

在 Roussouly 分型中，成人脊柱整体平衡类型也因矢状位参数的不同而不同[21, 22]。Ⅰ型，骶骨倾斜 < 35°，腰椎前凸略增加；Ⅱ型，骶骨倾斜 < 35°，腰椎前凸平坦；Ⅲ型，骶骨倾斜 35° ~ 45°；Ⅲ + 型，骶骨倾斜在 35° 和 45° 之间，低或负的骨盆倾斜；Ⅳ型，骶骨倾斜 > 45°。在 1 型患者中，C_7 铅垂线通常落在 S_1 上终板的后角上。对于Ⅲ + 型患者，C_7 铅垂线通常会落在 S_1 上终板。对于 2 型患者，C_7 铅垂

线通常会落在上 S_1 上终板前端。3 型和 4 型 C_7 铅垂线通常在患者的髋部和 S_1 上终板之间。

六、结论

在评估和治疗脊柱疾患时，掌握正常的矢状平衡参数非常重要。本章描述了正常儿童和成年人的矢状平衡的关键概念与参考值。在生长过程中，矢状状平衡和骶骨骨盆形态会发生变化以便于直立行走。与正常的儿童人群相比，正常的成年人的矢状位平衡是不同的，但是正常儿童和成年人脊柱和骨盆各参数之间的关系基本相同。

参考文献

[1] Kuntz C, IV, Shaffrey CI, Ondra SL, et al. Spinal deformity: a new classification derived from neutral upright spinal alignment measurements in asymptomatic juvenile, adolescent, adult, and geriatric individuals. Neurosurgery. 2008; 63(3) Suppl:25–39

[2] Mac-Thiong JM, Labelle H, Berthonnaud E, Betz RR, Roussouly P. Sagittal spinopelvic balance in normal children and adolescents. Eur Spine J. 2007; 16 (2):227–234

[3] Berthonnaud E, Dimnet J, Roussouly P, Labelle H. Analysis of the sagittal balance of the spine and pelvis using shape and orientation parameters. J Spinal Disord Tech. 2005; 18(1):40–47

[4] Glassman SD, Bridwell K, Dimar JR, Horton W, Berven S, Schwab F. The impact of positive sagittal balance in adult spinal deformity. Spine. 2005; 30 (18):2024–2029

[5] Harroud A, Labelle H, Joncas J, Mac-Thiong JM. Global sagittal alignment and health-related quality of life in lumbosacral spondylolisthesis. Eur Spine J. 2013; 22(4):849–856

[6] Mac-Thiong JM, Transfeldt EE, Mehbod AA, et al. Can C7 plumbline and gravity line predict health related quality of life in adult scoliosis? Spine. 2009; 34 (15):E519–E527

[7] Mangione P, Gomez D, Senegas J. Study of the course of the incidence angle during growth. Eur Spine J. 1997; 6(3):163–167

[8] Marty C, Boisaubert B, Descamps H, et al. The sagittal anatomy of the sacrum among young adults, infants, and spondylolisthesis patients. Eur Spine J. 2002; 11(2):119–125

[9] Tardieu C, Bonneau N, Hecquet J, et al. How is sagittal balance acquired during bipedal gait acquisition? Comparison of neonatal and adult pelves in three dimensions. Evolutionary implications. J Hum Evol. 2013; 65(2):209–222

[10] Mac-Thiong JM, Berthonnaud E, Dimar JR, II, Betz RR, Labelle H. Sagittal alignment of the spine and pelvis during growth. Spine. 2004; 29(15):1642–1647

[11] Mac-Thiong J-M, Labelle H, Roussouly P. Pediatric sagittal alignment. Eur Spine J. 2011; 20 Suppl 5:586–590

[12] Cil A, Yazici M, Uzumcugil A, et al. The evolution of sagittal segmental alignment of the spine during childhood. Spine. 2005; 30(1):93–100

[13] Voutsinas SA, MacEwen GD. Sagittal profiles of the spine. Clin Orthop Relat Res. 1986; 210:235–242

[14] Gutman G, Labelle H, Barchi S, Roussouly P, Berthonnaud É, Mac-Thiong JM. Normal sagittal parameters of global spinal balance in children and adolescents: a prospective study of 646 asymptomatic subjects. Eur Spine J. 2016; 25(11):3650–3657

[15] Roussouly P, Gollogly S, Noseda O, Berthonnaud E, Dimnet J. The vertical projection of the sum of the ground reactive forces of a standing patient is not the same as the C7 plumb line: a radiographic study of the sagittal alignment of 153 asymptomatic volunteers. Spine. 2006; 31(11):E320–E325

[16] Mac-Thiong JM, Roussouly P, Berthonnaud E, Guigui P. Sagittal parameters of global spinal balance: normative values from a prospective cohort of seven hundred nine Caucasian asymptomatic adults. Spine. 2010; 35(22):E1193– E1198

[17] Mac-Thiong JM, Wang Z, de Guise JA, Labelle H. Postural model of sagittal spino-pelvic alignment and its relevance for lumbosacral developmental spondylolisthesis. Spine. 2008; 33(21):2316–2325

[18] Mac-Thiong J-M, Roussouly P, Berthonnaud E, Guigui P. Age- and sex-related variations in sagittal sacropelvic morphology and balance in asymptomatic adults. Eur Spine J. 2011; 20 Suppl 5:572–577

[19] Yokoyama K, Kawanishi M, Yamada M, et al. Age-related variations in global spinal alignment and sagittal balance in asymptomatic Japanese adults. Neurol Res. 2017; 39(5):414–418

[20] Arima H, Dimar II Jr, Glassman SD, et al. Differences in lumbar and pelvic parameters among African American, Caucasian and Asian Populations. AAOS 2018 Annual Meeting, March 6–10 2018; New Orleans, LA

[21] Laouissat F, Sebaaly A, Gehrchen M, Roussouly P. Classification of normal sagittal spine alignment: refounding the Roussouly classification. Eur Spine J. 2018; 27(8):2002–2011

[22] Roussouly P, Gollogly S, Berthonnaud E, Dimnet J. Classification of the normal variation in the sagittal alignment of the human lumbar. 2005; 30(3):346–3–53

第 8 章　老年人矢状位平衡
Sagittal Balance in the Elderly

Martin Gehrchen　**著**

刘景伟　宋建东　**译**

刘玉增　李　利　**校**

摘要： 脊柱老化是一个退变的过程，会在不同程度上影响脊柱的矢状位平衡。Roussouly 分型根据在脊柱退变过程中矢状位的形态与变化分为不同类型。

关键词： 脊柱老化，代偿机制，Roussouly 分型，Roussouly 类型，矢状位平衡

一、概述

脊柱老化最常见的特征是脊柱退行性改变 [1-4]。骨盆入射角（PI）在青春期随年龄增长呈线性增长，直至成年，成为一个恒定的解剖学参数 [5-8]。脊柱的整体与局部参数脊柱前凸（SL）和胸椎后凸（TK）与 PI 密切相关 [9, 10]。

为了考虑老化脊柱的矢状位平衡和形态，理解或至少做出假设是很重要的，因为脊柱从未老化到老化的过程是一个退行性改变的连续过程 [11]。在这个过程中，有一个灰色地带，很难区分年轻和老化脊柱；然而，脊柱的退行性变化，如椎间盘退变和小关节退变，是老化或开始老化的迹象。我们不能把衰老过程看作一种病理，这是生命自然进化过程中的正常现象。本章的目的是描述老化的脊柱和老化对未手术患者脊柱平衡的影响。

二、经典的脊柱老化模式：骨盆后倾，高骨盆入射角

对老化的成人脊柱已经有不少分类 [12-14]。然而，所有这些分类都是基于位置参数，没有考虑脊柱的形态及其病理改变 [2, 15, 16]。Lafage 等 [17] 在老龄人口中发现了重力线和 C7 铅垂线的正向位移。描述老年人群矢状位平衡的文献通常基于一种模式，即腰椎前凸（LL）的消失和胸椎前凸（TK）的增加被高度后倾的骨盆所代偿。众所周知，随着年龄的增长，我们身高会降低，头部可能会相对于骨盆向前移动。在老化的脊柱中失去平衡有几个原因，有时它们共同存在。主要因素是椎间盘退行性改变，这可能造成胸腰椎后凸度增加（脊柱前凸度减少），尽管伴有骨折的骨质疏松症也会引起与肌肉力量下降的神经肌肉疾病相同的问题 [2, 18, 19]。不同程度的 Scheuermann 病和强直性脊柱炎也可能随着年龄的增长而显著影响矢状位平衡 [20, 21]。

经典的矢状位平衡的描述为伴脊柱前屈，骨盆后屈（髋部伸展），以及更严重的膝关节屈曲和股骨外旋 [22]。进行性平衡障碍是指随着时间的推移，在日常活动中增加肌肉疲劳，引起疲劳、不适或疼痛 [22]。骨盆后倾对前凸的代偿是骨盆高 PI 的生物力学特性。走路的动作会影响身体的前倾平衡，因此会迫使老年人使用辅助设

备，同时由于髋部伸展的限制，走路的能力也会受到限制。当有相关的髋关节或膝关节关节炎时，这种情况可能会更糟。

高龄患者脊柱与髋部和骨盆后倾的关系

髋关节位置与脊柱形状变化之间的关系的可以解释髋关节疾病或晚期髋关节假体松动造成的损伤。进行性骨盆后倾改变髋臼方向（垂直定位，髋臼前倾），减少股骨头与髋臼复位的接触面[23]。在正常的髋关节中，软骨受到的压力可能会增加并导致软骨的磨损，进而引起关节炎。同样的机制，全髋关节假体可能通过减少头和髋臼组件之间的接触、诱导聚乙烯磨损和继发性松动而受损。

另一方面，髋关节炎可能由于骨盆的后倾限制而减少髋的伸展，加重脊柱的不平衡。在这种情况下，关于髋关节假体的决定必须在脊柱手术之前做出[24]。有时，髋关节关节炎和腰椎管狭窄的叠置可能导致由于髋关节和神经系统的股骨疼痛而导致大腿疼痛的诊断错误[25, 26, 27]。

三、脊柱老化与骨盆入射角的关系

如果前面的描述总体上与年龄特征的平衡吻合良好，那么它主要描述的是 PI 较高的患者和骨盆后倾增加的患者。这种老年人的经典进化导致一些作者认为高 PI 是老年人的一种特殊模式，而骶髂关节位置的改变是 PI 随年龄增长的原因。这些研究中 3° ～ 4° 的误差足以引起平衡变化，但仍在测量误差的范围内。

将老化的脊柱形状与正常脊柱形状联系起来，根据 Roussouly 的经典四种类型在老化过程中所应用的不同类型的脊柱[28]，我们可以分析老化对脊柱形状的影响。关节突关节等后部关节的接触力随着脊柱前凸的增加而增加，脊柱前凸（后凸或平背）越小，对椎间盘的影响越大。因此，这种分类可以帮助确定在不同类型的脊柱中局部高应力局部的位置。Ⅲ 型和 Ⅳ 型具有高 SS 和低 PI[29]（图 8-1）。

一般来说，脊柱退行性改变和老化有三个过

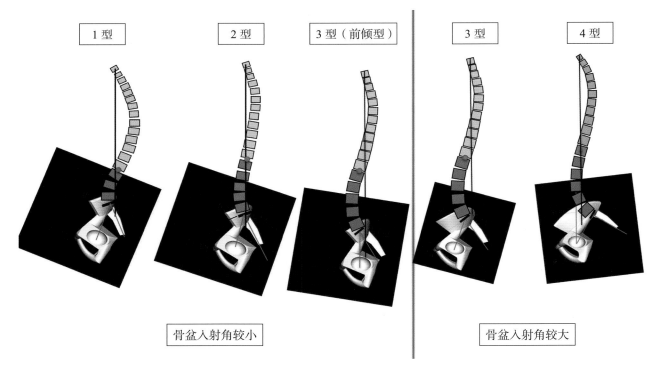

| 1 型 | 2 型 | 3 型（前倾型） | 3 型 | 4 型 |

骨盆入射角较小　　　　　　　　　　　　骨盆入射角较大

▲ 图 8-1　骨盆前倾的 Rousouly 分型

程，这取决于胸椎后凸、脊柱前凸或两者的结合。如果发生在胸椎后凸和腰椎前凸的交界区，这两个区域很可能受到影响。

● 随着年龄的增长，脊柱后凸会使头部相对于骨盆向前移动。最初的变化很可能是轻微的，很难在临床上确认，只能在磁共振成像（MRI）中发现。随着脊柱后凸的增加，脊柱的变化将发生在脊柱的上方和（或）下方，并可能伴有骨盆的后倾（降低下脊柱前凸）和上脊柱前凸的增加，直到代偿不足，脊柱后凸一般都会增加。

● 因衰老引起的脊柱前凸的减少也会使得头部前移。在早期阶段，也可能无法在临床上确认，只有 MRI 可以记录早期的退行性改变 [2, 30]。脊柱后凸的增加和前凸的减少同时发生会更快地使得头部位置前移。

● 脊柱后凸增加和脊柱前凸减少同时发生会使头部位置快速改变，脊柱后凸和脊柱前凸的不同变化组合都会获得与上述结果具有相同的效果。

较小的 PI，骨盆通过后倾进行平衡代偿（增加 PT），反之亦然。作为一种正常的生物力学行为，当脊柱在发生后凸且脊柱柔软时，可观察到

在局部脊柱后凸上方和（或）下方脊柱的代偿 [2]。但是我们必须考虑到，在老年人中，缺乏肌肉力量保护机制，肌力较弱。随着脊柱后凸进行性增大，如果脊柱僵硬，重力线向前移动，骨盆向后旋转（后倾），导致骶骨倾斜角下降 [2, 31-34]。因此，应用 Roussouly 的 4 种经典类型评估老化的脊柱及其演变，以利于手术决策 [28]。因此，退行性脊柱矢状位的演变可以根据所提出的不同类型来描述 [35]（正常人群的类型描述见第 7 章）。退行性脊柱有几种类型，如经典 1~4 型、前倾 3 型和 4 型、伪 2 型、伪 2⁺ 型、伪 3 型和后凸型（腰椎和全身）。

根据脊柱的 Rousouly 分型，老化的脊柱的可以根据 PI 进行以下描述 [28, 29]。

（一）骨盆后倾较小（PI < 50°）

1.1 型

如果发生后凸，则通过增加 LL 来进行代偿。如果由于僵硬 / 退行性变而无法进行代偿，脊柱前凸就消失了，如果脊柱在胸腰交界区代偿不够，那么就会出现低 PI "整体后凸"（图 8-2）。原发性胸腰段脊柱侧凸的退行性变可使脊柱侧

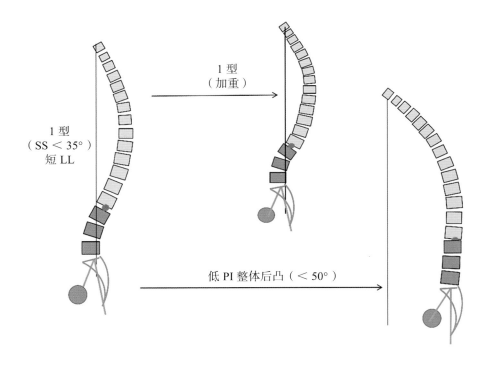

◀ 图 8-2　1 型可能的演变

凸畸形逐步转变为胸腰段脊柱后凸，其 PI 较小，矢状位形态为 1 型。

2.2 型

代偿能力较小。因此，发生增加胸腰交界后凸的事件时，将会演变为 1 型，或脊柱前凸消失生成一个"胸腰段后凸"类型（如果胸椎可以代偿）或"整体后凸"（图 8-3）。然而，最严重的情况可能是 2 型脊柱前凸与退变性胸椎后凸的结合，如果需要手术治疗，则需要整体治疗。在计划之外，新生腰椎侧凸的发生似乎与 2 型低 PI 有关。远端腰椎区椎间盘压力的增加解释了伴有侧位脱位的椎间盘的渐进性松动。

（二）骨盆强后倾（PI > 50°）

1.3 型

当脊柱前凸减少时，代偿作用发生在上方活动的脊柱上，并演变为脊柱变直，SS 减少，从而产生伪 2 型。但在老年人中，胸外扩张和后凸畸形的平衡代偿可能受到肌无力的限制。如果胸椎过于僵硬，就不会发生胸椎后凸畸形，从而造成 2 型假胸，TK 导致骨盆倾斜（PT）增加（骨盆后倾），这是唯一可能的代偿机制。3 型的最终演变为整体后凸（高 PI）和最大限度的骨盆后倾（图 8-4）。

2.4 型

脊柱前凸下降导致伪 3 型，骨盆向后。随后演变是 3 型（图 8-5）。在型中，骨盆后倾更大，PT 超过 35°。

这种对老化脊柱进化的描述是当今最合理的。临床研究正在兴起，似乎这种分类（包括经典的和上面描述的）在做决定时是有利的：指导选择或调整为正确的手术策略。在一项对 147 名青少年特发性脊柱侧凸患者（非老龄化人群）的单中心随访研究中，作者发现，在随访中，1 型（50%）和 4 型（28%）的近端连接后凸症（PJK）入射角显著高于 4 型（总入射角为 16%）[36]。Sebaaly 等[37] 对 314 例相邻节段退变的一项 2 年随访多中心研究中，发现根据退行性脊柱的进行分类而忽略恢复平衡的问题会使并发症的风险增加 5 倍。

在评估老年人矢状位形态时，胸椎或胸腰椎后凸是一个关键点。首先，胸椎内固定达到上胸椎对于老年患者来说是难以接受的。保持脊柱后凸包括通过增加脊柱下凸来平衡脊柱。这种脊柱前凸的适应必须考虑到脊柱前凸的大小。PI 较小时需要小的前凸（1 型）进行代偿，高 PI 需要较大的前凸进行代偿，主要靠 L_4、L_5 和 S_1。有时，脊柱三柱截骨术可使后凸复位可达到平

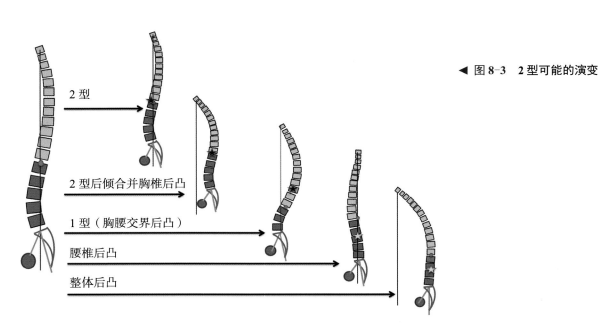

◀ 图 8-3　2 型可能的演变

2 型

2 型后倾合并胸椎后凸

1 型（胸腰交界后凸）

腰椎后凸

整体后凸

衡 [38-40]。如果过度减少后凸，术后发生 PJK 的风险会很高 [41]。当胸段脊柱后凸伴小 PI 时，通过转化为 1 型来维持脊柱后凸是最有效且要求较低的策略。随着 PI 的增高，恢复前凸则需要脊

柱截骨术。

椎管狭窄合并矢状位不平衡是治疗的难点。单纯局部减压可能会造成脊柱失稳，即使是暂时局部融合，也可能会造成疼痛复发。另一方面，

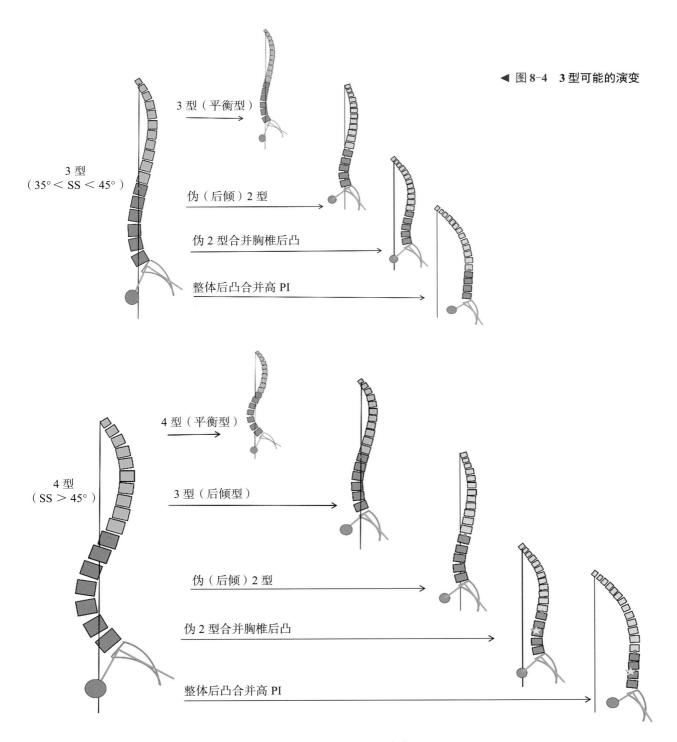

◀ 图 8-4　3 型可能的演变

▲ 图 8-5　4 型可能的演变

在一般状况不佳的老年患者中，可能过度复位。由于老年患者在手术后相对随访时间短（寿命原因），对老年患者术后矢状位平衡的研究可能会得出令人困惑的结论。

长节段融合时如果追求完美的复位，可能会造成术后假关节和 PJK 等并发症。老年人治疗的目的并不是恢复其理想的矢状位曲线。在胸段或胸腰交界区保留一定的脊柱后凸是必需的，骨盆后倾轻微不平衡也是可以接受的，使用助步器或拐杖也可作为治疗辅助治疗方案。

四、结论

在退变、骨质疏松、肌无力等导致的骨连接松动时，老年人脊柱的失平衡可引起脊柱后凸伴随或不伴骨盆后倾。这些变化与膝关节或髋关节关节炎的联系是紧密的，必须考虑在治疗策略中。在临床条件较差的情况下，椎管狭窄合并畸形可能是治疗策略上的一大难题。与"理想的"矫形术相比，对后凸畸形进行适度复位可能更容易被接受。

参考文献

[1] Pollintine P, van Tunen MSLM, Luo J, Brown MD, Dolan P, Adams MA. Timedependent compressive deformation of the ageing spine: relevance to spinal stenosis. Spine. 2010; 35(4):386–394

[2] Barrey C, Roussouly P, Perrin G, Le Huec J-C. Sagittal balance disorders in severe degenerative spine. Can we identify the compensatory mechanisms? Eur Spine J. 2011; 20 Suppl 5:626–633

[3] Ailon T, Smith JS, Shaffrey CI, et al. Degenerative spinal deformity. Neurosurgery. 2015; 77 Suppl 4:S75–S91

[4] Grubb SA, Lipscomb HJ, Coonrad RW. Degenerative adult onset scoliosis. Spine. 1988; 13(3):241–245

[5] Roussouly P, Pinheiro-Franco JL. Sagittal parameters of the spine: biomechanical approach. Eur Spine J. 2011; 20 Suppl 5:578–585

[6] Mac-Thiong JM, Roussouly P, Berthonnaud E, Guigui P. Age- and sex-related variations in sagittal sacropelvic morphology and balance in asymptomatic adults. Eur Spine J. 2011; 20 Suppl 5:572–577

[7] Mac-Thiong JM, Berthonnaud E, Dimar JR, II, Betz RR, Labelle H. Sagittal alignment of the spine and pelvis during growth. Spine. 2004; 29(15):1642–1647

[8] Mac-Thiong JM, Labelle H, Roussouly P. Pediatric sagittal alignment. Eur Spine J. 2011; 20 Suppl 5:586–590

[9] Vialle R, Levassor N, Rillardon L, Templier A, Skalli W, Guigui P. Radiographic analysis of the sagittal alignment and balance of the spine in asymptomatic subjects. J Bone Joint Surg Am. 2005; 87(2):260–267

[10] Boulay C, Tardieu C, Hecquet J, et al. Sagittal alignment of spine and pelvis regulated by pelvic incidence: standard values and prediction of lordosis. Eur Spine J. 2006; 15(4):415–422

[11] Brinjikji W, Luetmer PH, Comstock B, et al. Systematic literature review of imaging features of spinal degeneration in asymptomatic populations. AJNR Am J Neuroradiol. 2015; 36(4):811–816

[12] Kepler CK, Hilibrand AS, Sayadipour A, et al. Clinical and radiographic degenerative spondylolisthesis (CARDS) classification. Spine J. 2015; 15(8): 1804–1811

[13] Gille O, Challier V, Parent H, et al. Degenerative lumbar spondylolisthesis: cohort of 670 patients, and proposal of a new classification. Orthop Traumatol Surg Res. 2014; 100(6) Suppl:S311–S315

[14] Schwab F, Ungar B, Blondel B, et al. Scoliosis Research Society—Schwab adult spinal deformity classification: a validation study. Spine. 2012; 37(12): 1077–1082

[15] Obeid I, Boissière L, Yilgor C, et al. Global tilt: a single parameter incorporating spinal and pelvic sagittal parameters and least affected by patient positioning. Eur Spine J. 2016; 25(11):3644–3649

[16] Ryan DJ, Protopsaltis TS, Ames CP, et al. T1 pelvic angle (TPA) effectively evaluates sagittal deformity and assesses radiographical surgical outcomes longitudinally. Spine. 2014; 39(15):1203–1210

[17] Lafage V, Schwab F, Patel A, Hawkinson N, Farcy JP. Pelvic tilt and truncal inclination: two key radiographic parameters in the setting of adults with spinal deformity. Spine. 2009; 34(17):E599–E606

[18] Cortet B, Houvenagel E, Puisieux F, Roches E, Garnier P, Delcambre B. Spinal curvatures and quality of life in women with vertebral fractures secondary to osteoporosis. Spine. 1999; 24(18):1921–1925

[19] Vaccaro AR, Silber JS. Post-traumatic spinal deformity. Spine. 2001; 26(24) Suppl:S111–S118

[20] Wenger DR, Frick SL. Scheuermann kyphosis. Spine. 1999; 24(24):2630–2639

[21] Simmons EH. Kyphotic deformity of the spine in ankylosing spondylitis. Clin Orthop Relat Res. 1977; 128:65–77

[22] Roussouly P, Pinheiro-Franco JL. Biomechanical analysis of the spino-pelvic organization and adaptation in pathology. Eur Spine J. 2011; 20 Suppl 5: 609–618

[23] Siebenrock KA, Kalbermatten DF, Ganz R. Effect of pelvic tilt on acetabular retroversion: a study of pelves from cadavers. Clin Orthop Relat Res. 2003; 407:241–248

[24] Ben-Galim P, Ben-Galim T, Rand N, et al. Hip-spine syndrome: the effect of total hip replacement surgery on low back pain in severe osteoarthritis of the hip. Spine. 2007; 32(19):2099–2102

[25] Offierski CM, MacNab I. Hip-spine syndrome. Spine. 1983; 8(3):316–321

[26] Devin CJ, McCullough KA, Morris BJ, Yates AJ, Kang JD. Hip-spine syndrome. J Am Acad Orthop Surg. 2012; 20(7):434–442

[27] Fogel GR, Esses SI. Hip spine syndrome: management of coexisting radiculopathy and arthritis of the lower extremity. Spine J. 2003; 3(3):238–241

[28] Roussouly P, Gollogly S, Berthonnaud E, Dimnet J. Classification of the normal variation in the sagittal alignment of the human lumbar spine and pelvis in the standing position. Spine. 2005; 30(3):346–353

[29] Laouissat F, Sebaaly A, Gehrchen M, Roussouly P. Classification of normal sagittal spine alignment: refounding the Roussouly classification. Eur Spine J. 2018; 27(8):2002–2011

[30] Fujiwara A, Tamai K, Yamato M, et al. The relationship between facet joint osteoarthritis and disc degeneration of the lumbar spine: an MRI study. Eur Spine J. 1999; 8(5):396–401

[31] Barrey C, Jund J, Noseda O, Roussouly P. Sagittal balance of the pelvis-spine complex and lumbar degenerative diseases. A comparative study about 85 cases. Eur Spine J. 2007; 16(9):1459–1467

[32] Barrey C, Jund J, Perrin G, Roussouly P. Spinopelvic alignment of patients with degenerative spondylolisthesis. Neurosurgery. 2007; 61(5):981–986, discussion 986

[33] Jackson RP, McManus AC. Radiographic analysis of sagittal plane alignment and balance in standing volunteers and patients with low back pain matched for age, sex, and size. A prospective controlled clinical study. Spine. 1994; 19 (14):1611–1618

[34] Jackson RP, Kanemura T, Kawakami N, Hales C. Lumbopelvic lordosis and pelvic balance on repeated standing lateral radiographs of adult volunteers and untreated patients with constant low back pain. Spine. 2000; 25(5):575–586

[35] Sebaaly A, Grobost P, Mallam L, Roussouly P. Description of the sagittal alignment of the degenerative human spine. Eur Spine J. 2018; 27(2):489–496

[36] Ohrt-Nissen S, Bari T, Dahl B, Gehrchen M. Sagittal alignment after surgical treatment of adolescent idiopathic scoliosis-application of the Roussouly classification. Spine Deform. 2018; 6(5):537–544

[37] Sebaaly A, Gehrchen M, Silvestre C, Kharrat KE, Bari T, Kreichati G, et al. Restoring the spinal shape in adult spinal deformity according to the Roussouly classification and its effect on mechanical complications: a multicentric study (in preparation)

[38] Kiaer T, Gehrchen M. Transpedicular closed wedge osteotomy in ankylosing spondylitis: results of surgical treatment and prospective outcome analysis. Eur Spine J. 2010; 19(1):57–64

[39] Cho K-J, Kim K-T, Kim W-J, et al. Pedicle subtraction osteotomy in elderly patients with degenerative sagittal imbalance. Spine. 2013; 38(24): E1561–E1566

[40] Lenke LG, Sides BA, Koester LA, Hensley M, Blanke KM. Vertebral column resection for the treatment of severe spinal deformity. Clin Orthop Relat Res. 2010; 468(3):687–699

[41] Kim HJ, Bridwell KH, Lenke LG, et al. Patients with proximal junctional kyphosis requiring revision surgery have higher postoperative lumbar lordosis and larger sagittal balance corrections. Spine. 2014; 39(9):E576–E580

第四篇　脊柱的矢状位平衡在病理学中的应用

The Sagittal Balance of the Spine in Pathology

第 9 章　局部应力：腰背痛与退行性变的节段机制，以及脊柱定向应力（接触力理论）

Local Stresses: Segmental Mechanism of Low Back Pain and Degeneration, and Stresses According to Spinal Orientation— Contact Forces Theory

Amer Sebaaly　João Luiz Pinheiro-Franco　Pierre Roussouly **著**

陈　龙 **译**

刘玉增　李　利 **校**

摘要：与四足动物相比，人类的脊柱可使身体处于直立姿势。脊柱和骨盆的整体垂直方向使重力对脊柱结构有更强的持续应力。正常脊柱生理功能与起重机相似，受 3 个方向机械力控制，即前方向下的重力（患者自身体重），使脊柱直立和允许行走的后方肌肉，以及腹部形状在该系统中的作用。但病理学中只有 2 个主要作用力，即重力和后方肌肉力量（muscle force，MF）。脊柱单位上总接触力为 2 个作用力之和。同时，相同垂直力分布取决于椎体矢状位方向。各种脊柱形态会导致不同方向的接触力。因此，认识各种脊柱骨盆形态类型可有助了解体重与肌肉平衡所引起的力学生理分布、脊柱单位方向和运动范围。应力异常增大可解释疼痛来源和脊柱退变原因。

关键词：接触力，脊柱形态，脊柱退变，Roussouly 分类

一、概述

脊柱形成的中轴骨是一复杂多关节系统，支撑头部和躯干，并将负荷节能合理地传至下肢。该系统在中枢神经系统和局部肌肉控制下，平稳传递力而不增加退变。确保生物力学作用的同时，脊柱保护神经元（脊髓、马尾神经和神经根）和血管结构（椎动脉）。所有脊椎动物都具有共同的脊柱结构，但与四足动物相比，人类脊柱必须具有垂直性，四足动物的脊柱就像前腿和后腿之间的桥梁。四足动物由于脊柱与地面平行，胸腰椎几乎不用承受重力。其椎间盘排列与脊柱平行，不会受到重力的直接垂直压力（图 9-1）。后足加速产生的水平力是唯一的压力。后足的推动力是从过度前倾的骨盆通过位于股骨头前方垂直的骶骨底传递而来。与恐龙或鸟类等其他两足动物相比，人类的特征是直立。脊柱和骨盆的整体垂直方向会使重力对脊柱结构产生更强的持续作用。最省力且稳定地维持身体直立姿势至关重要。

美国骨科医师学会将脊柱稳定性定义为"椎体在所有生理运动中保持连续性并维持正常运动范围的能力"[1]。脊柱稳定性意味着在上肢与下肢之间传递力量时，躯干产生维持稳定的力量。

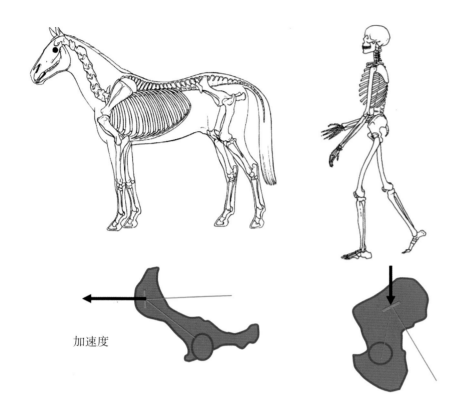

◀ 图 9-1　四足动物与人的骨盆方向比较

四足动物的骨盆向前倾斜，骶骨底垂直以提供水平力和加速度。在人体中，骨盆向后倾斜以支撑垂直体重

加速度

由此可减少肌肉运动能量消耗，防止脊柱出现早期机械性损害[2]。限制节段活动是维持稳定性的另一要素，而脊柱整体协调柔韧性与每个脊柱节段单位有关。既往对脊柱不同节段活动度进行研究[3, 4]，发现每节段运动范围很小，很少超过 $5° \sim 6°$。

本章回顾性分析腰背痛产生机制，重点关注接触力和力的传递，同时将脊柱力线的新发现应用于这些力的产生，分析可能的疼痛作用机制。

二、历史回顾

16 世 纪，Hippocrates、Galen 及 Vesalius 都详细描述了脊柱解剖结构，Giovanni Alfonso Borelli 在 De Motu Animalium 一书中探讨了脊柱力学功能。作者描述各种情况下肌肉与关节的相互作用以及作用在脊柱上的力（见第 1 章）。随后，Jean Cruveilhier 使用欧拉定律（Euler's Law）证明脊柱的连续曲度利于脊柱承重。19 世纪，德国众多学者试图确定重心的位置，从而更精确地定义人体各个层面上重心的位置。1987年，Duval-Beaupère 报道使用 γ 射线扫描仪连续扫描人体识别整体重心以及各部位重心的技术。基于脊柱单位的概念，众多学者（如 Panjabi、Dimnet）描述了椎间运动。最近，Dimnet 运用起重机原理定义不同重力和肌肉力量的组合，这些力在各节段产生整体接触力。

三、脊柱功能单位和正常运动范围

脊柱生物力学单位是脊柱功能单位（functional spinal unit，FSU）。脊柱功能单位由 2 个相邻的椎体与 1 个椎间盘及相应的韧带组成（图 9-2）[5]。脊柱功能单位的主要功能是在保护神经元的同时提供脊柱运动。脊柱功能单位的另一功能是通过骨盆和股骨头将身体重量传递到下肢。脊柱功能单位的功能很大程度上依赖其解剖结构（骨性结构、周围的肌肉和韧带）和不同结构之间的相互作用，并需要中枢神经系统控制[2]。

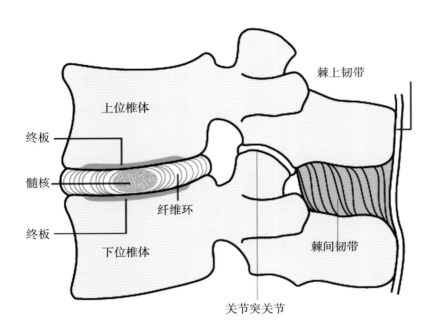

◀ 图 9-2 脊柱功能单位由 2 个相邻椎体、小关节、椎间盘和周围的韧带组成

棘上韧带

上位椎体

终板

髓核

纤维环

终板

下位椎体

棘间韧带

关节突关节

日常活动中脊柱垂直负荷为 500～1000N，近乎体重的两倍。负重后压力增加至近 5000N，接近脊柱最大承重负荷的一半[6]。这些负荷通过脊柱椎体、椎间盘、关节突关节和矢状位曲度传递[2]。椎体的解剖结构和形态在负荷传递中起重要作用。其承重能力从颈椎的 200N 递增至腰椎的 8000N 左右。这是由于从颈椎到腰椎，椎体逐渐增大（C_1 没有椎体，S_1 椎体最大）。椎体大小的递增方式遵循了沃尔夫定律（Wolff's law）："骨骼根据施加力的大小和方向来适应其质量和结构。"骨的微结构在负载传递中也起着重要作用。正常椎体中，骨小梁排列有垂直和水平两种。当垂直骨小梁系统传递压力时，水平骨小梁系统通过将弯曲力传递到骨皮质外层以减少垂直骨小梁系统上的弯曲力[7]。骨质疏松椎体，水平骨小梁稀疏，垂直骨小梁伸长。这种现象在椎体前柱更为明显，因此前柱楔形变的骨质疏松性骨折发病率较高[8]。

椎间盘是负荷传递的另一组成部分。它既有韧带（抗拉伸）又有滑膜关节（抗压缩）特性。纤维环的纤维方向限制了脊柱功能单位在轴向（限制旋转）、矢状位（限制屈曲，伸展）和冠状面（限制侧凸）中的运动。另一方面，髓核充当

两个终板之间的垫片，充当减震器和负荷传递器。有趣的是，四足动物与人类相比，相同的脊柱功能单位具有不同功能。四足动物椎间盘用于稳定地运动和传递推进力，但无须支撑重力，而人类重力负荷是脊柱功能单位必须承受的主要力量。这或可解释人类脆弱的椎间盘比四足动物更易患病。

最终传递负荷的结构是关节面。关节面作用于后柱（在 Denis 模型中）并主要抵消剪切力。C_1～S_1 关节面形状、大小及方向的改变与椎体类似，以适应不断增加的负荷传递需求。通常来说，正常脊柱椎间盘承受负荷超过 90%。我们需要关注正常脊柱的定义。现代研究表明，脊柱矢状位形态各异，从更直（或弯曲减低）到更弯曲的脊柱形状各不相同，并随着脊柱功能单位矢状位方向的不同，应力/负荷承受能力在椎间盘后方以及小关节后方出现不同分布。随着椎间盘进一步退变，椎间盘高度下降，负荷通过后方关节面传递，承受超过一半的压力负荷。这导致小关节增生和骨关节炎。

椎间盘起滑膜关节的作用，可将其与其他关节进行比较，如膝关节或肘关节。每个关节都有正常运动范围，超出该范围时，运动会引起疼痛

（过伸和过屈）。与肘部相似，此原理同样适用于运动范围较小（5°）的脊柱功能单位。运动范围最终会随着退变而变小。椎间盘退变限制屈曲并使过屈的临界值接近中立位，而小关节炎则限制伸展并使过伸的临界值接近中立位（图 9-3）。脊柱功能单位处于脊柱过度前凸状态时，进一步使伸展功能受限。这种结构（即 1 型脊柱）中，胸腰椎后凸的增加导致已经增大的远端脊柱前凸过度代偿而引起疼痛。由于伸展时尾端疼痛位置

非常接近中立位，因此很快就难以忍受脊柱过度前凸的姿势，例如仰卧时伸膝。过伸时（如 1 型胸腰椎前凸部位的骨质疏松性骨折中）会难以忍受且有腰痛，还会增加小关节增生的风险（图 9-4）。因此，这些患者通过侧卧并蜷曲躯干来缓解疼痛。与之相反，前屈减小的脊柱功能单位中立位更接近过屈的临界值。这种现象在 2 型脊柱中可见，患者可能由于椎间盘多发病变而出现腰椎后凸的姿势，患者由于无法避免地过屈而引

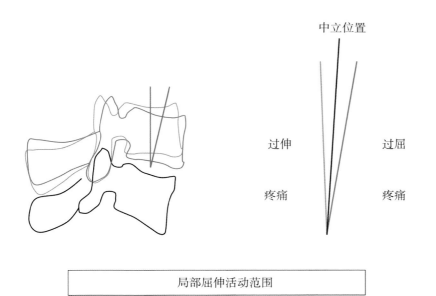

▲ 图 9-3　脊柱功能单位（FSU）的正常运动范围
中立位置在过屈和过伸之间的角平分线附近。请注意，FSU 的平均运动范围约为 5°

中立位置

过伸　　　　　　过屈

疼痛　　　　　　疼痛

局部屈伸活动范围

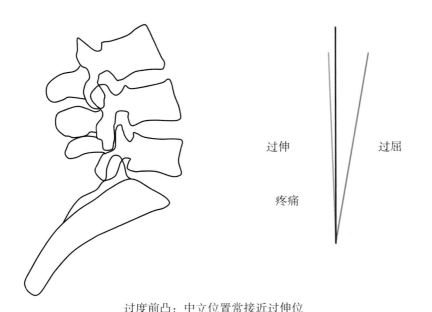

▲ 图 9-4　过伸位的脊柱功能单位
中立位置接近过伸的临界值，进一步伸展会引起疼痛

过伸　　　　　过屈

疼痛

过度前凸：中立位置常接近过伸位

起疼痛，过伸位仰卧即可缓解（图 9-5）。另外，不同退变机制也会改变脊柱功能单位的运动范围（图 9-6）。

四、起重机原理和接触力

正常的脊柱生理功能可比作受三脚架机械力控制的起重机功能，即前方向下的重力（患者自身体重），使脊柱直立和允许行走的后方肌肉力量，以及腹部形状在该系统中的作用。男女的腹部形状不同，并且随着年龄的增长而变化。年轻患者可收缩腹部肌肉使腹部更加结实，有助于脊柱向前支撑的力量。老年患者腹肌无力且腹部增大。更年期之前，女性脂肪沉积集中在臀部及臀部周围（呈臀区梨型分布），而男性和绝经后女性脂肪沉积在腹部周围（呈腰区苹果型分布）。此外，男性腹部形状和绝经后女性腹部形状有所不同。男性腹部呈圆形且膨隆（具有更多的肌肉组织），使其保持较高的腹内压而起到减震的作用，并有助于对抗脊柱前凸和后凸。同时，绝经

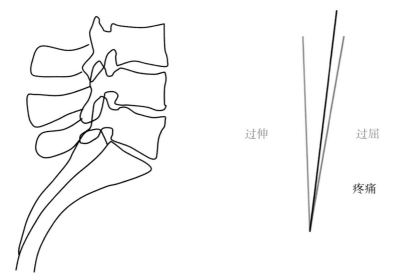

前凸减小：中立位置常接近过屈位

◀ 图 9-5　过屈位的脊柱功能单位

中立定位接近过屈的临界值，进一步屈曲会引起疼痛

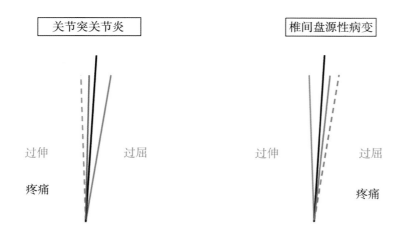

关节突关节炎　　椎间盘源性病变

伸展受限置常接近过屈位　　屈曲受限

◀ 图 9-6　退行性改变对脊柱功能单位运动范围的影响

关节突关节炎使伸展受限，而椎间盘疾病使屈曲受限

后妇女腹部松垮，上腹下垂时，增加对脊柱前凸的作用（图 9-7）。病理学中，腹部作用较弱，为简化起重机系统，我们把腹部形状从等式中删除，仅讨论两个主要作用力，即自身重力和后方肌肉力量（MF）。

自身重力并非由施加在地面上的总重量引起，而是在每节脊柱水平上产生。垂直力与作用在每节脊柱上的重量有关，故越靠近尾端（在腰骶部区域），作用力越大。这是 Duval–Beaupère 重心测量理论的核心。使用 γ 射线，Duval–Beaupère 能够测量体重，同时测量骨盆上方每节段对应的体重中心。Duval–Beaupère 技术可分别评估每功能节段单位，并通过上方不同节段的总和来计算其承受的重力。测力板技术可计算整体的重力。无法确定某一特定椎体所受到的重力是否与整体重力完全相等，但由于很接近，可视为一致。然而这项研究是实验性的，难以应用于临床。为了更容易地定义整体重力线，部分学者结合测力板及站立位 X 线片，将重心的垂直投影定位在地面上，并显示在 X 线片上。

重心始终位于足背并接近股骨头中心。即使并非完全准确，我们也可认为骨盆上方每个解剖部分的重心几乎接近整体重力线。

后方肌肉运动是椎旁肌群、腹后肌群与身体重力（body mass forces，BMFs）对抗的结果。该机械系统中把脊柱比作起重机的塔架。塔架的一侧，身体重力向前作用，而塔架的另一侧，后方肌群向后起对抗作用。作用在塔架上的接触力是身体重力和后方肌肉力量之和。为达到平衡，若 A 是身体重力到塔架的距离，B 是后方肌肉力量（MF）到塔架的距离，那么 A × 身体重力 =B × 后方肌肉力量。当身体重力（BMF）接近脊柱时，仅需很小的后方肌肉力量（MF）维持。根据接触力等于 BMF 与 MF 之和（BMF 恒

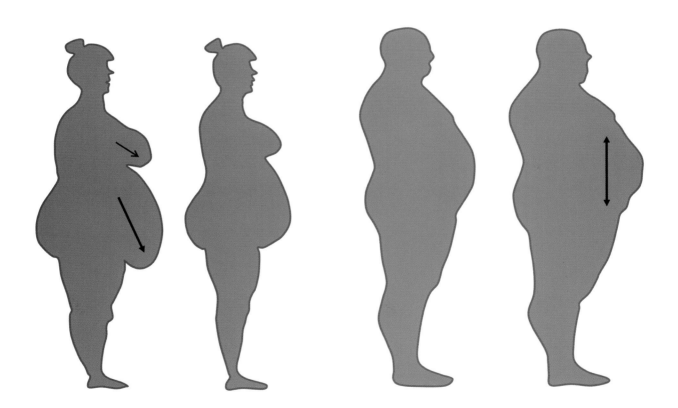

▲ 图 9-7　男女腹部形状上的差异

男性腹部膨隆圆形，可以向前支撑，而女性腹部和乳房的前向力倾向于使重力线向前方移位

定且 MF 增加），若身体重力（BMF）向前移位，则后方肌肉力量（MF）无法通过后移来代偿，需增加后方肌肉力量（MF），从而增加施加在脊柱上的接触力（图 9–8）。

该系统的主要目标是使重力线位于股骨头后方，以较省力地保持平衡及人类直立行走。实际上，如图 9–8 所示，该力的力矩等于矢量力乘以水平臂的距离（矢量）。因为竖脊肌的水平力臂是恒定并保持脊柱平衡，重力的力矩加大会使增加后竖脊肌的负荷，从而增加该肌群疲劳的可能性。下位椎间盘的接触力随着系统失平衡而增加（图 9–8）。

五、正常脊柱的压力和剪切力

当欧拉定律（Euler's Law）应用于脊柱生理弯曲时，抗压强度与曲度平方加 1 成正比 $\{R=[（曲线数）^2 + 1] \times K\}$，脊柱直立时，抗压强度为最小值 1K。实际上，脊柱功能单位内，垂直的压力通常分为两个力：一为平行于椎间盘并试图向前或向后移动椎体（剪切力），另为垂直于椎间盘，使脊柱功能单位趋于稳定，但该力导致椎间盘内压力较高（图 9–9）。

同一垂直力的分布取决于椎体矢状位方向。位于曲度顶点（脊柱前凸或后凸顶点）的椎体实际上是水平的。重量传递的垂直力分为较小的剪切力和较高的压缩力。同时，位于弯曲末端的椎体趋于较高的剪切力和较小的压缩力（图 9–9）。

此生物力学概念可解释生理和病理情况下的发现。首先，有文献证明，腰椎间盘病变最常见位置是 $L_4 \sim L_5$[9]。以下事实可以解释，即 $L_4 \sim L_5$ 椎间盘大多是水平的，并承受较高压力负荷，因此椎间盘内承受较高压力。其次，Roussouly 团队明确了不同脊柱形态导致退变的情况也不尽相同（见第 6 章）[10]。Roussouly 团队指出 2 型脊柱发生多节段椎间盘退变的情况较多，而 4 型脊柱发生椎体前滑脱的概率较高[11]。2 型脊柱前凸的退变主要由较直脊柱内的较高压应力引起。椎间盘退变是 2 型脊柱骨盆退变的始动因素。同时，L_4 和 L_5 椎体倾斜在小关节后方

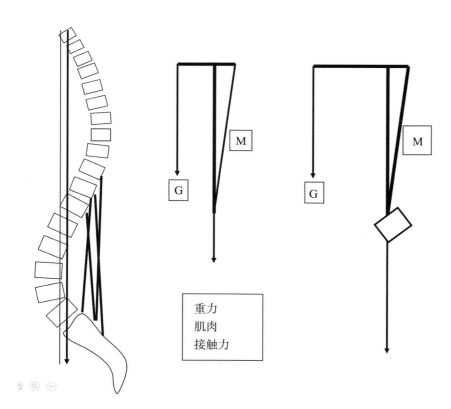

◀ 图 9–8 接触力的定义以及肌力的代偿可减少重力线向前位移的影响

重力
肌肉
接触力

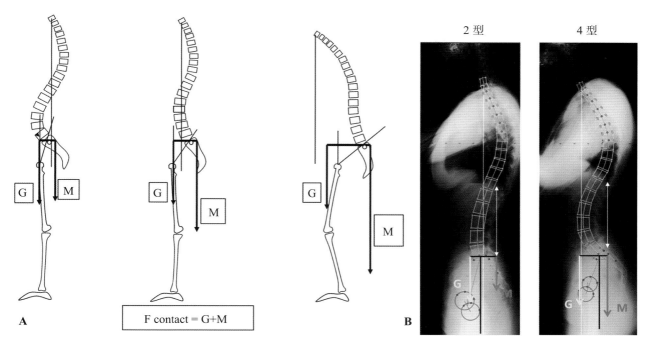

▲ 图 9-9　**A.** 2 型、4 型脊柱形态及病理情况下接触力增加的区别；**B.** 在脊柱全长侧位片上标记出接触力

产生高接触力，导致小关节增生和骨关节炎，并产生腰椎前滑脱的高剪切力。

文献中很少探讨一种脊柱类型，即 1 型或胸腰椎后凸畸形。这种脊柱类型与低 PI、低 SS、脊柱前凸的椎体数量少及前凸顶点位于 L_5 椎体相关。这种类型中，$L_5 \sim S_1$ 关节实际没有剪切力，但小关节后方压力更高，因此 $L_5 \sim S_1$ 小关节更易退变[12]。$L_5 \sim S_1$ 椎间盘退变的发生率较低，因为大多数压力集中在小关节上。$L_2 \sim L_3$ 椎体后滑脱发生率更高，主要因为 $L_2 \sim L_3$ 脊柱功能单位倾斜度很大，使其容易受增加的剪切力及椎体后滑脱影响。

六、生物力学原理在脊柱疾病中的应用

脊柱功能单位的方向及位置与脊柱整体形态的结合，可用于解释脊柱力学疾病。脊柱力学研究表明，屈曲或伸展状态下过度应力可解释由于局部脊柱方向导致过度运动和高压力引起的局部疼痛。比如，4 型脊柱中，较大的脊柱生理前凸在过伸时过分弯曲，腰背部小关节压力来自两方面：局限在后方结构的接触力及过伸的脊柱功能单位。此机制甚至可能在退变前就产生腰痛。如第 10 章所述，根据不同脊柱骨盆形态类型，退变机制和位置与特定的机械应力密切相关。

显然，近端交界性后凸畸形（PJK）具有重要的力学原因，脊柱结构应力分布理论可能提供新的解释。基于两种不同情况，我们构造了局部交界性接触力（图 9-10）。病例 1 中，腰椎复位不足可通过骨盆后倾代偿。脊柱后移使交界区向后远离重力投影。这种情况结合垂直的胸椎可以解释交界区的过度应力及 PJF（近端交界性失败）。病例 2 中，过长的脊柱前凸使胸椎向后位移远离头部。头部重力力矩过大，背部肌肉无法代偿从而导致 PJF。

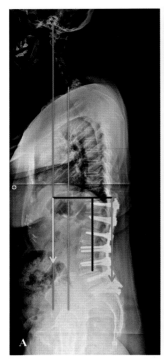
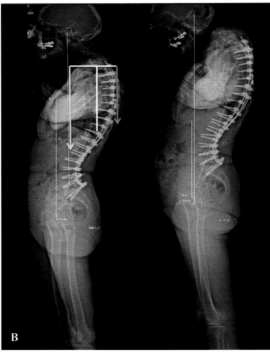

◀ 图 9-10　**A.** 病例 **1** 示脊柱平衡恢复不足，导致胸椎过伸。这会增加肌肉活动并引起接触力的急剧增加。从而导致近端交界性失败；**B.** 病例 **2** 显示重力线向前移位，而肌肉代偿不足导致近端交界性后凸

七、结论

人体直立姿势对脊柱和骨盆施加了特定机械应力以抵消重力。达到理想平衡的目的是最大程度减少不同脊柱结构（椎体、椎间盘和小关节）的应力。脊柱单位方向和运动范围方面，识别各种脊柱骨盆形态类型可以更好了解体重和肌肉平衡引起的力学生理分布。异常的过度应力可助我们更好地解释疼痛和脊柱退变的力学原因。手术融合的位置可能会影响到机械力的分布并引起非预期的并发症，如 PJK。

参考文献

[1] Kirkaldy-Willis W. Presidential Symposium on Instability of the Lumbar Spine: Introduction. Spine. 1985;10(3):254
[2] Izzo R, Guarnieri G, Guglielmi G, Muto M. Biomechanics of the spine. Part I: spinal stability. Eur J Radiol. 2013; 82(1):118–126
[3] Oxland TR. Fundamental biomechanics of the spine—what we have learned in the past 25 years and future directions. J Biomech. 2016; 49(6):817–832
[4] Stagnara P, De Mauroy JC, Dran G, et al. Reciprocal angulation of vertebral bodies in a sagittal plane: approach to references for the evaluation of kyphosis and lordosis. Spine. 1982; 7(4):335–342
[5] Kowalski RJ, Ferrara LA, Benzel EC. Biomechanics of the spine. Neurosurg Q. 2005; 15(1):42–59
[6] Wilke HJ, Neef P, Caimi M, Hoogland T, Claes LE. New in vivo measurements of pressures in the intervertebral disc in daily life. Spine. 1999; 24(8): 755–762
[7] Pollintine P, Dolan P, Tobias JH, Adams MA. Intervertebral disc degeneration can lead to "stress-shielding" of the anterior vertebral body: a cause of osteoporotic vertebral fracture? Spine. 2004; 29(7):774–782
[8] Sebaaly A, Rizkallah M, Bachour F, Atallah F, Moreau PE, Maalouf G. Percutaneous cement augmentation for osteoporotic vertebral fractures. EFORT Open Rev. 2017; 2(6):293–299
[9] Weinstein JN, Lurie JD, Tosteson TD, et al. Surgical vs nonoperative treatment for lumbar disk herniation: the Spine Patient Outcomes Research Trial (SPORT) observational cohort. JAMA. 2006; 296(20):2451–2459
[10] Roussouly P, Gollogly S, Berthonnaud E, Dimnet J. Classification of the normal variation in the sagittal alignment of the human lumbar spine and pelvis in the standing position. Spine. 2005; 30(3):346–353
[11] Roussouly P, Pinheiro-Franco JL. Biomechanical analysis of the spino-pelvic organization and adaptation in pathology. Eur Spine J. 2011; 20 Suppl 5: 609–618
[12] Scemama C, Laouissat F, Abelin-Genevois K, Roussouly P. Surgical treatment of thoraco-lumbar kyphosis (TLK) associated with low pelvic incidence. Eur Spine J. 2017; 26(8):2146–2152

第 10 章　根据脊柱骨盆形态学的脊柱退变机制
Mechanisms of Spinal Degeneration According to Spinopelvic Morphotypes

João Luiz Pinheiro–Franco　Pierre Roussouly　**著**

张苡齐　张耀申　**译**

孟祥龙　刘宝戈　**校**

摘要： 脊柱矢状位平衡已成为脊柱手术的重要衡量指标。骨盆 – 脊柱参数和脊柱整体平衡的评估为脊柱疾病外科治疗提供了新视角。脊柱曲度的特点取决于其范围和角度，这些参数因人而异，整体曲度分布不一，因此形成 4 种脊柱 – 骨盆形态类型分类。

Roussouly 等利用侧位片骶骨倾斜角（SS）和骨盆入射角（PI），根据腰椎前凸 4 种类型，将脊柱骨盆分为 4 种形态，根据前凸类型揭示脊柱退变趋势。因重力和肌肉力量会对脊柱关节施加不同机械应力，有学者认为，脊柱不同退变程度也取决于脊柱结构。本章详细介绍了这些退变类型，使读者更好地了解每种特定脊柱 – 骨盆形态的自然退变史，从而制定更适合的治疗方案。

关键词： 脊柱骨盆，脊柱骨盆类型，脊柱前凸类型，矢状位平衡，Roussouly 分型，矢状位平衡分类，椎间盘退变自然史，脊柱骨盆形态自然史，矢状位平衡在脊柱退变中的作用，椎间盘退变，后方小关节退变，脊柱病理形态，椎管狭窄，骨盆后倾

一、概述

脊柱矢状位平衡是脊柱外科的重要衡量指标。对骨盆参数、脊柱参数的分析及对脊柱整体平衡的评估为脊柱疾病的外科治疗提供了新视角。自希波克拉底（Hippocrates）以来，腰椎矢状位前凸角（LL）被定义为 $T_{12} \sim S_1$ 的角度。最近，Stagnara 等[1] 和 Berthonnaud 等[2] 重新定义了人类远端脊柱前凸的功能边界，即前凸转变为后凸的临界点。脊柱曲度的特点取决于其范围和角度，参数大小因人而异。然而，整体脊柱前凸曲度分布不一，4 种脊柱骨盆形态类型的分类由此而来。

Roussouly 等利用侧位片骶骨倾斜角（SS）和骨盆入射角（PI），根据脊柱前凸的不同，将脊柱骨盆形态分为 4 种类型[3]，并根据脊柱前凸类型揭示了脊柱退变趋势。因重力和肌肉力量对脊柱关节会施加不同机械应力，故有学者认为，脊柱退变的不同也因脊柱结构而异。本章详细介绍了这些退变类型的分类，使读者更好地了解每种特定脊柱骨盆分型的脊柱自然退变史，从而采取更适合的治疗。

二、远端脊柱前凸和骨盆入射角是脊柱平衡的调节因素

如第 6 章所述，作者在此强调腰椎前凸角（LL）和远端脊柱前凸（DSL）定义的不同之处。基于功能不同（Berthonnaud 等[2]），新的术语 DSL 被定义为 S_1 终板与前凸过渡到后凸的临界

点之间的延伸部分（图 10-1）。LL 仍然定义为 $T_{12} \sim L_1$ 与 S_1 之间的前凸。

LL 和 SS 与骨盆方向有整体关系（$r=0.85$），受 PI 值影响较大（$r=0.83$）[4]。Stagnara 发现 LL 和 SS 之间有很强相关性[1]。同样，在无症状腰痛（LBP）个体中，LL 和 PI[1, 5] 之间也有重要相关性[6]。通常小 PI 意味着更小的 SS。Roussouly 发现 SS 和 PI 值之间的变化存在一定规律，从而将脊柱骨盆形态分为四种类型[7]。

三、远端脊柱前凸的几何学分析[8]

脊柱前凸的影像学参数已通过多种方法进行了研究和证明。Berthonnaud 等[2] 提出的圆弧系统理论认为，在数学角度，脊柱前凸可表示为以前凸顶点水平切线分界的 2 个连续圆弧（顶点水平由前凸顶点画出的切线垂直线决定）。前凸顶点水平线分成的 2 个圆弧，即脊柱前凸上弧（从

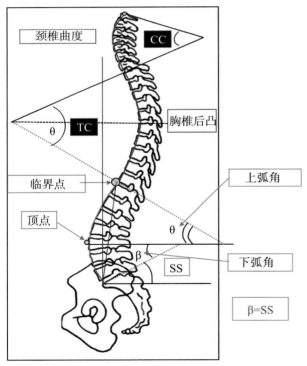

▲ 图 10-1　基于临界点的脊柱矢状位功能节段分布（引自 Berthonnaud[2]）
CC. 颈椎曲度；SS. 骶骨倾斜角；TC. 胸椎曲度

前凸顶点水平线至前后凸临界点）和脊柱前凸下弧（从脊柱前凸顶点水平线至骶骨终板）。下弧角度与 SS 角度相同[3]。

Roussouly 等在脊柱前凸 / 后凸节段分布的基础上，根据 SS 和 PI 的一致性（详见第 6 章），将脊柱前凸分为 4 种类型。前凸曲度的区别主要取决于前凸下弧角的大小。从几何结构上看，DSL 的下弧角等于 SS，同理，DSL 的上弧角等于胸椎后凸的下弧角。因此，DSL 的分析包括对下弧角（等于 SS）和上弧角的分析。加以区分，遂将 SS 分为三类，即低 SS（< 35°）、中等 SS（35° < SS < 45°）和高 SS（> 45°）。

（一）低 SS（< 35°）

1.1 型腰椎前凸（胸腰段后凸）

小 SS（< 35°）对应小下弧。这种腰椎前凸的顶点很低。较短前凸于下弧处形成锐角，同时腰椎前凸顶部伴有明显后移。地秤角（weighbridge angle）为尖锐的正角。因腰椎前凸很小，故胸椎后凸范围（TK）很大，并向尾端延伸超过 L_2。远端脊柱前凸（DSL）所包含椎体数目就会减少（≤ 3）。

2.2 型腰椎前凸（平背）

此类型前凸扁平，地秤角从正值到 0°。腰椎前凸也很小。前凸的临界点高于 1 型，顶点和前凸涉及椎体数目也高于 1 型。TK 与扁平的前凸相对应，同样是平的。

（二）中等 SS（35° < SS < 45°）

3 型腰椎前凸（协调）

理论来说，这是一种协调的脊柱；临界点在胸腰交界处。前凸被分成 2 个相近的弧形，顶点位于 L_4 中心。这种前凸通常由 4 ~ 5 个椎体组成，地秤角也是从正值至 0°。

（三）高 SS（> 45°）

4 型腰椎前凸（过度前凸）

该型具有最大脊柱前凸，SS 高，下弧角也

大（>45°）。腰椎前凸由 5 个以上椎体组成。前凸顶点很高（L₄ 以上），临界点也很高，超过了传统 $T_{12} \sim L_1$ 作为腰椎前凸上端椎的限制。TK 与较大前凸相呼应，也表现得非常大。

Roussouly 等发现，1 型和 2 型前凸的 PI 通常较小，而 3 型和 4 型 PI 通常较大[9]。作者还注意到，在骨盆明显前倾的情况下，骨盆倾斜角（PT）会非常小，甚至 <10°，有时还会为负值。这种情况称为伴有小 PI 的前倾 3 型前凸，表现为 SS>40° 合并小 PI[10]。PI 可以提示 LL 形态类型的趋势但却不能从 PI 估计 LL 值（图 10-2）。

四、腰椎前凸和胸椎后凸角

脊柱参数 LL 和 TK 相互依赖。Jackson 和 McManus[11] 发现 LL 和 TK 之间存在显著相关性[6]。因此圆弧切线分割法同样适用胸椎部分。LL 上弧与 TK 下弧直接相关，互相影响。这在 1 型前凸（过小的 LL 下弧）表现更加明显，由于总 LL 主要取决于 LL 的上弧，故胸腰段的腰椎上弧要代偿胸椎下弧。

TK 的延伸可能会超出胸腰段。LL 和 TK 有时会被一段较直的脊柱节段分隔开，这个节段由不定数目椎体组成。此变化的意义尚需验证。

五、接触力：重力和肌肉力量的合力

我们假设脊柱骨盆形态类型与计算机断层扫描（CT）和磁共振成像（MRI）中发现的退变

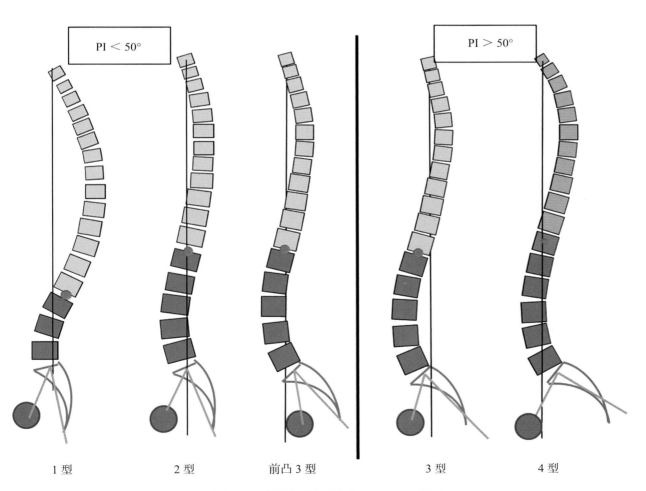

PI < 50°			PI > 50°	
1 型	2 型	前凸 3 型	3 型	4 型

▲ 图 10-2　根据骨盆入射角的 Roussouly 分型

存在相关性。在失衡的脊柱中，向前的重力总是超过向后的肌肉力量。依据脊柱骨盆形态特点，这些接触力，即重力作用和肌肉作用的总和，可能对脊柱的前部（即椎体和椎间盘或脊柱后方关节突关节）施加更大的压力。脊柱平坦或前凸较小的人群，其接触力主要集中在椎体前方的椎间盘和椎体。相反，弯曲明显的前凸会产生较高的负荷作用于后方关节突关节。且 SS 越大，由此产生的向前滑移剪切力就越大。

本章前文所述的基于有限元的脊柱模型证实了这种负荷的变化取决于脊柱骨盆类型。

在 2 型前凸，也就是"平背"类型中，这种接触力主要集中在腰椎前方结构，从而增加椎间盘的压力。在节段短、角度大的 DSL 和胸腰椎后凸（TLK）的 1 型前凸中，这种负荷应力主要集中在远端脊柱前凸的后方小关节处；但在 TLK 部分，这种负荷力更多地集中在 TLK 前方，从而造成 TLK 区域前方椎间盘更高压力。

在较大脊柱前凸 4 型中，这种合力后移集中在后方小关节。在矢状位层面，这会在腰椎弧度的远端导致小关节病、腰椎管狭窄和椎体滑脱（退行性腰椎滑脱）的骨重建。很明显，在老化和自然退化过程中，矢状位脊柱骨盆结构决定了哪些会发生特定改变。在 CT 扫描和 MRI 中，四种脊柱骨盆形态类型都会趋向于产生某种特定结果（图 10-3）[7, 8]。

六、矢状位力线平衡在局部椎体间退变的影响

根据在无症状人群的矢状位平衡分级，我们假设不同类型形态存在着不同的退变过程。

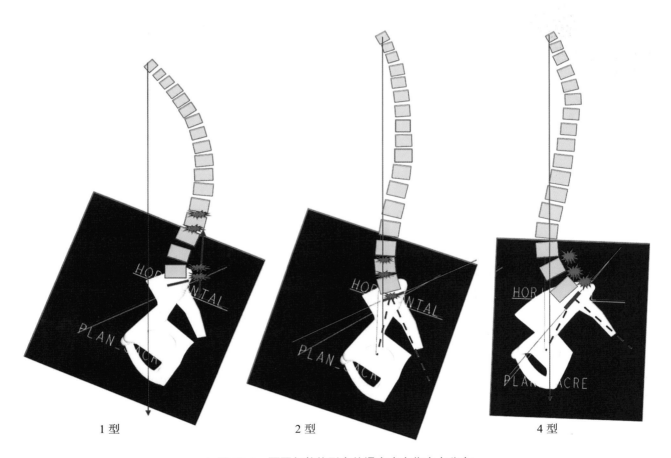

1 型　　　　　2 型　　　　　4 型

▲ 图 10-3　不同矢状位形态的退变应力集中点分布

（一）1 型腰椎前凸

该型人群表现为小 SS（＜35°）和小 PI
（＜45°），DSL 由较少椎体组成，并且前凸顶端
显著后移。这个短的远端过度前凸与胸腰椎后凸
（TLK）共同存在。这种前凸和后凸的结合导致
了胸腰椎椎间盘前方高应力以及腰椎向后的过度
伸展，从而导致在后方小关节产生较高应力。随
着年龄增加，胸腰段后凸部分会出现间盘负荷过
大，并往往在此区域导致椎间盘退变，还会带来
交界区（L$_2$～L$_3$）后滑脱，这也说明脊柱在尝
试恢复前凸和平衡，即脊柱总是在寻找一种更好
的整体平衡。前凸顶点较低时，在过度后伸状态
下，常常不损伤前方的 L$_4$～L$_5$ 和 L$_5$～S$_1$ 的椎
间盘，但是会造成棘突间紊乱及关节突关节炎。
这种远端过度后伸的状态可以解释由于椎间孔高
度下降引起的站立时的根性疼痛。这种过度后伸
可能通过胡桃夹现象（nutcracker phenomenon）
引起 L$_5$ 峡部裂。由于 PI 很小，骨盆后倾不太可
能代偿矢状位失衡。1 型的最终整体结构会保持
1 型原有结构以及一个短前凸。其在自然退变进
程下不会转变成其他类型（图 10-4）。

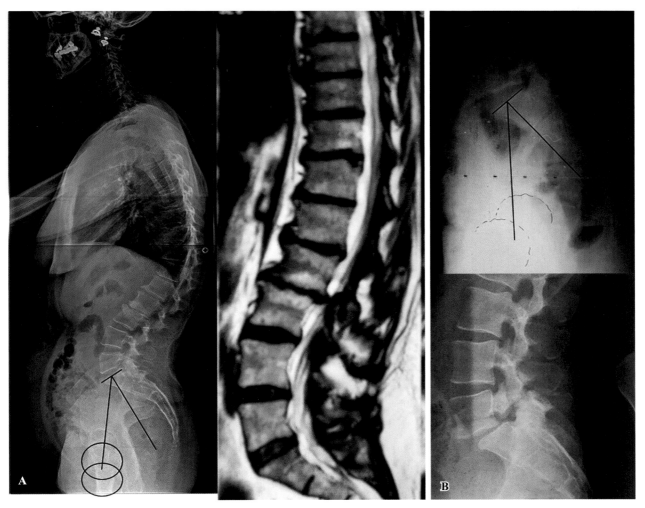

▲ 图 10-4　1 型退变演化进程

A. 典型 1 型退变伴随 TL 处椎间盘病理改变，L$_2$～L$_3$ 后滑脱及 L$_4$、L$_5$、S$_1$ 后方关节突关节炎；B. 由于远端过度伸展应力
造成胡桃夹现象，从而引起 L$_5$ 峡部损伤

（二）2 型腰椎前凸

2 型腰椎前凸是脊柱伴有小 SS（＜35°），小 PI（＜45°）。DSL 角度不大，并且从前凸到后凸的曲度过渡平滑。这是一种相当垂直的结构，由于腰椎椎间盘的倾斜很小，接近于水平线，所以腰椎间盘承受主要负荷。这些 2 型人群在他们一生会很早出现椎间盘退变以及中央型椎间盘突出。有些作者已经证实平直的前凸与椎间盘突出、低 LL 和 SL 是相关的[12, 13]。

Barrey[14] 认为小于 45 岁患有椎间盘突出症的患者往往表现出 2 型前凸。相反，大于 45 岁伴有腰椎间盘突出症的患者可表现为全部 4 种分型。最近一项研究（尚未发表），有作者发现 2 型前凸患者会发生腰椎退行性脊柱侧凸。2 型脊柱前凸的最终退变通常会丢失一部分 LL，PT 增大，且仍保持 2 型。由于 PI 很小，后倾的可能性微乎其微（图 10-5）。

（三）3 型腰椎前凸

3 型是一个平衡性很好的脊柱，理论上不太可能发展成特定的某种退变类型。可能会存在椎间盘病理改变、关节突关节炎或两者并存。起初 PT 会轻微增加，以弥补由于 SS 未达到 35° 而导致的脊柱前凸减少，并保持在 3 型范围。

（四）4 型腰椎前凸

4 型有一度数较大且节段数较多的前凸。应

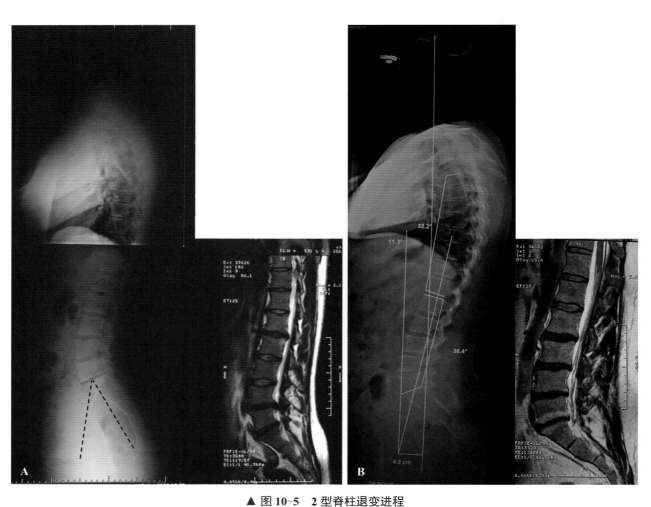

▲ 图 10-5 2 型脊柱退变进程
A. 30 岁男性的中央型椎间盘突出；B. 45 岁女性多节段腰椎间盘病变

力主要集中在腰椎后方结构。骨盆倾斜很大，导致关节突关节炎。在年轻人中，由于负荷更多在脊柱后方，椎间盘在早期往往不出现退变。4 型较大的脊柱前凸在 $L_5 \sim S_1$ 形成较高剪切力，容易引起脊柱滑脱（约 80% 的 L_5 峡部损伤表现在 PI > 60° 的患者）。较大的 4 型前凸由于持续小关节高应力会较早发展成小关节退变。这些患者的最初表现是没有任何退变表现的腰部疼痛。小关节退变呈进展性改变：主要在 $L_4 \sim L_5$ 节段发生椎间孔狭窄，关节囊性变、关节突松弛以及退变性脊柱滑脱。这些发生时，LL 保持不变或者轻度改变来保持 4 型或者转变成 3 型，且伴轻度骨盆后倾（图 10-6）。

七、脊柱后方结构形态

Roussouly 假定矢状位力线可能与后方结构形态（即关节突关节和棘突间）相关。根据圆弧模型，脊柱前凸在数学上可以定义为 2 个圆弧型。它们的半径都有各自明显的特征。4 型前凸，圆弧有较小半径，意味着椎体后方结构空间较小（即关节突关节和棘突）。小关节会更小，从而解释了由于他们的"无力"及松弛引起的退行性脊柱滑脱。然而，棘突间撞击有可能是一种相关变化。在 2 型前凸，存在着两个半径较大的圆弧，椎体后方结构空间较大。Roussouly 假定 2 型的关节突关节比 4 型大。此外，这可以解释在关节

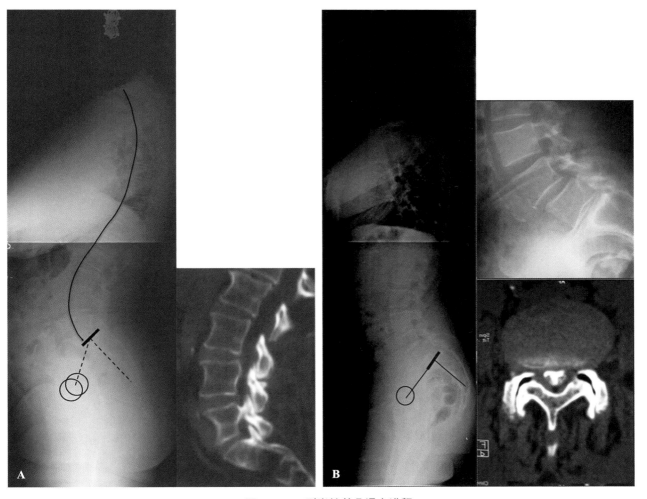

▲ 图 10-6 4 型脊柱前凸退变进程
A. 后方关节突关节炎引起疼痛；B. 由于后方关节突松弛引起的 $L_4 \sim L_5$ 退变性脊柱滑脱

突关节较小的女性常发生后方关节突关节无力以及退变性脊柱滑脱。基于每种类型前凸的脊柱结构解剖学或影像学研究可予以证实（图 10-7）。

八、特征性矢状位平衡退变产生神经压迫的机制

椎管狭窄（中央型或椎间孔型）引起的神经源性损害往往是脊柱退变的主要特征。尽管矢状位平衡效应的概念是在最近才被认识，但脊柱退变会带来神经损害却早已达成共识。治疗退变性脊柱神经疾患的主要目的就是神经减压。最近已经有腰椎管狭窄和矢状位平衡相关性的研究，但是 PI 和神经受压并没有直接关联。Barrey 在 $L_4 \sim L_5$ 脊柱滑脱的研究中发现无症状人群的 PI 更大。同样的，该作者认定早期椎间盘突出主要发生在小 PI 人群。因此，局部脊柱退变进展的脊柱形态引起椎间狭窄的机制可以由以下几种方式阐述。

● 1 型：在胸腰椎段，增长的后凸对中央管直径影响较小，神经系统损害的唯一可能是由于 L_3 严重倾斜带来的 $L_2 \sim L_3$ 节段的后滑脱。在腰椎，远端较短前凸的增加可能会引起远端椎间孔狭窄。当前凸代偿至最大时，站立位状态下会增加椎间孔闭合的风险。这也可解释站立位发生放射性痛而仰卧位做 MRI 检查却未显示狭窄的原因。

● 2 型：椎间盘的高应力可以解释早期椎间盘突出及中央型突出造成狭窄所引起的椎间盘病理改变。椎间盘病损合并关节突关节炎可导致中央型椎管狭窄。自然进展形成的较大关节突关节可使椎管直径减小。

● 4 型：过度前凸会导致关节突关节高应力，并首现出类似 1 型的椎间孔狭窄。随后，关节突关节炎可能会导致关节突囊性变，直至关节突关节松动，引起退行性脊柱滑脱伴椎管狭窄。

九、人群中形态类型分布

Barrey 研究了在 160 个无症状受试者中脊柱骨盆形态类型的分布情况，并获得了如下结果，即 1 型、2 型、3 型和 4 型腰椎前凸的比例分别为 21.2%、11.2%、37.5% 和 30.0%。无症状人群中，1 型和 2 型总和少于 35%[14]；3 型和 4 型超过 65%；3 型和 4 型与 85% 以上的退变性滑脱有关。在椎间盘突出亚组中也有发现。在 1 型和 2 型中，腰椎滑脱很少发生。这个结果指明，每种形态类型都可产生特定退变，但相对来说，更

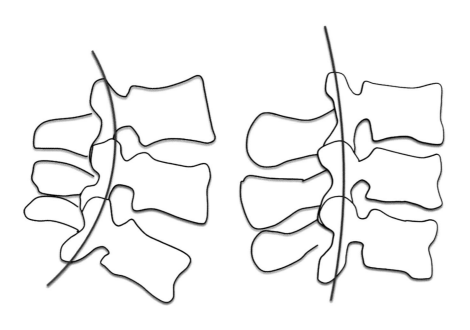

◀ 图 10-7 左图，在 4 型脊柱前凸中，由于前凸半径较小，后方椎体间距离更短，关节突关节和棘突体积更小。右图，是一个平坦前凸，半径更长伴有一个更长的后方椎间距离。关节突关节和棘突体积更大，阻止了过度后伸

直的前凸类型会导致早期椎间盘问题，更大的前凸容易导致关节突关节的问题、滑脱以及腰椎管狭窄。这些发现有待进一步证实。

十、退变影响脊柱结构的机制

退变发生在脊柱一个功能节段单位或者多个单位。退变可以影响前方椎间盘或者后方关节突关节。这是一个随着年龄变化的过程，并且被不同解剖结构产生的局部机械应力影响。最终结果是退变可能会破坏关节结构，引起局部脱位和不稳，导致节段屈曲、后凸畸形，进而改变脊柱整体结构。

第 11 章将阐述脊柱应对后凸增长的代偿机制，即在后凸上下活动度好的节段伸展以代偿后凸。在胸椎区域，后凸可能是正常的，影响轻微，代偿性减小，同时由于结构形态或局部退变及肌肉无力而增大（主要是老年人）。

脊柱后凸可影响胸腰椎或腰椎节段。如前述，PI 大时，可以通过骨盆后倾来代偿。这在前凸丢失的患者中是最重要的代偿机制。相反，PI 小时，骨盆后倾的作用有限。

随着年龄增长，脊柱平衡在正常无症状人群中可能会改变。对老年人群的原有骨盆形态类型的认识极为重要。因此，对于这些退变（根据骨盆形态类型），有作者基于结构畸形和代偿机制提出正常形态进展为不同病理形态的分类。

● 无变化：1 型、2 型、3 型和 4 型可相对保持不变。脊柱平衡随着年龄增长改变轻微或无影响。

● 脊柱平衡改变 [C$_7$ 铅垂线向前移位或矢状垂直轴（SVA）增加]。

○ 胸椎或者 TLK 的后凸增加引起矢状位失衡，由于 PI 较小，骨盆没有后倾或者后倾非常小。

○ 后倾形态：退变造成前凸丢失和（或）由于后凸增加导致骨盆后倾（PT ＞ 25°）。这种情况只出现于 PI 较大（PI ＞ 55°）的人群（TK 通过减低来代偿，或无法代偿，即正常 TK，退变 TLK）。

● 整体后凸形态：由于脊柱整体呈现后凸伴有严重整体失衡，相关联的腰椎呈现前凸减小或后凸形态。C$_7$ 铅垂线大范围前移超过股骨头，SVA 很大。取决于 PI 大小的骨盆后倾过度代偿。在一些病例中，胸椎通过前凸化以维持骨盆上方的整体平衡。

下面我们来总结一下。

● 1 型：保持为 1 型或者演变为没有后倾的整体后凸。

● 2 型可能会：① 保持为 2 型；②演变为 2 型伴有 TK；③演变为 1 型；④演变为腰椎后凸伴有代偿性的胸椎前凸；⑤演变为没有后倾的整体后凸。

● 3 型和 4 型可能会：① 保持为 3 型或者 4 型并轻微骨盆后倾；②演变为后倾的伪 1 型；③演变为后倾的假性 2 型 +TK；④演变为后倾的伪 2 型（胸椎后凸代偿性减小）；⑤演变为骨盆后倾的整体后凸。

（一）如何识别随着年龄改变的骨盆形态类型

随着年龄增加，老年患者中，椎间盘病变和椎间隙高度减低可能会造成腰椎前凸丢失，以及通过骨盆后倾来改善矢状位整体结构，进一步发展会发生脊柱后凸。老年人中脊柱骨盆类型的分析可能不准确，但骨盆后倾和节段性后凸必须被充分考虑。因此在本文中，伴随年龄和脊柱退变引起的骨盆后倾和后凸形态被提出并充分讨论。

（二）后倾形态

后倾形态可能是 3 型和 4 型演变的。随年龄增加，可能通过骨盆后倾代偿以获得一个更好的矢状位平衡。骨盆后倾在 PI 大的人群更加常见（3 型和 4 型）。前凸丢失使得 SS 减低，其值可能低于 35°。同时，低前凸和低 SS 可能会产生一种外观类似 2 型的脊柱骨盆形态，但是临床医生可能会注意到此骨盆后倾的 PI 很大。因此，在胸椎的代偿机制，3 型和 4 型可能会进展成后倾形态。

● 后倾的 2 型伴有 TK。

● 后倾的 2 型伴有胸椎代偿和后凸减小。

在一些病例中，退变的后凸发生在胸腰段，导致了伴有后倾骨盆的 1 型形态。前凸丢失主要取决于远端 $L_4 \sim L_5$、$L_5 \sim S_1$ 椎间盘病变，因为这部分主要影响前凸的下弧。通过手术恢复生理前凸需要纠正这个下弧的曲度和角度。

（三）后凸形态

椎间盘退变，LL 转变成后凸，这种较少见的退变类型也可能发生，且与 PI 值的大小无关。

● 在小 PI（＜ 50°）的脊柱中，胸椎是主要代偿机制，也有其他情况会发生，如腰椎后凸伴代偿性胸椎前凸；腰椎后凸伴轻微骨盆后倾，导致整体后凸；2 型伴有明显 TK。

● 在大 PI（＞ 50°）的脊柱，有可能会发生 LL 消失造成整体后凸伴有骨盆后倾。

综上所述，每一种脊柱骨盆形态类型在退变中都有其各自的矢状位形态转归。

● 1 型不会转变成其他形态；它会保持 1 型同时曲度增加。前凸丢失可能会引起整体后凸（图 10-8）。

● 2 型通常会保持为 2 型。根据脊柱后凸发生的节段，2 型可能会转为 2 型伴 TK、1 型（局限于胸腰椎）、腰椎后凸伴有胸椎代偿性前凸、整体后凸伴轻微骨盆后倾（图 10-9，图 10-10）。

● 3 型和 4 型可能会保持为 3 型和 4 型，也可能轻度后倾。在后凸进展的病例中，由于大 PI 很有可能会引起骨盆后倾，这些病例可能会转为后倾伪 1 型、后倾伪 2 型伴 TK、后倾伪 2 型伴平背、整体后凸伴骨盆后倾（图 10-11，图 10-12）。

Ferrero 等[15] 发现了一个 PT 较小并表现为整体矢状位力线前移的患者亚群。作者推测是由于此类病例骨盆代偿不足导致。此情况与前倾 3 型相似。由于病例数量有限，此类型尚未得到很好的认识。前倾 3 型进展情况还不能明确判断，但是前倾伴有腰痛和不可逆前凸的 4 型可能会有一个相似的演变进展（图 10-13）。

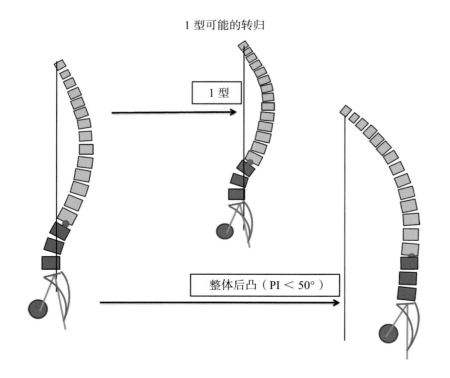

1 型可能的转归

1 型

整体后凸（PI ＜ 50°）

◀ **图 10-8 图示 1 型脊柱骨盆形态类型可能的转归**

右图表明整体后凸，PI 小于 50°

2 型可能的转归

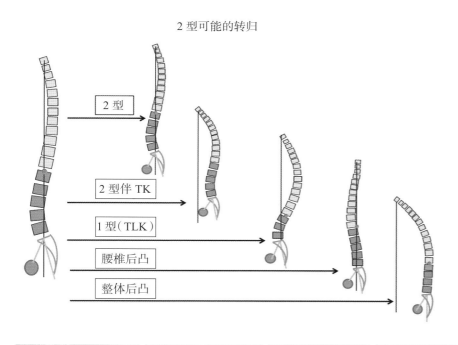

2 型

2 型伴 TK

1 型（TLK）

腰椎后凸

整体后凸

◀ 图 10-9　图示 2 型脊柱骨盆
形态类型的转归
注意 2 型脊柱的退变可能形成伪
1 型，伴有骨盆后倾和更低的骶
骨倾斜

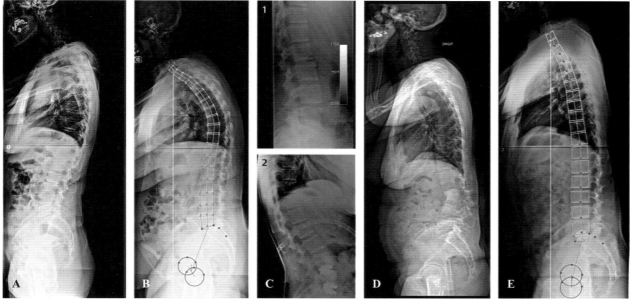

▲ 图 10-10　2 型脊柱演变的影像学示例
A. 2 型保持为 2 型；B. 2 型 + 胸椎后凸（TK）；C. 由于 L_1 骨折引起的 1 型；D. 腰椎后凸伴有胸椎前凸；E. 整体后凸不伴
骨盆后倾

十一、结论

LL 因人而异。Berthonnaud 等提出的圆弧数学模型为理解腰椎的几何结构提供了一个接近完美的视角。直至最近，脊柱骨盆形态类型的概念还没有得到充分的认识。重力、肌肉的反作用力结合脊柱骨盆形态类型可以表明，随着年龄增加，特定形态类型常趋向于特定脊柱退变方式。DSL 作为一个新术语，定义了人类脊柱在伸展状态下的远端曲度。这一学术领域需要更多学术研究来阐明。而治疗方案也应该基于脊柱骨盆形态类型和 PI，以恢复矢状位平衡为准。

3 型和 4 型可能的转归

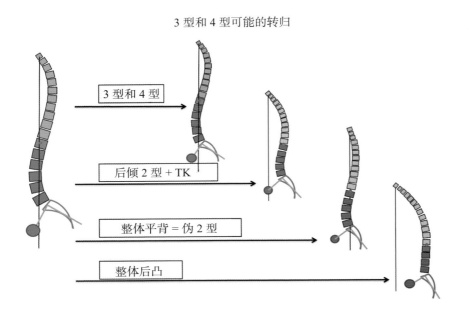

◀ 图 10-11　描述了 3 型和 4 型脊柱骨盆形态类型的转归

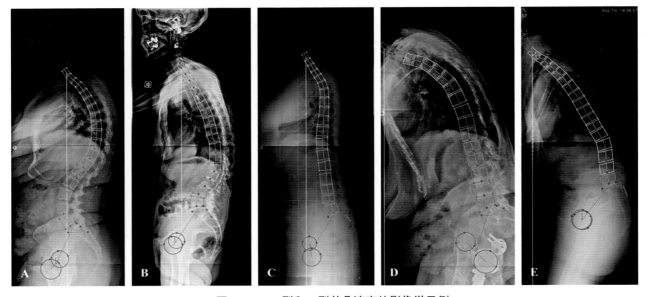

▲ 图 10-12　3 型和 4 型前凸演变的影像学示例

A. 3 型或 4 型有时会合并轻度后倾；B. 反向 1 型；C. 假性 2 型合并双重代偿（骨盆后倾和减小的胸椎后凸）；D. 假性 2 型伴有胸椎后凸（由于骨盆后倾代偿不足引起的严重整体失衡）；E. 整体后凸伴有骨盆后倾

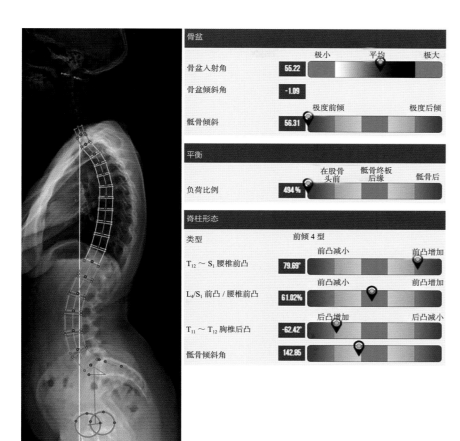

◀ 图 10-13　前倾 4 型脊柱伴有异常的过大前凸，表现为不典型的 4 型前凸伴 50°的 PI。或许有可能进展为 3 型

参考文献

[1] Stagnara P, De Mauroy JC, Dran G, et al. Reciprocal angulation of vertebral bodies in a sagittal plane: approach to references for the evaluation of kyphosis and lordosis. Spine. 1982; 7(4):335–342

[2] Berthonnaud E, Dimnet J, Roussouly P, Labelle H. Analysis of the sagittal balance of the spine and pelvis using shape and orientation parameters. J Spinal Disord Tech. 2005; 18(1):40–47

[3] Roussouly P, Berthonnaud E, Dimnet J. Geometrical and mechanical analysis of lumbar lordosis in an asymptomatic population: proposed classification (in French). Rev Chir Orthop Reparatrice Appar Mot. 2003; 89(7):632–639

[4] Legaye J, Duval-Beaupère G, Hecquet J, Marty C. Pelvic incidence: a fundamental pelvic parameter for three-dimensional regulation of spinal sagittal curves. Eur Spine J. 1998; 7(2):99–103

[5] During J, Goudfrooij H, Keessen W, Beeker TW, Crowe A. Toward standards for posture. Postural characteristics of the lower back system in normal and pathologic conditions. Spine. 1985; 10(1):83–87

[6] Vialle R, Levassor N, Rillardon L, Templier A, Skalli W, Guigui P. Radiographic analysis of the sagittal alignment and balance of the spine in asymptomatic subjects. J Bone Joint Surg Am. 2005; 87(2):260–267

[7] Roussouly P, Pinheiro-Franco JL. Biomechanical analysis of the spino-pelvic organization and adaptation in pathology. Eur Spine J. 2011; 20 Suppl 5:609–618

[8] Roussouly P, Pinheiro-Franco JL. Sagittal parameters of the spine: biomechanical approach. Eur Spine J. 2011; 20 Suppl 5:578–585

[9] Roussouly P, Gollogly S, Berthonnaud E, Dimnet J. Classification of the normal variation in the sagittal alignment of the human lumbar spine and pelvis in the standing position. Spine. 2005; 30(3):346–353

[10] Laouissat F, Sebaaly A, Gehrchen M, Roussouly P. Classification of normal sagittal spine alignment: refounding the Roussouly classification. Eur Spine J. 2018; 27(8):2002–2011

[11] Jackson RP, McManus AC. Radiographic analysis of sagittal plane alignment and balance in standing volunteers and patients with low back pain matched for age, sex, and size. A prospective controlled clinical study. Spine. 1994; 19 (14):1611–1618

[12] Barrey C, Jund J, Noseda O, Roussouly P. Sagittal balance of the pelvis-spine complex and lumbar degenerative diseases. A comparative study about 85 cases. Eur Spine J. 2007; 16(9):1459–1467

[13] Rajnics P, Templier A, Skalli W, Lavaste F, Illes T. The importance of spinopelvic parameters in patients with lumbar disc lesions. Int Orthop. 2002; 26 (2):104–108

[14] Barrey C. Equilibre Sagittal Pelvi-Rachidien et Pathologies Lombaires Degeneratives [these doctorat], Université Claude-Bernard, Lyon, France; 2004

[15] Ferrero E, Vira S, Ames CP, et al. International Spine Study Group. Analysis of an unexplored group of sagittal deformity patients: low pelvic tilt despite positive sagittal malalignment. Eur Spine J. 2016; 25(11):3568–3576

第 11 章　矢状位失平衡的代偿机制
Sagittal Imbalance Compensatory Mechanisms

Martin Gehrchen　著

张瀚文　王云生　译

孟祥龙　刘宝戈　校

摘要： 本章通过病例及图示描述柔韧性和僵硬性脊柱在 Roussouly 分型中的代偿机制。同时纳入很多容易让外科医师做出错误决定的案例。

关键词： 平衡，代偿，代偿的，失平衡，失代偿

一、概述

本章重点讨论躯体平衡受影响时，躯体保持平视直立姿势的代偿机制。躯体本能地应对非生理性脊柱后凸是一种自我保护机制。任何情况下出现病理性后凸，身体自我保护机制即被激活，并成为保持平视直立代偿机制的驱动力[1-4]。部分内容在第 9 章涉及，本章将更系统地描述这一类常见现象。

后凸可发生在脊柱任何部位，本章将集中讨论胸腰段脊柱后凸。后凸的发生可能与多节段退变、Scheuermann 病、急性骨质疏松性骨折或短节段退变相关[5-8]。医源性也是脊柱后凸常见病因之一，如椎板切除术后综合征（平背），或腰椎融合后凸状态[9, 10]。过度前凸可能的特殊代偿机制尚不明确。本章并不讨论神经肌肉型疾病造成过度前凸的特殊情况。生理性过度前凸往往与高骨盆入射角（PI）相关。目前对术中矫正过度导致严重医源性过度前凸的认识仍较少。

二、后凸发生的代偿机制

（一）骨盆后倾

骨盆后倾是人们最先熟知的矢状位失平衡代偿机制[11]。最早在强直性脊柱炎（AS）伴严重后凸的研究中提及，骨盆围绕股骨头轴线的后旋转往往伴随骶骨倾斜角（SS）的减少甚至接近于 0°（接近水平）。之后利用 Duval–Beaupère 参数，如骨盆入射角（PI）、骨盆倾斜角（PT）和骶骨倾斜角（SS），建立骨盆倾斜角（PT）和骶骨倾斜角（SS）之间的关系[12]。最初膝关节和髋关节的相对位置并不明确，通常认为髋关节位于屈曲位，而实际位于伸展位。膝关节位于屈曲位是强直性脊柱炎严重后凸另一常见特征。

1. 骨盆后倾的力学效果

是指骨盆围绕股骨头后旋产生的一种物理效果和形变。

● **物理效果：** 后凸发生在脊柱任何位置，都会导致后凸上方身体重心前移。为了对抗重心移动，骨盆像一个反向钟摆围绕股骨头使身体后移，使重力线回到足部区域。

● 形变：腰椎前凸角与骶骨倾斜角紧密相关，小的前凸角往往伴随小的骶骨倾斜角（SS）。如，退变性腰椎前凸减少的病例，骶骨倾斜角（SS）减少。如果骶骨倾斜角（SS）减少，骨盆倾斜角（PT）相应增加。在骨盆后倾、骶骨倾斜角（SS）减少和前凸角减少之间存在一个偶合机制。

2. 骨盆形状影响骨盆后倾的机制

充分理解 PI 的局限性和意义，尤其是 PI 数值的意义，对掌握不同代偿机制非常重要[13]。相对于低 PI 的患者，高 PI 的患者具有更大骨盆后倾代偿能力。这可以用几何公式解释，即 PI = PT + SS，其中 PT 代表骨盆围绕股骨头旋转的角度，SS 代表骶骨终板的角度[14]。当考虑站姿时实际 SS 更低，甚至接近 0°，提示低 PI 相对于高 PI 值患者的骨盆后倾能力更小。换言之，患者 PI 必须很大，才能达到高 PT（骨盆后倾程度大）。相同程度后凸的强直性脊柱炎患者，高 PI 相对于低 PI 患者具有更强的代偿机制，并且高 PI 会使整体平衡（C$_7$ 铅垂线）维持在更好位置（图 11-1）。骨盆后倾能力往往是高 PI 的一个特点。依据 Roussouly 分型，骨盆后倾程度大（PT ＞ 25°）是 3 型和 4 型的退变特征，而 1 型和 2 型骨盆后倾的能力较小。

3. 骨盆后倾代偿机制的局限性

SS 最大代偿为 0°，此时骶骨终板已呈水平位。假设 PI 为 60°，PT 同样可达 60°。这种代偿机制主要受限于髋关节伸展（HE），所以保持股骨干严格垂直时，PT 可能远远到不了 60°[15]。髋关节伸展至最大程度时，骨盆后倾这种代偿机制需要一个新的更低的轴向旋转来继续代偿。这就是膝盖弯曲会引起股骨干倾斜的原因。Mangione 和 Sénégas 描述一个股骨干和铅垂线夹角，即骨盆股骨角（PFA）[16]。公式为 PT=HE+PFA（图 11-2）。因为 PT 同时受 HE 和 PFA 影响，所以手术计划制订时并没有考虑 PFA。对于 PT 的矫正已经足够纠正膝关节的屈曲和髋关节的伸展。如，一个严重后凸患者的 PT 值为 35°，而 HE 最大可达 20°，所以需要至少使股骨干倾斜 15° 才能使 PT 达 35°。当模拟手术矫正时，外科医师会尝试使 PT 恢复到 15°，这样才能使髋部会在正常旋转范围（＜ 20°）内旋转，膝盖不再弯曲而且股骨干才可以保持垂直而不倾斜。

4. 高骨盆后倾时面对的主要临床问题

肌肉收缩是维持骨盆后倾的重要因素之一，主要由臀肌和大腿后侧肌群发力维持。故高骨盆后倾可能被误解为坐骨神经痛。高度骨盆后倾

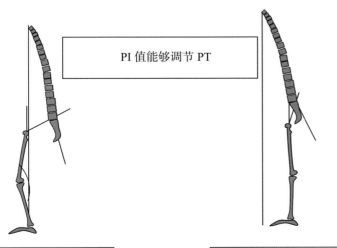

PI 值能够调节 PT

高度 PI 值不受限制：允许最大限度的代偿，但受到髋部伸展的限制

低度 PI 值受到限制：不允许代偿，髋部已完全伸展，SS 更低

◀ **图 11-1　骨盆倾斜角根据骨盆入射角（PI）进行代偿**
左图，高 PI 可以获得较好的骨盆后倾的能力但是髋关节伸展受到限制；右图，低 PI 伴随着骨盆后倾能力减弱，整体平衡的代偿较弱，但髋关节不受影响

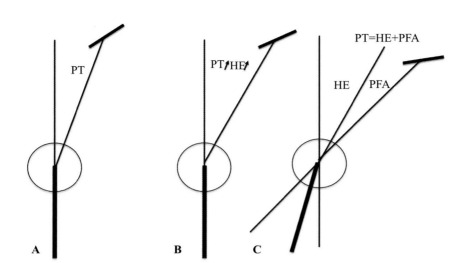

◀ 图 11-2　A. 在正常站姿时骨盆旋转处于正常的位置股骨也是垂直的；B. 当 PT 增加髋关节伸展增大到极限，股骨仍处于垂直位；C. 当髋关节过伸超过极限，膝关节屈曲时股骨倾斜使得 PT 超过 HE 极限

PT. 骨盆倾斜角；HE. 髋关节伸展；PFA. 骨盆股骨角

最重要的影响可能是步态改变[17]。行走时当一条腿在后面，必须利用髋关节伸展去维持骨盆稳定。当髋关节在伸展位锁定时，股骨前倾会引起骨盆前倾和上方脊柱整体前倾。如果骨盆后倾这一代偿机制足以在直立位矫正矢状位失衡，行走时这种代偿机制就失去此正向作用，同时也会负面影响整体平衡（图 11-3）。

据后倾程度不同，还有其他矢状位平衡分类方法。Hresko 依据后倾程度来分级重度滑脱的矢状位平衡级别，其中后倾程度最大的被认为是失平衡最严重的。当 PT 增加得越多，骶骨终板的位置就越往后移动。这可以解释通过增加 SVA 或 Barrey ratio（BR）来转换 PT 值和 C_7PL 前向位移之间的关系。因此 Barrey 提出了一个将退变的脊柱矢状位平衡分为 3 级的分型[17-19]（图 11-4）。

● A 型（脊柱平衡正常）：当站立位时且下肢完全伸直时，以整体躯干平衡，测量 BR < 100%（C_7PL 在股骨头和骶骨终板后缘的后面）和 10° ＜ PT 值＜ 25° 为特征。

● B 型（代偿性平衡）：下肢髋关节（股骨直立）和膝关节最大伸展。躯干整体平衡仍保持正常 BR（＜ 100%）但骨盆后倾（PT ＞ 25°）。意味着 HE 最大达到 25°。

● C 型（失代偿平衡）：整体躯干平衡使 C_7VL 落在股骨头前方。下肢髋关节伸展（骨盆

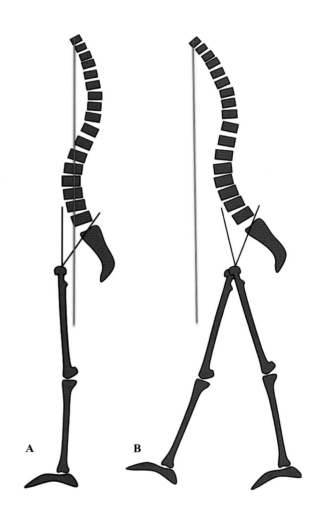

▲ 图 11-3　A. 在站立位时骨盆后倾，患者处于平衡的位置；B. 在行走时骨盆向前倾斜使得在行走时股骨向前倾斜，失去平衡

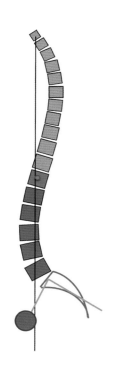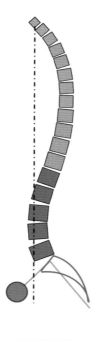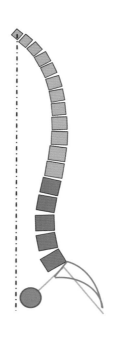

◀ 图 11-4 **Barrey** 分型：平衡、代偿性平衡、失平衡

代偿性平衡　　　　　　失平衡

后倾）膝关节的伸展也很明显。HE 明显超出正常值。

此分型主要根据髋关节活动度。如果活动度较小（如炎症、关节炎），膝关节的伸展代偿在低 PT 时会发生。

（二）脊柱伸展的代偿机制

Barrey 分类法只强调骨盆后倾作为唯一代偿机制。第二种代偿机制是脊柱后凸邻近节段的主动伸展[5]，这种代偿机制只在脊柱活动度尚可且肌肉有足够力量使其伸展的情况下发生。它可能会由于肌肉过度活动和（或）被后方小关节约束而导致疼痛，可以发生在脊柱序列的任何位置。

● 在颈腰椎前凸区域，可通过增加后伸和前凸角代偿。这种作用受限于椎间伸展能力。在过度前凸的非常柔韧的颈椎和腰椎，局部压缩的节段可以完全伸展。这种情况下的脊柱形状具有很高的伸展能力，如 Roussouly 分类中 1 型或 4 型。在僵硬或是伸展性差的脊柱，主要是 2 型或是退变的脊柱（图 11-5），当局部伸展超过正常，

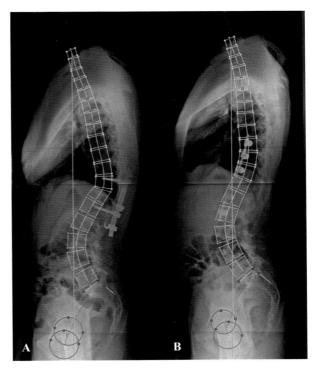

▲ 图 11-5 **A.** L_1 骨折的畸形后凸愈合导致代偿性的上方节段后凸减少，下方节段前凸增加；**B.** 手术矫正之后代偿的改善

可能会导致滑移[5]。该机制可能解释了由于远端腰椎过度前凸而导致的 1 型脊柱 L_5 峡部裂的胡桃夹机制的起源。

● 在胸椎后凸区域，可通过脊柱后伸和后凸减小代偿。有时脊柱最大程度伸展，可使后凸转变为前凸。胸椎后凸减少的代偿机制尚不明确。在退变性疾患中，这种代偿机制在 3 型和 4 型中具有特异性。最初，高 PI 值导致前凸增加与弯曲的胸椎后凸相适应。退变导致前凸丢失可能诱发两种代偿机制，即 SS 减少与 PT 升高，以及 TK 减少。表面看 2 型患者整体脊柱序列变得平直且 SS 低，但伴随骨盆后倾和高 PI 值。这是手术恢复矢状位平衡时的一个陷阱。2 型患者，当手术恢复足够的腰椎前凸时，存在原先代偿性变直的胸椎转变为后凸的风险。当手术融合至 T_{10}，由于代偿持续丢失，融合节段上方会继续进展为后凸，这也解释了一种近端交界性后凸（PJK）现象的发生。当融合节段延长至上胸椎

且保持后凸减少状态时，有上固定椎内固定松动或 PJK 发生的风险。即使内固定和融合都十分稳固，胸椎代偿性的恢复不足也会使患者感到不适，而且医师也很难去和患者解释具体原因（图 11-6）。

三、前凸发生的代偿机制

后凸发生的代偿机制已被人们所熟知，但过度前凸的代偿机制人们却知之甚少。Mac-Thiong 等首先描述了在儿童生长末期，骨盆前倾（PT 值低甚至负值）且 C_7PL 落在股骨头前方的情况。此年龄段 PI 值更低，可能是这种情况出现的原因之一[20]。最近 Laouissat 在 Roussouly 分型的基础上添加一个新的分型，在 3 型前凸的基础上合并较小的 PI，其特点是骨盆前倾达到 SS 值，与较大的脊柱前凸相对应，并起名为前倾 3 型（anteverted type 3）[21]。这种情况在无症

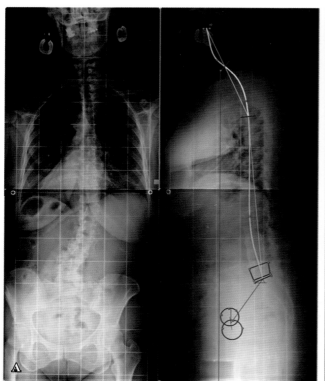
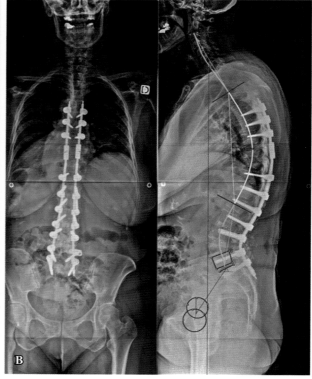

▲ 图 11-6　A. 伪 2 型整个后背曲度平直骨盆后倾，胸段的平背是代偿的；B. 手术后前凸恢复使得胸段后凸增加

状人群中出现，同时我们并无证据表明这种情况是不平衡或前倾 3 型里面一种不佳的情况。

病理状态下，自然的过度前凸合并高 PI （＞45°）是 4 型。在某些情况下，过度前凸使 PT ＜ 10°。这种情况导致小关节超负荷，产生剧烈疼痛。当患者可减小前凸时，这种疼痛就会消失。如果骨盆后倾康复锻炼后，患者几乎仍不可能保持骨盆在一个更好的后倾位置，这种情况下过度前凸可能是始动因素并阻止骨盆后倾。在剧烈腰痛的病例中，建议略微减少腰骶段融合前凸角，以获得更好的骨盆位置（图 11-7）。

医源性前凸的病理是不同的。一种新的复位截骨术和内固定术可以过度矫正前凸，主要在 PI 值较低的病例中，可使 1 型和 2 型变成前倾 3 型。由于前凸不足，如果 PT 减小而使重心向前移位，并通过减小胸椎后凸进行代偿而出现不平

衡，这种情况下很难获得很好的平衡。这种矛盾的情况是因为增大的前凸导致了向前的失衡。此时尝试用各种截骨来增大前凸是最常犯的错误。唯一减少前凸的选择是反向截骨（后方撑开取代后方闭合）。这种技术可以获得更好的骨盆位置和恢复更好的胸椎曲度（图 11-8）。

以下列出不同代偿机制的病例。

● 对于多节段后凸，如多个节段椎间盘退变或是 Scheuermann 病。

○ 胸段：胸段后凸会诱发后凸下方伸展（增大前凸）和后凸上方伸展（颈椎部位）。如果脊柱柔韧性好，这样可增加下方的前凸，但同时也会导致肌肉疲惫和增加小关节负荷，进一步造成疼痛和不适。同样情况也会出现在颈椎区域。代偿机制取决于 PI 的大小，因此取决于可以达到的骨盆前倾最大量。当骨盆的前倾代偿机制已

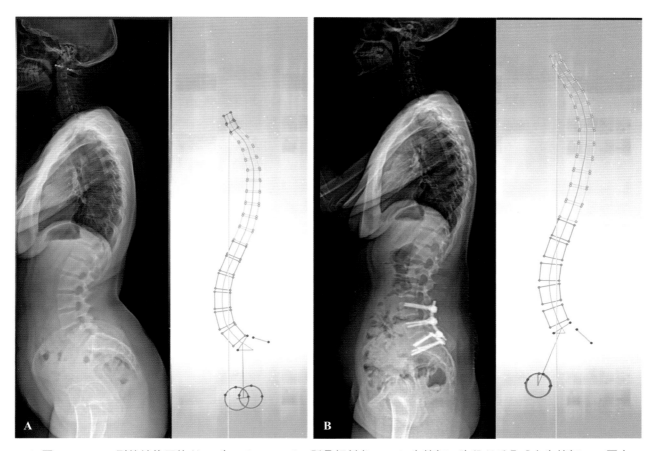

▲ 图 11-7　A. 4 型的结构平均以 PI 为 55°，PT=0°，骶骨倾斜角＞45°为特征，胸段以后凸减少为特征；B. 固定后前凸减少，恢复 PT 为正值，C_7PL 恢复至更好的位置，甚至胸段后凸增加

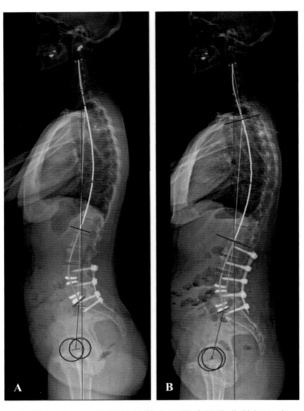

▲ 图 11-8　A.医源性的前凸不足使得骨盆前倾和胸椎后凸减少；B.矛盾效果是减少前凸反而恢复了整体平衡，且增加了胸椎后凸

经被耗尽，并且如果脊柱后凸增加，则可以看到代偿机制试图通过骨盆的后倾来保持平视。颈椎过度前凸有时被称为"鹅颈"畸形。图 11-9 展示了 Scheuermann 病在 8 岁、15 岁和 21 岁时的不同变化，脊柱前凸明显。某些病例中腰椎的退变会导致骨盆后倾。同样在某些胸椎退变的病例中，当代偿机制被耗尽的时候，脊柱前凸会消失使脊柱整体呈后凸。

　　○ 胸腰交界段：同样增大的后凸会导致上下节段的伸展（前凸），因此在柔韧的脊柱 TK 和 SL 都会增加。如果脊柱较为僵硬，那么骨盆后倾会比较明显。这种情况在胸腰段 Scheuermann 病中或胸腰段退变中可以见到（图 11-10）。

　　○ 腰段：如果脊柱柔韧的话，在典型的退变时，SL 的丢失会诱发上方节段过伸。如果较为僵硬的话，则唯一的代偿机制就是骨盆的后倾了。

　　● 局部后凸，比如骨质疏松性骨折或骨折后造成的后凸：同普通后凸一样，但是因为只有局部的节段涉及代偿，所以节段会更长。

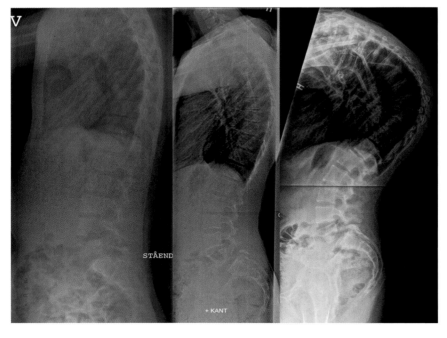

◀ 图 11-9　Scheuermann 病的患者在 8 岁、15 岁和 21 岁时脊柱曲度的不同变化

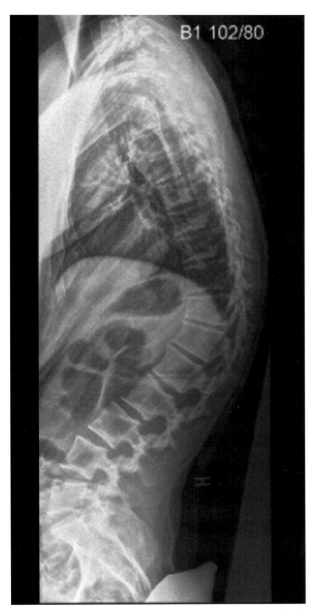

▲ 图 11-10　胸段 Scheuermann 病在胸椎上下节段均出现代偿

● 除了脊柱后凸椎间盘退变过程，医源性脊柱后凸很可能是最常见的脊柱后凸机制类型。本章只提到医源性腰椎后凸。原则上，椎板切除术后（平背）综合征或融合后的脊柱后凸的形成没有区别，只是前者可能残留一些脊柱节段的活动性。最常见的代偿机制就是胸椎后凸的后伸（后凸减小）和晚期的骨盆后旋。如果胸椎较为僵硬的话，唯一的代偿机制就是骨盆的后倾。如果初次手术未能解决平衡问题，则经常会见到通过骨盆后倾进行代偿的情况（图 11-11）。此外，无论脊柱的形态如何，都可能出现相同的代偿情况。图 11-12 展示的是 2 例腰椎固定相关性后凸，一例是 1 型，另外一例是 4 型。同样的影像学表现，但是骨盆参数却不一致，提示治疗方法不同，这说明了参数和影像学解读的重要性（图 11-13）。

● $L_5 \sim S_1$ 重度滑脱：L_5 的位置相对于骶骨来说相当于一个很大的腰骶后凸。两种补偿分别是骨盆后倾和整个脊柱伸展，在这种情况下脊柱前凸可到达整个胸椎。当手术矫正了局部腰骶后凸之后，代偿机制就自然消失了（图 11-14）。

综上，无论代偿机制多么复杂，都有逻辑可寻，但是我们必须尝试不同的方式去理解这些代偿机制才能完全掌握。

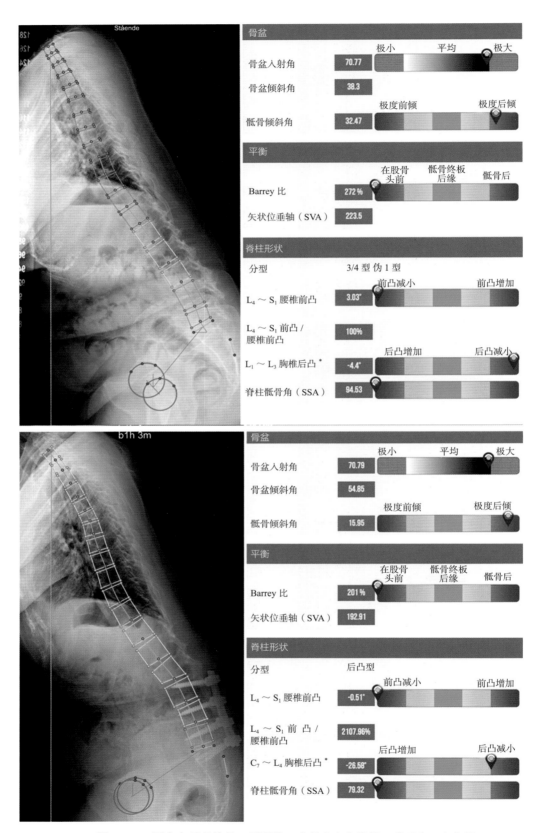

▲ 图 11-11　固定在后凸位的 4 型脊柱，术前在上方代偿，术后为下方代偿

*. 原著表述疑有误

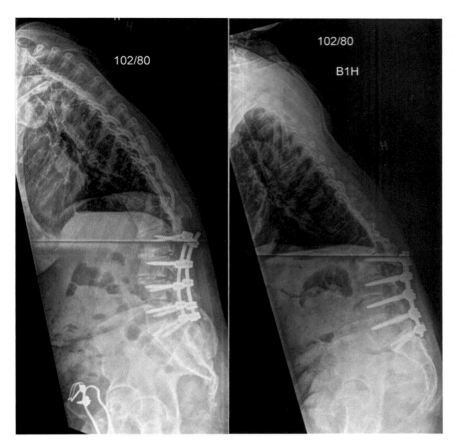

◀ 图 11-12　显示病例为 1 型和 4 型的医源性腰椎后凸导致的胸椎后凸减小

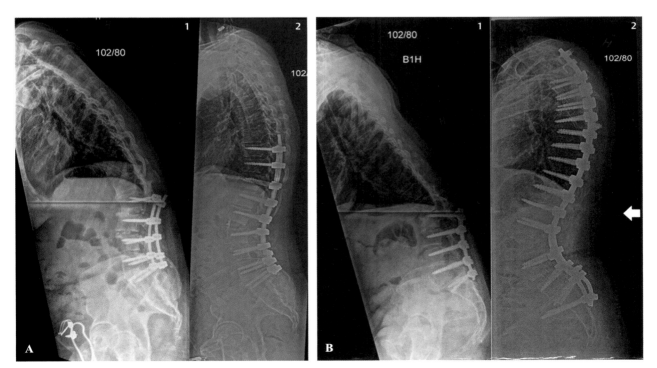

▲ 图 11-13　A. 左图，先前固定在相对后凸畸形的 1 型脊柱的矫正；右图，在首次手术失败的 L_2 ～ L_3 节段进行腰椎后路固定（PLIF）。B. 左图，先前固定在相对后凸畸形的 4 型脊柱的矫正；右图，固定术后恢复了前凸和后凸

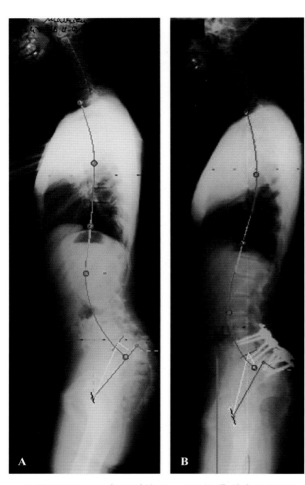

▲ 图 11-14　A. 在 4 型的 L_5 ～ S_1 的滑脱中后倾的骨盆与长节段的过度前凸增加以代偿腰骶段后凸；B. 在矫正之后，代偿消失使得恢复至更好地平衡

参考文献

[1] Roussouly P, Nnadi C. Sagittal plane deformity: an overview of interpretation and management. Eur Spine J. 2010; 19(11):1824–1836

[2] Dubousset J. Three-dimensional analysis of the scoliotic deformity. In: Weinstein SL, ed. The Pediatric Spine: Principles and Practice. New York, NY: Raven; 1994:479–496

[3] Vidal J, Marnay T. Sagittal deviations of the spine, and trial of classification as a function of the pelvic balance (in French). Rev Chir Orthop Repar Appar Mot. 1984; 70 Suppl 2:124–126

[4] Vidal J, Marnay T. Morphology and anteroposterior body equilibrium in spondylolisthesis L5-S1. Rev Chir Orthop Repar Appar Mot. 1983; 69(1): 17–28

[5] Barrey C, Roussouly P, Perrin G, Le Huec J-C. Sagittal balance disorders in severe degenerative spine. Can we identify the compensatory mechanisms? Eur Spine J. 2011; 20 Suppl 5:626–633

[6] Wenger DR, Frick SL. Scheuermann kyphosis. Spine. 1999; 24(24):2630–2639

[7] Cortet B, Houvenagel E, Puisieux F, Roches E, Garnier P, Delcambre B. Spinal curvatures and quality of life in women with vertebral fractures secondary to osteoporosis. Spine. 1999; 24(18):1921–1925

[8] Vaccaro AR, Silber JS. Post-traumatic spinal deformity. Spine. 2001; 26(24) Suppl:S111–S118

[9] Lu DC, Chou D. Flatback syndrome. Neurosurg Clin N Am. 2007; 18(2): 289–294

[10] Potter BK, Lenke LG, Kuklo TR. Prevention and management of iatrogenic flatback deformity. J Bone Joint Surg Am. 2004; 86-A(8):1793–1808

[11] Lafage V, Schwab F, Patel A, Hawkinson N, Farcy JP. Pelvic tilt and truncal inclination: two key radiographic parameters in the setting of adults with spinal deformity. Spine. 2009; 34(17):E599–E606

[12] Debarge R, Demey G, Roussouly P. Sagittal balance analysis after pedicle subtraction osteotomy in ankylosing spondylitis. Eur Spine J. 2011; 20 Suppl 5:619–625

[13] Legaye J, Duval-Beaupère G, Hecquet J, Marty C. Pelvic incidence: a fundamental pelvic parameter for three-dimensional regulation of spinal sagittal curves. Eur Spine J. 1998; 7(2):99–103

[14] Vaz G, Roussouly P, Berthonnaud E, Dimnet J. Sagittal morphology and equilibrium of pelvis and spine. Eur Spine J. 2002; 11(1):80–87

[15] Lazennec J-Y, Brusson A, Rousseau M-A. Hip-spine relations and sagittal balance clinical consequences. Eur Spine J. 2011; 20 Suppl 5:686–698

[16] Mangione P, Sénégas J. Sagittal balance of the spine. Rev Chir Orthop Repar Appar Mot. 1997; 83(1):22–32

[17] Roussouly P, Pinheiro-Franco JL. Biomechanical analysis of the spino-pelvic organization and adaptation in pathology. Eur Spine J. 2011; 20 Suppl 5: 609–618

[18] Le Huec JC, Charosky S, Barrey C, Rigal J, Aunoble S. Sagittal imbalance cascade for simple degenerative spine and consequences: algorithm of decision for appropriate treatment. Eur Spine J. 2011; 20 Suppl 5:699–703

[19] Barrey C, Jund J, Noseda O, Roussouly P. Sagittal balance of the pelvis-spine complex and lumbar degenerative diseases. A comparative study about 85 cases. Eur Spine J. 2007; 16(9):1459–1467

[20] Mac-Thiong JM, Labelle H, Roussouly P. Pediatric sagittal alignment. Eur Spine J. 2011; 20 Suppl 5:586–590

[21] Laouissat F, Sebaaly A, Gehrchen M, Roussouly P. Classification of normal sagittal spine alignment: refounding the Roussouly classification. Eur Spine J. 2018; 27(8):2002–2011

第五篇　非脊柱侧凸相关的矢状位失平衡

The Non Scoliotic Spine

第 12 章 基于矢状位平衡解释峡部裂性腰椎滑脱的生理病理、分类与治疗

Isthmic Lytic Spondylolisthesis—The Physiopathology, Classification, and Treatment Better Explained by the Sagittal Balance

Hubert Labelle　Jean–Marc Mac–Thiong　Stefan Parent　Pierre Roussouly　**著**

唐新力　赵　凡　**译**

孟祥龙　刘宝戈　**校**

摘要：患有 $L_5 \sim S_1$ 脊柱滑脱的成人和小儿患者，须全面考虑矢状位力线。临床医师在诊治此类疾病时需注意，髋 – 脊柱骨盆轴的正常矢状位平衡往往已遭破坏，所以局限地将评估范围限定在 $L_5 \sim S_1$ 节段并据此制订治疗计划是不够的。基于矢状位力线的分类，强调了 $L_5 \sim S_1$ 滑脱患者的多样性，处于多种代偿姿势，临床医师进行评估和治疗时应格外注意。脊柱骨盆力线异常会改变腰骶交界处的生物力学应力及维持正常姿势的代偿机制。重度腰椎滑脱（HGS）患者伴随的姿势异常，为改善腰椎滑脱畸形并进行矢状位力线重建提供了依据，从而恢复脊柱整体力线排列并改善融合的生物力学环境。最新研究表明，纠正 HGS 患者局部后凸和腰椎滑脱，可从整体上改善髋 – 脊柱骨盆轴的矢状位平衡。而且与原位固定相比，纠正 HGS 不会提高神经损伤的风险。

关键词：分类，脊柱 – 骨盆平衡，腰椎滑脱，手术复位

一、矢状位平衡在腰椎滑脱中的重要性

腰椎峡部裂是一种发生在椎骨峡部的病损。它可以单独发生或合并腰椎滑脱，最常见于 $L_5 \sim S_1$ 节段。腰椎滑脱是一个椎体相对于其相邻的尾侧椎体向前移位。而椎体脱垂是头侧椎体相对于尾侧椎体的 100% 滑脱。

本章重点介绍发育不良性腰椎滑脱和较少见的应力性骨折，这是在儿童、青少年和年轻人中最常见的两种类型。这并不是对腰椎滑脱的全面综述，而是将重点放在矢状位平衡，并阐述它如何有助于更好地理解其生理病理学、分类和治疗，此类疾病的基础内容此章未涉及。

在过去的二十年中，随着对矢状位脊柱骨盆平衡认识的不断深入，人们对该疾病的理解有了长足进步。2005 年，脊柱 / 脊柱侧凸研究协会在 *Spine* 期刊发表的总结声明中[1] 有关腰椎滑脱的专题中强调了以下观点："……整体矢状位力线对成人和儿童腰椎滑脱患者均很重要。重度腰椎滑脱（HGS）患者为改善腰椎滑脱畸形并进行重建力线治疗提供了强大说服力，从而恢复脊柱整体力线排列并改善融合的生物力学环境。"通过全脊柱 – 骨盆矢状位 X 线片和近来 EOS 低辐

射全身矢状位 X 线片的应用来关注脊柱整体矢状位力线力线而非仅关注 $L_5 \sim S_1$ 局部，可以更好地理解椎体前移与人类站立姿势之间的复杂关系 [2]（图 12-1）。

从进化的观点来看，两个重要发现揭示了矢状位平衡在这种疾病发展中的重要性。首先，尽管许多学者在试图寻找，但至今未见新生儿存在峡部缺陷的报道。最早的脊椎峡部裂病例是在 6 周龄至 10 月龄的婴儿中发现。

一项 500 名一年级儿童前瞻性研究中，Fredrickson 等 [3] 发现腰椎峡部裂患病率在 6 岁时为 4.4%，12 岁时为 5.2%，14 岁时为 5.6%，成年后为 6%。因此，腰椎峡部裂 / 滑脱与站立密切相关。Tardieu 等 [4] 通过比较新生儿和成人骨盆的三维结构，研究在双足行走行为形成过程中如何获得矢状位平衡（图 12-2）。在学习双足行走过程中，骶骨和髋臼之间的关系通过骶髂关节的活动性和延展性进行适应性改变，表现为骨盆入射角（PI）发生显著变化。学会行走前，屈髋和椎体前屈导致躯干重心前移。学会行走后，肌肉活动引起的股骨伸展和腰椎前凸使骶骨倾斜角（SS）和 PI 增加，使重心移向股骨头后方，这是人类站立姿势的基本特征，它将固定并主导从童年到成年的所有脊椎 - 骨盆关系。

其次，脊椎峡部裂仅双足行走动物中有报道，四足行走动物中未见报道。此外，在无法步行的人群中没有报道。灵长类动物和人在由四足行走进化为双足行走的过程中，骨盆、脊柱及其支撑韧带和肌肉的形状及位置变化非常显著（图 12-3）。四足动物没有腰椎前凸，骨盆形态更加狭长。与此形成鲜明对比的是，人类腰椎前凸发育良好，骨盆形状更加"圆润"，这是人从灵长类动物演变而来时从四足向双足姿势的转变。骨盆形状和形态变化对于理解和处理腰椎滑脱至关重要，即这是一种与双足行走行为密切相关的疾病，并且与涉及腰椎前凸的活动（如体操）有关。

二、标准腰椎滑脱分类系统有用，但不足以理解生理病理学机制并指导治疗

最常用的分类系统是 Meyerding 分类 [5]、Wiltse 分类 [6]，以及 Marchetti 和 Bartolozzi 分类 [7]。Meyerding 描述了最简单的分级系统和最不全面的分类方法，该方法仅基于头侧椎体相对于尾侧椎体向前移位的严重程度，而没有考虑两者之间非常重要的脊柱前凸或后凸关系。分类将尾侧椎体上终板分为四级，Ⅰ 级是指头侧椎体 0% ～ 25% 的前移，Ⅱ 级 25% ～ 50% 的前移，Ⅲ 级 50% ～ 75% 的前移，Ⅳ 级 75% ～ 100% 的

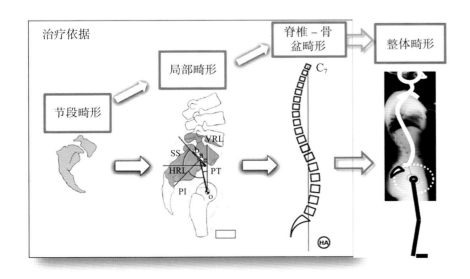

◀ 图 12-1　近 20 年，腰椎滑脱的研究不仅限于 $L_5 \sim S_1$ 节段，还对局部脊柱骨盆参数，脊柱 - 骨盆平衡以及对下肢为主的全身整体力线的变化进行了研究，对腰椎滑脱有了更深理解

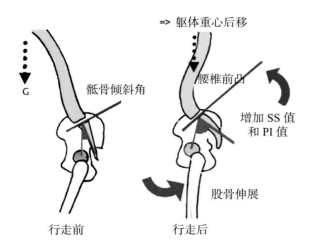

▲ 图 12-2 学会行走前后矢状位形态的重要变化是由于骨盆形态的变化而导致 PI 显著增加，以及髋－脊椎骨盆形态的相应变化：躯体重心向股骨头后方移动，SS 和腰椎前凸增大，髋关节屈曲减小等一系列变化

前移。后来增加了 V 级，描述了头侧椎体的脱垂。然而，研究并没有明确头侧椎体上分类的标志。Bourassa–Moreau 等[8]证明了许多学者已经使用了不同的标志进行分类，使得对 $L_5 \sim S_1$ 的各种前凸和后凸关系引起的滑脱严重性评定产生了差异，不利于学术交流。因此，他们提出了一种标准化方法，在使用 Meyerding 分类时建议使

用（图 12-4）。

Wiltse 根据影像学表现将腰椎滑脱分为五种类型，对于区分各种病因是很有用的。

● Ⅰ型（发育不良性），涉及腰骶小关节的先天性缺陷。

● Ⅱ型（峡部裂性），腰骶关节面正常，但滑脱是由峡部病损导致，该亚型分为应力性骨折导致的 Ⅱ A 型，峡部过长导致的 Ⅱ B 型，和具有急性峡部裂导致的 Ⅱ C 型。

● Ⅲ型（退变性），是小关节和椎间盘退化导致的退变性骨关节炎。

● Ⅳ型（创伤性），是由于椎骨后半部分急性骨折引起，而非峡部病损导致。

● Ⅴ型（病理性），与全身性疾病或局部骨病变导致的椎骨后半结构破坏相关。

Marchetti 和 Bartolozzi 根据发育不良性与后天性腰椎滑脱建立了一个分类系统，从而对腰椎滑脱的病因和预后认识更加深入。

● 发育不良性腰椎滑脱分为两种主要类型（重度和轻度发育异常），具体取决于 L_5 和 S_1 椎体骨发育异常的严重程度及进一步滑脱的风险。L_5 和（或）S_1 的发育异常的小面关节和脊柱裂在这两种类型中都很常见。但是，重度发育异常

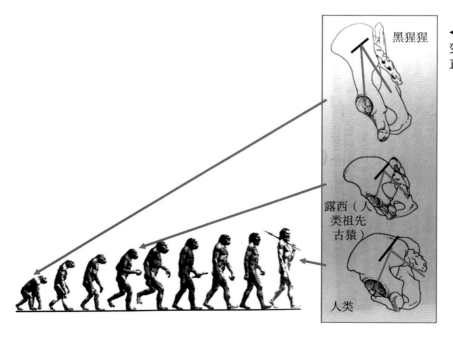

◀ 图 12-3 骨盆形态随时间的演变：骨盆入射角（PI）随进化至直立姿势而增加

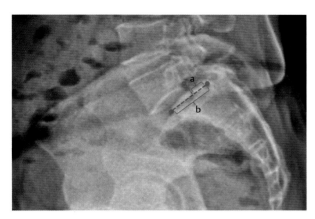

▲ 图 12-4　改良 Meyerding 腰椎滑脱分级标准

从 L$_5$ 椎体后下角绘制垂直于骶骨终板。滑脱程度是长度 "a" 相对于长度 "b" 的百分比，以百分比表示。轻度滑脱为 0%～49%，重度滑脱为 50% 以上

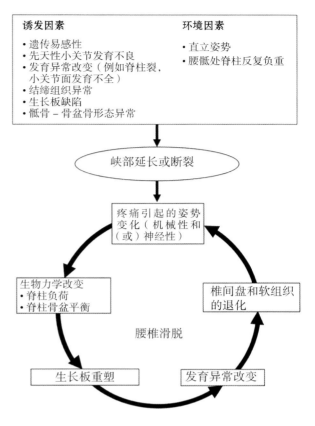

▲ 图 12-5　腰椎滑脱的生理病理学

类型与明显的腰骶部后凸畸形（LSK）、L$_5$ 楔形椎、横突发育不良和骶骨穹窿伴骶骨垂直相关。而轻度发育异常类型与相对正常的腰骶部轮廓、矩形 L$_5$ 椎体、完整且平坦的 S$_1$ 上终板及无明显的骶骨垂直有关。

● 后天性腰椎滑脱继发于创伤、手术、病理性疾病或退变过程：其中创伤性可为急性骨折或应力性骨折的结果。通常，应力性骨折发生在年轻运动员中，且有别于峡部发育不全性的腰椎滑脱。

因此，Meyerding 分类对于移位的严重性分级有用但不全面。其他两种分类对于识别潜在的病因很有用，但对理解生理病理学和指导手术治疗没有太大意义。如前述，本章着重于发育性腰椎滑脱（Marchetti 和 Bartolozzi 分类）和较少见的 II 型 Wiltse 应力性骨折，这是儿童、青少年和年轻人中最常见的两种类型。

三、矢状位平衡可以更好地解释病因和生理病理机制

腰椎峡部裂 / 滑脱的具体病因不明，它很可能是多因素共同作用的结果，包括遗传、创伤、生物力学、发育和形态学因素等[9]（图 12-5）。

在这些因素中，矢状位平衡起着至关重要的作用，随后将进一步讨论。

（一）创伤

腰椎峡部裂 / 滑脱仅在双足行走动物中存在，且主要发生在 L$_5$～S$_1$（87%），但也可发生在 L$_4$～L$_5$（10%）和 L$_3$～L$_4$（3%）。有些学者认为，脊椎峡部裂是由发生在峡部的反复性微创伤引起应力性骨折导致。没有峡部病变的腰椎滑脱病例中，脊椎后部结构的反复微骨折和愈合可能导致后部结构伸长，加之 L$_5$～S$_1$ 椎间盘连接逐渐变得不牢固，从而导致 L$_5$ 的前移。在直立姿势下，进行屈伸运动时椎体峡部会承受高剪切力，高压缩力和高拉伸负荷。相应地，在一些经常涉及重复交替屈伸－负重活动（如体操、举重和足球）的运动员中，腰椎峡部裂和滑脱的患病率有所增加。

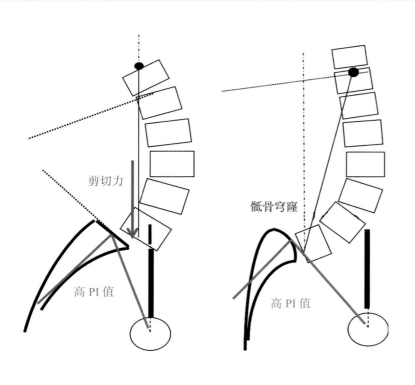
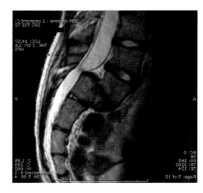
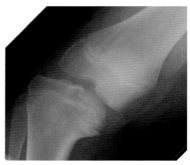

▲ 图 12-6　在 S_1 的前生长板上的剪切力如何在类似于 **Blount** 畸形形成机制中导致骶骨穹窿
PI. 骨盆入射角

（二）生物力学

传递至腰骶交界处的体重由 $L_5 \sim S_1$ 椎间盘、$L_5 \sim S_1$ 小关节、后方韧带及骶棘和多裂肌支撑。正常直立状态下，小关节支撑大部分剪切力，$L_5 \sim S_1$ 椎间盘承受腰骶交界处的大部分压缩力。在腰椎峡部裂中，小关节不起作用，$L_5 \sim S_1$ 处的大部分剪切应力都转移到椎间盘上，这导致椎间盘加速退变和随后的腰椎滑脱。随着腰椎滑脱的发展，腰椎间盘强度进一步降低，腰骶交界处的应力增加。各种发育异常（如隐性脊柱裂、关节面 / 椎板发育不全）常会进一步破坏腰骶交界处的正常后方骨性连接的强度。伴有韧带松弛或骨骼异常的结缔组织疾病也容易诱发腰椎滑脱，如马方综合征、Ehlers–Danlos 综合征和成骨不全症。

（三）骨骺生长板异常

腰椎滑脱的进展主要发生在骨骼生长过程

中，骨骼成熟后进展的可能性较小。滑脱进展风险通常较低（4% ～ 5%）。滑脱进展的危险因素包括女性、年轻时出现过滑脱、滑脱出现时的严重程度、发育类型、滑脱角度增加和重度骨发育不良。如果滑脱的程度在发生时少于 30%，则进一步滑脱的可能性较小。

剩余生长潜力也是评估进展可能性的重要预测指标。先前研究支持椎体生长板处生物力学薄弱是滑脱进展的重要机制。在生长发育期的儿童中，$L_5 \sim S_1$ 椎间盘的应力增加可能与通过生长板（特别是 S_1 的上终板和前终板）的骨重塑有关。S_1 上终板的重塑可进一步促进滑脱的进展，其过程类似于 Blount 病进展过程中，由于直立状态下生长板不对称应力而导致进行性胫骨内翻（图 12-6）。这个过程解释了常出现骶骨穹窿以及重度腰椎滑脱（HGS）中常见的 L_5 楔形椎。再次证明，站立姿势对于解释这些变化如何发生，以及生长板前部不对称应力如何造成 HGS 中骶骨穹窿至关重要[10]。

四、髋－脊柱骨盆平衡与形态

矢状位骶骨－骨盆的形态和方向调节腰椎的几何形状，进而影响腰骶交界处的机械应力。在过去的十年中，已证实 $L_5 \sim S_1$ 滑脱常伴骨形态异常和局部腰骶畸形和发育不良，这些改变可导致骶骨－骨盆方向异常，并使脊柱整体矢状位平衡遭到破坏[1]。这些发现对腰椎滑脱尤其是重度滑脱患者的评估和治疗具有重要意义。

与正常人群相比，骨盆形态明显异常，PI 在腰椎滑脱患者中明显更高[11-13]，并且随着腰椎滑脱症严重程度增加，PI 呈线性增加[11]。骨盆形态与腰椎滑脱之间的因果关系仍有待阐明。由前几章中所述的形态学（PI）与脊柱骨盆平衡之间的关系（PT、SS、L_5I、LSK、C_7 铅垂线等），所有其他脊柱骨盆平衡的测量指标与常人也大不相同。这一改变在患有 HGS 患者中更为明显，因脊柱与骨盆之间的关系发生了扭曲[11, 13]（表 12-1）。PI、L_5I、PT、SS 与 LSK 与腰椎前凸之间存在很强的相关性[14]。在骶骨穹窿的重度滑脱，PI、SS 和 LSK 的测量不可靠，因为测量取决于骶骨终板，而终板已隆起变形。相反，L_5I（图 12-7）不受骶骨穹窿的影响，因为它是由 L_5 上终板测量的，与 S_1 终板相比，其评价的可重复性更高[15]。因此，这是评估脊柱与骨盆之间关系的推荐测量方法，特别是在 HGS 中。同样，在 HGS 中 PT 是更可靠的方法，因为它的测量不依赖骶骨终板。

在静止站立状态下，SS 和 PT 平衡指的是骶骨－骨盆平衡。脊柱畸形研究组（SDSG）的成员专门研究了轻度腰椎滑脱（LGS）和 HGS 中骶骨－骨盆的平衡。Roussouly 等[16] 提出了在 LGS 患者中观察到的骶骨－骨盆平衡的两个不同亚组，可能与不同的病因有关。他们认为，高 PI 和 SS 患者的腰骶交界处剪切力增加，使 L_5 峡部承受更大张力，最终导致峡部不连（图 12-8）。相反，低 PI 和 SS 的患者在伸展过程中 L_5 的后部结构会在 L_4 和 S_1 之间撞击，从而在伸展运动中导致 L_5 峡部反复受到来自 L_4 和 S_1 关节面的撞击，即 $L_5 \sim S_1$ 峡部受到"胡桃夹"作用（图 12-6）。这些发现的临床意义在于，由于 HGS 的 PI 总是比正常人大得多[12]，因此，可推测具有正常 PI 的轻度滑脱组的进展风险远低于具有异常高 PI 的轻度滑脱组亚组的进展风险。假设具有正常 PI 的亚组对应于骶骨－骨盆形态正常的急性或后天应力性骨折病例（Marchetti 和 Bartolozzi 分类[7]），而具有高 PI 的亚组则与发育异常的病例相对应。至于 HGS，Hresko 等[17] 确定了两个亚组的患者：骨盆平衡与失平衡组（图 12-9）。"平衡"组包括站立时高 SS 而低 PT 的患者，其姿势与高 PI 的正常人亚组相似，而"失平衡"组包括站立时骨盆后倾和骶骨垂直的患者，对应低 SS 值和高 PT 值患者。每个 HGS 的新受试者都可以使用原始 SS 和 PT 值进行分类，对于处于临界的患者使用 Hresko 等[17] 提供的列线图（图 12-10）进行分类。最近，Sebaaly 等[15] 已经证明 L_5I 和（或）PT 可以可靠便捷地用于识别这两种基本的骨盆姿势。$PT \leqslant 25°$ 和

表 12-1　与对照组相比，腰椎滑脱患者矢状位骶骨－骨盆测量参数的平均值（和标准差）

	正常儿童和青少年[a]（n=341）	正常成年人[b]（n=160）	发育性腰椎滑脱[c]				
			1 级（n = 21）	2 级（n = 91）	3 级（n = 74）	4 级（n = 17）	5 级（n = 11）
骨盆入射角（PI）	49.1（11.0）	51.8（5.3）	57.7（6.3）	66.0（6.9）	78.8（5.6）	82.3（7.2）	79.4（10.2）
骶骨倾斜角（SS）	41.4（8.2）	39.7（4.1）	43.9（4.8）	49.8（4.2）	51.2（5.7）	48.5（7.6）	45.9（13.5）
骨盆倾斜角（PT）	7.7（8.0）	12.1（3.2）	13.8（3.9）	16.2（5.4）	27.6（5.7）	33.9（5.2）	33.5（5.4）

a. 引自 Mac-Thiong 等[34]；b. 引自 Berthonnaud 等[35]；c. 引自 Labelle 等[12]

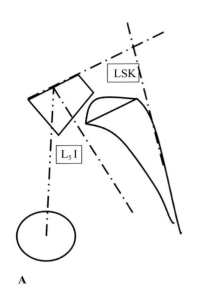 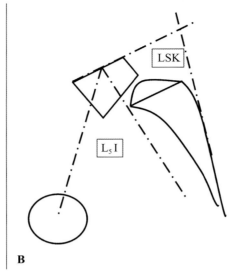

A　　　　　　　　　　　　**B**

◀ 图 12-7　在骶骨穹窿的情况下，L_5 入射角（L_5I）和腰骶后凸角（LSK）比骨盆入射角（PI）和骶骨倾斜角（SS）更可靠，因为它们不依赖骶骨终板进行测量

在此示例中，在 A 和 B 两种情况下，L_5I 明显不同，并且不受 $L_5 \sim S_1$ 处骶骨穹窿的影响。在 A 和 B 中都说明了使用 Dubousset 技术（DUB LSK）对腰骶后凸角（LSK）的测量方法

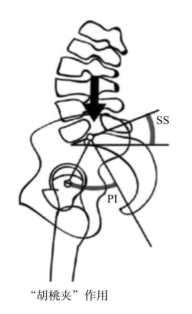 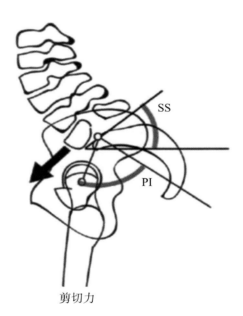

"胡桃夹"作用　　　　　　　　剪切力

◀ 图 12-8　在轻度腰椎滑脱患者中观察到两种骶骨 - 骨盆平衡

SS. 骶骨倾斜角；PI. 骨盆入射角

（或）L_5I 值 ≤ 60° 的受试者纳入平衡骨盆组中。PT > 25° 和（或）L_5I 值 > 60° 的受试者纳入失平衡组。

　　在静止站立姿势，脊柱和骨盆平衡即指脊柱 - 骨盆平衡。通过使用脊柱骨盆平衡的姿势模型，显示从胸椎到骶骨骨盆的每个连续解剖断层的参数之间的关系，Mac-Thiong 等 [18] 观察到 LGS 患者可以保持相对正常的姿势。而如 Hresko 等 [17] 所述，骶骨 - 骨盆失平衡亚组的 HGS 患者的姿势异常尤为显著。他们还报道说，

对于大多数腰椎滑脱患者（轻度和平衡尚可的重度滑脱患者），脊柱骨盆整体平衡（C_7 椎体相对于股骨头的位置），与投射在股骨头后方的 C_7 铅垂线一致，而与局部腰骶畸形无关，尤其是与 C_7 铅垂线相对于 S_1 的位置关系保持一致，表明骶骨 - 骨盆对于实现正常脊柱 - 骨盆整体平衡作用显著。

　　一些研究将脊柱 - 骨盆和骶骨 - 骨盆平衡与健康相关生活质量（HRQoL）指标相关联。Tanguay 等 [19] 证明，对于患有 $L_5 \sim S_1$ 滑脱的青

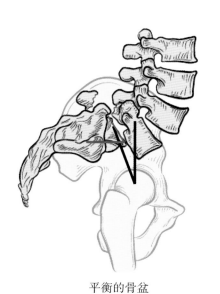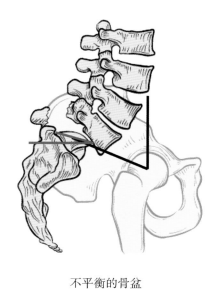

◀ 图 12-9　在重度腰椎滑脱中发现的两种骨盆姿势

平衡的骨盆　　　　　不平衡的骨盆

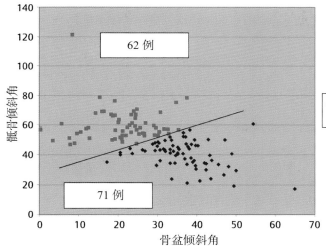

骨盆倾斜角与骶骨倾斜角的关系

62 例

71 例

◀ 图 12-10　Hresko 等的线列图 [17]
粉色，代表平衡的骨盆；蓝色，代表失衡的骨盆

◆ 高骨盆倾斜角 / 低骶骨倾斜角
■ 高骶骨倾斜角 / 低骨盆倾斜角

少年，高 LSK 与生理方面生活质量下降有显著相关性。LSK 的影响对 HGS 患者尤其重要，与滑脱百分比无关。因此，对腰椎滑脱患者的常规评估应包括 LSK，以充分评价畸形的严重性及对患者生活质量的临床影响。Glavas 等 [20] 研究了文献中使用的 LSK 测量方法，发现 Dubousset（DUB LSK；图 12-7）所描述的方法是唯一从正常到 HGS 渐变分层测量 LSK 的方法。他们还发现 DUB LSK 与滑脱率相关性最高，此外，他们证明其具有最高的评价信度，并且骶骨穿

窟不影响其测量。在正常人群和 HGS 人群中，DUB LSK 和 L_5I 之间的相关性均很强。Harroud 等 [21] 在对 HGS 患者的研究中指出，矢状位力线越好则 SRS-22 分值越低，尤其是当 C_7 铅垂线（C_7PL）位于髋骨轴前方时。因此，对于 HGS 患者，应常规使用 C_7PL 进行整体矢状位力线评估。

最近，Mac-Thiong 等 [22] 报道了使用股骨近端屈曲角度评估站立时髋关节屈曲存在的重要性（PFA；图 12-11）。与正常人相比，HGS 患

者的 PFA 更高。建议将 PFA ≥ 10° 作为定义异常 PFA 的标准。HGS 患者 PFA 升高与矢状位失衡和 HRQoL 降低都有相关性。

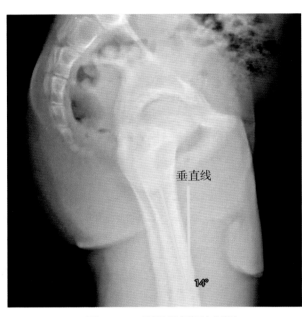

▲ 图 12-11　股骨近侧屈角测量

五、腰椎滑脱的姿势代偿机制

在骶骨 – 骨盆平衡异常和发育不良性腰椎滑脱的情况下，腰骶部和矢状位整体力线可以发生改变（图 12-12）。除了 L_5 在 S_1 顶部的平行滑脱外，还可能出现楔形变及 LSK。通过 C_7 到骶骨的铅垂线所测量的总体脊柱平衡，以及通过 C_7 至髋关节轴和（或）髋屈肌的铅垂线所测量的脊柱 – 骨盆平衡，这两种平衡点会向前移，特别是在 HGS 中。随着骶骨 – 骨盆平衡，腰骶平衡和整体平衡的破坏，躯干的重心倾向于向前方移位，因此导致 L_5 的前部向前移位，而 L_5 的后部仍附着在其后方的软组织上。在患有腰椎滑脱和高 PI 值的受试者（大多数受试者都属此类）中，为保持平衡姿势并保持重心和 C_7 铅垂线位于髋关节后方，SS 和 PT 变大，腰椎前凸增加。此种代偿机制通过增加椎体节段间前凸和（或）增加受影响的前凸节段数来实现。每个患者都有一个可达到的最大腰椎前凸角，超过此范围机体将尝试通过骨盆后倾来保持平衡姿势。第二种代偿机

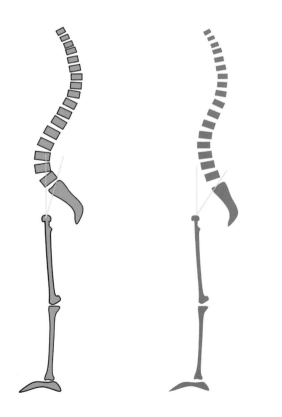

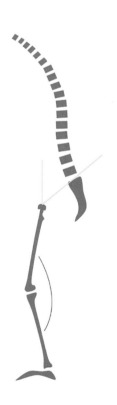

◀ 图 12-12　腰椎滑脱的代偿机制

骨盆倾斜角随着骨盆垂直度的增加而增加（后倾）。随着骨盆后倾角度达到极限，膝盖和髋部屈曲增加，以保持脊柱平衡。最后，由于 C_7 铅垂线向股骨头前方移位，脊柱变得失平衡

制引起骨盆渐进后倾以及骶骨垂直。因为每个受试者的 PI 都固定，所以 SS 随着骨盆的后倾而减小，而 PT 随骶骨垂直而增大。当达到这两种代偿机制的极限时，患者发展为矢状位躯干失衡，最常见的特征是髋关节代偿性屈曲，躯干向前倾斜，伴或不伴脊柱矢状位失衡。此外，在未生长发育完全的受试者中，LSK 和 L_5I 升高，再加上 L_5 的前移，会导致 S_1 生长板前部的压力升高，根据 Hueter–Volkmann 法则会导致骶骨前方生长受阻，从而导致骶骨逐渐变钝圆以及在 HGS 中经常出现的所谓的骶骨穹窿（图 12-6）。骶骨穹窿与 $L_5 \sim S_1$ 椎间盘的加速退变相结合，会导致 LSK 和 L_5I 的增加，从而进一步破坏髋 - 脊柱 - 骨盆的整体平衡，最终导致腰椎滑脱。

六、如何将矢状位整体平衡纳入分类系统

前文所述的发现激发了人们对 $L_5 \sim S_1$ 滑脱脊柱 - 骨盆排列进行影像学评估与分类的兴趣。SDSG 报道了基于滑脱程度和脊柱 - 骨盆排列（PI，骶骨 - 骨盆和脊柱平衡）的影响测量结果，对六个不同的矢状位脊柱 - 骨盆姿势进行分类[23]。根据前文中有关 L_5I[15] 和髋关节屈曲畸形[22] 贡献的新发现，对分类进行了改进，如图 12-13 所示为改进后的分类系统，仍然基于最初 6 种矢状位姿势。分类的基本原理来自对 $L_5 \sim S_1$ 发育性或后天应力性骨折致滑脱患者的多中心影像学数据库分析，该数据库包含 816 名 1 ～ 5 级腰椎滑脱患者的脊柱和骨盆站立侧位 X 线片，患者年龄 10—40 岁，手术由来自北美和欧洲的 43 位脊柱外科医师完成。该分类基于 5 个重要脊柱矢状位参数，通过脊柱、骨盆和股骨近端的站立矢状位 X 线照片评估：①滑脱的程度（轻或重）；② PI（低、正常或较高）；③脊柱骨盆平衡（平衡或失衡）；④ LSK 和 L_5I；⑤髋关节屈曲角（PFA）。相应地，6 种不同姿势可以被划分至 5 种类型（其中 5 型含 2 个亚型）。

对患者进行分类，首先使用改良的 Meyerding 技术[5]（图 12-4）从站立侧位 X 线照片中量化滑脱程度，以确定滑脱是轻度滑脱（0 级、1 级和 2 级或 < 50% 滑脱）或重度滑脱（3 级、4 级和椎体完全滑脱，或 ≥ 50% 滑脱）。接下来，通过 PI、SS、PT、L_5I、LSK、PFA 和 C_7 铅垂线等数据测量骶骨 - 骨盆和髋 - 脊柱 - 骨盆的排列来确定矢状位平衡。

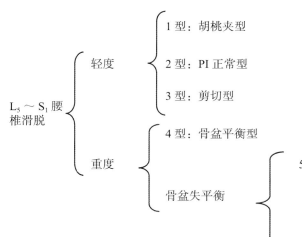

腰椎滑脱矢状位分类

$L_5 \sim S_1$ 腰椎滑脱
- 轻度
  - 1 型：胡桃夹型
  - 2 型：PI 正常型
  - 3 型：剪切型
- 重度
  - 4 型：骨盆平衡型
  - 骨盆失平衡
    - 5 型：脊柱平衡型
      - 5a 型：正常 / 轻度异常 LSK 型
      - 5b 型：高 LSK 型
    - 6 型：脊柱失平衡型

◀ 图 12-13　腰椎滑脱矢状位平衡分类
LSK. 腰骶后凸角

对于 LGS，可以发现 3 种类型骶骨骨盆平衡类型（图 12-14）：1 型，胡桃夹型，低 PI（＜ 45°）亚组；2 型，PI 正常（45°～60°）亚组；3 型，剪切型，高 PI（＞ 60°）亚组。

对于 HGS，也有 3 种类型（图 12-15）。首先使用 Hresko 等 [17] 提供的用 SS 和 PT 绘制线列图将每个受试者分为骶骨 - 骨盆平衡和失衡组（图 12-10）；如果无法使用此方法分类，将 PT 的临界值设为 26° 也是可靠的方法，将 PT ＜ 26° 的对象分类为平衡的，将 PT ≥ 26° 的对象分类为不平衡组 [15]。接下来，用 C_7 铅垂线确定髋 - 脊柱平衡，用近端 PFA 值评估髋关节屈曲。如果 C_7 铅垂线落在股骨头上方或后方，则为脊柱平衡组，而如果它位于股骨头前面，则为脊柱失平衡组。如果 PFA ≥ 10°，则存在髋关节屈曲（图 12-11），在这种情况下，获取患者站立位膝关节最大伸展姿势时髋部，股骨近端和脊柱的矢状 X 线片是必要的，因为髋关节屈曲会导致错误地将原本为 6 型的病例分类为 5 型，而在膝部伸展的侧位 X 线片中可以有助于明确分类（图 12-16）。根据我们的经验，在 LGS 和骶骨 - 骨盆平衡的 HGS 中，髋 - 脊柱复合体几乎总是平

轻度滑脱类型

1 型：	2 型：	3 型：
低 PI ＜ 45°	PI=45°～60°	PI ＞ 60°

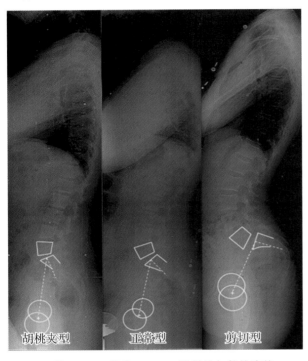

胡桃夹型	正常型	剪切型

▲ **图 12-14** 轻度 L_5 ～ S_1 滑脱的矢状位姿势

4 型　　　　5a 型　　　　5b 型　　　　6 型

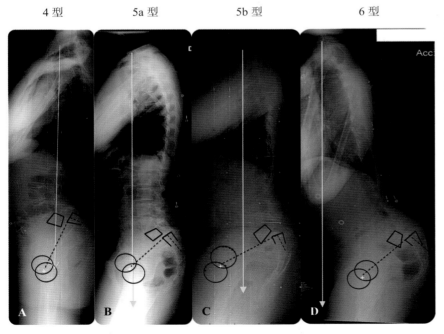

◀ **图 12-15** 重度腰椎滑脱的矢状位姿势

A. 4 型，骶骨平衡且水平，脊柱平衡，C_7 铅垂线位于股骨头后（黄线）；B. 5a 型，骶骨失平衡 / 竖立，脊柱平衡，腰骶角大于 80°；C. 5b 型，骶骨失平衡 / 竖立，脊柱平衡，腰骶角小于 80°；D. 6 型，骶骨 / 骨盆和脊柱均不平衡

衡的。因此，主要在骨盆失平衡的重度畸形患者中需要测量髋 – 脊柱的平衡（5 型和 6 型）。因此，HGS 中的 3 种类型包括 4 型（骨盆平衡型）、5 型（骨盆失衡脊柱平衡型）及 6 型（骨盆脊柱均失衡型）。图 12-14 和图 12-15 展示了这六个基本姿势的临床示例。此外，在证实 LSK 升高与 HGS 的 HRQoL 降低相关的证明时[19]，已确认 2 种 5 型的亚型，即 5a 型（与正常或低 LSK 相关，通过 Dubousset 方法测量腰骶角≥ 80°）、5b 类型（与高 LSK 相关，由 Dubousset 方法测量腰骶角＜ 80°）。图 12-17 显示了 5 型的 2 种亚型。在对该分类系统的改进版本进行临床评估中，Mac-Thiong 等[24] 发现，与其他当前使用的脊椎畸形分类相似，观察者内部和观察者之间的可靠性均得到了改善，观察者内部和观察者之间

的总体一致性分别为 80%（kappa=0.74）和 71%（kappa=0.65）。

上述分类强调 $L_5 \sim S_1$ 滑脱患者的多样性，处于多种代偿姿势，临床医师进行评估和治疗时应格外注意。脊柱骨盆失衡会改变腰骶连接处的生物力学应力，并改变保持正常姿势的代偿机制。图 12-18 中显示了该分类的临床关联并将在以下部分讨论。

七、矢状位平衡如何帮助指导治疗

（一）轻度腰椎滑脱的临床意义

$L_5 \sim S_1$ 滑脱患者的多样性，处于多种代偿姿势，临床医师进行评估和治疗时应格外注意。

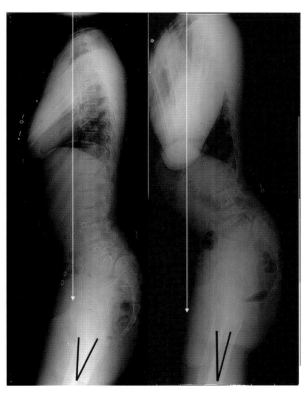

▲ 图 12-16　获取患者站立位膝关节最大伸展时髋、股骨近端和脊柱的矢状 X 线片是必要的，因为髋关节屈曲可能会导致错误地将原本为 6 型的病例分类为 5 型，而在膝部伸展的侧位 X 线照片中可以有助于明确分类

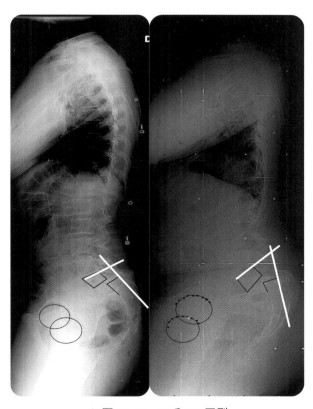

▲ 图 12-17　5a 和 5b 亚型
在 5a 亚型（左图）中，腰骶角（LSA，白色标识）≥ 80°。在 5b 亚型中，LSA ＜ 80°

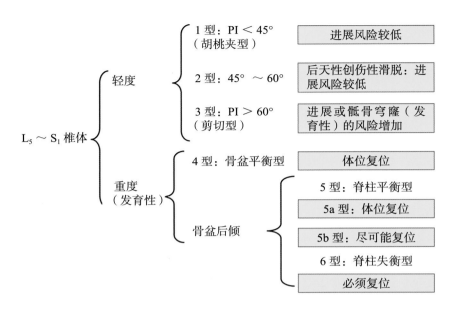

$L_5 \sim L_1$ 椎滑脱分型

◀ 图 12-18　临床相关性

具有正常或低 PI 值的轻度组通常是 Wiltse Ⅱ 型或 Bartolozzi 分类中的获得型，而具有高 PI 值的轻度组和所有重度滑脱组通常是 Wiltse Ⅰ 型或 Bartolozzi 的发育型。因此，需严密随访 PI 较高的轻度组患者，因为此类滑脱最有可能进展。因为 HGS 中 PI 总是比正常值大，所以这表明 PI 较低或正常的 1 型和 2 型骨骼未发育成熟受试者的进展风险可能比 PI 和 SS 值异常升高的 3 型剪切型（$L_5 \sim S_1$ 交界处的剪切应力较高）进展风险低。在这些患者及 4 型患者中，腰椎前凸增加，以保持重心和 C_7 铅垂线位于臀部后方使姿势平衡得以维持。

对于无症状的腰椎滑脱及轻度滑脱、轻度发育不良性腰椎滑脱，不需要治疗和活动限制。但是，重度发育不良性腰椎滑脱患者的进展风险更大，应定期（6 个月）进行 X 线检查，直到骨骼发育成熟。

（二）HGS 的临床意义：复位还是原位融合

HGS 的传统治疗方法是 $L_5 \sim S_1$ 原位后外侧融合术而不进行复位，并且在过去的几十年中，一些论文显示了这种治疗的长期疗效良好。在过去几十年中，与复位、内置物固定术、360° 融合术相比，原位 $L_5 \sim S_1$ 融合技术神经系统并发症较少，但其代价是无法改善矢状位排列且假关节的发生风险较高。在截至 2007 年完成的关于复位与原位融合的循证文献综述中，Transfeldt 和 Mehbod[25] 无法找到任何 Ⅰ 级或 Ⅱ 级证据，其中最高等级的证据来自 5 项回顾性比较研究（Ⅲ级）。因此，他们无法根据已发表文献中的最佳等级证据文献制订明确的 HGS 治疗指南。

过去 10 年有什么变化吗？虽然 HGS 的复位治疗的必要性仍存在争议但脊柱外科手术不仅局限于 $L_5 \sim S_1$ 后外侧融合术，复位、内置物固定术、360° 融合术已经在临床中广泛应用。在过去的 10 年中，几乎所有有关 HGS 的文章都报道了内置物固定术伴或不伴复位术的治疗方式，这足以证明这一转变。唯有那些十年前进行的长期研究是有关原位融合而未将内置物固定术列入研究范围的。技术上的进步可以由两个因素来解释：首先是对矢状位脊柱骨盆力线的理解更加深入，这也是本章的主题；其次是复位、融合、应用椎弓根螺钉的脊柱 – 骨盆固定术和骶骨 – 骨盆固定术技术有所提高。

在 HGS 中，骶骨 – 骨盆形态明显异常，并导致骶骨 – 骨盆角度异常及髋 – 脊柱轴的整体矢状位平衡受到影响。这些发现对腰椎滑脱患者的评估和治疗具有重要意义，特别是对于那些重度滑脱患者。尽管对先前提出的分类中每种类型腰椎滑脱建立明确的治疗方案之前，还需进行更多的研究支撑，但建议对于脊柱 – 骨盆 4 型的患者，可能不需要刻意复位，通过手术室内进行麻醉状态下俯卧位简单复位后进行植入物内固定融合术即可，对于维持适当的矢状位力线已足够，因为对于这一型患者矢状位脊柱 – 骨盆力线并无严重异常。对于 5 型患者，其骨盆失衡，最好尝试进行复位及力线重建。但是对于 5a 亚型，由于维持了脊柱排列和 LSK 在正常范围内，简单复位后的植入物内固定融合术也足以实现适当的矢状位排列。在矢状位力线受影响严重的 5b 型和 6 型畸形中，有必要进行复位及力线重建。虽然 $L_5 \sim S_1$ 滑脱进行复位术的必要性仍存在争议，但最近一项基于 III 级证据的文章[26] 支持对 HGS 患者进行滑脱复位纠正局部后凸畸形来改善脊柱整体生物力学，并且复位与原位融合相比不会增加神经系统并发症风险。

在最近一项最大的关于 HGS 复位疗效的多中心研究中，Mac-Thiong 等 [27] 比较了轻度和重度腰椎滑脱青年患者术前术后通过 SRS-22 问卷获得的 HRQoL 值，证明通过手术可以显著改善 HRQoL 值，特别是对于重度滑脱患者。因此，尽管 $L_5 \sim S_1$ 滑脱复位手术治疗的必要性仍存在争论，但对于这种分类，近十年来发表的许多研究都支持其对治疗决策过程的价值[26-30]。

（三）如何复位和复位什么

重度发育性 $L_5 \sim S_1$ 腰椎滑脱症的手术目标是防止进展、重建脊柱整体力线和正常生物力学以缓解症状。进行手术治疗的决策包括以下几方面。

● 滑脱程度（生长发育中的孩子大于 50%，骨骼发育成熟的青少年大于 75%）。

● 滑脱进展超过 30%。

● 尽管进行了适当的非手术治疗，仍然存在功能障碍、疼痛或神经系统症状。

● 进行性体态异常（对外形不满意）或步态异常。

目前已提出多种用于实现复位和（或）融合的固定技术和方法，现在大多数作者都采用后路腰椎椎间融合 / 经椎间孔腰椎椎间融合进行后脊柱 – 骨盆内固定与 $L_5 \sim S_1$ 椎间支撑。HGS 复位术后，矢状位平衡得到了显著改善[31, 32]。Agabegi 和 Fischgrund[30] 在最近的文献综述中得出结论，不管外科医师的首选技术是什么，在 HGS 中，环形（360°）融合术优于后外侧融合术，前者会降低假关节病的发生率，并且坚强融合可以改善疗效。Mac-Thiong 等 [27] 的研究也支持了这一点，该研究是最大的系列研究，表明 HGS 复位术后 HRQoL 得到改善。

无论在手术中使用何种技术，首要目标都是尽可能地减少 $L_5 \sim S_1$ 的 LSK[32]，因为这是导致骨盆后倾和髋 – 骨盆 – 脊柱轴渐进失衡的主要异常（图 12-19）。其次的目标是部分降低滑脱程度，这使得椎间融合器 / 植入物能良好的放置在 $L_5 \sim S_1$ 椎间隙中并进行加压，从而使固定系

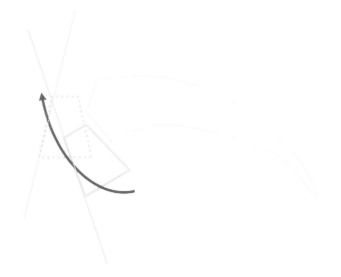

▲ 图 12-19　复位什么
首先是 $L_5 \sim S_1$ 后凸畸形，然后是使滑移等级降低

统处于加压状态而非撑开状态。HGS 的完全复位是没有必要的，并且会成为神经系统损害的潜在原因。[33] 如果可能，应避免后方施加撑开力，因为这会在 $L_5 \sim S_1$ 交界处产生后凸弯力矩。Sebaaly 等 [15] 提出，术中和术后评估复位质量的最简单方法是通过测量 L_5I，即使在进行内置物固定后也可以进行测量。将 L_5I 降低到 < 60° 是矢状位平衡得到适当恢复的一个良好指标（图 12-20）。

八、结论

脊柱矢状位整体力线对于患有 $L_5 \sim S_1$ 腰椎滑脱的成年人和小儿患者都非常重要。临床医师

在治疗此病时需要意识到，髋 – 脊柱骨盆轴的正常矢状位平衡往往已经遭破坏，所以将评估范围以及严格制订治疗计划的依据只局限 $L_5 \sim S_1$ 节段是不够的。脊柱骨盆力线异常会改变腰骶交界处的生物力学应力及维持正常体姿的代偿机制。在此提出一项基于脊柱矢状位排列的分类方法有助于治疗方案的决策。

与体态异常相关的 HGS 患者，进行畸形矫正和力线重建从而重建整体脊柱排列并改善融合的生物力学环境是必要的。最近的证据 [26-29] 支持通过对 HGS 患者进行复位治疗，纠正局部后凸畸形并部分复位椎体滑脱来改善脊柱整体生物力学，并且复位与原位融合相比不会增加神经系统并发症风险。

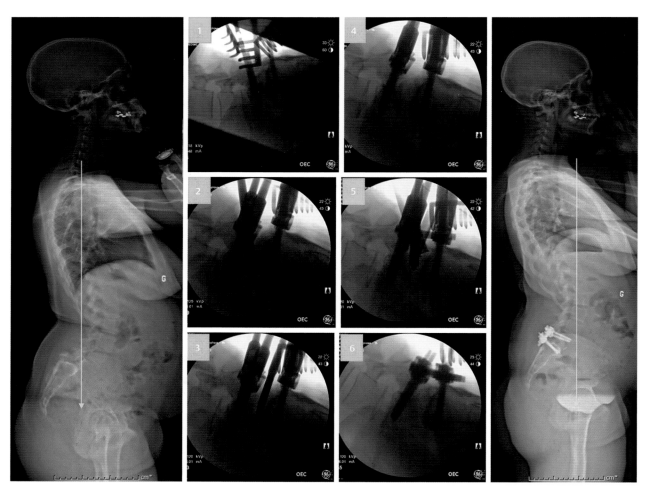

▲ 图 12-20　重度腰椎滑脱（HGS）滑脱复位的病例

参考文献

[1] Mardjetko S, Albert T, Andersson G, et al. Spine/SRS spondylolisthesis summary statement. Spine. 2005; 30(6) Suppl:S3

[2] Deschênes S, Charron G, Beaudoin G, et al. Diagnostic imaging of spinal deformities: reducing patients radiation dose with a new slot-scanning X-ray imager. Spine. 2010; 35(9):989–994

[3] Fredrickson BE, Baker D, McHolick WJ, Yuan HA, Lubicky JP. The natural history of spondylolysis and spondylolisthesis. J Bone Joint Surg Am. 1984; 66 (5):699–707

[4] Tardieu C, Bonneau N, Hecquet J, et al. How is sagittal balance acquired during bipedal gait acquisition? Comparison of neonatal and adult pelves in 3D. Evolutionary implications. J Hum Evol. 2013; 6; 5(2):209–222

[5] Meyerding HW. Spondylolisthesis. Surg Gynecol Obstet. 1932; 54:371–377

[6] Wiltse LL, Newman PH, Macnab I. Classification of spondylolysis and spondylolisthesis. Clin Orthop Relat Res. 1976; 117:23–29

[7] Marchetti PC, Bartolozzi P. Classification of spondylolisthesis as a guideline for treatment. In: Bridwell KH, DeWald RL, Hammerberg KW, et al., eds. The Textbook of Spinal Surgery. 2nd ed. Philadelphia, PA: Lippincott-Raven; 1997:1211–1254

[8] Bourassa-Moreau E, Mac-Thiong J-M, Labelle H. Redefining the technique for the radiologic measurement of slip in spondylolisthesis. Spine. 2010; 35 (14):1401–1405

[9] Labelle H, Mac-Thiong JM. Sacro-pelvic morphology, spino-pelvic alignment and the Spinal Deformity Study Group classification. In: The Textbook of Spinal Surgery. Chap. 59. Philadelphia, PA: Lippincott Williams & Wilkins; 2011

[10] Labelle H, Mac-Thiong JM, Parent S. Pediatric spondylolisthesis. In: Chapman's Comprehensive Orthopaedic Surgery. Chap. 232. 4th ed. New Delhi, India: Jaypee Brothers; 2018

[11] Roussouly P, Labelle H, Berthonnaud E, Hu S, Brown C. The relationship between pelvic balance and a dome-shaped sacrum in L5–S1 spondylolisthesis. Podium presentation at: SRS Meeting, 2009, San Antonio, TX

[12] Labelle H, Roussouly P, Berthonnaud E, et al. Spondylolisthesis, pelvic incidence, and spinopelvic balance: a correlation study. Spine. 2004; 29 (18):2049–2054

[13] Wang Z, Parent S, Mac-Thiong JM, Petit Y, Labelle H. Influence of sacral morphology in developmental spondylolisthesis. Spine. 2008; 33(20):2185–2191

[14] Labelle H, Roussouly P, Berthonnaud E, Dimnet J, O'Brien M. The importance of spino-pelvic balance in L5–S1 developmental spondylolisthesis: a review of pertinent radiologic measurements. Spine. 2005; 30(6) Suppl:S27–S34

[15] Sebaaly A, El Rachkidi R, Grobost P, Burnier M, Labelle H, Roussouly P. L5 incidence: an important parameter for spinopelvic balance evaluation in high grade spondylolisthesis. Spine. 2018;18(8):1417–1423

[16] Roussouly P, Gollogly S, Berthonnaud E, Labelle H, Weidenbaum M. Sagittal alignment of the spine and pelvis in the presence of L5–S1 isthmic lysis and low-grade spondylolisthesis. Spine. 2006; 31(21):2484–2490

[17] Hresko MT, Labelle H, Roussouly P, Berthonnaud E. Classification of highgrade spondylolistheses based on pelvic version and spine balance: possible rationale for reduction. Spine. 2007; 32(20):2208–2213

[18] Mac-Thiong J-M, Wang Z, de Guise JA, Labelle H. Postural model of sagittal spino-pelvic alignment and its relevance for lumbosacral developmental spondylolisthesis. Spine. 2008; 33(21):2316–2325

[19] Tanguay F, Labelle H, Wang Z, Joncas J, de Guise JA, Mac-Thiong JM. Clinical significance of lumbosacral kyphosis in adolescent spondylolisthesis. Spine. 2012; 37(4):304–308

[20] Glavas P, Mac-Thiong J-M, Parent S, de Guise JA, Labelle H. Assessment of lumbosacral kyphosis in spondylolisthesis: a computer-assisted reliability study of six measurement techniques. Eur Spine J. 2009; 18(2):212–217

[21] Harroud A, Labelle H, Joncas J, Mac-Thiong JM. Global sagittal alignment and health-related quality of life in lumbosacral spondylolisthesis. Eur Spine J. 2013; 22(4):849–856

[22] Mac-Thiong JM, Parent S, Joncas J, Barchi S, Labelle H. The importance of proximal femoral angle on sagittal balance and quality of life in high-grade lumbosacral spondylolisthesis. Eur Spine J. 201 8; 27(8):2038–2043

[23] Labelle H, Mac-Thiong JM, Roussouly P. Spino-pelvic sagittal balance of spondylolisthesis: a review and classification. Eur Spine J. 2011; 20(5) Suppl 5:641–646

[24] Mac-Thiong JM, Duong L, Parent S, et al. Reliability of the Spinal Deformity Study Group classification of lumbosacral spondylolisthesis. Spine. 2012; 37 (2):E95–E102

[25] Transfeldt EE, Mehbod AA. Evidence-based medicine analysis of isthmic spondylolisthesis treatment including reduction versus fusion in situ for high-grade slips. Spine. 2007; 32(19) Suppl:S126–S129

[26] Longo UG, Loppini M, Romeo G, Maffulli N, Denaro V. Evidence-based surgical management of spondylolisthesis: reduction or arthrodesis in situ. J Bone Joint Surg Am. 2014; 96(1):53–58

[27] Mac-Thiong J-M, Labelle H, Parent S, et al. A prospective study of the improvement in health-related quality of life following surgical treatment of lumbosacral spondylolisthesis in young patients. Podium presentation at: SRS Annual Meeting, 2016, Milwaukee, WI

[28] Labelle H, Parent S, Mac-Thiong JM, et al. High grade spondylolisthesis in adolescents: reduction and circumferential fusion improves health related quality of life and sagittal balance. Podium presentation at: Scoliosis Research Society Annual Meeting, October 2018, Bologna, Italy

[29] Martiniani M, Lamartina C, Specchia N. "In situ" fusion or reduction in highgrade high dysplastic developmental spondylolisthesis (HDSS). Eur Spine J. 2012; 21 Suppl 1:S134–S140

[30] Agabegi SS, Fischgrund JS. Contemporary management of isthmic spondylolisthesis: pediatric and adult. Spine J. 2010; 10(6):530–543

[31] Labelle H, Roussouly P, Chopin D, Berthonnaud E, Hresko T, O'Brien M. Spinopelvic alignment after surgical correction for developmental spondylolisthesis. Eur Spine J. 2008; 17(9):1170–1176

[32] Sailhan F, Gollogly S, Roussouly P. The radiographic results and neurologic complications of instrumented reduction and fusion of high-grade spondylolisthesis without decompression of the neural elements: a retrospective review of 44 patients. Spine. 2006; 31(2):161–169, discussion 170

[33] Petraco DM, Spivak JM, Cappadona JG, Kummer FJ, Neuwirth MG. An anatomic evaluation of L5 nerve stretch in spondylolisthesis reduction. Spine. 1996; 21(10):1133–1138, discussion 1139

[34] Mac-Thiong J-M, Labelle H, Berthonnaud E, Betz RR, Roussouly P. Sagittal spinopelvic balance in normal children and adolescents. Eur Spine J. 2007; 16 (2):227–234

[35] Berthonnaud E, Dimnet J, Roussouly P, Labelle H. Analysis of the sagittal balance of the spine and pelvis using shape and orientation parameters. J Spinal Disord Tech. 2005; 18(1):40–47

第 13 章　矢状位平衡对退行性腰椎滑脱的重要性
Degenerative Spondylolisthesis: Does the Sagittal Balance Matter?

Cédric Y. Barrey　Charles Peltier　Amir El Rahal　ThéoBroussolle　Pierre Roussouly　**著**

邹聪颖　陶鲁铭　**译**

孟祥龙　刘宝戈　**校**

摘要：本章重点讨论在退行性腰椎滑脱（degenerative spondylolisthesis，DS）手术治疗中矢状位平衡的重要性。将从退行性腰椎滑脱的流行病学、病理生理学、影像学和治疗几方面——讲述。

关键词：退行性滑脱，腰椎管狭窄，椎间孔狭窄，后柱小关节炎，$L_4 \sim L_5$ 椎间盘病，滑脱程度，Roussouly 分型，腰椎经椎间孔椎体间融合术，后路脊柱融合

一、总体原则

（一）定义

腰椎滑脱定义为椎体相对于下位椎体的滑移（图 13-1）。该滑移从方向上来讲可分为前方滑移，即前滑脱；后方滑移，即后滑脱；侧方滑移，即侧滑脱；或旋转，即旋转半脱位。退行性腰椎滑脱常常与滑脱节段小关节的炎性变化相关。它与峡部裂型腰椎滑脱症的不同在于无关节峡部缺损，该类型最早是由 Junghanns 于 1930 年提出的，他提出"假性腰椎滑脱症"[1] 一词。1950 年，MacNab[2] 提出"具有完整椎弓根的腰椎滑脱"，与儿童和青少年具有峡部裂的腰椎滑脱相反。1963 年 [3]，Newman 考虑到该种疾病与小关节关节炎在发病机制上相关，因此提出了术语"退行性腰椎滑脱"。退行性腰椎滑脱通常发生在 50 岁以上的患者身上，患者以女性为主，韧带过度松弛是诱发因素。根据脊柱侧凸研究学会 [5] 修改的 Wiltse[4] 腰椎滑脱分类，退行性腰椎滑脱为Ⅲ型。

（二）流行病学及患病率

退行性腰椎滑脱通常发生在 $L_4 \sim L_5$ 水平（占病例总数的 80% ~ 85%），与峡部裂型腰椎滑脱不同，后者通常发生在 $L_5 \sim S_1$ 水平 [6]。首先，S_1 关节突的方向更偏向冠状位，为前后滑移提供了牢固的相对屏障，其次，$L_5 \sim S_1$ 复合体周围有大量韧带结构，并且存在强力的髂腰韧带。由于以上解剖学因素，退行性腰椎滑脱很少出现在 $L_5 \sim S_1$ 节段。患病率随年龄和性别而变化，女性患病率为男性的 4 倍，60 岁后约为 10%（最高达 43%，基于发病人群的研究）[7-9]。

（三）影像学表现

退行性腰椎滑脱的阳性诊断建立在站立状态下的侧位 X 线上。当目标椎体相较于下位椎体滑移大于 3mm 或测量到滑移至 10% 以上时，通常会确定诊断。与此同时必须注意的是，在磁共振成像（MRI）检查中有约 20% 的退行性腰椎滑脱被漏诊 [10]。另外，磁共振检查通常会低估近 50% 的滑移率。因此，除了卧式成像检查方

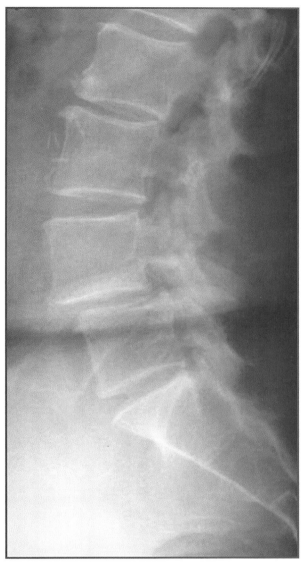

▲ 图 13-1　X 线提示低度滑脱，滑移率小于 25%（根据 Meyerding 分型为 I 级）的 L₄ ～ L₅ 节段处的典型的退行性腰椎滑脱

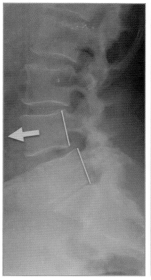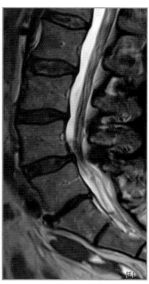

▲ 图 13-2　与磁共振成像（MRI）结果相比，站立位 X 线的滑脱明显增加。约 20% 的病例，卧位影像（MRI 和 CT）未检测到退行性腰椎滑脱

法（CT 或 MRI）外，还应进行站立位 X 线检查以精确诊治腰椎退行性疾病（图 13-2）。

二、病理生理学

影响退行性腰椎滑脱发生和进展的因素可分为一般因素、区域因素（包括矢状位平衡）和局部因素。

（一）一般因素

1. 遗传因素

相关机制尚不明确，在不确切了解姿势和体型作用的情况下，可以用遗传因素来解释某些人群和家庭中患病频率的增加。退行性腰椎滑脱在老年美国白种人中更常见，74 岁后约为 31%[11]。女性的患病率估计值范围为丹麦 8%、日本 8.9%[12]、泰国 12%[13]、美国 25%[14]。

2. 肥胖因素

肥胖似乎是增加小关节和椎间盘应力的关键因素。Schuller 等[15] 发现退行性腰椎滑脱组的平均体重指数（BMI）等于 28，而没有退行性腰椎滑脱的对照组为 24，并且 70% 的退行性腰椎滑脱患者的 BMI > 25。持续的高负荷加速了椎间盘和小关节突退变，并会促进腰椎滑脱程度的进展。

3. 激素因素

在 50 岁以下退行性腰椎滑脱病例中，女性发病率经常高于男性。Jacobsen[16] 发现女性的退行性腰椎滑脱患病率为 8.3%，而男性仅为 2.7%。另一方面，根据 Enyo 等[6] 的研究报告，由于关节的松弛和不稳定，女性滑脱进展的风险是男性的 3.5 倍。同时，根据 Postacchini 的研究，多达 65% 的韧带松弛症患者为女性。Cholewicki 等[17] 发现多次分娩或经历过子宫切除术的女性有发生腰椎滑脱的风险。

Sanderson 和 Fraser[18] 研究发现，未产妇和经产妇与退行性腰椎滑脱之间存在相关性（16% vs 28%），此外，退行性腰椎滑脱的发生率与妊娠次数成正比。妊娠期间的诸多生理变化，包括骨盆的松弛和腰背部屈曲力矩的增加，在滑脱的进展中起着至关重要的作用。

4. 松弛因素

Matsunaga 等[19] 报道指出，在过度松弛的情况下，退行性腰椎滑脱的患病率较正常人增加了 8 倍。

5. 年龄因素

年龄是退行性腰椎滑脱自然病史中的影响因素之一，在 50 岁以后发病率有明显的增加，且女性高于男性[20]。

（二）局部解剖因素

1. 脊柱骨盆序列

2004 年的报道[21-23] 显示，与正常人群相比，退行性腰椎滑脱患者的骨盆入射角（pelvic incidence，PI）更高。超过 85% 的退行性腰椎滑脱患者为 Roussouly 的脊柱骨盆形态分型的 3 型和 4 型，而对照组仅为 60%。在该研究中，平均 PI 为 60°，而对照组仅为 52°。

后柱结构应力增大和第 5 腰椎上终板倾斜加速了退行性腰椎滑脱的进展，使得 PI 和高腰椎前凸角成为诊断腰椎滑脱的重要危险因素。许多研究已经证实较大的 PI 与退行性腰椎滑脱患者之间存在相关性[21, 22, 24-26]，患者的平均 PI 为 58° ~ 60°。

高 PI 为危险因素，原因主要有以下三个。

(1) 高 PI 和高骶骨倾斜角（sacral slope，SS）与骶骨终板和 L_5 终板（下终板和上终板）倾斜度高有关。因为重力的缘故，倾斜度越高，滑移的风险越高。

(2) 高 PI 与腰椎结构的过度前凸和后柱结构应力有关，尤其是作用在后方的小关节，导致 L_4 ~ L_5 关节面的退行性变化，使其抗滑移能力降低。

(3) 高 PI 和腰椎的过度前凸会影响腰椎的几何结构，使后柱结构的空间变小，排列更为紧密。限制了椎弓的头尾向发育，从而降低其抵抗前后向剪切力的能力。

关于椎体序列和退行性腰椎滑脱的更多内容将在本章后面部分讨论。

2. L_5 骶化

腰骶移行椎是最常见的腰骶椎先天性发育异常，在一般人群中占 8.1%[27]，但在退行性腰椎滑脱患者的 L_4 ~ L_5 节段观察到的概率较高（高达 70%，数据来自 Kong 等的研究[28]）。第 5 腰椎的骶化会导致 L_4 ~ L_5 节段应力过高，并具有过度活动的风险。

3. L_5 ~ S_1 节段退行性关节强直

出于与上述相同的原因，L_5 ~ S_1 节段的退行性演变将导致上方相邻节段过度活动，使该节段有发展为退行性腰椎滑脱的风险[7]。

（三）局部因素

局部因素表现为滑脱节段受累椎体的一些特定解剖变异。

1. 小关节的矢状方向

小关节在脊柱矢状位的平衡和稳定中起着至关重要的作用。关节面的方向可限制轴向旋转量并增加抗扭转性。许多作者[29-33] 假设，邻近节段关节突的矢状方向的变化与前后位方向剪切力阻力的降低有关，可能造成前滑脱的发生。Sato 等[30] 发现，由于应力较大且分布不充分，小关节的矢状方向导致滑脱风险增加。Liu 等[29] 在一篇文献综述中讲述了小关节矢状方向变化和退行性腰椎滑脱表现的关联。关节突横向角度超过 50° 为滑脱的危险因素。发现退行性腰椎滑脱患者中该角度约为 60°，而正常群体中该角度约为 40°。

2. 后弓的水平化

另一个可能有利于滑移的解剖变异为椎弓的水平化。椎体后方结构（椎板、关节面）的水平化使得椎体对前后剪切力的抵抗力较低，使得前后滑脱的风险升高[19, 34]。

3. 争议

关于局部解剖结构在退行性腰椎滑脱病程中所起的作用存在一些争议，因为一些作者[35]认为这些解剖变异主要由退行性变化引起。它们是退行性腰椎滑脱病程演变的结果，而不是主要原因。

三、骨盆脊柱序列

Roussouly 等[36]（图 13-3）根据骨盆入射角（PI）和骶骨倾斜角（SS）将脊柱分为 4 种类型。

1 型的特征是 SS 小于 35°，PI 低，腰椎前凸弧度短，容易发生关节突、棘突关节炎。2 型，"平背"，以低 SS（< 35°）、低 PI 和较小的腰椎前凸为特征，容易出现早期椎间盘退变。3 型，此种类型在普通人群中最常见，脊柱曲线合理。SS 为 35°～45°，PI 为 50°～52°。4 型，特征是高 PI 和 SS > 45°，常发生对矢状位弯曲的代偿，可能导致腰椎滑脱或腰椎管狭窄。

在退行性腰椎滑脱患者中，85% 的患者表现为 3 型或 4 型，平均 PI 约为 60°（Barrey），与正常人群存在显著差异。此外，据报道腰椎前凸略微减小，约占 10°。L_1～S_1 腰椎前凸没有减少，但 L_4～S_1 节段的脊柱前凸普遍显著减少，致使上腰椎出现代偿。上腰椎代偿往往意味着与邻近节段前滑移相关的椎间盘退变导致局部腰椎前凸丢失（L_1～L_4 节段延长）。在大多数情况下，由于退行性腰椎滑脱导致的局部腰椎前凸的丢失是

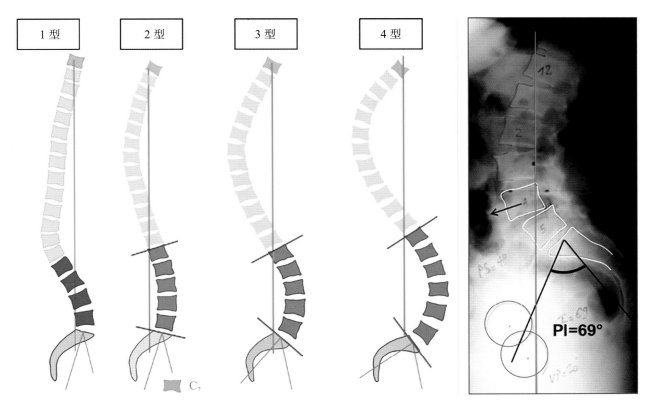

▲ 图 13-3　**Roussouly** 脊柱分型分为 4 个类型（左图），1 型表现为短的腰椎前凸和长的胸腰椎后凸，2、3、4 型代表和谐类型，伴有骶骨倾斜度（**SS**）、骨盆入射角（**PI**）进行性增加，3 型和 4 型骨盆入射角（**PI**）在 60°～70°（右图），为退行性腰椎滑脱（**DS**）的典型易感类型

有限的，通过上述相邻脊柱的轻微伸展所可提供非常好的代偿效果。

即使在骨盆倾斜角（pelvic tilt，PT）升高和骶骨角（SS）降低的情况下，也能观察到一定程度的骨盆代偿，使得总体平衡通常得以保持。除多节段退行性腰椎滑脱伴重度的整体腰椎后凸的病例外，大多数变化是局部的（图 13-4）。

分析滑移的矢状方向也很重要（图 13-4）。滑移可能为中立位，平行于 L_5 上终板。也可能是伸展位，出现局部代偿性的脊柱前凸，从而抵消退行性腰椎滑脱对矢状位平衡的影响。伸展位退行性腰椎滑脱常因椎管狭窄和椎间孔狭窄出现神经根压迫症状。屈曲位滑脱是关于矢状位平衡的最差情况，通常与整体矢状位失衡有关。另一方面，屈曲时的滑脱往往通过扩大椎管，增加椎间孔尺寸，对神经结构起到减压效果。最后，无论哪种情况，一方面都会对平衡产生影响，另一方面将会有椎管狭窄的风险。退行性腰椎滑脱常常伴有脊柱退行性椎间盘疾病，使患者暴露于脊柱后凸和神经压迫的风险之中。

多节段退行性腰椎滑脱必须得到重视，腰椎多节段滑移和多节段退行性椎间盘疾病诱发腰椎脊柱前凸的缺失（图 13-5）。有 5%～8% 的退行性腰椎滑脱患者存在这样的情况[19]。在这种情况下，术者在制定手术方案时，必须充分恢复腰椎前凸和脊柱矢状位力线，并且需要对腰椎进行长节段内固定。

同样，当退行性腰椎滑脱与多节段退行性椎间盘疾病同时存在时，脊柱前凸的节段性丢失会产生叠加效应，最终，腰椎前凸缺失将会非常严重。两者相互叠加的结果下，在低位（L_5～S_1）和高位（L_3～L_4）的节段，疾病表现为退行性腰椎后凸，而不是退行性腰椎滑脱引起的简单"单节段疾病"。

四、退行性脊椎滑脱的自然病程

在退行性腰椎滑脱中，椎体滑移很少超过 30%（Ⅰ～Ⅱ度）。与峡部裂型相比，退行性腰椎滑脱的椎弓保持完整，因此，它限制了椎骨滑动数毫米的可能性。高度的退行性腰椎滑脱非常罕见，3～10mm 的低度滑脱为大多数退行性腰椎滑脱的特点。此外，我们还观察到滑脱与椎间盘退变存在平行进展的关系（正相关），当椎间盘完全塌陷时滑脱程度达到最大等级（与峡部裂型滑脱观察到的结果相似）（图 13-6）。Matsunaga 等通过对 145 名非手术患者进行至少 10 年（10～18 年）随访的队列研究[19]。大部分患者滑脱进展极小，仅 7% 的患者滑脱进展超过 25%（n = 10）。此外，该学者还指出，当椎间盘高度最初正常时，几乎所有患者（96%，即 n = 49/51 例患者）的滑脱没有进展，证实滑脱进

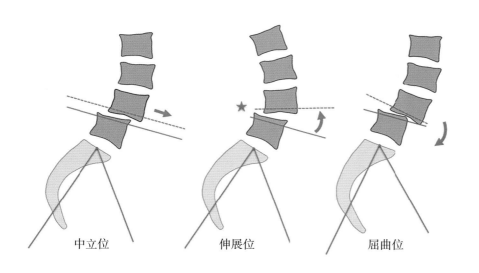

◀ 图 13-4　退行性腰椎滑脱的脊柱矢状位可能是中立位、伸展位或屈曲位，对局部神经结构造成的影响不同。局部代偿让脊柱获得重新平衡，但使得神经根受到压迫的风险大大增加

中立位　　　　伸展位　　　　屈曲位

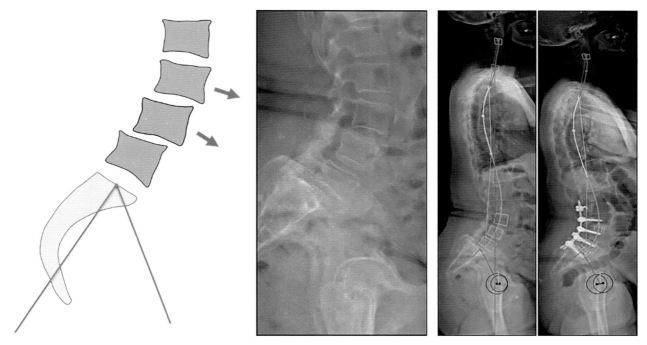

▲ 图 13-5　在 5% ～ 8% 的病例中观察到多节段退行性腰椎滑脱，导致整体失衡和腰椎后凸畸形。这种情况通常需要对脊柱进行广泛的内固定，以恢复患者的矢状位平衡

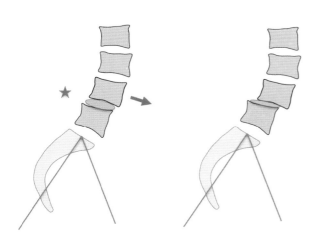

▲ 图 13-6　滑脱进展与椎间盘退变进展平行正相关

展与椎间盘退变平行进展的关系。

　　通过研究退行性腰椎滑脱相关的退行性病变及脊柱序列，能建立退行性腰椎滑脱的自然病史，这是作者团队于 2007 年在 *Neurosurgery* 杂志发表的文章中的结论（图 13-7）[22]。首先，该种疾病存在易感类型，这在笔者 2004 年以来发表的几篇论文中得到了很大程度的证实[21-26]。Roussouly 分型 3 型或 4 型即为易感类型，其特征为高 PI，平均值为 60°。此外，首要的解剖病理表现为后方小关节退行性半脱位。具有正常小关节的退行性腰椎滑脱并不常见，Newman 在 20 世纪 60 年代已经观察到这一点。在疾病的第一阶段，椎间盘可能正常，而小关节已经出现轻微病变。因此，我们可以从逻辑上推测疾病开始于小关节的病变。

　　随着滑移与椎间盘退变平行进展，导致节段性脊柱前凸丢失。椎体前移和椎间盘塌陷的叠加效果致使出现明显的局部脊柱后凸。在退变性椎间盘病变的相关病例中，尤其是在 $L_5 \sim S_1$ 节段，这种效应可能会增强。对于大多数患者来说，上部腰椎中度伸展和轻微骨盆后倾（PT 增加）足以保持脊柱的整体平衡（图 13-7）。

　　相关研究[15, 22]报道了退行性腰椎滑脱患者上腰椎（$L_1 \sim L_4$ 节段）呈过度伸展态，在一定情况下可能导致真正的不稳定和后滑脱。一般而言，当下部（L_4 和骶骨之间）脊柱前凸显著丢

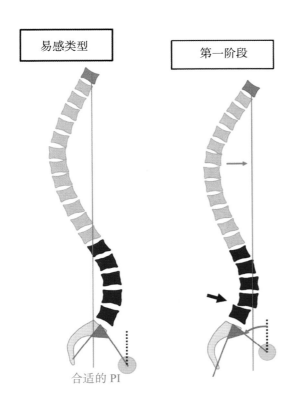

易感类型　　第一阶段　　第二阶段

合适的 PI

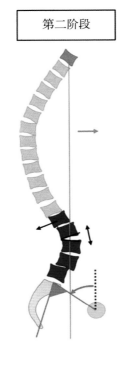

◀ 图 13-7　退行性腰椎滑脱（DSPL）的自然病程

由于椎体滑移和椎间盘退变导致局部脊柱前凸的丢失呈进行性发展。在大多数情况下，只在局部进行代偿，就能保持整体平衡

失时，都能观察到上腰椎代偿，这不是退行性腰椎滑脱病例的特征表现，所有下部脊柱后凸疾病患者都能观察到这种代偿表现。

五、退行性脊椎滑脱相关的退行性病变

为了描述与退行性腰椎滑脱相关的退行性病变，建议参考 Kirkaldy-Willis 分期，将功能节段单位退化的退行性自然史分为 3 个阶段。

1. 以椎间盘、关节囊和软骨的微小病变和正常图像为特征的功能障碍。

2. 以过度松弛、滑脱表现和发生滑膜囊肿风险为特征的不稳定。在此阶段，椎间盘高度尚好，通常由站立转为卧位之后滑脱自然复位。不稳定导致动态的椎管狭窄。

3. 以椎间盘和关节面严重退行性病变骨赘形成和椎间盘塌陷为特征的再稳定。无论患者处于什么体位，滑移通常在此阶段固定。再稳定导致"固定"性的椎管狭窄。

（一）不稳定阶段

不稳定通常定义为动态 X 线片上的异常滑动，但在退变性滑脱的患者中很少观察到"不稳定"。它出现于退化性病变过程的初始阶段。大多数学者认为动态 X 线片上超过 3mm 的平移和（或）超过 15° 的成角运动即可定义为不稳定。

对于初始阶段的低度滑脱，卧位时滑脱可能完全消失，尤其是在进行 MRI 和 CT 扫描成像时，因此，必须进行站立位 X 线检查。Chaput 等 [10] 提出，卧位 MRI 存在 20% 的漏诊率。

滑膜囊肿发生在退行性腰椎滑脱的早期阶段，该现象的发生同样说明了椎体的不稳定。通常在 $L_4 \sim L_5$ 节段发病，60% ～ 90% 的退变滑脱病例伴有滑膜囊肿。滑膜囊肿在椎管内生长时可能导致神经根压迫，尤其是导致侧隐窝中的神经根压迫。巨大囊肿病例可发生中央管狭窄。80% 的滑膜囊肿患者卧位 MRI 检查可观察到关节内积液。据报道，关节内积液高度

高于 1.5mm 的可高度怀疑退行性腰椎滑脱的存在。

（二）再稳定

在过度活动和过度松弛的初始阶段后，椎体开始出现关节炎病变和关节强直的进行性发展。在此阶段，退行性腰椎滑脱不再活动，椎间盘通常塌陷，站立或平卧的影像学表现无改变（图 13-8）。

在此阶段，上下关节突的肥大和关节炎性改变导致椎管外侧部分的神经根受压。下关节突的前半脱位或上关节突的肥大可能造成相连续的侧隐窝的压迫。对于 $L_4 \sim L_5$ 节段的退行性腰椎滑脱，由于 $L_4 \sim L_5$ 节段关节突的退行性改变，第 5 腰椎神经根通常被卡压在 L_5 侧隐窝（图 13-9）。相对于中央管的侧隐窝狭窄是退行性腰椎滑脱病例的影像学表现中常见的情况（图 13-10）。

在病情严重的病例中，退行性腰椎滑脱可同时导致侧隐窝和中央椎管狭窄。椎体前后滑移、黄韧带肥大和双侧关节突肥大，都可能导致中央椎管狭窄，此类患者有发生慢性马尾综合征的风险（图 13-11）。另一方面，在椎间盘完全塌陷的退变过程的晚期，退行性腰椎滑脱通常会导致滑脱节段的椎间孔狭窄。椎间孔狭窄通常是多因素相互叠加造成的，包括椎间盘塌陷、上关节突的骨赘和椎体的滑移。

六、退行性脊椎滑脱的治疗

（一）一般治疗

退行性腰椎滑脱通常包括腰椎管狭窄和腰椎后凸两种疾病，因此，在治疗过程中，尤其是在手术治疗过程中，必须同时解决这两个问题。

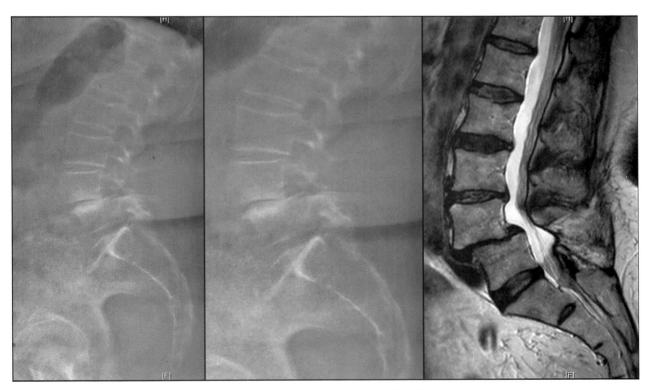

▲ 图 13-8　强直性退行性腰椎前滑脱

站立位 X 线和卧位磁共振成像之间未观察到变化，椎间盘完全塌陷

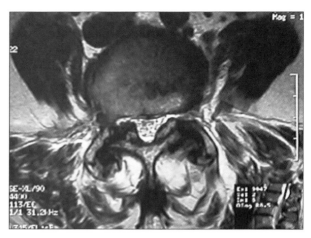

▲ 图 13-10　侧方狭窄，椎管中央部分无狭窄

左侧的狭窄是关节突半脱位的结果，右侧的狭窄来自上关节突的骨赘

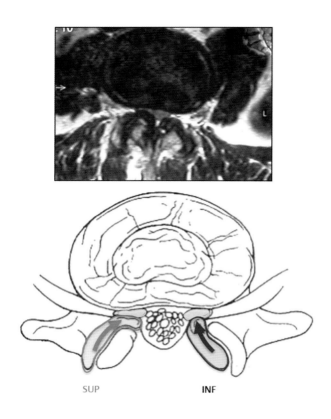

▲ 图 13-9　神经根在侧隐窝受压的机制

这可能是下关节（INF）半脱位（棕色）和上关节（SUP）突肥大性关节炎变化（蓝色）共同导致的

在没有神经功能缺损和严重狭窄的情况下，保守治疗仍然是治疗的首选。Matsunaga[19] 对 110 名有症状患者进行了 10 年的随访。他指出，在根性神经痛患者中，保守治疗结合自然病程可使 86% 的病例疼痛完全停止，但复发率为 35%。在神经功能缺损（马尾综合征、括约肌障碍、运动无力）的情况下，应考虑手术。

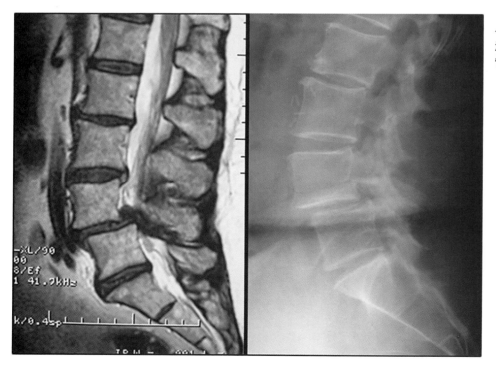

◀ 图 13-11　退变性腰椎滑脱伴有严重的中央椎管狭窄

（二）单纯减压

对于存在腰椎管狭窄症状的Ⅰ度滑脱患者，文献中在关于手术是否需要脊柱内固定系统方面尚未达成共识。

Ghogawala 等 [37] 报道了一项随机研究（比较单纯椎板切除术与联合椎弓根螺钉内固定融合术），发现接受减压融合术治疗的退行性腰椎滑脱患者与单纯减压患者相比，在功能结局方面没有显著差异，但 SF-36 评分更高，在单独减压的情况下，滑脱进展和再次手术的风险分别为 14% 和 34%。本研究包括一项多中心随机对照研究，随访 4 年，研究纳入 66 例患者。

单纯减压术的优势表现为相对简单，由于无植入物，并发症的发生率较低 [38]，但该术式应仅用于无法接受融合手术的患者。必须注意的是，充分的神经根减压，即使是最低程度的减压，也意味着部分椎骨关节面切除，这与滑脱随时间进展的风险相关。在首次手术时选择单纯减压术的情况下，外科医生必须准备在术后前 2 年内对 1/4 的患者进行初次手术节段的再手术 [37, 39, 40]。

挪威注册中心的观察性比较研究 [40] 比较了每组 260 例患者的单纯减压术与减压 + 融合术术后的效果。研究者们无法得出单纯减压术和融合术一样好的结论，与此同时，他们还发现单纯减压术后的患者在术后 1 年往往存在更多的残留腿痛和背痛。

（三）后路融合技术

病理生理学、疾病自然史以及文献数据都支持将融合术视为首选 [37-40]。在传统意义上，内固定后外侧融合被认为是治疗腰椎滑脱的金标准。Cloward 于 1953 年首次提出这种治疗方案，并通过更有效的固定系统不断改进，特别是引入基于椎弓根螺钉的固定器械。该技术的主要局限性为融合率低于椎间融合技术，并且对局部脊柱前凸程度的恢复不足（图 13-12）。

90° 椎间融合技术在腰椎滑脱治疗中越来越受青睐，因为其可以提供前柱支撑、使患者获得最好的植骨效果，并且使得手术区域 360° 融合。此外，该技术恢复局部脊柱前凸效果十分出色，这点十分重要，因为对于退行性腰椎滑脱这类腰

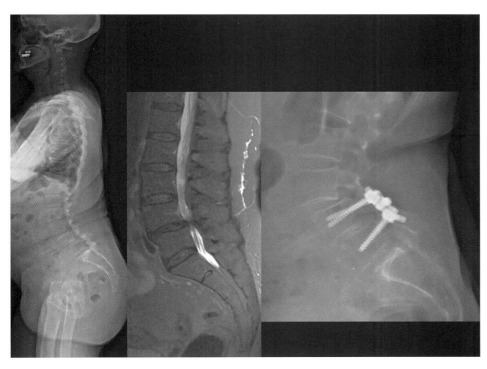

◀ 图 13-12　L₄ ～ L₅ 节段退行性腰椎滑脱内固定术后的后外侧融合失败，由于缺乏前方支撑，未能恢复节段性脊柱前凸，术者应避免采用这种技术

椎后凸疾病而言，不能恢复足够的平衡可能导致邻近节段综合征的发生率增加。

（四）双侧经椎间孔腰椎椎间融合术

我们推荐的治疗退行性腰椎滑脱的术式为使用后路 PLIF 手术的融合器，经双侧椎间孔腰椎椎间融合术（TLIF）（图 13-13）。患者取俯卧位，后正中入路，双侧进行完整的小关节切除后，通过椎间孔到达椎间盘。确定正确节段的棘突和椎板后，完全切除关节突。向内侧轻轻牵开硬脊膜，以暴露椎间盘的外侧部分，清理终板以准备放入椎间融合器和植骨材料。最后通过椎间盘外侧部分双侧植入 PLIF 融合器（通常长度为 20mm，脊柱前凸角度为 10°，高度为 10mm）。

部分病例可以只做有限的椎板切开术以置入融合器，不必行完整的椎板切除术。

这种改良的双侧 TLIF 技术有几个优点。首先，该入路包括传统的后路腰椎入路，大多数脊柱外科医生都接受过良好训练，操作起来较为熟悉。后路的暴露可在不影响血供的情况下实现神经根的最佳可视化。进行前柱支撑可充分恢复椎间高度和局部脊柱前凸，通常在 $L_4 \sim L_5$ 节段平均可增加 8° ～ 10°（图 13-14）。此外，后路融合手术还能通过单个切口实现 360° 环周融合。

与传统的 TLIF 技术相比，该种改良术式通过放置两个椎间融合器加强了生物力学稳定性，并且能确保双侧神经根的充分减压。

与传统的 PLIF 技术相比，因为融合器通过

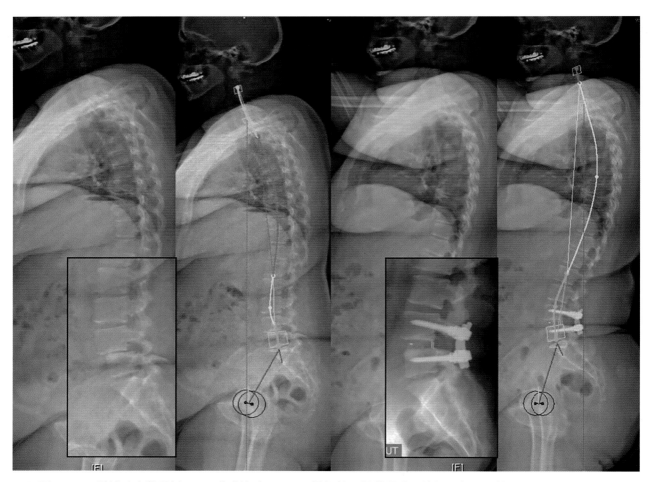

▲ 图 13-13 通过改良的双侧 TLIF 术式治疗 $L_4 \sim L_5$ 退行性腰椎前滑脱，使得局部脊柱前凸充分恢复，并不需要广泛内固定

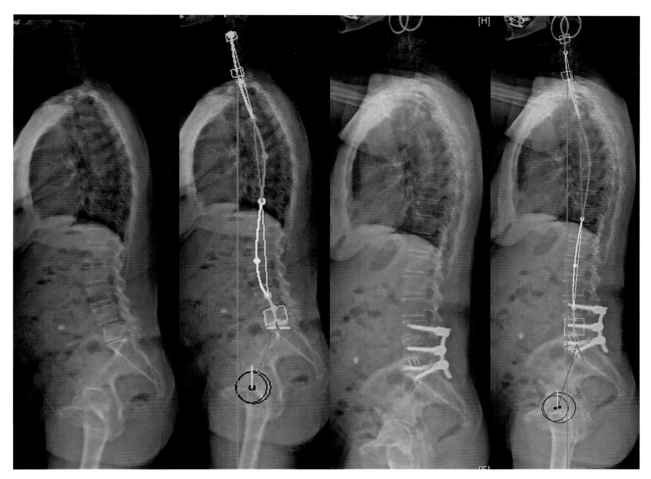

▲ 图 13-14　$L_4 \sim L_5$ 节段退行性腰椎滑脱伴有 $L_5 \sim S_1$ 节段椎间盘完全塌陷

这两个问题可导致下腰椎部分严重后凸，需要进行矫正手术。该病例通过前后路联合手术治疗，$L_5 \sim S_1$ 节段前路腰椎椎体间融合术和 $L_4 \sim L_5$ 节段双侧改良经椎间孔腰椎椎体间融合术

椎管的外侧部分和椎间孔置入，可以规避神经根损伤和硬膜撕裂的风险。在文献中，PLIF 组的神经损伤风险为 7.8%，TLIF 组为 2%，硬脊膜撕裂的风险分别为 17% 和 9%。

与极外侧入路椎间融合 / 斜外侧入路椎间融合技术相比，我们的后路 TLIF 技术可以对两侧椎管的外侧部分，尤其是侧隐窝进行减压。前外侧入路技术有助于恢复椎间孔大小和进行中央管减压，但对侧隐窝扩大效果不佳。侧隐窝由骨性结构构成，包括来自上关节面的关节突、椎弓根和来与上关节面的骨赘，该区域的狭窄在退行性腰椎滑脱病例中十分常见，简单牵引不能充分减压该区域。笔者认为，对大多数退行性腰椎滑脱病例的治疗，均应对侧隐窝的开放减压。

（五）复杂退行性腰椎滑脱

应当将以下 3 种情况作为需要广泛手术的复杂情况进行区分。

● 多节段退行性腰椎滑脱。

● 退行性腰椎滑脱伴局部后凸。

● 合并相邻节段退行性椎间盘病变的退行性腰椎滑脱。

以上 3 种情况均会导致脊柱前凸严重丧失、脊柱矢状位失衡，需要进行广泛的矫正手术（图 13-14，图 13-15），在某些情况下还需使用截骨术。

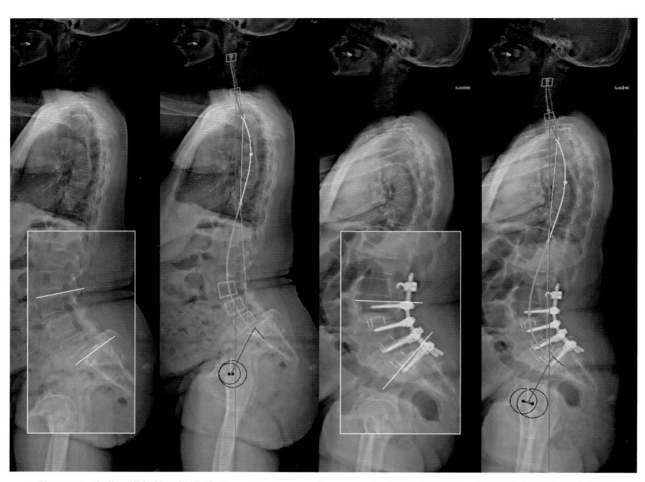

▲ 图 13-15　多节段退行性腰椎滑脱（L$_3$～L$_4$、L$_4$～L$_5$ 和 L$_5$～S$_1$），需要对腰椎（L$_2$ 至骶骨）进行广泛的内固定，以矫正脊柱畸形并重塑患者的平衡

七、结论

退行性腰椎滑脱是包括腰椎管狭窄和脊柱后凸的退行性疾病。因此，对于该疾病的手术处理必须同时处理这两个问题。由于关节突的关节炎性肥大和半脱位，狭窄主要累及侧隐窝。一般情况下，必须考虑直接开放侧隐窝，以达到充分的神经根减压。另一方面，在大多数情况下，退行性腰椎滑脱引起的局部脊柱前凸的丢失是有限的，通过上方相邻椎体的轻度伸展即可代偿。手术术式需首先保证整体的脊柱平衡，在这种情况下，我们的首选方案是本章所述的双侧改良TLIF 技术。

复杂退行性腰椎滑脱使得全脊柱失衡的风险一直存在，表现为多节段退行性腰椎滑脱、退行性腰椎滑脱合并多节段退行性椎间盘疾病以及退行性腰椎滑脱合并严重局部脊柱后凸。这些情况都表明存在脊柱畸形，需要积极的手术治疗来重塑患者的平衡。

参考文献

[1] Junghanns H. Spondylolisthesen ohne spalt im Zwishengelenkstuck. Arch Orthop Unfall-Chir. 1930; 29:118–1–27

[2] Macnab I. Spondylolisthesis with an intact neural arch; the so-called pseudospondylolisthesis. J Bone Joint Surg Br. 1950; 32-B(3):325–333

[3] Fitzgerald JA, Newman PH. Degenerative spondylolisthesis. J Bone Joint Surg Br. 1976; 58(2):184–192

[4] Wiltse LL, Newman PH, Macnab I. Classification of spondylolisis and spondylolisthesis. Clin Orthop Relat Res. 1976; 117:23–29

[5] Labelle H, Roussouly P, Berthonnaud E, et al. Spondylolisthesis, pelvic incidence, and spinopelvic balance: a correlation study. Spine. 2004; 29 (18):2049–2054

[6] Enyo Y, Yoshimura N, Yamada H, Hashizume H, Yoshida M. Radiographic natural course of lumbar degenerative spondylolisthesis and its risk factors related to the progression and onset in a 15-year community-based cohort study: the Miyama study. J Orthop Sci. 2015; 20(6):978–984

[7] Rosenberg NJ. Degenerative spondylolisthesis. Predisposing factors. J Bone Joint Surg Am. 1975; 57(4):467–474

[8] Herkowitz HN. Spine update. Degenerative lumbar spondylolisthesis. Spine. 1995; 20(9):1084–1090

[9] Sengupta DK, Herkowitz HN. Degenerative spondylolisthesis: review of current trends and controversies. Spine. 2005; 30(6) Suppl:S71–S81

[10] Chaput C, Padon D, Rush J, Lenehan E, Rahm M. The significance of increased fluid signal on magnetic resonance imaging in lumbar facets in relationship to degenerative spondylolisthesis. Spine. 2007; 32(17):1883–1887

[11] Denard PJ, Holton KF, Miller J, et al. Lumbar spondylolisthesis among elderly men: prevalence, correlates, and progression. Spine. 2010; 35(10): 1072–1078

[12] Chaiwanichsiri D, Jiamworakul A, Jitapunkul S. Lumbar disc degeneration in Thai elderly: a population-based study. J Med Assoc Thai. 2007; 90(11): 2477–2481

[13] Horikawa K, Kasai Y, Yamakawa T, Sudo A, Uchida A. Prevalence of osteoarthritis, osteoporotic vertebral fractures, and spondylolisthesis among the elderly in a Japanese village. J Orthop Surg (Hong Kong). 2006; 14(1):9–12

[14] Kalichman L, Kim DH, Li L, Guermazi A, Berkin V, Hunter DJ. Spondylolysis and spondylolisthesis: prevalence and association with low back pain in the adult community-based population. Spine. 2009; 34(2):199–205

[15] Schuller S, Charles YP, Steib J-P. Sagittal spinopelvic alignment and body mass index in patients with degenerative spondylolisthesis. Eur Spine J. 2011; 20 (5):713–719

[16] Jacobsen S, Sonne-Holm S, Rovsing H, Monrad H, Gebuhr P. Degenerative lumbar spondylolisthesis: an epidemiological perspective: the Copenhagen Osteoarthritis Study. Spine. 2007; 32(1):120–125

[17] Cholewicki J, Lee AS, Popovich JM, Jr, et al. Degenerative spondylolisthesis is related to multiparity and hysterectomies in older women. Spine. 2017; 42 (21):1643–1647

[18] Sanderson PL, Fraser RD. The influence of pregnancy on the development of degenerative spondylolisthesis. J Bone Joint Surg Br. 1996; 78(6):951–954

[19] Matsunaga S, Ijiri K, Hayashi K. Nonsurgically managed patients with degenerative spondylolisthesis: a 10- to 18-year follow-up study. J Neurosurg. 2000; 93(2) Suppl:194–198

[20] Wang YXJ, Káplár Z, Deng M, Leung JCS. Lumbar degenerative spondylolisthesis epidemiology: a systematic review with a focus on gender-specific and age-specific prevalence. J Orthop Translat. 2016; 11:39–52

[21] Barrey C. Équilibre sagittal pelvi-rachidien et pathologies lombaires dégénératives: étude comparative à propos de 100 cas [Thèse] (in French); 2004

[22] Barrey C, Jund J, Perrin G, Roussouly P. Spinopelvic alignment of patients with degenerative spondylolisthesis. Neurosurgery. 2007; 61(5):981–986, discussion 986

[23] Barrey C, Jund J, Noseda O, Roussouly P. Sagittal balance of the pelvis-spine complex and lumbar degenerative diseases. A comparative study about 85 cases. Eur Spine J. 2007; 16(9):1459–1467

[24] Ferrero E, Ould-Slimane M, Gille O, Guigui P. Sagittal spinopelvic alignment in 654 degenerative spondylolisthesis. Eur Spine J. 2015; 24(6):1219–1227

[25] Morel E, Ilharreborde B, Lenoir T, et al. Sagittal balance of the spine and degenerative spondylolisthesis (in French). Rev Chir Orthop Reparatrice Appar Mot. 2005; 91(7):615–626

[26] Marty C, Boisaubert B, Descamps H, et al. The sagittal anatomy of the sacrum among young adults, infants, and spondylolisthesis patients. Eur Spine J. 2002; 11(2):119–125

[27] Sekharappa V, Amritanand R, Krishnan V, David KS. Lumbosacral transition vertebra: prevalence and its significance. Asian Spine J. 2014; 8(1):51–58

[28] Kong MH, He W, Tsai Y-D, et al. Relationship of facet tropism with degeneration and stability of functional spinal unit. Yonsei Med J. 2009; 50(5):624– 629

[29] Liu Z, Duan Y, Rong X, Wang B, Chen H, Liu H. Variation of facet joint orientation and tropism in lumbar degenerative spondylolisthesis and disc herniation at L4-L5: a systematic review and meta-analysis. Clin Neurol Neurosurg. 2017; 161:41–47

[30] Sato K, Wakamatsu E, Yoshizumi A, Watanabe N, Irei O. The configuration of the laminas and facet joints in degenerative spondylolisthesis. A clinicoradiologic study. Spine. 1989; 14(11):1265–1271

[31] Kim NH, Lee JW. The relationship between isthmic and degenerative spondylolisthesis and the configuration of the lamina and facet joints. Eur Spine J. 1995; 4(3):139–144

[32] Boden SD, Riew KD, Yamaguchi K, Branch TP, Schellinger D, Wiesel SW. Orientation of the lumbar facet joints: association with degenerative disc disease. J Bone Joint Surg Am. 1996; 78(3):403–411

[33] Tassanawipas W, Chansriwong P, Mokkhavesa S. The orientation of facet joints and transverse articular dimension in degenerative spondylolisthesis. J Med Assoc Thai. 2005; 88 Suppl 3:S31–S34

[34] Nagaosa Y, Kikuchi S, Hasue M, Sato S. Pathoanatomic mechanisms of degenerative spondylolisthesis. A radiographic study. Spine. 1998; 23(13): 1447–1451

[35] Love TW, Fagan AB, Fraser RD. Degenerative spondylolisthesis. Developmental or acquired? J Bone Joint Surg Br. 1999; 81(4):670–674

[36] Roussouly P, Gollogly S, Berthonnaud E, Dimnet J. Classification of the normal variation in the sagittal alignment of the human lumbar spine and pelvis in the standing position. Spine. 2005; 30(3):346–353

[37] Ghogawala Z, Dziura J, Butler WE, et al. Laminectomy plus fusion versus laminectomy alone for lumbar spondylolisthesis. N Engl J Med. 2016; 374 (15):1424–1434

[38] Epstein NE. A review: reduced reoperation rate for multilevel lumbar laminectomies with noninstrumented versus instrumented fusions. Surg Neurol Int. 2016; 7 Suppl 13:S337–S346

[39] Ahmad S, Hamad A, Bhalla A, Turner S, Balain B, Jaffray D. The outcome of decompression alone for lumbar spinal stenosis with degenerative spondylolisthesis. Eur Spine J. 2017; 26(2):414–419

[40] Austevoll IM, Gjestad R, Brox JI, et al. The effectiveness of decompression alone compared with additional fusion for lumbar spinal stenosis with degenerative spondylolisthesis: a pragmatic comparative non-inferiority observational study from the Norwegian Registry for Spine Surgery. Eur Spine J. 2017; 26(2):404–413

第 14 章　老化退变的脊柱：对当代社会的挑战
The Degenerative Aging Spine: A Challenge for Contemporaneous Societies

Jean–Charles Le Huec　Wendy Thompson　Amélie Leglise　Marion Petit　Thibault Cloché　**著**

刘子扬　张希诺　**译**

孟祥龙　李危石　**校**

摘要： 老年人非脊柱侧凸性退行性椎间盘疾病以椎管狭窄和骨质疏松性骨折为主，在大多数情况下是由于椎间盘塌陷而加剧了矢状位失衡。虽然颈椎管狭窄的干预方法不多，但得益于近年来兴起的微创技术使得腰椎管狭窄症治疗方法越来越多样化。当明显的矢状位躯干前倾是因为止痛而出现的体位代偿，局限化的手术就可足以恢复平衡。虽然局限化手术在肌肉层面的治疗效率可能较低，但对体质较弱的患者可以减少手术风险。利用新近描述的齿突 – 髋轴角（OD–HA）对矢状位平衡进行全面分析，有助于在术前规划软件 [如 KEOPS 分析仪（SMAIO）] 的帮助下建立合理方案。但是这些软件的可靠性仍需通过数据库的使用来进一步改善和提高。V 形截骨术、后路椎弓根截骨术和椎间融合器是恢复脊柱前凸和整体平衡的常用外科技术。站立和行走时的代偿机制分析对于确定融合长度和避免近端交界问题非常重要。

关键词： 椎管狭窄，脊柱退变，整体平衡，失衡，脊柱后凸，脊柱前凸，OD–HA，截骨术

一、概述

老年人的退行性椎间盘疾病（DDD）是全球卫生系统面临的一个日益重要的问题。骨关节系统（尤其是脊柱）与心血管系统一起赋予了人体功能的自主性。事实上，人口老龄化导致了两种现象：第一，年龄 60 岁以上的人数在增加，他们此时面临的健康问题日益严重以及保持健康的愿望日益强烈（保持自主性和身体健康）；第二，尽管人们的生活水平日渐提升致使政府的财政资助在减少，但人们维持生活质量的成本却增加了。这个问题涉及社会学，超出了本章的范围，在此不做讨论。

退行性椎间盘疾病综合了两方面问题：一方面，椎间盘退化导致颈腰椎前凸生理曲度的丢失以及胸椎后凸的增加 [1]，另一方面，椎管和椎间孔变窄对神经功能产生影响。第一个问题在某种程度上似乎不可避免，如 Battié 等 [2] 所述，很大程度上可能取决于个体遗传学。第二个问题导致了疼痛和神经功能丧失，而其严重程度决定了自主性丧失的程度，除此之外，自主性的丧失也与骨质疏松症有关——胸腰椎压缩性骨折导致了椎体楔形塌陷。所有的病变通过躯干进行性向前失衡而加重了整体后凸 [3]。而无论是颈椎还是腰椎，Junghans 脊柱功能单位的退变主要表现为椎管狭窄。狭窄发生在椎管或椎间孔中，或同时发生在这两者中，它会引起多种症状，如单发或多发神经根性症状及髓性症状。此外，30% 的患者同时受到颈椎和腰椎病变的影响 [4]。

总之，老年人特征性病变可以分为不同的

类别。

● 无论是颈椎还是腰椎，狭窄的中央椎管都会对上下肢的神经功能产生影响，并常伴有脊柱畸形：类似于椎体强直的颈椎病变较少，而因腰椎关节炎狭窄的腰椎病变则更多。

● 骨质疏松性压缩性骨折加重了椎间盘退变引起的脊柱后凸，导致矢状位失衡。本章只讨论非脊柱侧凸性关节源性的脊柱后凸。

我们将描述这两个主题——每个主题的临床评估和辅助检查以及最合适的治疗方案。

二、颈部正常形态丢失的退行性椎管狭窄

其最常见的病变是颈臂神经痛，最常见于罹患椎间盘、骨赘压迫椎间孔内神经根的老年患者。其必须与更常见于年轻患者的软性椎间盘突出所致的神经痛区分开来。

该诊断基于临床查体确定神经根痛是否典型，无特殊查体试验。MRI 可以显示狭窄征象，但确定狭窄是椎间盘性质还是骨赘性质的主要依靠轴位和矢状位 CT 检查（图 14-1）。肌电图通常在神经损伤急性期时有用。

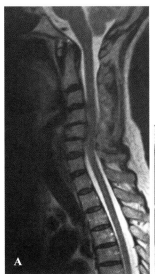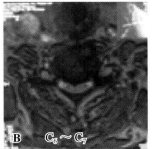

▲ 图 14-1　颈椎 MRI 显示狭窄
A. 矢状位；B. 轴位

在诊断中，除了要检查是否为软性椎间盘突出以外，还有必要检查腕管综合征和腕尺管综合征症状，其常出现在老年患者中，同时要注意是否存在潜在的肩部病变。根据老年人和并发症多的患者的用药注意事项和禁忌证，治疗以镇痛类药物（Ⅰ、Ⅱ或Ⅲ级）和非甾体抗炎药为基础进行治疗，除此之外还可以通过佩戴颈托和理疗（伸展运动和按摩）进行适当的休息。CT 引导下封闭术可以帮助患者克服急性期症状，但是对于钙化的椎间盘突出和后方骨赘几乎没有作用。

当存在神经根性损害或尽管使用药物治疗但疼痛仍持续超过 6～8 周时才需要手术。治疗通常使用经胸锁乳突肌前入路进行标准的椎间盘切除术和内固定术[5]。在极少数情况下采用后入路——钙化的椎间盘突出和位于中央的骨赘延伸增大手术风险。内固定时是否进行前凸的恢复仍存在争议。根据 LeHuec 的研究[6]，50% 患者前凸是生理性的。因此，在进行颈椎内固定术之前，最好测量 C_7 倾斜角。如果 C_7 倾斜角小于 20°，则优选中立位固定；如果 C_7 倾斜角大于 20°，颈椎处于自然前凸状态，通过内固定保持曲度是有意义的。涉及多个节段的手术发生邻近节段综合征的风险是不能忽视的。虽然目前尚无指南，但保持良好的颈椎后部肌群力量无疑是最好的预防相邻节段退变的方法。

颈椎骨关节炎导致的脊髓病变很常见。当存在 C_2～C_7 颈椎后凸畸形时，即使后纵韧带没有骨化，脊髓也会被压迫在椎体骨赘上，这一点尤为重要。

标准的临床表现与以下体征相关。

● 上肢表现为手部感觉麻木，可出现不同程度的笨拙（难以扣紧纽扣、缝纫、修补衣服困难等）。

● 下肢表现为步态无力，因为缺乏特征性的根性症状，这种无力经常被错误地认知，患者描述全身无力，通常行走距离减少，有时步态不稳定或痉挛步态。

● 尿道括约肌经常出现症状但易被误诊为

其他因素导致的排尿困难。

然而，不是所有临床表现都是典型的，临床表现可能结合了多种因素（后索压迫、肌萎缩、括约肌功能异常等）而变得复杂。需要注意阳性的锥体束征，例如 Hoffmann 征阳性以及单侧或双侧的 Babinski 征阳性。

可能的并发症主要是 Schneider 综合征或脊髓悬吊综合征，即中央管型脊髓损伤，其可能是因轻微创伤或冲击力不大的跌倒造成的，而并非为交通事故后的典型挥鞭样损伤机制。临床诊断可基于正位和侧位的 X 线片，但最重要的影像学检查是 MRI，其可显示由骨赘在多个层面上引起的颈椎管变窄，并伴有脊髓病变，MRI 的 T_2 高信号很好地说明了这一点（图 14-2）。该损伤治疗方案尚未明确。

骨关节炎性颈椎病的治疗基于手术减压，现已被证明其比保守治疗更有效[7]。手术并不总能减轻症状，但其可以使已有病情更稳定。手术方法的选择取决于患者的年龄和身体状况、受狭窄影响的节段以及脊柱矢状位状况。治疗必须根据以下原则[8]。

● 如果颈椎为前凸，且中央型椎管狭窄在 3 个节段以上，可以选择"开门式"椎板成形术和重建术。但是，在 $C_5 \sim C_6$ 水平需谨慎，在脊髓向后减压释放时，两支神经根可能会被牵张从而存在瘫痪或麻痹的风险。

● 如果脊柱前凸并伴有 1 ～ 3 个节段狭窄，进行前路椎体次全切除、植骨和内固定术将会达到满意的效果（图 14-3）。

● 如果后凸伴有中央型狭窄，前路手术为首选，可以在 1 ～ 2 个节段进行椎体次全切除术；如果要进行多于 2 个节段椎体的切除，则必须保留一个中间椎体以确保结构稳定。事实上，超过 2 个节段的椎体切除术手术失败的概率相比单节段手术要高得多。可以从前路通过进行足够长的植骨或使用可扩张的椎间融合器进行前凸恢复。有时仅仅进行这种前路操作是不够的，可能需要后路小关节螺钉来加固。

上述原则仅仅是一个决策框架。每种治疗策略和手术方法的优缺点尚未达成明确共识，其仍然是众多研究的主题。

腰椎管狭窄

最常见的表现是神经根性间歇性跛行。该诊断基于神经根性痛的临床经验，其必须与血管源性的病变相鉴别。需仔细地对远端脉搏进行触诊，因为在老年患者中，两种病变均可能存在。腰椎后凸姿势可以减轻疼痛，同时局部体征也有助于确定诊断。使用拐杖通常表明患者需要代偿性后凸以增加椎管和椎间孔的宽度。这种用于减轻疼痛的后凸姿势必须与仰卧位上无法改变的固定后凸及肌肉功能不全（如躯干前曲症）引起的

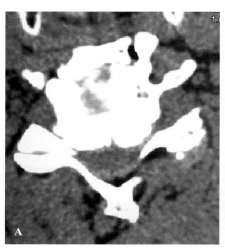
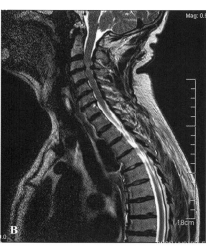

◀ 图 14-2　A. 在 CT 中可以清楚地看到颈椎管骨赘形成；B. 脊髓软化症，MRI 的 T_2 高信号

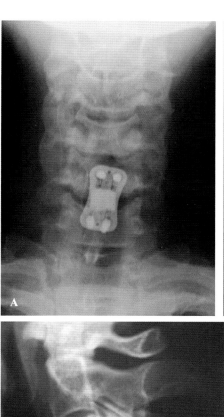
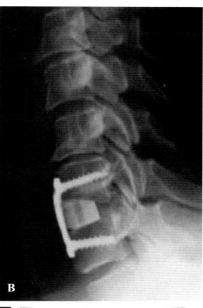

◀ 图 14-3　**A.** 前入路；**B.** 前路椎间盘切除，植骨和内固定；**C.** 椎体次全切除，髂骨块植骨；**D.** 颈椎管狭窄的后路椎管扩大椎板成形术的 **X** 线片（**1**）及椎板成形术原理（**2**）

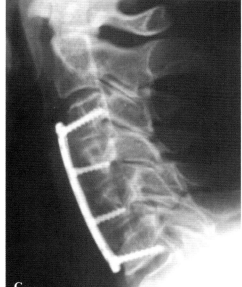
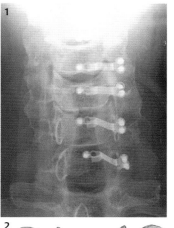
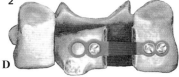

后凸相区别。X 线、MRI 和 CT 是确认椎管和（或）椎间孔狭窄的标准检查，有时病情与椎间盘炎症有关，特别是退行性塌陷造成的真空椎间盘（图 14-4）。

　　治疗主要依靠外科手术。事实上，保守治疗并非没有价值，但在减轻疼痛和提高生活质量方面不如手术有效[9]。减压技术的使用需考虑脊柱的稳定性[10]，其主要取决于减压神经根所需小关节的切除程度。因此，对患者矢状位平衡的分析是决定是否对其进行手术的重要因素。微创技术的应用是非常可取的，因其对脊柱稳定性影响小。无论有无内镜或显微镜，通道技术都是单节段手术的首选方法。辨别患者后凸的原因是否为椎管扩大的自发性后凸很重要，因为治疗——单纯减压就已经足够；用于评价的最好方法是通过患者的 OD-HA 和无骨盆后倾来判断。术后，患者将恢复满意的整体平衡[11]。如果后凸姿势与多节段神经根源性后凸 DDD、强直性脊柱炎或严重肌肉功能不全等病变相关，则需要稳定和矫正畸形，下文会有叙述。在后一种情况下，患者

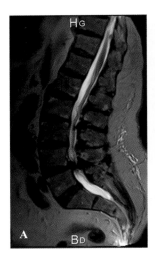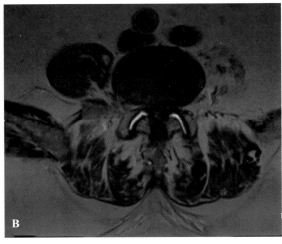

◀ 图 14-4　腰椎椎管和椎间孔
狭窄
A. MRI 显示椎间盘的 Modic 变；B. CT
显示真空椎间盘

的 X 线站立位全长片可见骨盆后倾和其他代偿机制[12]。

三、退行性后凸畸形

脊柱退行性后凸畸形可以分为两种类型。第一种是退行性脊柱侧凸，伴有后凸和冠状面畸形，导致三维平面椎体扭曲（另一章中详细介绍）。第二种是单纯的退行性脊柱后凸，由于骨质疏松性压缩性骨折和脊柱后部肌肉力量不足而加重。对脊柱后凸的诊断是临床诊断，需要基于对患者的整体综合分析。

（一）静态站立分析

在入院时，患者通常已提供了他们自己的 X 线片，所以其基本的临床症状经常被忽视。临床医师应视诊其是否需要挂拐杖或需其他支撑辅助，但仍行走困难来观察向前的失衡情况，疼痛和根性跛行会导致其行走范围有限。这些患者经常抱怨大腿前部疼痛，通常被定义为股神经痛，而实际上是股四头肌肌肉疲劳疼痛，其与长期屈膝试图恢复矢状位平衡从而代偿整体后凸有关（图 14-5）。有时一旦在影像学片子上观察到椎管或椎间孔或多或少变窄，医师就会选择在 $L_3 \sim L_4$ 和 $L_4 \sim L_5$ 节段进行手术，这是一个常见的错误。静态站立分析很重要，应指示患者尽

可能长时间保持静态直立位置，其可以很快检测出患者后背部肌肉功能不全的问题。当患者处于俯卧体位、面部朝下，其无法抬起躯干时，也可以检查出后背部肌功能不全。区分脊柱后凸是姿势性的脊柱后凸还是关节性的腰椎后凸很重要，

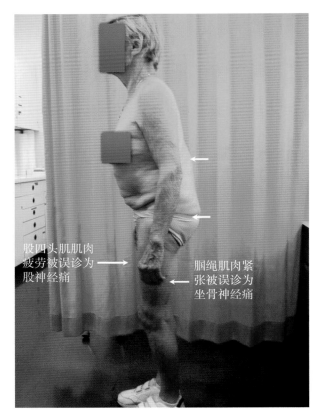

股四头肌肌肉
疲劳被误诊为
股神经痛 →

胭绳肌肉紧
张被误诊为
坐骨神经痛

▲ 图 14-5　与常年屈膝有关的股四头肌肌肉疲劳疼痛，试图恢复矢状位平衡从而补偿整体后凸

因为姿势性的后凸引起的动态腰椎管狭窄不伴有骨盆后倾。而关节源性腰椎后凸症存在骨盆后倾并伴有髋部过伸以代偿固定的后凸。其可以在步行垫上通过动态分析获得更准确的诊断。

（二）动态步态分析

近来 Shiba 等[13] 对退行性腰椎后凸症患者进行了三维步态分析。他们认为在静态图像上整体矢状位平衡的丢失被低估了。而实际上，一旦开始行走，前方失衡就会出现或是加剧，并随着继续步行而进展。这可以被涉及前方失衡的代偿现象来解释。事实上，其中一个代偿发生在骨盆，涉及髋部伸肌，其参与骨盆后倾。在行走过程中，髋部伸肌在站立阶段收缩，进而骨盆前倾，而不再是骨盆后倾。前方失衡不再得到代偿，当足跟着地的时候，前方失衡加重。当脊柱后部肌肉萎缩并不再保持躯干垂直时，行走中身体前倾的趋势更明显。在一项关于退行性平背的研究中，Lee 等[14] 证明了两组患者在行走中骨盆倾斜（PT）的存在。第一组能维持骨盆后倾，而第二组不能维持。这些发现表明，与骨盆前倾的患者不同，在行走过程中，能够保持骨盆后倾（约 80%）的患者将从手术矫正中获益。Bae 等[15] 最近提出在行走 10min 后拍全脊柱影像，以揭示主要的前方失衡——这些失衡可以在静止状态下的静态图像上得到代偿而被无法发现。

（三）影像分析

拍摄包含股骨头在内的全脊柱 X 线片已经普及，而且对这些患者来说是绝对不可或缺的。低辐射摄像系统（法国 EOS 影像）[16] 正日益成为首选的检查方法，因为它可以同时采集正位和侧位图像以及 3D 重建图像，其消除了在采集不同图像时因骨盆旋转造成的扭曲。因此，对于

◀ 图 14-6　EOS 影像可同时采集正位和侧位图像，并进行 3D 重建

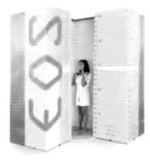

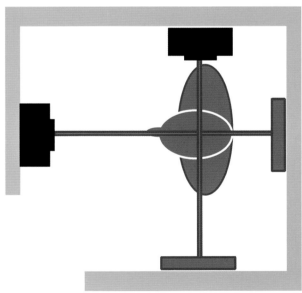

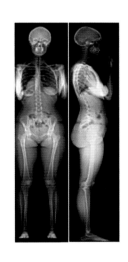

同一名患者，测量结果可以同时进行比较（图 14-6）。在这里，脊柱分析侧重于侧位像（也并非忽略正位像）。除影像上查看各节段的椎间关节退变外，还必须在各节段检查有无代偿现象（前滑脱和后滑脱，"后仰征"；图 14-7）。小关节紊乱是常见的。在前凸丢失的节段上方椎体后滑脱并伴有椎间隙开大是一种典型的代偿现象。LeHuec 和 Faundez[17] 所描述的"后仰征"是一个需要考虑的变量，它指出存在一个过度活动相邻椎间盘，伴随前滑脱，该间盘前方开大以及上方毗邻椎体后下角在其下方椎体的终板上滑动（图 14-7）。这种现象通常伴随着出口根的刺激。

对矢状位平衡的分析包括所有参数（图 14-6），如骨盆入射角（PI）、骨盆倾斜角（PT）和骶骨倾斜角（SS）、腰椎前凸（$L_1 \sim S_1$）、远端前凸（$L_4 \sim S_1$）、胸椎后凸、$C_2 \sim C_7$ 角度、C_7 铅垂线（脊柱矢状轴），脊柱骶骨角和 Barrey 指数。通过将这些测量值与无症状正常人群的理论值进行比较，可以研究由腰椎前凸丢失或胸椎过度后凸引起的代偿现象。LeHuec[18] 使用三维

全脊柱分析建立了两个公式，其阐述了与 PI 有关的腰椎前凸及 PT 的理论值的函数。

$$\text{理论腰椎前凸角}（L_1 \sim S_1）= 0.54PI + 28°$$
$$\text{理论 PT} = 0.4PI - 11°$$

这些公式基于大样本的 PI，其可以纠正由以前由小样本[19]建立的过于简单的公式导致的错误——对 PI 高于 70° 的患者的数值计算不准确。因此，断言 PT < 20° 是一个与良好结果相关指标是完全错误的[20]。例如，PI 低至 35° 的人的 PT 通常约为 3°，而 PT 为 20° 则代表可能存在与膝关节屈曲有关的代偿（低 PI，膝关节屈曲，PT 为 18°；图 14-8）。同样，PI 为 80° 的无症状健康人的 PT 约为 23°。PT 是一个自适应参数，反映骨盆围绕股骨头的旋转。矢状位平衡的全面分析必须包括支撑头部的颈椎。在正常的平衡状态下，它始终位于骨盆正上方。对重力线的分析[21]表明，在健康人中，重力线穿过股骨头（其为一个重要的参考点），并通过一个上方标记——可以是蝶鞍的后缘或外耳道的中点，或者是更明显的齿状突的尖端。这 3 个参考

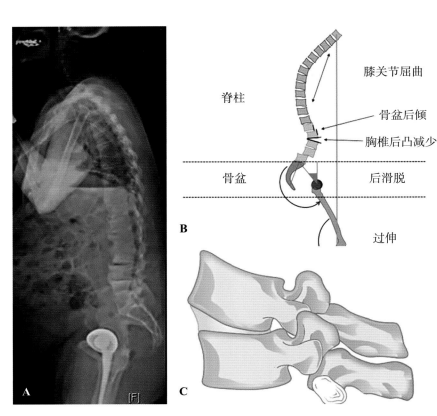

脊柱
膝关节屈曲
骨盆后倾
胸椎后凸减少
骨盆
后滑脱
过伸

◀ 图 14-7 A.X 线检查必须在每个层面检查节段代偿现象；B. 前滑脱，过伸，后滑脱；C. 后仰征，即椎体前滑脱伴前部椎间盘张开

点的位置彼此非常接近，并且与头部的重心相对应[22]。Amabile 等[23] 描述的 OD–HA（图 14–9）是分析包括头部在内的整体平衡的快速方法。在无症状的年轻人及 50 岁以上的人群中，齿状突尖端与股骨头中心的连线和穿过股骨头的铅垂线之间的夹角为 0°～–5°[11]。这篇文章证明了尽管在无症状的个体中 OD–HA 保持正常，但在 50 岁以上的人群中存在与椎间盘退变相关的代偿现象（腰椎前凸丢失，平均 PT 增加，颈椎前凸增加）。检查膝关节有无屈曲很重要。最常见要解决的问题是分析为恢复满意的平衡而进行矫正的程度。该值通过计算完全平衡综合指数来确定[24]，其通过与膝关节屈曲相关的潜在代偿相联系来确定恢复矢状位平衡所需的整体矫正。

（四）椎体压缩骨折非常常见[25]

"椎体压缩性骨折"是一种急性骨质疏松性骨折，通常无神经功能障碍。其通常为 A₃ 型骨折（AO 分型），可引起 10°～15° 的中度局部后凸畸形，但有时也会迅速恶化甚至导致骨坏死。MRI 能够诊断出新鲜骨折。

其可能存在进展性微小损伤，尤其是当 MRI 显示出多发且长期存在的骨折时，后凸的增加将会导致呼吸系统症状。如有对病情存在疑问，请使用核素显像和（或）MRI 或 PET/CT 来寻找是否有癌症转移灶。

（五）动态和加垫 X 线

Putto 法[26] 拍摄过屈 / 过伸位片，再在拍摄侧位片的时候在脊柱后凸的顶点加垫，可以衡量脊柱后凸的被动可复位性及剩余矫正的范围（有

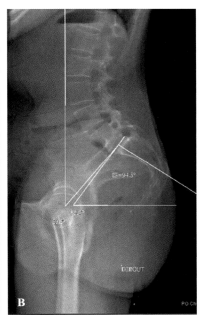

▲ 图 14-8　A. 完全失衡患者，低 PI，高 PT（18°）；B. 高 PI，PT 为 34°，对于此平衡良好的患者而言是绝对正常的

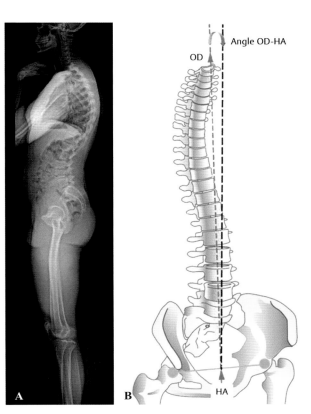

▲ 图 14-9　齿突 - 髋轴（OD-HA）角
A. 正常值；B. 图示测量
OD. 齿突；HA. 髋轴；AngleOD-HA. 齿突 - 髋轴角

时可达 50%），这有可能改变整个手术方式。

（六）MRI 其他影像学检查

MRI 用于检测相关的骨病变和神经压迫时非常有效。CT 扫描对于分析骨赘和椎间盘"真空征"（也就是我们常说的椎间盘活动度）时很有效。骨密度测定可以显示骨质疏松的程度从而确认治疗的必要性。它还有助于防止螺钉松动，从而在手术中可选择使用可注入骨水泥螺钉或选择其他技术或方案。

四、关节源性后凸的治疗

退行性后凸的治疗必须考虑以下准则。
● 患者的年龄和并发症。
● 联合的手术。
● 达到患者的预期目标（即纠正失衡），有时需要大手术，如后路截骨术，但同时也必须考虑老年患者的手术预期。

患者的年龄和相关的并发症可能严重限制治疗方案的选择。骨质疏松症需要评估其严重程度，但无须放弃手术。帕金森病和躯干前曲症患者需要长节段固定手术，必须告知患者并发症的风险。一般并发症发生率 20%，甚至最多可达40%[27, 28]。

联合手术诸如椎管狭窄治疗，通过 $L_2 \sim L_5$ 侧前路腰椎椎间融合或前路椎间融合联合后路 $L_5 \sim S_1$ 内固定术，其可避免假关节形成和矫正的丢失。10% 的长节段手术可能产生机械性并发症[27]。

失衡矫正

神经根和椎管减压后，与椎管狭窄相关的止痛体位会自行纠正，其必须遵循再校准原则。纠正后凸能够治疗长期神经根性症状，但是长期的神经根症状不能在患者仰卧位状态获得改善。通常需要内固定术来恢复生理弯曲，从而使患者恢复良好站立姿势。

当病因位于 2 ～ 3 腰椎节段（特别是 $L_3 \sim S_1$ 时），通过经椎间孔腰椎椎间融合术（TLIF）以达到节段性前凸的适应性恢复（参考本章中描述的标准值）是相当容易的。术前通过 X 线或电脑或在某些智能手机应用中对矫正的脊柱前凸进行测量评估，这一方法能达到效果。

严重的胸腰椎后凸畸形的矫正应注意以下几点。

● 动态和加垫 X 线显示出后凸的可还原性，因此采用多节段 V 形截骨术和 TLIF 进行矫正。通常允许每节段增加 6° ～ 10°。如果后凸是固定的（先前手术固定或强直性疾病），后路经椎弓根截骨术（PSO）通常是恢复脊柱前凸（LL）与骨盆入射角（PI）匹配关系的唯一可行的方法（图 14-10A 和 B）。

● 还必须预见到节段矫正对总体平衡的影响。目前，软件［KEOPS 分析系统（SMAIO）］（图 14-10C）通过放置椎间融合器，进行椎弓根截骨术等来模拟矫正。这是外科手术计划中非常有意义并且有趣的进步，它可以评估是否允许患者进行某些代偿的选择，从而确定后凸手术的矫正程度。这种规划对体弱的老年人特别有用，因为他们经常需要在"完美"曲度和恢复 OD-HA 到可接受的正常值（包含一些代偿）之间做出选择。进行 PSO 的平均矫正值为 30°，所导致的平均出血量为 1.5L[29]。这可能是限制对某些患者进行这种 PSO 手术的原因。因此，也可以选择"小手术"，以获得自主性可接受基础上的代偿平衡。使用弹性腰围防止胸廓塌陷和每天进行与心肺康复相关的肌肉锻炼可以提高老年人的生活质量，老年人的期望值通常不高，但其主要目的是保持一定的自理能力。测量 OD-HA 是预测近端交界性后凸发生的一种很好方法，特别是在融合末端终止于胸腰椎交界处的情况下。

老年帕金森病患者伴退变性后凸是特别的病例，对于那些由于后背部肌肉功能不全而患有躯干前曲症的患者也是如此。短节段手术矫正失败确定无疑，而应该毫不犹豫地延伸至上胸部节段[30]。

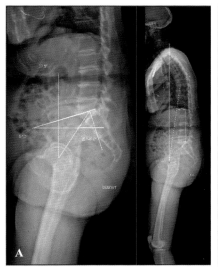
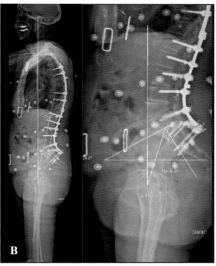

◀ 图 14-10 　 A. 术前后凸；B. 使用 PSO 和 V 形截骨术术后矫正情况；C. 术前计划的 KEOPS 矢状位分析系统

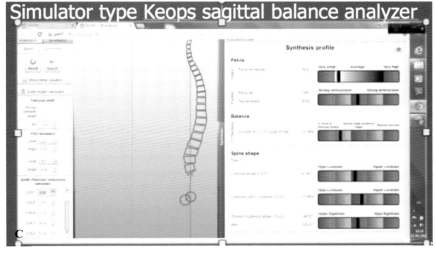

上胸椎安装 4 ～ 6 枚椎弓根螺钉并连接到腰椎内固定，从而无须在各个节段都放置螺钉。

对于靠近交界区的严重骨质疏松症病例，建议进行强化椎体成形术。最初由 Galibert 和 Deramond[31] 提出应用于椎体血管瘤治疗的椎体成形术，其应用随着"球囊技术"而扩大，称为椎体后凸成形术 [32]。终止胸椎后凸进展并通过有规律的体力活动加强脊柱肌肉可提高生活质量 [33]。

五、结论

与脊柱侧凸引起的后凸不同，椎间盘退变是一种后凸性疾病，在老年人中，椎管狭窄和骨质疏松性骨折会加重矢状位失衡。虽然颈椎管狭窄症的干预方法不多，但近年来兴起的微创技术使腰椎管狭窄症治疗方法越来越多样化。当矢状位失衡是明显由某个节段引起或病因更加广泛（如肌肉无力），在某些情况下，有限手术可能足以恢复平衡。虽然有限手术对于肌肉层面的治疗效果有限，但对体质较弱的患者可以减少手术风险。参考 OD-HA 并借助术前规划软件进行整体平衡分析（尽管其可靠性有待进一步提高），是达成各方面最优方案的方法。

参考文献

[1] Yılmaz E, Çıkrıkçıoğlu HY, Baydur H. The effect of functional disability and quality of life on decision to have surgery in patients with lumbar disc herniation. Orthop Nurs. 2018; 37(4):246–252

[2] Battié MC, Videman T, Parent E. Lumbar disc degeneration: epidemiology and genetic influences. Spine. 2004; 29(23):2679–2690

[3] Le Huec JC, Aunoble S, Sibilla F, Saddiki R, Bertrand F, Pellet N. Pathologie rachidienne de la personne âgée fragile. In: Terver S, Martins-Condé F, Leblanc B, eds. Orthopédie-traumatologie de la personne âgée fragile. Paris, France: Springer; 2013:359–372. https://doi.org/10.1007/978–2-8178–0377– 7_29. Accessed October 14, 2018

[4] Kong L, Bai J, Zhang B, Shen Y, Tian D. Predictive factors of symptomatic lumbar canal stenosis in patients after surgery for cervical spondylotic myelopathy. Ther Clin Risk Manag. 2018; 14:483–488

[5] Lassale B, Guigui P, Delecourt C. Voies d'abord du rachis. Available from: http://www.em-premium.docelec.u-bordeaux.fr/article/21006/resultatrecherche/ 3. Accessed October 24, 2018

[6] Le Huec JC, Demezon H, Aunoble S. Sagittal parameters of global cervical balance using EOS imaging: normative values from a prospective cohort of asymptomatic volunteers. Eur Spine J. 2015; 24(1):63–71

[7] Edwards CC, II, Riew KD, Anderson PA, Hilibrand AS, Vaccaro AF. Cervical myelopathy: current diagnostic and treatment strategies. Spine J. 2003; 3 (1):68–81

[8] Wang B, Lü G, Kuang L. Anterior cervical discectomy and fusion with standalone anchored cages versus posterior laminectomy and fusion for four-level cervical spondylotic myelopathy: a retrospective study with 2-year followup. BMC Musculoskelet Disord. 2018; 19(1):216

[9] Covaro A, Vilà-Canet G, de Frutos AG, Ubierna MT, Ciccolo F, Caceres E. Management of degenerative lumbar spinal stenosis: an evidence-based review. EFORT Open Rev. 2017; 1(7):267–274

[10] Weinstein JN, Lurie JD, Tosteson TD, et al. Surgical compared with nonoperative treatment for lumbar degenerative spondylolisthesis. Four-year results in the Spine Patient Outcomes Research Trial (SPORT) randomized and observational cohorts. J Bone Joint Surg Am. 2009; 91(6):1295–1304

[11] Amabile C, Le Huec J-C, Skalli W. Invariance of head-pelvis alignment and compensatory mechanisms for asymptomatic adults older than 49 years. Eur Spine J. 2018; 27(2):458–466

[12] Barrey C, Roussouly P, Le Huec JC, D'Acunzi G, Perrin G. Compensatory mechanisms contributing to keep the sagittal balance of the spine. Eur Spine J. 2013; 22 Suppl 6:S834–S841

[13] Shiba Y, Taneichi H, Inami S, Moridaira H, Takeuchi D, Nohara Y. Dynamic global sagittal alignment evaluated by three-dimensional gait analysis in patients with degenerative lumbar kyphoscoliosis. Eur Spine J. 2016; 25 (8):2572–2579

[14] Lee CS, Lee CK, Kim YT, Hong YM, Yoo JH. Dynamic sagittal imbalance of the spine in degenerative flat back: significance of pelvic tilt in surgical treatment. Spine. 2001; 26(18):2029–2035

[15] Bae J, Theologis AA, Jang J-S, Lee S-H, Deviren V. Impact of fatigue on maintenance of upright posture: dynamic assessment of sagittal spinal deformity parameters after walking 10 minutes. Spine. 2017; 42(10):733–739

[16] Dubousset J, Charpak G, Dorion I, et al. A new 2D and 3D imaging approach to musculoskeletal physiology and pathology with low-dose radiation and the standing position: the EOS system. Bull Acad Natl Med. 2005; 189(2):287– 297, discussion 297–300

[17] Faundez A-A, Cogniet A, Racloz G, Tsoupras A, Le Huec JC. Spondylolisthésis dégénératif lombaire; 2017. Available from: http://www.em-premium.com. docelec. u-bordeaux.fr/article/1100628. Accessed September 16, 2018

[18] Le Huec JC, Hasegawa K. Normative values for the spine shape parameters using 3D standing analysis from a database of 268 asymptomatic Caucasian and Japanese subjects. Eur Spine J. 2016; 25(11):3630–3637

[19] Schwab F, Lafage V, Patel A, Farcy J-P. Sagittal plane considerations and the pelvis in the adult patient. Spine. 2009; 34(17):1828–1833

[20] Scheer JK, Lafage R, Schwab FJ, et al. Under correction of sagittal deformities based on age-adjusted alignment thresholds leads to worse health-related quality of life whereas over correction provides no additional benefit. Spine. 2018; 43(6):388–393

[21] Schwab F, Lafage V, Boyce R, Skalli W, Farcy J-P. Gravity line analysis in adult volunteers: age-related correlation with spinal parameters, pelvic parameters, and foot position. Spine. 2006; 31(25):E959–E967

[22] Vital JM, Senegas J. Anatomical bases of the study of the constraints to which the cervical spine is subject in the sagittal plane. A study of the center of gravity of the head. Surg Radiol Anat. 1986; 8(3):169–173

[23] Amabile C, Pillet H, Lafage V, Barrey C, Vital J-M, Skalli W. A new quasi-invariant parameter characterizing the postural alignment of young asymptomatic adults. Eur Spine J. 2016; 25(11):3666–3674

[24] Le Huec JC, Leijssen P, Duarte M, Aunoble S. Thoracolumbar imbalance analysis for osteotomy planification using a new method: FBI technique. Eur Spine J. 2011; 20 Suppl 5:669–680

[25] Majd ME, Farley S, Holt RT. Preliminary outcomes and efficacy of the first 360 consecutive kyphoplasties for the treatment of painful osteoporotic vertebral compression fractures. Spine J. 2005; 5(3):244–255

[26] Putto E, Tallroth K. Extension-flexion radiographs for motion studies of the lumbar spine. A comparison of two methods. Spine. 1990; 15(2):107–110

[27] Le Huec JC, Cogniet A, Demezon H, Rigal J, Saddiki R, Aunoble S. Insufficient restoration of lumbar lordosis and FBI index following pedicle subtraction osteotomy is an indicator of likely mechanical complication. Eur Spine J. 2015; 24 Suppl 1:S112–S120

[28] Faundez A, Le Huec JC, Hansen LV, Poh Ling F, Gehrchen M. Optimizing pedicle subtraction osteotomy techniques: a new reduction plier to increase technical safety and angular reduction efficiency. Oper Neurosurg (Hagerstown). 2018. DOI: 10.1093/ons/opy086

[29] Choi HY, Hyun S-J, Kim K-J, Jahng T-A, Kim H-J. Surgical and radiographic outcomes after pedicle subtraction osteotomy according to surgeon's experience. Spine. 2017; 42(13):E795–E801

[30] Guigui P, Lambert P, Lassale B, Deburge A. Long-term outcome at adjacent levels of lumbar arthrodesis (in French). Rev Chir Orthop Reparatrice Appar Mot. 1997; 83(8):685–696

[31] Galibert P, Deramond H, Rosat P, Le Gars D. Preliminary note on the treatment of vertebral angioma by percutaneous acrylic vertebroplasty. Neurochirurgie. 1987; 33(2):166–168

[32] Garfin SR, Yuan HA, Reiley MA. New technologies in spine: kyphoplasty and vertebroplasty for the treatment of painful osteoporotic compression fractures. Spine. 2001; 26(14):1511–1515

[33] Senthil P, Sudhakar S, Radhakrishnan R, Jeyakumar S. Efficacy of corrective exercise strategy in subjects with hyperkyphosis. J Back Musculoskeletal Rehabil. 2017; 30(6):1285–1289

第15章 Scheuermann 后凸
Scheuermann's Kyphosis

Stefan Parent　Abdulmajeed Alzakri　Hubert Labelle **著**

张天擎　潘爱星 **译**

刘　铁　李危石 **校**

摘要： Scheuermann 后凸的定义是脊柱后凸增大，伴连续 3 个椎体楔形变超过 5°。这种疾病的发生率为 1%～8%，且对男性的影响大于女性。现已提出多种病因，目前它被认为是一种青少年骨软骨病。其治疗目的是限制后凸的进展，大部分弯曲经物理治疗及支具治疗效果良好。而尚未发育成熟并具有显著脊柱弯曲及明显背部疼痛的患者可以接受手术治疗。应调整手术矫正方法以适应患者的骨盆形态和矢状位平衡。经后路的器械和融合手术可以通过缩短脊柱后方的长度和加压来获得足够的矫正。过度矫正会导致显著的交界区问题和不良的疗效。治疗方案正确的患者通常都能获得良好的长期疗效。

关键词： 背部疼痛，脊柱后凸，物理治疗方法，发生率，Scheuermann 病，脊柱，手术

一、概述

在 1921 年，Holger Scheuermann 将背部疼痛伴固定性脊柱后凸畸形与姿势性脊柱后凸区分开来，并称其为"青少年背部骨软骨炎畸形"[1]。胸段是最常见的受累部位，但胸腰段及腰段的受累也已被证实[2]。当 Scheuermann 病后凸角度大于 100° 时，患者常出现严重的腰痛、躯干活动度减低和异常的肺功能测试结果[3]。驼背伴背部疼痛往往给患者、家长和医生带来很多困扰。患者成年之后会存在诸多问题，如背痛、形象尴尬、妨碍工作、残疾、进展加重的严重畸形、腘绳肌或其他肌肉的紧张、脊柱前滑脱、椎间盘退变，以及影响参与娱乐活动[4]。

（一）流行病学

Scheuermann 后凸是青少年胸椎及胸腰段脊柱疼痛伴固定性结构性后凸畸形最常见的原因[5]。在美国的发病率为 1%～8%，男性多发，男性与女性的发病比例至少是 2∶1，常发生于 12—17 岁的青少年[6]。

（二）病因学

Scheuermann 后凸的原因尚未确定 Scheuermann 病的遗传力是 0.74，但其遗传的方式尚不明确[7]。其他影响 Scheuermann 病进展的因素包括青少年特发性骨质疏松症、生长激素水平升高、硬脊膜囊肿、峡部裂、维生素 D 缺乏、脊柱畸形和感染[8-10]。作用于生长软骨的机械性超高压也是可能的病因，生长软骨是介于坚硬的骨骼和富有弹性的椎间盘之间机械性能薄弱的界面。患者通常具有体重指数较高以及生活方式较活跃的特征[11]。

（三）组织病理学

组织病理学分析显示终板不规则、椎间盘萎缩、前纵韧带增厚和 Schmorl 结节。它被认为是一种青少年脊柱骨软骨病，通过软骨终板的缺陷性生长导致无序的软骨内成骨。微观表现包括显著不规则终板和终板分裂伴椎间盘组织突入椎体内部。环状隆起没有表现出缺血性坏死。无论是在常规组织学还是电子显微镜下，椎间盘都是正常的[12]。

（四）病史及体格检查

患者父母通常将这样的畸形误认为是姿势的错误，这种误解会延误诊断和治疗。Scheuermann 后凸是一种胸椎或胸腰段脊柱的结构性畸形，出现于青春期之前，并且在生长过程中进展出现症状[8, 13, 14]。患者通常在 8—12 岁时就医，而那些稍晚就医的患者通常已表现出更加严重和僵硬的畸形。青少年就诊的最初原因是外貌畸形，而成人则是加重的疼痛。疼痛通常位于后凸顶端的尾侧椎旁区域[15, 16]。颈椎和腰椎代偿性过度前凸也是疼痛的原因。一些患者会表现为腰骶区的脊椎病或脊椎前滑脱，这是峡部和小关节间压力增高所致[5, 8, 14-16]。

在罕见的严重病例中，神经症状可能表现为下肢的放射疼痛伴进行性无力，甚至会有痉挛性瘫痪。神经症状可能是由病例中胸椎间盘突出、硬脊膜囊肿或是在严重畸形病例中后凸顶点处的脊髓牵张机制引起。心肺症状在 Scheuermann 病患者中不常见[5, 8, 14-18]。

（五）鉴别诊断

将 Scheuermann 后凸与非僵硬、非进展性、可通过过度伸展或仰卧姿势矫正的姿势性后凸相鉴别是极其重要的。姿势性后凸的顶端椎体和相邻椎间盘形态正常，不存在楔形变、不规则终板或椎间盘早期退变。

（六）放射学特征

无症状的青少年中正常胸椎后凸的平均值是 $44° \pm 10.9°$（测量 $T_1 \sim T_{12}$）[19]。然而相关文献显示矢状位平衡正常的无症状人群中，胸椎后凸角度存在明显的差异。

Scheuermann 病是通过脊柱 X 线站立侧位片诊断的。为了测量后凸的角度，需要选取畸形颅侧和尾侧的椎体。楔形变的角度是椎体上下终板切线的交角。诊断标准为后凸顶端至少连续 3 个椎体楔形变超过 5°（图 15-1）。其他常见的放射学表现包括 Schmorl 结节、不规则并变薄的椎体终板，以及椎间隙狭窄（图 15-2）。在 I 型中，后凸的顶端在 T_6 至 T_9 之间。在 II 型中，后凸的顶端位于胸腰段连接部[5, 8-10, 14, 15]。

在正常个体中，骨盆入射角（pelvic incidence，PI）是矢状位平衡的重要控制因素。腰椎前凸通常与 PI 密切相关，PI 较大的患者也具有较大的腰椎前凸[20]。直观地，较大的胸椎后凸和腰椎前凸都和较大的 PI 相关。然而 Scheuermann 后凸并不是一种正常的状态，因此矢状位平衡经常被打破。

近年来已有关于青少年脊柱骨盆矢状位测量与 Scheuermann 后凸相关性的研究。Jiang 等报道 Scheuermann 后凸患者具有显著较小的 PI 和骨盆倾斜角（pelvic tilt，PT）。他们在这些 Scheuermann 后凸患者中发现了不同的代偿机制。在 Scheuermann 胸椎后凸中胸椎后凸和颈椎前凸存在显著的联系，而在 Scheuermann 胸椎后凸与 Scheuermann 胸腰椎后凸中，胸椎后凸和腰椎前凸都存在联系[21-23]。

二、基于脊柱骨盆形态学 Roussouly 分型的可能病因

如果 Scheuermann 病患者的 PI 低于正常人群，那么低 PI（＜50°）的 Roussouly 1 型和 2 型可能与 Scheuermann 病直接相关[24]。1 型

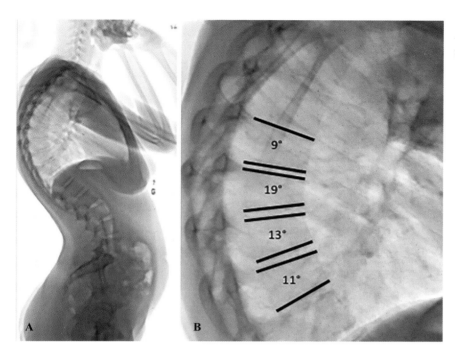

◀ 图 15-1　青少年 Scheuermann 病患者的 X 线侧位片

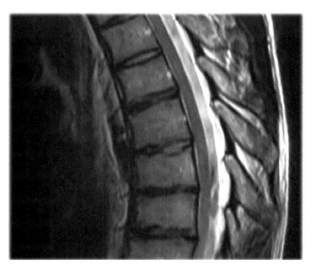

▲ 图 15-2　矢状位 T_2 加权像磁共振，影像学表现包括 Schmorl 结节、不规则并变薄的椎体终板及椎间隙受累

以胸腰段后凸为特征，在老年患者中会出现胸腰段椎间盘退变。我们可以做出结论，低 PI 的 Scheuermann 胸腰段后凸表现为 1 型形态，并且低 PI 可能与胸腰段发生 Scheuermann 后凸有关（图 15-3A）。

Roussouly 2 型（整体平背）会诱导成人过早出现远端腰椎退变，或使老年人出现多节段退变和退变性腰椎后凸。同样的机制可以解释生长过程中伴低 PI 的严重平背畸形导致远端腰椎高应力引起的 Scheuermann 腰椎后凸。极其严重的 Scheuermann 腰椎后凸通常与非常低的 PI 相关，在某些病例中出现了病理性的低 PI（＜ 30°），这是在无症状人群中未曾发现的（图 15-3C）。这种情况常因为无法重塑正常的脊柱平衡而非常难以得到合适的治疗。这种伴随低 PI 的骨盆极难恢复平衡。这样的脊柱过于平直，无法通过旋转骨盆得到平衡。Scheuermann 病伴随低 PI 会导致骨盆后倾代偿的极度受限。

伴随高 PI（＞ 50°）的是 Roussouly 3 型和 4 型。4 型主要特征是较大的腰椎前凸合并较大的胸椎后凸（图 15-3B 和 D）。这样脊柱形态可能会诱发胸椎节段的 Scheuermann 病。胸椎的过度后凸通过腰椎的过度后伸来补偿。4 型中前凸区域更长，使代偿变得更简单、痛苦更少，至少对脊柱柔韧性更好的年轻患者来说是这样的情况。

综上所述，PI 在 Scheuermann 病的严重程度和脊柱发病的位置关系上起到决定性的作用，应当在手术决策中纳入考虑[24]。

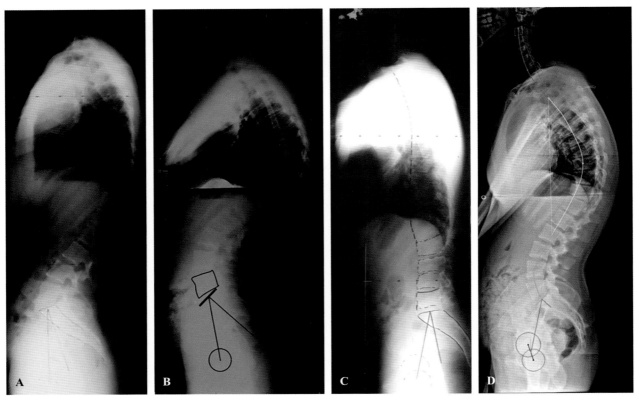

▲ 图 15-3　A. 胸腰段 Scheuermann 病，1 型，PI < 20°；B. 胸段 Scheuermann 病，前倾 4 型，PI=25°；胸椎后凸通过极度前倾的骨盆（PT=-15°）代偿以适应骶骨倾斜角；C. 腰段 Scheuermann 病，2 型，整体平背，PI=15°；D. 胸段 Scheuermann 病，4 型，PI=60°

三、自然病史

　　Scheuermann 后凸患者表现出频繁发作的背痛、对体态外形的过多担心及体力工作和体育锻炼的受限。一般来说，相比胸椎后凸，胸腰椎畸形（2 型）会导致更严重的功能受限。高达 38% 的患者主诉因为一定程度的疼痛导致活动和日常生活受限。未经治疗的严重畸形的 Scheuermann 病成年患者往往出现继发于退变性脊椎病的严重疼痛，这种疼痛可以导致严重的功能受限[5, 12, 22]。

　　Lonner 等对 Scheuermann 后凸患者的术前健康相关生活质量进行了研究。他们发现患有 Scheuermann 后凸的患者在 SRS-22 问卷评分的所有方面都显著低于正常人。他们发现 Scheuermann 后凸顶点在胸腰段的患者疼痛方面的评分会显著低于顶点位于胸段的患者。位于 $T_5 \sim T_{12}$ 的后凸对 SRS-22 评分的所有方面都造成了显著的负面影响；其中自我形象方面的相关性是最强的[25]。

四、治疗

（一）物理治疗

　　骨骼未成熟的青少年表现出正常后凸的轻微增加，且后凸角未达到 60°，不伴随畸形加重证据的患者只需要进行规律的临床和影像学随访，直至他们的骨骼发育成熟。通过逐步拉伸大腿和胸部肌肉、加强腹部和腰部肌肉来强化平衡及姿势的锻炼方式有助于缓解症状，对于髋关节屈曲挛缩的早期发展阶段，以及对胸后凸相关的腰椎前凸增加，锻炼等物理治疗也能起到辅助治疗作用。物理治疗有时可显著缓解症状，然而这种方法对于畸形程度不会有任何帮助。同样，对于接受胸腰骶支具治疗的患者，也推荐坚持规律的锻炼[8, 9, 10, 24, 26]。

（二）支具

支具治疗对于后凸小于 65°，首次后凸支具矫正 15° 以上，骨骼尚未成熟且至少还能生长一年的患者是有效的。男孩治疗持续到 18 岁。支具每天应当佩戴 16～23h，持续 18 个月，之后每天佩戴支具持续 18 个月，逐渐缩短每日佩戴时间。增加胸骨受力点的 Milwaukee 支具和胸腰骶支具在胸椎过度后凸矫正中的有效性已得到验证[27, 28]。

（三）手术

在严重进展性畸形（＞80°）的患者应考虑手术治疗，尤其是对于那些处于发育阶段、支具治疗控制后凸进展失败，保守治疗 6 个月后疼痛仍无缓解，或伴随由后凸顶点脊髓受压迫引起的神经症状，以及伴随矢状位失平衡的患者，应当考虑手术治疗[22, 29, 30, 31]。生活质量的提升与后凸矫正程度无关联[32]。

1. 矫正的生物力学原则

在后凸的发展过程中，脊柱前柱相对于后柱逐渐缩短，而脊髓必须要适应前柱和后柱的长度差距。当畸形进展时，后凸顶端的椎骨往往会受到压迫。后凸的矫正会使前柱快速伸展，这导致脊髓的快速牵拉，因此存在神经损伤的风险。因此，通过后凸顶端区域行多节段截骨术以缩短后柱长度对于前柱与后柱的矫正平衡是必要的，这可以避免脊髓的牵拉[5]。

2. 手术技术

治疗 Scheuermann 后凸的手术入路尚未取得共识。目前存在许多争议，包括单纯后路还是联合前后路、融合术中上下固定椎的选择、使用单纯椎弓根钉还是杂交装置技术，以及缩短后柱的截骨方式，部分小关节切除、Ponte 截骨、

Smith-Petersen 截骨或后路闭合楔形截骨。

3. 融合节段的选择

近端交界性后凸定义是，融合节段上端固定椎至上端固定椎头侧一个椎体的后凸角度测量值，异常值定义为＞10°。远端交界性后凸定义为下端固定椎至下端固定椎尾侧一个椎体的后凸角度测量值，异常值定义为＞10°[33]。交界性后凸会在融合节段未至前凸起始节段或矢状位稳定椎（骶骨后上角垂线所触及的最近端腰椎椎体）时，或者当融合未达到后凸节段的最近端椎体时发生[34, 35]。Lonner 等报道了 78 例 Scheuermann 后凸手术患者，其中发生近端和远端交界性后凸的比例分别为 32.1%（25 例）和 5.1%（4 例）。近端交界性后凸的发展与随访时的后凸直接相关，与后凸矫正率间接相关[25]。

前路手术可进行椎间盘全切，松解前纵韧带，椎间隙加压下放置植骨材料。联合手术入路通常适用于无法通过躯干过伸矫正后凸的极度僵硬的严重畸形，尤其是存在后凸顶点区域后柱小关节骨性强直合并前纵韧带骨化的病例。前路手术可以经开胸入路或者使用疗效更好、并发症更少，但无法进行椎间盘全切的胸腔镜手术来实施[8, 15, 36, 37]。近年来，Scheuermann 后凸的手术方法正向单纯后路矫正转变。这种转变是在对手术计划（缩短后柱长度）和对矢状位平衡的理解更加完善的基础上进行的。应注意避免对后凸矫正过度，因为过度的矫正会导致融合节段的近端和远端应力异常，从而引起近端或远端的交界性后凸。

4. 畸形矫正的角度

出现近端交界性后凸与过度矫正（超过 50% 的矫正）相关[34]。伴有低 PI 的患者，手术矫正程度应当以 40°～50° 的正常胸椎后凸范围为标准。但对于伴有高 PI 的患者，应当避免对后凸实施过多的矫正，因为这会导致交界区出现问题（图 15-4）。因此，尤其是对于脊柱柔韧性好的青少年和年轻人，前方松解并不是提供最佳疗效所必需的方法[38, 39]。

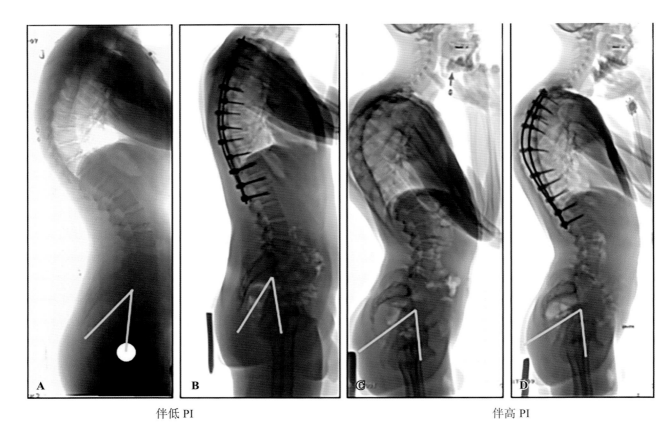

伴低 PI　　　　　　　　　　　　　　　　　　伴高 PI

▲ 图 15-4　不同骨盆形态学的手术策略

A. 伴低 PI 的低位胸椎 Scheuermann 后凸术前患者；B. 矫正手术后，显示后凸的减少引起腰椎前凸相应地减少，从而保持
　与 PI 的和谐状态；C. 伴高 PI 的 Scheuermann 胸椎后凸术前患者；D. 矫正术后，为避免交界性后凸而未进行最大矫正

（四）并发症

　　脊柱侧凸研究学会患病率和死亡率委员会公开的并发症数据分析显示，2001—2004 年间 683 例 Scheuermann 病的手术中总并发症发生率为 14.5%，其中，成人手术并发症发生率较高（21.7%）、青少年较少（11.8%）。后路脊柱融合手术与一期联合前后路脊柱融合手术并发症发生概率无显著差异[40]。主要的并发症为伤口感染（3.8%）、内植物相关并发症（2.5%）、脊髓损伤（0.6%）及硬脊膜撕裂（0.3%）。

（五）预后

　　基于患者年龄、畸形情况、背痛情况的个性化治疗可使 Scheuermann 后凸患者获得相近的长期预后效果。虽然神经症状恶化是罕见的，但那些选择了保守治疗的严重脊柱后凸患者仍应当定期规律复查后凸的进展情况。总体来讲，虽然治疗 Scheuermann 病后凸的方法不同，但在长期的随访中可以获得类似的治疗效果[28]。

参考文献

[1] Scheuermann HW. The classic: kyphosis dorsalis juvenilis. Clin Orthop Relat Res. 1977; 128:5–7

[2] Blumenthal SL, Roach J, Herring JA. Lumbar Scheuermann's. A clinical series and classification. Spine. 1987; 12(9):929–932

[3] Murray PM, Weinstein SL, Spratt KF. The natural history and long-term follow- up of Scheuermann kyphosis. J Bone Joint Surg Am. 1993; 75(2): 236–248

[4] Bradford DS, Moe JH, Montalvo FJ, Winter RB. Scheuermann's kyphosis and roundback deformity. Results of Milwaukee brace treatment. J Bone Joint Surg Am. 1974; 56(4):740–758

[5] Tsirikos AI, Jain AK. Scheuermann's kyphosis; current controversies. J Bone Joint Surg Br. 2011; 93(7):857–864

[6] Fisk JW, Baigent ML, Hill PD. Incidence of Scheuermann's disease. Preliminary report. Am J Phys Med. 1982; 61(1):32–35

[7] Damborg F, Engell V, Nielsen J, Kyvik KO, Andersen MØ, Thomsen K. Genetic epidemiology of Scheuermann's disease. Acta Orthop. 2011; 82(5):602–605

[8] Tsirikos AI. Scheuermann's kyphosis: an update. J Surg Orthop Adv. 2009; 18 (3):122–128

[9] Lowe TG. Scheuermann disease. J Bone Joint Surg Am. 1990; 72(6):940–945

[10] Papagelopoulos PJ, Mavrogenis AF, Savvidou OD, Mitsiokapa EA, Themistocleous GS, Soucacos PN. Current concepts in Scheuermann's kyphosis. Orthopedics. 2008; 31(1):52–58, quiz 59–60

[11] Lonner BS, Toombs CS, Husain QM, et al. Body mass index in adolescent spinal deformity: comparison of Scheuermann's kyphosis, adolescent idiopathic scoliosis, and normal controls. Spine Deform. 2015; 3(4):318–326

[12] Bradford DS, Moe JH. Scheuermann's juvenile kyphosis. A histologic study. Clin Orthop Relat Res. 1975; 110:45–53

[13] Lowe TG, Line BG. Evidence based medicine: analysis of Scheuermann kyphosis. Spine. 2007; 32(19) Suppl:S115–S119

[14] Ali RM, Green DW, Patel TC. Scheuermann's kyphosis. Curr Opin Pediatr. 1999; 11(1):70–75

[15] Tribus CB. Scheuermann's kyphosis in adolescents and adults: diagnosis and management. J Am Acad Orthop Surg. 1998; 6(1):36–43

[16] Wood KB, Melikian R, Villamil F. Adult Scheuermann kyphosis: evaluation, management, and new developments. J Am Acad Orthop Surg. 2012; 20 (2):113–121

[17] Putz C, Stierle I, Grieser T, et al. Progressive spastic paraplegia: the combination of Scheuermann's disease, a short-segmented kyphosis and dysplastic thoracic spinous processes. Spinal Cord. 2009; 47(7):570–572

[18] Kapetanos GA, Hantzidis PT, Anagnostidis KS, Kirkos JM. Thoracic cord compression caused by disk herniation in Scheuermann's disease: a case report and review of the literature. Eur Spine J. 2006; 15 Suppl 5:S53–S558

[19] Mac-Thiong J-M, Labelle H, Berthonnaud E, Betz RR, Roussouly P. Sagittal spinopelvic balance in normal children and adolescents. Eur Spine J. 2007; 16 (2):227–234

[20] Legaye J, Duval-Beaupère G, Hecquet J, Marty C. Pelvic incidence: a fundamental pelvic parameter for three-dimensional regulation of spinal sagittal curves. Eur Spine J. 1998; 7(2):99–103

[21] Tyrakowski M, Mardjetko S, Siemionow K. Radiographic spinopelvic parameters in skeletally mature patients with Scheuermann disease. Spine. 2014; 39 (18):E1080–E1085

[22] Jiang L, Qiu Y, Xu L, et al. Sagittal spinopelvic alignment in adolescents associated with Scheuermann's kyphosis: a comparison with normal population. Eur Spine J. 2014; 23(7):1420–1426

[23] Sorensen KH. Scheuermann's Juvenile Kyphosis; Clinical Appearances, Radiography, Aetiology, and Prognosis. Copenhagen, Denmark: Munksgaard; 1964

[24] Roussouly P, Gollogly S, Berthonnaud E, Dimnet J. Classification of the normal variation in the sagittal alignment of the human lumbar spine and pelvis in the standing position. Spine. 2005; 30(3):346–353

[25] Lonner BS, Newton P, Betz R, et al. Operative management of Scheuermann's kyphosis in 78 patients: radiographic outcomes, complications, and technique. Spine. 2007; 32(24):2644–2652

[26] Bradford DS, Ahmed KB, Moe JH, Winter RB, Lonstein JE. The surgical management of patients with Scheuermann's disease: a review of twentyfour cases managed by combined anterior and posterior spine fusion. J Bone Joint Surg Am. 1980; 62(5):705–712

[27] Wenger DR, Frick SL. Scheuermann kyphosis. Spine. 1999; 24(24):2630–2639

[28] Soo CL, Noble PC, Esses SI. Scheuermann kyphosis: long-term follow-up. Spine J. 2002; 2(1):49–56

[29] Weiss H-R, Turnbull D, Bohr S. Brace treatment for patients with Scheuermann's disease—a review of the literature and first experiences with a new brace design. Scoliosis. 2009; 4:22

[30] Sachs B, Bradford D, Winter R, Lonstein J, Moe J, Willson S. Scheuermann kyphosis. Follow-up of Milwaukee-brace treatment. J Bone Joint Surg Am. 1987; 69(1):50–57

[31] Riddle EC, Bowen JR, Shah SA, Moran EF, Lawall H, Jr. The duPont kyphosis brace for the treatment of adolescent Scheuermann kyphosis. J South Orthop Assoc. 2003; 12(3):135–140

[32] Lonner B, Yoo A, Terran JS, et al. Effect of spinal deformity on adolescent quality of life: comparison of operative Scheuermann kyphosis, adolescent idiopathic scoliosis, and normal controls. Spine. 2013; 38(12):1049–1055

[33] O'Brien MF, Lenke LG. Spinal Deformity Study Group Radiographic Measurement Manual. Memphis, TN: Medtronic Sofamor Danek; 2004

[34] Lowe TG, Kasten MD. An analysis of sagittal curves and balance after Cotrel-Dubousset instrumentation for kyphosis secondary to Scheuermann's disease. A review of 32 patients. Spine. 1994; 19(15):1680–1685

[35] Cho K-J, Lenke LG, Bridwell KH, Kamiya M, Sides B. Selection of the optimal distal fusion level in posterior instrumentation and fusion for thoracic hyperkyphosis: the sagittal stable vertebra concept. Spine. 2009; 34(7):765–770

[36] Lowe TG. Scheuermann's kyphosis. Neurosurg Clin N Am. 2007; 18(2):305– 315

[37] Herrera-Soto JA, Parikh SN, Al-Sayyad MJ, Crawford AH. Experience with combined video-assisted thoracoscopic surgery (VATS) anterior spinal release and posterior spinal fusion in Scheuermann's kyphosis. Spine. 2005; 30 (19):2176–2181

[38] Hosman AJ, Langeloo DD, de Kleuver M, Anderson PG, Veth RP, Slot GH. Analysis of the sagittal plane after surgical management for Scheuermann's disease: a view on overcorrection and the use of an anterior release. Spine. 2002; 27(2):167–175

[39] Lonner BS, Parent S, Shah SA, et al. Reciprocal changes in sagittal alignment with operative treatment of adolescent Scheuermann kyphosis—prospective evaluation of 96 patients. Spine Deform. 2018; 6(2):177–184

[40] Coe JD, Smith JS, Berven S, et al. Complications of spinal fusion for Scheuermann kyphosis: a report of the scoliosis research society morbidity and mortality committee. Spine. 2010; 35(1):99–103

第 16 章　颈椎矢状位序列和颈椎关节病

Cervical Sagittal Alignment and Cervicarthrosis

Darryl Lau　Christopher P. Ames　**著**

韩　渤　潘爱星　**译**

刘　铁　李危石　**校**

摘要： 由于颈椎结构复杂，存在较大活动度，颈椎更容易发生退变、损伤和功能障碍。颈椎的后凸畸形是颈椎序列最为常见的一种矢状位畸形，严重的颈椎后凸可导致颈部疼痛、进食困难、无法保持水平视野、步态不平衡和日常生活活动受限等困扰；除此之外，严重的颈椎畸形还会出现脊髓受压和颈脊髓病的临床症状。所有患者都应进行站立位脊柱全长正侧位 X 线检查，以此评估局部的颈椎序列和整体的脊柱全长序列；同时，过伸过屈位 X 线对于评估颈椎僵硬性畸形非常关键；颈椎前凸、颈椎矢状位轴向距离（cervical sagittal vertical axis，cSVA）和颏眉角是临床上重要的颈椎 X 线参数；全面的颈椎测量还应该包括颈部倾斜角、胸廓入口角、T_1 倾斜角、C_2 骨盆倾斜角和颅颈角。颈椎前凸的消失和较大的 cSVA 会导致较低的健康相关生活质量评分（health-related quality of life，HRQoL）。通常来说，恢复颈椎前凸往往会产生较为理想的手术结果；有新的证据表明，当 cSVA < 40mm 时，术后可得到更好的 HRQoL 结果。颈椎畸形的手术入路、截骨范围和固定节段因人而异，取决于多种因素。僵硬性颈椎后凸畸形矫正对于脊柱外科医生来说是非常具有挑战性的手术，在后凸畸形矫正手术中使用的前后联合截骨术（多节段 Smith-Petersen 截骨）或后路截骨术（经椎弓根截骨）是纠正颈椎后凸的有效手术方式。术前辅助颈椎牵引、并发症管理和围手术期指导也十分重要，这样才能达到最佳的手术效果。

关键词： 颈椎，畸形，后凸，截骨术

一、概述

现在，越来越多的研究关注脊柱矢状位和冠状位失衡对患者功能和手术满意度的影响。更多的关注点聚焦于胸腰段的脊柱骨盆参数，最近，有大量数据证明了颈椎矢状位序列的重要性（如颈椎矢状位序列对生活质量的影响等）。每个脊柱序列因为其解剖特征和生理功能而变得独特。与较为僵硬性胸椎和腰椎不同，颈椎的结构功能更为复杂：颈椎传递来自颅骨的轴向负荷，保持水平注视，维持正常的头和颈部运动，保护重要的神经血管结构；颈椎因为先天发育及功能结构的特殊性，更容易发生退变、损伤和功能障碍[1]。颈椎矢状位后凸畸形，是颈椎序列最常见的畸形，继发于脊柱炎性关节病变（强直性脊柱炎、DISH 病）、肌病、退行性疾病、外伤、病理性骨折和医源性因素（椎板切除术后后凸畸形）等[1-5]。

二、颈椎矢状位畸形与颈椎病的关系

脊髓型颈椎病通常被认为继发于颈椎管狭窄和脊椎关节病。然而，有证据表明颈椎矢状位序列异常是脊髓病的重要发病原因。颈椎矢状位异常多数伴有前凸消失或后凸出现，可导致脊髓损伤并出现临床症状[6]。尸体模型和动物研究中发现增加颈椎矢状位后凸会导致椎管内压力增大和脊髓受压，从而进一步导致脊髓内髓内压增加[7-10]。髓内压升高最终会造成脊髓缺血、脱髓鞘、神经元凋亡及损伤[10]。颈椎后凸畸形患者的脊髓会因为椎体后方的直接压迫而造成损伤，这种压迫会对相应的脊髓束造成直接损伤，尤其是位于脊髓前部的皮质脊髓束；机械压力可以进一步导致椎管内张力增加，并提高髓内压力[2, 11]，在颈椎屈伸过程中可以观察到颈椎矢状位失衡患者的电生理异常和磁共振成像（MRI）上出现明显的脊髓受压[12-14]。

颈椎后凸通常是一个逐渐发展的过程，如果不进行治疗干预，颈椎后凸可能会变得相当严重，颈椎结构的失衡会逐渐导致严重的功能障碍。这些功能障碍包括颈部疼痛、进食困难（少数严重的情况下需要鼻饲营养）、无法保持水平视野（直视时）、步态失衡和日常生活活动受限[15]。同时，除了颈部疼痛，患者的头部前倾还可能导致肩胛间区的疼痛发生率升高。

三、颈椎曲度和矢状位参数

（一）颈椎前凸

测量颈椎前凸有 3 种常用方法，即 Cobb 角法、Harrison 后切线法和 Jackson 生理应力线法[1, 16]。Cobb 角法由于测量简单且可靠性高而作为临床主要的测量方法[17, 18]，该方法可以测量 $C_1 \sim C_7$（C_1 法）或 $C_2 \sim C_7$（C_2 法）颈椎矢状位 Cobb 角来确定颈椎前凸。C_2 法是沿 C_2 下终板和 C_7 上终板绘制两条线，然后分别绘制与前两条线垂直的附加线，两条垂直线所成的夹角即为 $C_2 \sim C_7$ 颈椎矢状位 Cobb 角；C_1 法是从 C_1 的前结节延伸到 C_1 棘突的后缘代替 C_2 的终板作为上参考线来测量 $C_1 \sim C_7$ 颈椎矢状位 Cobb 角[1, 16]。$C_2 \sim C_7$ 颈椎矢状位 Cobb 角测量方法如图 16-1 所示。Harrison 后切线法是从 C_2 到 C_7 所有的颈椎椎体后表面画出平行的直线，然后将所有的节段角度相加得到一个整体的颈椎前凸角度[1, 16]。用 Jackson 生理应力线法测量颈椎前凸时沿 C_2 和 C_7 椎体后壁各画一条直线，这两条直线的交角的数值就是颈椎前凸角度的测量值。

（二）颈椎矢状位序列

与全脊柱整体矢状位序列一样，局部的颈椎矢状位也可以通过颈椎矢状位轴向距离（cSVA）来描述[1]。cSVA 是通过测量从 C_2 椎体中心（或齿状突）的一条铅垂线到 C_7 椎体后上角的垂线

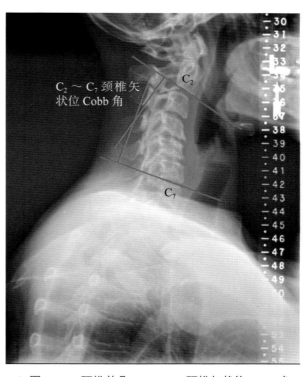

▲ 图 16-1　颈椎前凸：$C_2 \sim C_7$ 颈椎矢状位 Cobb 角

沿 C_2 下终板和 C_7 上终板绘制两条线，然后分别绘制与前两条线垂直的附加线，两条垂直线所成的夹角

间距离（图 16-2）；另一种评估局部的颈椎矢状位序列的方法是使用头部的重心（center of gravity，COG）来代替 C_2 中心（COG cSVA），COG cSVA 是测量从外耳道前部的一条铅垂线到 C_7 椎体后上角的垂线间距离[1]。以往研究表明，cSVA 与健康相关的生活质量（HRQoL）有较强相关性（即更大的 cSVA 与更差的结果相关，尤其是当大于 40mm 时），所以 cSVA 是最常用的方法[19]。

（三）颏眉角

颏眉角（chin-brow vertical angle，CBVA）是一种间接测量水平视线的方法。水平视野对维持日常生活和行走等诸多活动非常重要，颏眉角是一个十分重要的参数[20, 21, 22]。颏眉角可以通过测量将患者的眉弓及下颌连接线和过眉弓的垂直线对应的角度来测量（图 16-3）[1]。

（四）颈部倾斜角、胸廓入口角和 T_1 倾斜角

更为全面的颈椎测量还应该包括颈部倾斜角（neck tilt，NT）、胸廓入口角（thoracic inlet angle，TIA）、T_1 倾斜角[1]。颈部倾斜角被定义为 T_1 椎体上终板中点与胸骨上缘连线与垂直线的夹角。胸廓入口角是 T_1 椎体上终板中点与胸骨上缘连线和 T_1 椎体上终板垂线之间的夹角。T_1 倾斜角是 T_1 椎体上终板的延长线与水平线之间的夹角。T_1 倾斜角与脊柱整体矢状位评估存在明显相关性，因此 T_1 倾斜角是一项重要的指标；T_1 倾斜角可作为融合手术中颈椎矢状位平衡评估或脊柱前凸重建的参考指标[23]。以上 3 种测量详见图 16-4。

（五）C_2 骨盆倾斜角

C_2 骨盆倾斜角（C_2 pelvic tilt，C_2PT）是一种新的颈椎矢状位术前评估方法。C_2PT 的评估纳入了 T_1 倾斜角和颈椎前凸与骨盆倾斜程度的关系，C_2PT 是 C_2 倾斜角和骨盆倾斜角的相加之和。C_2 倾斜角是 C_2 椎体后缘的平行线和垂直方

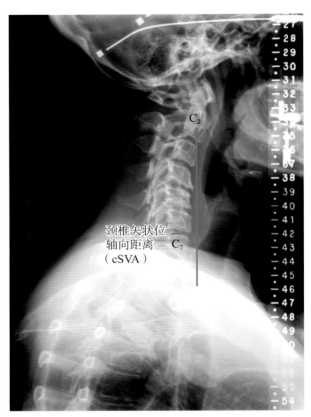

▲ 图 16-2 颈椎矢状位序列：颈椎矢状位轴向距离（cSVA）
从 C_2 椎体的中心画一条铅垂线，测量其到 C_7 椎体后上角的垂线间的距离

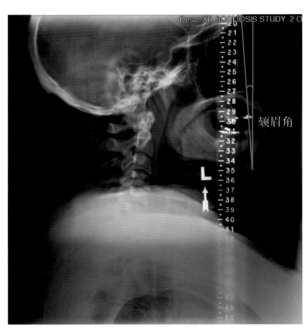

▲ 图 16-3 颏眉角
通过患者的下颌及眉弓连接线和垂线之间的夹角

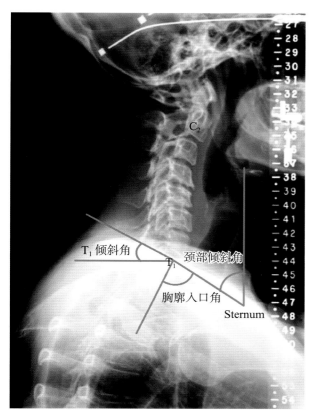

▲ 图 16-4　颈部倾斜角（NT）、胸廓入口角（TIA）、T_1 倾斜角

颈部倾斜角（NT）是 T_1 椎体上终板中点与胸骨上缘连线与垂直线的夹角。胸廓入口角（TIA）是 T_1 椎体上终板中点与胸骨上缘连线和 T_1 椎体上终板中垂线之间的夹角。T_1 倾斜角是 T_1 椎体上终板的延长线与水平线之间的夹角

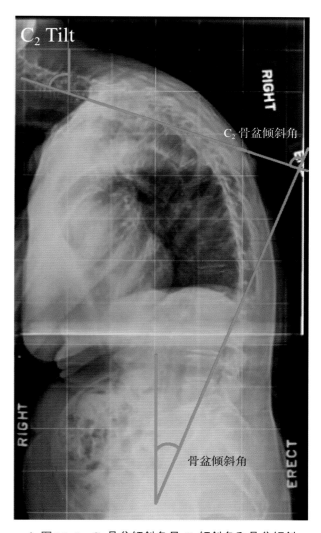

▲ 图 16-5　C_2 骨盆倾斜角是 C_2 倾斜角和骨盆倾斜角相加之和，C_2 倾斜角是 C_2 椎体后缘的平行线和垂直方向的夹角

向的夹角（图 16-5）[24]。骨盆倾斜是由 S_1 上终板中点与股骨头中心的连线和垂直线相交所形成的角度，如果两侧股骨头未重合则选择双侧股骨头中点连线之间的中点代替股骨头的中心（图 16-5）。C_2PT 角也可以通过延长平行于 C_2 椎体后缘的直线与从股骨头延伸到 S_1 上终板中点的直线相交所成角度来直接测量（图 16-5）。

（六）颅颈角

颅颈角（craniocervical angle，CCA）是一种纳入颈椎代偿和矢状位倾角的测量方法，CCA 是硬腭到颅后窝的连线（McGregor 线）和硬腭到 C_7 椎体中心的连线的夹角（图 16-6）[24]。

随着颈椎畸形的进展，CCA 值会不断变小；CCA < 45° 提示存在较为严重的颈椎畸形。

四、正常的颈椎曲度和矢状位序列

颈椎曲度和矢状位序列密切相关，两者的区别在于颈椎曲度是一种局部序列的测量，而矢状位序列评估了整体脊柱的平衡（胸椎、腰椎和骶骨）。颈椎前凸的正常范围因年龄和性别而异。根据对无症状志愿者的相关研究，成人 $C_1 \sim C_7$

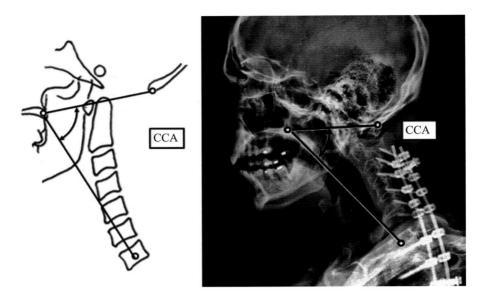

▲ 图 16-6　颅颈角（CCA）是硬腭到枕骨颅后窝的连线（McGregor 线）和硬腭到 C_7 椎体中心的连线的夹角
［译者注：原图有误，已修改。图片引自 Shay Bess, Themistocle S. Protopsaltis, Virginie Lafage, et al. Clinical and Radiographic Evaluation of Adult Spinal Deformity. Clin Spine Surg, 2016, 29(1): 6-16］

颈椎矢状位 Cobb 角平均为 41.8°[1, 25]，颈椎前凸的大部分角度位于 C_1 ～ C_2 交界处（平均 32.2°），而其他每个椎体间可以产生 1°～ 2° 的颈椎前凸[1, 25, 26]。既往研究表明 34% 的无症状志愿者，尤其是在年轻群体中，存在轻度的生理性颈椎后凸[27, 28]。因为身体需要代偿保持中立的直立姿势和水平视野，因此颈椎矢状位序列取决于脊柱矢状位整体的曲度和颈胸交界处的解剖结构。在无症状人群中 cSVA 平均为 15.6mm。

五、颈椎矢状位序列和生活质量结果

在众多胸腰椎的研究中，关于颈椎曲度和颈椎矢状位序列之间关系的相关研究较少，而现有的研究主要集中在颈椎矢状位序列及其与颈部疼痛之间的关系。据已有的队列研究表明，颈椎前凸的消失或后凸的出现（基于颈椎矢状位 Cobb 角测量）与显著的颈部疼痛有关[29]。评价颈椎曲度与 HRQoL 结果相关性的研究结果非常有限，各项研究对于颈椎曲度是否与临床结果和术

后功能状态相关有不同的结果和发现[30, 31]。一些研究结果表明，颈椎曲度的变化与临床结果没有显著的相关性[32]。通过 cSVA 参数开展的颈椎矢状位序列研究非常火热，但其中只有一项研究探讨 cSVA 与 HRQoL 结果的关系[19]。在该研究中，cSVA 与 SF36 评分呈负相关，与颈部残疾评分呈正相关；尤其是 cSVA > 40mm 时，颈椎矢状位失衡导致 SF-36 评分降低，颈痛评分增加。显然，我们迫切需要进行前瞻性研究通过评估 cSVA、CBVA、T_1 倾斜角、TIA、NT、C_2PT 和 CCA 等颈椎参数来研究颈椎矢状位序列与功能和术后效果的关系。

六、术前评估和规划

所有患者均应接受站立位脊柱全长 X 线检查，以评估颈椎和脊柱整体序列。过伸过屈位 X 线可以通过评估颈椎的柔韧性来决定手术方式。CT 和 MRI 可以分别用来评估骨性结构和神经软组织结构。因为颈椎最为灵活，相对容易对胸椎和腰椎畸形进行代偿来实现脊柱整体序列的相互

影响，因此在评估应当接受手术矫正的颈椎后凸畸形患者时，必须确保他们的颈椎曲线异常不是因为对脊柱其他部位的畸形代偿而继发的，甚至是对于脊柱整体序列正常生理曲度的患者我们也应当小心，特别那些是胸腰段 SVA 为负值的青年患者[33-35]。测量 T_1 倾斜角可以作为评估颈椎序列异常是否为胸腰椎畸形的代偿表现的一种方法，如果 T_1 倾斜角 > 30° 则可能存在胸腰椎畸形[36, 37]；此外，颈椎矢状位 Cobb 角与 T_1 倾斜角的关系在帮助我们判断真正的颈椎畸形中也有重大作用：研究表明，T_1 倾斜角与颈椎矢状位 Cobb 角之差 > 17° 则表明存在颈椎矢状位畸形的同时也存在胸腰椎畸形。

在决定具体手术方式时，需要了解颈椎畸形的严重程度以及拟矫正的角度。目前，关于术后最佳颈椎前凸和矢状位序列的相关研究较少；过去，总体矫形目标是畸形矫正术后恢复正常的颈椎前凸[5]；最近，我们通过对包括 cSVA 和 CBVA 在内更多的其他颈椎参数的测量来指导我们畸形矫正的评估[19, 22]，如 cSVA < 40mm 可获得更好的患者术后主观的 HRQoL 结果；当 TIA 等于 T_1 倾斜角时则达到了平衡的理想状态，这与腰骶部骨盆入射角等于骶骨倾斜角加骨盆倾斜角相类似，故对于 TIA 和 T_1 倾斜角的评判也被认为能够预测矢状位平衡、预后和指导畸形矫正手术方式的选择[23]。

七、手术选择

颈椎畸形的手术入路、截骨范围和固定节段因人而异，取决于多种因素，特别是对于那些轻度至中度颈椎畸形的患者，即便是资深的脊柱畸形外科医生对治疗方案也尚未达成一致，因此我们应该提供个性化的治疗。对于后凸顶点位于下颈椎及颈胸交界处的畸形和下颌抵到胸口（chin-to-chest）畸形，80% 以上的专家建议采用单纯后路手术，其中 70% 以上的专家建议采用经椎弓根截骨术（pedicle subtraction osteotomy，PSO）

或椎体切除术（vertebral body resection，VCR）[38]。

但是关于固定节段的选择现今仍然缺乏共识。专家一致认为了解颈椎矢状位畸形的病因是成功完成矫正手术的关键，僵硬程度和畸形形态类型同样也是术者应当慎重考虑的问题。僵硬性颈椎畸形分为强直性畸形和非强直性畸形。①颈前强直性畸形的患者应先进行前路的截骨和松解手术，然后进行后路内固定手术（即先前路再后路）。②如果患者颈椎后侧强直僵硬，应先进行后路截骨和松解术，然后进行前路松解术，最后进行后路内固定术（即后路→前路→后路）。③对于颈前颈后均有强直的患者，推荐使用 PSO。④对于僵硬但没有强直的畸形患者，通常可以通过颈前路松解和后路器械固定进行手术。⑤对于柔软灵活的颈椎畸形患者，可以采用多种方法和手术方式[39]。

截骨方式和脊柱松解的方式取决于脊柱是否僵硬以及期望的矫形率。Ames 等对可用于颈椎的 7 种不同类型的截骨方式进行了分类，归纳整理如下（表 16-1）[40]。

颈椎矢状位畸形的手术矫正效果与矫正目的、手术技术和患者特征等各种原因相关[29, 41]。对于严重的颈椎后凸畸形患者术前 24 ~ 72h 的辅助颈椎牵引是一种可行的选择，并且一部分专家认为牵引的时间可以更长。牵引对于僵硬性颈椎后凸畸形患者是非常有益的，如果有必要也可以进行术中牵引[42]；而术前牵引的弊端在于患者的不适感和某些机构对牵引的不规范使用。

颈椎矢状位畸形的矫正程度因手术技术和方法而不同：据文献报道，颈椎前路可纠正后凸畸形 11° ~ 32°[43-47]；颈后路可纠正后凸畸形 23° ~ 54°[48-55]；颈前后联合可纠正后凸畸形 24° ~ 61°[4, 56, 57]；采用颈椎后路或前后联合截骨术时可获得更大的矫形效果[40]。颈前路截骨术联合颈后路 Smith-Petersen 截骨术（Smith-Petersen osteotomy，SPO）可以提供与下颈椎或上胸椎 PSO 相似的矫正效果[58]。

颈椎前路手术可以实现多节段椎间盘切除

表 16-1　颈椎截骨方式分类

脊柱情况	截骨分级	技 术
柔软	1	部分关节切除术：切除部分钩状关节和（或）切除部分后关节突
柔软	2	上下关节突切除术
僵硬	3	椎体次全切
僵硬	4	椎体次全切伴椎间孔外侧钩状关节完全切除术
僵硬 / 强直	5	完全切除后方结构（椎板、棘突和关节突），闭合后方结构，前柱可控的部分骨折
僵硬 / 强直	6	PSO（在相应节段完全切除椎板、棘突、关节突和椎弓根），在椎体内完成闭合楔形截骨术
僵硬 / 强直	7	全椎体切除术（前方切除椎体和钩状关节，后切除关节突、椎板和棘突）

和（或）椎体次全切。在颈椎前柱的术中牵开和使用较大带有前凸角度的椎间融合器可以帮助我们更好地纠正严重的颈椎后凸[29]，可撑开椎间融合器可产生更大的牵开效果[59]。据已有研究报道，单节段椎体次全切的可矫正颈椎曲度 $-1.0° \sim 5.0°$，双节段椎间盘切除可矫正颈椎曲度 $1.6° \sim 8.0°$[60-62]，同时如果更积极地控制牵开，可以获得更大的颈椎后凸矫正率。单纯前路手术的主要问题是吞咽困难（1 个月时发生率高达 50%）、声带损伤和无法纠正颈椎因后方结构无法松解而存在的颈椎畸形[63-65]。对于需要前路重建且后方结构较为僵硬的情况，可采用"后路—前路—后路"来实现三柱松解。

　　与胸椎和腰椎不同，在颈椎实现后路 VCR 截骨术或椎体次全切非常困难。有文献报道了颈后路经椎弓根椎体次全切和前柱重建术，但这种方法并没有得到广泛的应用[66]。后路截骨术是矫正颈椎严重矢状位畸形的有效方法。传统上，SPOs 可以用于矫正僵硬性颈椎后凸畸形，通常在 C_7 处完成人为控制的楔形骨折来恢复矢状平衡[67-69]，SPOs 对脊柱炎造成的颈椎畸形患者尤为适用。近年来，PSO 在颈椎畸形矫正中的使用成了临床和科研热点。与传统的颈椎 SPO 相比，颈胸段 PSO 具有更大的可控闭合性、更强的生物力学稳定性及避免 SPO 前路开放性楔状缺损的优势[70, 71]。颈椎 PSO 也是一种可以矫正僵硬性颈椎冠状畸形的技术[72]。大多数颈胸交界处的 PSO 在 T_1、T_2 或 T_3 椎体进行[73]。为矫正脊柱后凸畸形，在颈胸交界处进行 PSO 可矫正 $C_2 \sim C_7$ SVA2.2 $\sim$ 4.5cm，矫正颈椎矢状位 Cobb 角 10.1 $\sim$ 19.0°，矫正 CBVA 36.7°[20, 73]。接受颈胸段 PSO 治疗的患者在颈部残疾指数、颈部视觉模拟疼痛评分和 SF-36 评分上均显著提高[20]。颈胸段 PSO 是一种非常有效的矫正僵硬性颈椎矢状位畸形的手术技术，但其并发症发生率高达 56.5%（主要和次要），90d 内最常见的并发症是神经功能障碍（脊髓和神经根损伤）、伤口感染、远端交界区相关问题和心肺衰竭[73]。

　　图 16-5 的病例为 82 岁女性，既往因僵硬性颈椎后凸接受颈椎椎板切除术并进行椎体融合，其后出现进展性的颈椎后凸、颈部严重疼痛和严重的功能障碍（图 16-7A）。术前颈椎参数：$C_2 \sim C_7$ 矢状位 Cobb 角为 -20°（颈椎后凸），$C_2 \sim C_7$ SVA+80mm，T_1 倾斜角 71°，TIA 89°。患者进行了 T_1 PSO、$C_4 \sim C_6$ 侧块螺钉、C_7 椎弓根螺钉及 $T_2 \sim T_4$ 椎弓根螺钉的后路脊柱固定融合。术后颈椎参数：$C_2 \sim C_7$ 矢状位 Cobb 角 21°（颈椎前凸），$C_2 \sim C_7$ SVA + 35mm，T_1 倾斜角 56°，TIA 86°（图 16-7b）。脊柱全长矢状位 X 线片显示患者同时存在腰椎畸形和腰椎前凸丢失。

八、结论

　　与胸椎腰椎相比，颈椎具有更大的活动度且

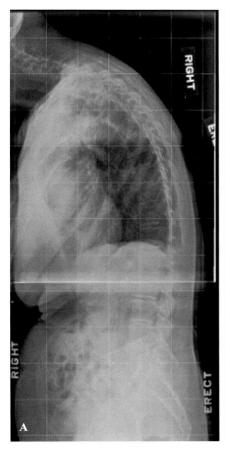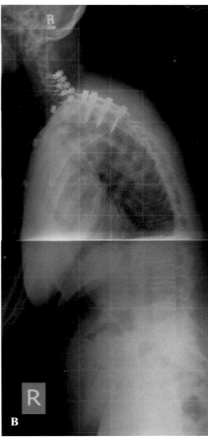

◀ 图 16-7　病例分析：T_1 PSO

A. 术前站立位 X 线可见为颈椎前凸消失伴矢状位失衡，术前颈椎参数：C_2-C_7 矢状位 Cobb 角为 − 20°（颈椎后凸），$C_2 \sim C_7$ SVA+80mm，T_1 倾斜角 71°，TIA 89°；B. 术后颈椎参数：$C_2 \sim C_7$ 矢状位 Cobb 角 21°（颈椎前凸），$C_2 \sim C_7$ SVA +35 mm，T_1 倾斜角 56°，TIA 86°

结构复杂。因此，各种原因可导致严重的颈椎畸形，并且出现严重的颈椎矢状位失衡和功能障碍。尤其是对于颈椎后凸畸形的患者，颈椎矢状位畸形通常和脊髓损伤及脊髓病的发病密切有关。在颈椎矢状位畸形的评估中，站立位脊柱全长 X 线检查是必不可少的，因为我们需要明确其是真正的颈椎畸形而不是继发于脊柱其他部位畸形的代偿性改变。$C_2 \sim C_7$ 矢状位 Cobb 角、cSVA、CBVA 和 T_1 倾斜角等颈椎参数可以帮助我们评估和指导畸形矫形手术的方法。颈椎参数异常的患者功能状态相对较差，畸形的矫正可以提高患者 HRQoL 评分，获得更好地术后效果。僵硬性颈椎后凸畸形矫正是脊柱外科医生面临的严峻挑战，前后联合截骨术（多节段 Smith-Petersen 截骨）或后路截骨术是僵硬性颈椎后凸畸形矫正有效的手术方式。做好并发症管理和围术期指导也十分重要，这样才能达到最佳的手术效果。

参考文献

[1] Ames CP, Blondel B, Scheer JK, et al. Cervical radiographical alignment: comprehensive assessment techniques and potential importance in cervical myelopathy. Spine. 2013; 38(22) Suppl 1:S149–S160
[2] Albert TJ, Vacarro A. Postlaminectomy kyphosis. Spine. 1998; 23(24): 2738–2745
[3] Kaptain GJ, Simmons NE, Replogle RE, Pobereskin L. Incidence and outcome of kyphotic deformity following laminectomy for cervical spondylotic myelopathy. J Neurosurg. 2000; 93(2) Suppl:199–204
[4] O'Shaughnessy BA, Liu JC, Hsieh PC, Koski TR, Ganju A, Ondra SL. Surgical treatment of fixed cervical kyphosis with myelopathy. Spine. 2008; 33 (7):771–778
[5] Steinmetz MP, Stewart TJ, Kager CD, Benzel EC, Vaccaro AR. Cervical deformity correction. Neurosurgery. 2007; 60(1) Suppl 1:S90–S97

[6] Grosso MJ, Hwang R, Mroz T, Benzel E, Steinmetz MP. Relationship between degree of focal kyphosis correction and neurological outcomes for patients undergoing cervical deformity correction surgery. J Neurosurg Spine. 2013; 18(6):537–544
[7] Chavanne A, Pettigrew DB, Holtz JR, Dollin N, Kuntz C, IV. Spinal cord intramedullary pressure in cervical kyphotic deformity: a cadaveric study. Spine. 2011; 36(20):1619–1626
[8] Iida H, Tachibana S. Spinal cord intramedullary pressure: direct cord traction test. Neurol Med Chir (Tokyo). 1995; 35(2):75–77
[9] Jarzem PF, Quance DR, Doyle DJ, Begin LR, Kostuik JP. Spinal cord tissue pressure during spinal cord distraction in dogs. Spine. 1992; 17(8) Suppl:S227–S234
[10] Shimizu K, Nakamura M, Nishikawa Y, Hijikata S, Chiba K, Toyama Y. Spinal

kyphosis causes demyelination and neuronal loss in the spinal cord: a new model of kyphotic deformity using juvenile Japanese small game fowls. Spine. 2005; 30(21):2388–2392

[11] Deutsch H, Haid RW, Rodts GE, Mummaneni PV. Postlaminectomy cervical deformity. Neurosurg Focus. 2003; 15(3):E5

[12] Kato Y, Imajo Y, Kanchiku T, Kojima T, Kataoka H, Taguchi T. Dynamic electrophysiological examination of cervical flexion myelopathy. J Neurosurg Spine. 2008; 9(2):180–185

[13] Miura J, Doita M, Miyata K, et al. Dynamic evaluation of the spinal cord in patients with cervical spondylotic myelopathy using a kinematic magnetic resonance imaging technique. J Spinal Disord Tech. 2009; 22(1):8–13

[14] Zhang L, Zeitoun D, Rangel A, Lazennec JY, Catonné Y, Pascal-Moussellard H. Preoperative evaluation of the cervical spondylotic myelopathy with flexionextension magnetic resonance imaging: about a prospective study of fifty patients. Spine. 2011; 36(17):E1134–E1139

[15] Griegel-Morris P, Larson K, Mueller-Klaus K, Oatis CA. Incidence of common postural abnormalities in the cervical, shoulder, and thoracic regions and their association with pain in two age groups of healthy subjects. Phys Ther. 1992; 72(6):425–431

[16] Harrison DE, Harrison DD, Cailliet R, Troyanovich SJ, Janik TJ, Holland B. Cobb method or Harrison posterior tangent method: which to choose for lateral cervical radiographic analysis. Spine. 2000; 25(16):2072–2078

[17] Polly DW, Jr, Kilkelly FX, McHale KA, Asplund LM, Mulligan M, Chang AS. Measurement of lumbar lordosis. Evaluation of intraobserver, interobserver, and technique variability. Spine. 1996; 21(13):1530–1535, discussion 1535–1536

[18] Singer KP, Jones TJ, Breidahl PD. A comparison of radiographic and computerassisted measurements of thoracic and thoracolumbar sagittal curvature. Skeletal Radiol. 1990; 19(1):21–26

[19] Tang JA, Scheer JK, Smith JS, et al. ISSG. The impact of standing regional cervical sagittal alignment on outcomes in posterior cervical fusion surgery. Neurosurgery. 2012; 71(3):662–669, discussion 669

[20] Deviren V, Scheer JK, Ames CP. Technique of cervicothoracic junction pedicle subtraction osteotomy for cervical sagittal imbalance: report of 11 cases. J Neurosurg Spine. 2011; 15(2):174–181

[21] Kim KT, Lee SH, Son ES, Kwack YH, Chun YS, Lee JH. Surgical treatment of "chin-on-pubis" deformity in a patient with ankylosing spondylitis: a case report of consecutive cervical, thoracic, and lumbar corrective osteotomies. Spine. 2012; 37(16):E1017–E1021

[22] Suk KS, Kim KT, Lee SH, Kim JM. Significance of chin-brow vertical angle in correction of kyphotic deformity of ankylosing spondylitis patients. Spine. 2003; 28(17):2001–2005

[23] Lee SH, Kim KT, Seo EM, Suk KS, Kwack YH, Son ES. The influence of thoracic inlet alignment on the craniocervical sagittal balance in asymptomatic adults. J Spinal Disord Tech. 2012; 25(2):E41–E47

[24] Bess S, Protopsaltis TS, Lafage V, et al. Clinical and radiographic evaluation of adult spinal deformity. Clin Spine Surg. 2016; 29(1):6–16

[25] Hardacker JW, Shuford RF, Capicotto PN, Pryor PW. Radiographic standing cervical segmental alignment in adult volunteers without neck symptoms. Spine. 1997; 22(13):1472–1480, discussion 1480

[26] Jackson RP, McManus AC. Radiographic analysis of sagittal plane alignment and balance in standing volunteers and patients with low back pain matched for age, sex, and size. A prospective controlled clinical study. Spine. 1994; 19 (14):1611–1618

[27] Kuntz C, IV, Levin LS, Ondra SL, Shaffrey CI, Morgan CJ. Neutral upright sagittal spinal alignment from the occiput to the pelvis in asymptomatic adults: a review and resynthesis of the literature. J Neurosurg Spine. 2007; 6(2): 104–112

[28] Le Huec JC, Demezon H, Aunoble S. Sagittal parameters of global cervical balance using EOS imaging: normative values from a prospective cohort of asymptomatic volunteers. Eur Spine J. 2015; 24(1):63–71

[29] Lau D, Ziewacz JE, Le H, Wadhwa R, Mummaneni PV. A controlled anterior sequential interbody dilation technique for correction of cervical kyphosis. J Neurosurg Spine. 2015; 23(3):263–273

[30] Guérin P, Obeid I, Gille O, et al. Sagittal alignment after single cervical disc arthroplasty. J Spinal Disord Tech. 2012; 25(1):10–16

[31] Jagannathan J, Shaffrey CI, Oskouian RJ, et al. Radiographic and clinical outcomes following single-level anterior cervical discectomy and allograft fusion without plate placement or cervical collar. J Neurosurg Spine. 2008; 8(5):420–428

[32] Villavicencio AT, Babuska JM, Ashton A, et al. Prospective, randomized, doubleblind clinical study evaluating the correlation of clinical outcomes and cervical sagittal alignment. Neurosurgery. 2011; 68(5):1309–1316, discussion 1316

[33] Oh T, Scheer JK, Eastlack R, et al. Cervical compensatory alignment changes following correction of adult thoracic deformity: a multicenter experience in 57 patients with a 2-year follow-up. J Neurosurg Spine. 2015; 22(6):658–665

[34] Protopsaltis TS, Scheer JK, Terran JS, et al. How the neck affects the back: changes in regional cervical sagittal alignment correlate to HRQOL improvement in adult thoracolumbar deformity patients at 2-year follow-up. J Neurosurg Spine. 2015; 23(2):153–158

[35] Smith JS, Shaffrey CI, Lafage V, et al. Spontaneous improvement of cervical alignment after correction of global sagittal balance following pedicle subtraction osteotomy. J Neurosurg Spine. 2012; 17(4):300–307

[36] Knott PT, Mardjetko SM, Techy F. The use of the T1 sagittal angle in predicting overall sagittal balance of the spine. Spine J. 2010; 10(11):994–998

[37] Protopsaltis T, Schwab F, Bronsard N, et al. TheT1 pelvic angle, a novel radiographic measure of global sagittal deformity, accounts for both spinal inclination and pelvic tilt and correlates with health-related quality of life. J Bone Joint Surg Am. 2014; 96(19):1631–1640

[38] Smith JS, Klineberg E, Shaffrey CI, et al. Assessment of surgical treatment strategies for moderate to severe cervical spinal deformity reveals marked variation in approaches, osteotomies, and fusion levels. World Neurosurg. 2016; 91:228–237

[39] Hann S, Chalouhi N, Madineni R, et al. An algorithmic strategy for selecting a surgical approach in cervical deformity correction. Neurosurg Focus. 2014; 36(5):E5

[40] Ames CP, Smith JS, Scheer JK, et al. A standardized nomenclature for cervical spine soft-tissue release and osteotomy for deformity correction: clinical article. J Neurosurg Spine. 2013; 19(3):269–278

[41] Etame AB, Wang AC, Than KD, La Marca F, Park P. Outcomes after surgery for cervical spine deformity: review of the literature. Neurosurg Focus. 2010; 28 (3):E14

[42] Zhang H, Liu S, Guo C, et al. Posterior surgery assisted by halo ring traction for the treatment of severe rigid nonangular cervical kyphosis. Orthopedics. 2010; 33(4):33

[43] Ferch RD, Shad A, Cadoux-Hudson TA, Teddy PJ. Anterior correction of cervical kyphotic deformity: effects on myelopathy, neck pain, and sagittal alignment. J Neurosurg. 2004; 100(1) Suppl Spine:13–19

[44] Herman JM, Sonntag VK. Cervical corpectomy and plate fixation for postlaminectomy kyphosis. J Neurosurg. 1994; 80(6):963–970

[45] Song KJ, Johnson JS, Choi BR, Wang JC, Lee KB. Anterior fusion alone compared with combined anterior and posterior fusion for the treatment of degenerative cervical kyphosis. J Bone Joint Surg Br. 2010; 92(11):1548–1552

[46] Steinmetz MP, Kager CD, Benzel EC. Ventral correction of postsurgical cervical kyphosis. J Neurosurg. 2003; 98(1) Suppl:1–7

[47] Zdeblick TA, Bohlman HH. Cervical kyphosis and myelopathy. Treatment by anterior corpectomy and strut-grafting. J Bone Joint Surg Am. 1989; 71 (2):170–182

[48] Abumi K, Shono Y, Taneichi H, Ito M, Kaneda K. Correction of cervical kyphosis using pedicle screw fixation systems. Spine. 1999; 24(22):2389–2396

[49] Belanger TA, Milam RA, IV, Roh JS, Bohlman HH. Cervicothoracic extension osteotomy for chin-on-chest deformity in ankylosing spondylitis. J Bone Joint Surg Am. 2005; 87(8):1732–1738

[50] Gerling MC, Bohlman HH. Dropped head deformity due to cervical myopathy: surgical treatment outcomes and complications spanning twenty years. Spine. 2008; 33(20):E739–E745

[51] Langeloo DD, Journee HL, Pavlov PW, de Kleuver M. Cervical osteotomy in ankylosing spondylitis: evaluation of new developments. Eur Spine J. 2006; 15(4):493–500

[52] Lee SH, Kim KT, Suk KS, Kim MH, Park DH, Kim KJ. A sterile-freehand reduction technique for corrective osteotomy of fixed cervical kyphosis. Spine. 2012; 37(26):2145–2150

[53] McMaster MJ. Osteotomy of the cervical spine in ankylosing spondylitis. J Bone Joint Surg Br. 1997; 79(2):197–203

[54] Simmons ED, DiStefano RJ, Zheng Y, Simmons EH. Thirty-six years experience of cervical extension osteotomy in ankylosing spondylitis: techniques and outcomes. Spine. 2006; 31(26):3006–3012

[55] Tokala DP, Lam KS, Freeman BJ, Webb JK. C7 decancellisation closing wedge osteotomy for the correction of fixed cervico-thoracic kyphosis. Eur Spine J. 2007; 16(9):1471–1478

[56] Mummaneni PV, Dhall SS, Rodts GE, Haid RW. Circumferential fusion for cervical kyphotic deformity. J Neurosurg Spine. 2008; 9(6):515–521

[57] Nottmeier EW, Deen HG, Patel N, Birch B. Cervical kyphotic deformity correction using 360-degree reconstruction. J Spinal Disord Tech. 2009; 22(6):385–391

[58] Kim HJ, Piyaskulkaew C, Riew KD. Comparison of Smith-Petersen osteotomy versus pedicle subtraction osteotomy versus anterior-posterior osteotomy types for the correction of cervical spine deformities. Spine. 2015; 40(3):143–146

[59] Perrini P, Gambacciani C, Martini C, Montemurro N, Lepori P. Anterior cervical corpectomy for cervical spondylotic myelopathy: Reconstruction with expandable cylindrical cage versus iliac crest autograft. A retrospective study. Clin Neurol Neurosurg. 2015; 139:258–263

[60] Burkhardt JK, Mannion AF, Marbacher S, et al. A comparative effectiveness study of patient-rated and radiographic outcome after 2 types of decompression with fusion for spondylotic myelopathy: anterior cervical discectomy versus corpectomy. Neurosurg Focus. 2013; 35(1):E4

[61] Lin Q, Zhou X, Wang X, Cao P, Tsai N, Yuan W. A comparison of anterior cervical discectomy and corpectomy in patients with multilevel cervical spondylotic myelopathy. Eur Spine J. 2012; 21(3):474–481

[62] Oh MC, Zhang HY, Park JY, Kim KS. Two-level anterior cervical discectomy versus one-level corpectomy in cervical spondylotic myelopathy. Spine. 2009; 34(7):692–696

[63] Bazaz R, Lee MJ, Yoo JU. Incidence of dysphagia after anterior cervical spine surgery: a prospective study. Spine. 2002; 27(22):2453–2458

[64] Singh K, Marquez-Lara A, Nandyala SV, Patel AA, Fineberg SJ. Incidence and risk factors for dysphagia after anterior cervical fusion. Spine. 2013; 38 (21):1820–1825

[65] Zeng JH, Zhong ZM, Chen JT. Early dysphagia complicating anterior cervical spine surgery: incidence and risk factors. Arch Orthop Trauma Surg. 2013; 133(8):1067–1071

[66] Ames CP, Wang VY, Deviren V, Vrionis FD. Posterior transpedicular corpectomy and reconstruction of the axial vertebra for metastatic tumor. J Neurosurg Spine. 2009; 10(2):111–116

[67] Law WA. Osteotomy of the cervical spine. J Bone Joint Surg Br. 1959; 41- B:640–641

[68] Simmons EH. The surgical correction of flexion deformity of the cervical spine in ankylosing spondylitis. Clin Orthop Relat Res. 1972; 86(86):132–143

[69] Urist MR. Osteotomy of the cervical spine; report of a case of ankylosing rheumatoid spondylitis. J Bone Joint Surg Am. 1958; 40-A(4):833–843

[70] Chin KR, Ahn J. Controlled cervical extension osteotomy for ankylosing spondylitis utilizing the Jackson operating table: technical note. Spine. 2007; 32 (17):1926–1929

[71] Scheer JK, Tang JA, Buckley JM, et al. Biomechanical analysis of osteotomy type and rod diameter for treatment of cervicothoracic kyphosis. Spine. 2011; 36(8):E519–E523

[72] Theologis AA, Bellevue KD, Qamirani E, Ames CP, Deviren V. Asymmetric C7 pedicle subtraction osteotomy for correction of rigid cervical coronal imbalance secondary to post-traumatic heterotopic ossification: a case report, description of a novel surgical technique, and literature review. Eur Spine J. 2017; 26 Suppl 1:141–145

[73] Smith JS, Shaffrey CI, Lafage R, et al. ISSG. Three-column osteotomy for correction of cervical and cervicothoracic deformities: alignment changes and early complications in a multicenter prospective series of 23 patients. Eur Spine J. 2017; 26(8):2128–2137

第 17 章　成人脊柱畸形 SRS-Schwab 分型的优点和局限性

Advantages and Limitations of the SRS–Schwab Classification for Adult Spinal Deformity

Hideyuki Arima　Leah Y. Carreon　Steven D. Glassman　著

许　刚　丁红涛　译

刘　铁　李危石　校

摘要：成人脊柱畸形（adult spinal deformity，ASD）是指由于各种原发性和退行性改变所导致的脊柱三维结构畸形。成人脊柱畸形可能会改变脊柱的形态，并影响脊柱正常的退变进程。这种疾病很复杂，让人们难以对其诊断和治疗进行统一的描述和分类。通过对脊柱骨盆矢状位序列及平衡的研究，我们对脊柱畸形病理学的认知有了很大的提升。重要的是，我们已经发现正向的脊柱矢状位序列与较差的健康相关生活质量以及腰背痛密切相关。对于成人脊柱畸形的脊柱侧凸研究学会（SRS）–Schwab 分型（SRS–Schwab）让脊柱外科医生和研究人员开始关注矢状位整体的失平衡，这也有助于改善疗效。得益于此，有关成人脊柱畸形的全球研究也日益增多，并且为提高临床疗效提供了指导意义。然而，仅仅进行影像学的分型也具有局限性，由于其只能间接评估临床症状。这一点十分重要，因为成人脊柱畸形主要发生在中老年人群中，其中由椎管狭窄引起的神经系统症状是诊断和治疗中要考虑的关键因素。在本章中，我们回顾了矢状位平衡在成人脊柱畸形中的重要性，以及使用 SRS–Schwab 分型的优点和局限性。

关键词：成人脊柱畸形，年龄，分型，种族，健康相关生活质量，骨盆，脊柱 – 骨盆参数，矢状位平衡，SRS–Schwab 分型

一、概述

　　成人脊柱畸形是一种宽泛的诊断分类，涵盖了具有众多临床表现的一组复杂的脊柱疾病。随着预期寿命的延长和健康老年人比例的增加，成人脊柱畸形的患病人数也在增加。Schwab 团队报告称，在 60 岁以上的人群中，成人脊柱畸形的患病率高达 68%。[1] 尽管有些患者未出现明显症状或可以通过非手术治疗缓解，但仍有大量患者因为疼痛和功能障碍需要进行矫形手术。为了改善手术疗效，必须要理解已有的脊柱病理及手术适应证，并制订全面的术前计划，以恢复脊柱矢状位和冠状面序列，恢复脊柱骨盆序列，并解决神经系统的损害。在成人脊柱畸形诊疗中，由于缺乏对潜在病理机制的理解，手术方案选择不当都会导致手术疗效不理想，甚至需要翻修手术 [2, 4-7]。以前认为，冠状面畸形的修复在矫正脊柱畸形中是首要考虑的。然而，许多研究已经

证实，在成人脊柱畸形中，脊柱矢状位畸形与失平衡对患者健康相关生活质量的影响更大[8, 9]。此外，成人脊柱畸形患者往往会同时合并其他问题，例如伴有根性疼痛或者间歇性跛行的椎管狭窄症、骨质疏松[10-15]。

SRS-Schwab 成人脊柱畸形分型重视应用骨盆倾斜角（PT）、矢状位垂直轴（SVA）及骨盆入射角（PI）和腰椎前凸角（LL）的差值（PI-LL）对矢状位进行评价[16]。这种分型有助于提高外科医生和研究人员关于脊柱骨盆参数重要性的认识。本章将讨论在制订成人脊柱畸形患者的手术方案时，使用 SRS-Schwab 分型的优点和局限性。

二、矢状位脊柱骨盆参数

（一）背景

20 世纪 80 年代之前，许多研究主要关注于胸椎后凸与腰椎前凸[17-20]。1991 年，Itoi[15] 首次研究了包括脊柱和下肢在内的姿势畸形之间的内在关系。1994 年，Jackson[21] 报道了使用 C_7 铅垂线测量矢状位平衡的方法。与此同时，欧洲也在积极开展骨盆矢状位形态的研究[22-25]。1998 年，Layaye 等[26] 提出将 PI 作为预测骨盆矢状位平衡的关键解剖学骨盆参数。从那时起，包括骨盆在内的脊柱整体矢状位平衡的重要性已经被广泛研究[27-31]。这表明，矢状位形态和骨盆的倾斜度构成了人体站立脊柱序列的重要组成部分[31]。

（二）影像学研究

脊柱骨盆参数的标准评估需要通过 91.44cm 脊柱全长站立位 X 线照片进行，包括站立位脊柱与骨盆的正位与侧位影像。脊柱侧凸研究学会建议患者站立时应保持膝关节伸直，两脚分开与肩同宽，直视前方，肘部屈曲，双手置于双侧锁骨上窝处[32]。这使患者的手臂位于与身体的垂直轴约成 45° 的位置。进行 X 线摄影时手臂的位置可能影响矢状位序列[33]。如果双腿长度相差大于 2cm，应使用鞋底增高器[32]。侧位片应至少包括 C_0 节段和 2 个股骨头。

矢状位参数与平衡的测量应当在患者完全直立，同时膝关节及髋关节完全伸展时进行，以抵消身体的姿势代偿[34]。由于最近下肢矢状位平衡（包括髋关节和膝关节）的重要性也得以阐明，因此，如果条件允许，还应评估下肢的全长站立位侧位 X 线片。

（三）矢状位脊柱骨盆序列

1. 骨盆参数

目前已经定义了 3 个骨盆参数。PI 是个体特异性形态学骨盆参数，已被证明可以决定腰椎序列[26]。PI 是形态参数，不受下肢序列变化的影响[35]。PT 是反映骨盆位置和动态的参数，可以衡量骨盆的后倾程度。在某些情况下，已证明这些参数可以参与保持直立姿势的代偿机制。骶骨倾斜角（SS）量化了矢状位的骶骨倾斜程度，并实现了三者之间的几何关系 "PI = PT + SS"[36]（图 17-1A）。

2. 整体矢状位平衡

矢状位垂直轴（SVA）通常用于确定脊柱整体矢状位平衡（图 17-1B）[21, 37]。通过从 C_7 椎体中心铅垂线到骶骨终板后上角的偏移距离来测量。如果通过姿势来补偿，如膝关节屈曲和骨盆后倾，可能会低估 SVA[38,39]。最近，T_1 骨盆角（TPA）和整体倾斜（GT）被提出作为新的整体脊柱骨盆参数（图 17-1C）[38, 40]。TPA 定义为从股骨头中心连线中点分别到 T_1 椎体中心的连线与骶骨上终板中心的连线所形成的夹角。GT 是指骶骨上终板中点分别与 C_7 椎体中心及股骨头中心连线中点的夹角。这两个新参数都将躯干前倾和骨盆后倾结合起来作为评估整体脊柱畸形的一个参数[39]。

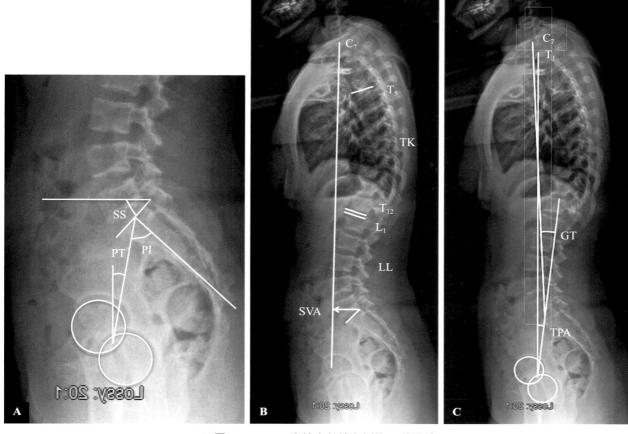

▲ 图 17-1　36in 脊柱全长站立侧位 X 线照片

A. 骶骨倾斜角（SS）定义为骶骨终板与水平线之间的夹角。骨盆倾斜角（PT）定义为由从股骨头中心连线的中点与骶骨终板中点的连线及垂直参考线的夹角。骨盆入射角（PI）定义为通过骶骨终板中点的垂直线及该点与股骨头中心连线中点之间的夹角。骨盆参数符合几何关系"PI = PT + SS"；B. 从 T_5 的上终板到 T_{12} 的下终板之间测量的胸椎后凸角（TK）。从 L_1 上终板到 S_1 上终板之间测量的腰椎前凸角。矢状垂直轴（SVA）定义为从 S_1 的后上角到 C_7 铅垂线的水平偏移距离；C. T_1 骨盆角（TPA）定义为从股骨头中心连线中点分别到 T_1 椎体中心与骶骨上终板中心的连线夹角。整体倾斜度（GT）定义为从骶骨上终板中心分别到 C_7 椎体中心与股骨头中心连线中点连线的夹角

三、矢状位失平衡

（一）经济圆椎

已经证明矢状位姿势异常会对老年人造成严重影响 [8, 14]。在正常的没有症状个体中，矢状位平衡是指脊柱、骨盆和下肢之间的和谐状态，实现最经济的姿势，使身体重力轴位于最佳生理位置 [26, 41-44]。Dubousset 使用"经济圆椎"的概念对此进行了清晰的阐述 [43]。矢状位"阳性"失平衡的加重会导致躯干倒向"经济圆椎"的外

围，从而导致肌肉的负担和力量消耗加重而出现疼痛，疲劳和功能障碍等临床表现。如果身体移动超出"经济椎"的外围，可能需要使用外部支撑例如拐杖或助行器来保持平衡 [11, 43]。

（二）矢状位畸形的原因

脊柱矢状位失平衡的原因有很多，主要包括医源性及遗传和代谢因素 [34]。脊柱矢状位失平衡主要与引起腰椎前凸丢失的多种潜在病变有关，如多节段椎间盘退变、强直性脊柱炎、弥漫性特发性骨肥厚症。脊柱融合术后平背综合

征、骨质疏松、肿瘤、外伤或感染[2, 11, 34, 45, 46]。Bridwell 及其同事将矢状位失平衡的原因分为原发性或继发性。最常见的原发性矢状位失平衡的原因是多节段椎间盘退变。继发性失平衡本质上是医源性的，与之前的脊柱融合手术有关。经典的矢状位继发性失平衡是青少年特发性脊柱侧凸 Harrington 棒固定术后的平背综合征[47, 48]。然而，最常见原因是腰椎融合术后，如后路椎间融合（PLIF）、经椎间孔椎间融合（TLIF）等手术[11, 12, 49]。引起矢状位畸形的其他继发因素包括创伤性脊柱后凸，可分为以下两种类型：严重脊柱骨折或脱位后引起的固定的后凸畸形，好发于在相对年轻的患者；在合并严重骨质疏松症的老年人中，容易发生的椎体塌陷或假关节[11]。

（三）矢状位失平衡与健康相关生活质量

矢状位失平衡通常会引起背痛和姿势异常。患者还可能因为下列原因难以保持直立姿势，如背部肌肉疲劳、合并椎管狭窄引起神经症状、腹腔容积减少引起的胃肠道症状及由于对疼痛和畸形感到焦虑而导致的心理健康问题等。

在评估成人脊柱畸形患者的健康相关生活质量时，外科医生使用患者报告的共同疗效进行评价，如生活质量评分表（SF-36）[1, 50-52]、生活质量评分简表 12（SF-12）[8, 9]、欧洲生活质量评分（EuroQol 5D，EQ-5D）、Oswestry 残疾指数（ODI）[9, 51, 53]和 SRS-22 量表[54]。人们发现 SRS-22 量表比较可靠、有效[54-56]，而且对于 ASD 术后变化比较敏感。这些临床研究表明，成人脊柱畸形患者的健康相关生活质量评分低于正常对照组[1, 52]或其他常见慢性疾病的患者[57]。应用健康相关生活质量调查表来评估成人脊柱畸形患者的临床症状非常重要，但是当考虑手术治疗时，客观评估脊柱畸形也同样重要。为了建立客观的手术标准，人们已经深入研究了影像学参数与临床表现之间的关系。结果表明，整体矢状位正平衡与健康相关生活质量的下降显著相关，而并不是冠状面失平衡[8]。在脊柱骨盆参数中，PI-LL、SVA 及 PT 被证实为与疼痛和腰背功能障碍密切相关的关键参数[58]。

四、SRS-Schwab 分型

（一）SRS-Schwab 分型的建立

在 Lenke 创立分型用以指导青少年特发性脊柱侧凸患者治疗的同时，成人脊柱畸形的初步分型在 2006 年也首次被报道[59, 60]，同时有文章阐述了脊柱骨盆序列和平衡的重要性[31, 36, 41, 58, 61-64]。通过这些研究，Schwab 及其同事提出了影像学参数临界值，能够预测患者的 Oswestry 功能评分达到 40。这些临界值为 PI-LL 大于 11°，PT 大于 22°，SVA 大于 46mm[16]。将这些脊柱骨盆矢状位临界值纳入全面的分型，建立 SRS-Schwab 成人脊柱畸形分型[16]（图 17-2）。该分型的主要特征是使用两个脊柱骨盆参数（PI-LL、PT）和矢状位垂直轴，将矢状位形态分为不同的亚型来评估整体矢状位序列。冠状面 Cobb 角小于 30° 时，不认为存在冠状面畸形。

（二）冠状面弯曲的评估

成人脊柱畸形冠状面弯曲的评估如下。T 型，是指以胸弯为主 Cobb 角度大于 30°（顶椎区域在 T_9 或更高节段）；L 型，患者以腰弯或胸腰弯为主，Cobb 角大于 30°（顶椎区域位于 T_{10} 及更低节段）；D 型，是指患者存在双主弯，Cobb 角均大于 30°。N 型，患者冠状面弯曲小于 30°（即没有严重的冠状畸形）。与以前的 Schwab 成人脊柱侧凸分型和早期的成人脊柱畸形 SRS 分型相比，这种冠状平面畸形分型更为简单[59, 60]。

（三）矢状位平衡修正的评估

矢状位平衡修正（PI-LL、SVA 和 PT）依据每个参数分为 3 个等级。

1. PI-LL
● PI-LL 小于 10° 的患者使用 PI-LL 修正

冠状面弯曲类型

T：单胸弯
腰弯＜ 30°

L：胸腰弯 / 单胸弯
腰弯＜ 30°

D：双弯型
腰弯与胸腰弯（或腰弯）同时＞ 30°

N：没有严重的冠状畸形
所有冠状面弯曲均＜ 30°

矢状位修正型
PI-LL
0: within 10°
+: moderate =10°～ 20°
++: marked ＞ 20°

整体序列
0: SVA ＜ 4cm
+: SVA=4～ 9.5cm
++: SVA ＞ 9.5cm

骨盆倾斜角（PT）
0: PT ＜ 20°
+: PT=20°～ 30°
++: PT ＞ 30°

◀ 图 17-2　SRS-Schwab 分型包括 4 种冠状面弯曲类型和三种矢状位修正
PI-LL. 骨盆入射角与腰椎前凸的差值；PT. 骨盆倾斜角；SVA. 矢状位垂直轴 [16]

"0" 来表示。

● PI-LL 为 10°～ 20° 的患者使用 PI-LL 修正 "+" 来表示。

● PI-LL 大于 20° 的患者使用 PI-LL 修正 "++" 来表示。

2. PT

● PT 小于 20° 的患者使用 PT 修正 "0" 来表示。

● PT 为 20°～ 30° 的患者使用 PT 修正 "+" 来表示。

● PT 大于 30° 的患者使用 PT 修正 "++" 来表示。

3. SVA

● SVA 小于 40mm 的患者使用 SVA 修正 "0" 来表示。

● SVA 为 40～ 95mm 的患者使用 SVA 修正 "+" 来表示。

● SVA 大于 95mm 的患者使用 SVA 修正 "++" 来表示。

五、SRS-Schwab 分型的优点

（一）了解矢状位评估的重要性

SRS-Schwab 分型让脊柱外科医生认识到矢状位参数（如 PI-LL、SVA、PT）的重要性。此分型可靠并且有效 [65, 66]。冠状面的腰弯修正型与任何矢状位修正型的异常都会导致健康相关生活质量的下降 [65]。此分型具有矢状位修正，相对简单，与临床症状相关。这种分型是目前最为广泛接受的成人脊柱畸形分型方法。由于矢状位修正具有客观和特定的临界值，当外科医生对成人脊柱畸形患者进行手术治疗时，它们是掌握脊柱畸形严重程度的有效指标。特别是在研究方面，这种分型有明显的优势。正是这种被普遍认可的分型，使得有关基线差异和手术疗效的全球性对比性研究成为可能。

（二）SRS-Schwab 分型的临床意义

最近的研究报道了手术治疗对成人脊柱畸形的潜在益处 [67-69]。然而，在制订临床决策时，人们仍在争论，哪些患者将从手术治疗受益，哪些将从非手术治疗中受益。已有证据表明，SRS-Schwab 分型基于多种健康相关生活质量指标来反映疾病与症状的严重程度，该分型在临床上可能对制订手术决策有参考意义 [65]。此外，术后 SRS-Schwab 分型矢状位修正（PT、SVA 和 PI-LL 错配）的改善与健康相关生活质量的显著提高相关 [70]。研究表明，PT、SVA 及 PI-LL 修

正明显改善的患者更可能在 ODI、SRS-22 活动和 SRS-22 疼痛量表（仅 PI-LL）方面达到最小临床重要差异[70]。

（三）使用 SRS-Schwab 分型的种族差异

成人脊柱畸形不仅在北美是一个常见疾病，在欧洲和亚洲的发达国家也同样如此。因此，对成人脊柱畸形的分型不仅要适用于美国患者，而且要适用于其他种族。Ames 及其同事研究了美国和日本两国成人脊柱畸形患者之间的差异，并验证了 SRS-Schwab 分型在其他种族中的有效性[53]。这项研究发现，美国和日本之间在冠状面畸形的分布方面没有统计学差异。但是在矢状位中，日本组比美国组更易发生骨盆后倾。而美国组比日本组的整体矢状位序列更偏正向。有趣的是，在相同的矢状位修正组中，与日本组相比，美国组的健康相关生活质量较差。通过这种方法，此分型能够在不同族群之间进行比较，而且对未来的研究具有重要意义。

六、SRS-Schwab 分型的局限性

（一）缺乏临床评估

理想情况下，疾病的分型系统的设计应当可以指导临床治疗。由于新的 SRS-Schwab 分型仅基于影像学评估，而没有考虑患者的临床表现，因此该分型在指导手术决策上价值有限。成人脊柱畸形患者的症状包括畸形引起的肌肉疲劳，腰背痛，躯干整体向前失平衡和行走障碍等表现。另外，这种畸形主要发生在老年人中，合并椎管狭窄引起的神经系统症状并不少见。因此，当脊柱外科医生选择成人脊柱畸形患者的手术策略时，必须要评估症状是来源于脊柱畸形和（或）畸形引起的椎管狭窄[71]。

（二）年龄和种族的影响

如果考虑参数临界值人群的平均年龄时，

SRS-Schwab 分型被认为最适用于 50 岁左右的成人脊柱畸形患者[16]。一些研究表明，SRS-Schwab 分型在年龄过小或过大的成人脊柱畸形患者可能无效[72]。另外，已有证据表明，健康相关生活质量会因年龄和种族而异[53, 73]。因此，对于年轻患者可能有必要设定更严格的影像学参数范围，而对老年患者则需要设计更加宽松的临界值范围[72]。且考虑到不同种族之间骨盆形态的差异及对疼痛和不适的感觉差异，可能有必要调整每个种族的矢状位修正的阈值[53]。

（三）其他问题

对于 SRS-Schwab 分型[16]，其有效性（特别是基于预先标记的 X 线片）或者说可重复性并不是说据此分型就能够预测临床结果。而且，既往的一篇文献报道指出，该分型的条目一致性太低，无法支持使用整个分级作为独立参数[74, 75]。

PI 被认为是影像学脊柱骨盆测量中的关键参数[26, 34, 76, 77]。众所周知，PI 在个体成长过程中会增加直到性成熟，然后趋于稳定[78-81]。因为骨盆是刚性结构，PI 值被认为是每个个体的常数。但是，Legaye 在其最近报道中指出 PI 可能随着个体年龄的变化而增加[82]。Lee 还报道，对于存在固定 LL 的成人矢状位畸形患者，进行手术矫正后，患者的 PI 会增加[83]。这些问题说明，即使是矢状位脊柱骨盆序列相关的基本参数也仍未完全研究清楚。

通常使用站立位静态全长 X 线评估成人脊柱畸形的患者。但是，有些患者在站立时矢状位影像学序列相对较好，但行走时会出现躯干前倾[84]。在静态时最常参与骨盆后倾的髋伸肌会在行走过程中使髋关节后伸[12, 85]。因此，在活动状态下，矢状位失平衡比静止状态下更严重。考虑到这些问题，必须要进行动态评估，以免低估静止状态下矢状失平衡的严重程度。

七、结论

针对成人脊柱畸形的新型的 SRS-Schwab 分型强化了外科医生和研究人员对整体矢状位失平衡的常规认识，这极大地改善了治疗效果。而且，相关的国际研究也在进行，有助于改善临床实践。但是，该分型也存在一些局限性，如没有考虑临床表现（类似椎管狭窄等）、年龄或动态矢状位失平衡等。未来在分型上的应当尝试纳入这些要素。

参考文献

[1] Schwab F, Dubey A, Gamez L, et al. Adult scoliosis: prevalence, SF-36, and nutritional parameters in an elderly volunteer population. Spine. 2005; 30 (9):1082–1085
[2] Bridwell KH, Lewis SJ, Edwards C, et al. Complications and outcomes of pedicle subtraction osteotomies for fixed sagittal imbalance. Spine. 2003; 28 (18):2093–2101
[3] Puvanesarajah V, Shen FH, Cancienne JM, et al. Risk factors for revision surgery following primary adult spinal deformity surgery in patients 65 years and older. J Neurosurg Spine. 2016; 25(4):486–493
[4] Glassman SD, Dimar JR, II, Carreon LY. Revision rate after adult deformity surgery. Spine Deform. 2015; 3(2):199–203
[5] Kim HJ, Bridwell KH, Lenke LG, et al. Patients with proximal junctional kyphosis requiring revision surgery have higher postoperative lumbar lordosis and larger sagittal balance corrections. Spine. 2014; 39(9):E576–E580
[6] Hart R, McCarthy I, O'Brien M, et al. Identification of decision criteria for revision surgery among patients with proximal junctional failure after surgical treatment of spinal deformity. Spine. 2013; 38(19):E1223–E1227
[7] Cho SK, Bridwell KH, Lenke LG, et al. Major complications in revision adult deformity surgery: risk factors and clinical outcomes with 2- to 7-year follow- up. Spine. 2012; 37(6):489–500
[8] Glassman SD, Bridwell K, Dimar JR, Horton W, Berven S, Schwab F. The impact of positive sagittal balance in adult spinal deformity. Spine. 2005; 30 (18):2024–2029
[9] Glassman SD, Berven S, Bridwell K, Horton W, Dimar JR. Correlation of radiographic parameters and clinical symptoms in adult scoliosis. Spine. 2005; 30 (6):682–688
[10] Youssef JA, Orndorff DO, Patty CA, et al. Current status of adult spinal deformity. Global Spine J. 2013; 3(1):51–62
[11] Savage JW, Patel AA. Fixed sagittal plane imbalance. Global Spine J. 2014; 4 (4):287–296
[12] Taneichi H. Update on pathology and surgical treatment for adult spinal deformity. J Orthop Sci. 2016; 21(2):116–123
[13] Aebi M. The adult scoliosis. Eur Spine J. 2005; 14(10):925–948
[14] Miyakoshi N, Itoi E, Kobayashi M, Kodama H. Impact of postural deformities and spinal mobility on quality of life in postmenopausal osteoporosis. Osteoporos Int. 2003; 14(12):1007–1012
[15] Itoi E. Roentgenographic analysis of posture in spinal osteoporotics. Spine. 1991; 16(7):750–756
[16] Schwab F, Ungar B, Blondel B, et al. Scoliosis Research Society-Schwab adult spinal deformity classification: a validation study. Spine. 2012; 37(12): 1077–1082
[17] Milne JS, Lauder IJ. Age effects in kyphosis and lordosis in adults. Ann Hum Biol. 1974; 1(3):327–337
[18] Stagnara P, De Mauroy JC, Dran G, et al. Reciprocal angulation of vertebral bodies in a sagittal plane: approach to references for the evaluation of kyphosis and lordosis. Spine. 1982; 7(4):335–342
[19] Bernhardt M, Bridwell KH. Segmental analysis of the sagittal plane alignment of the normal thoracic and lumbar spines and thoracolumbar junction. Spine. 1989; 14(7):717–721
[20] Takemitsu Y, Harada Y, Iwahara T, Miyamoto M, Miyatake Y. Lumbar degenerative kyphosis. Clinical, radiological and epidemiological studies. Spine. 1988; 13(11):1317–1326
[21] Jackson RP, McManus AC. Radiographic analysis of sagittal plane alignment and balance in standing volunteers and patients with low back pain matched for age, sex, and size. A prospective controlled clinical study. Spine. 1994; 19 (14):1611–1618
[22] Paquet N, Malouin F, Richards CL. Hip-spine movement interaction and muscle activation patterns during sagittal trunk movements in low back pain patients. Spine. 1994; 19(5):596–603
[23] Duval-Beaupère G, Schmidt C, Cosson P. A barycentremetric study of the sagittal shape of spine and pelvis: the conditions required for an economic standing position. Ann Biomed Eng. 1992; 20(4):451–462
[24] Shirazi-Adi A, Parnianpour M. Stabilizing role of moments and pelvic rotation on the human spine in compression. J Biomech Eng. 1996; 118(1):26–31
[25] Jackson RP, Peterson MD, McManus AC, Hales C. Compensatory spinopelvic balance over the hip axis and a better reliability in measuring lordosis to the pelvic radius on standing lateral radiographs of adult volunteers and patients. Spine. 1998; 23(16):1750–1767
[26] Legaye J, Duval-Beaupère G, Hecquet J, Marty C. Pelvic incidence: a fundamental pelvic parameter for three-dimensional regulation of spinal sagittal curves. Eur Spine J. 1998; 7(2):99–103
[27] Hanson DS, Bridwell KH, Rhee JM, Lenke LG. Correlation of pelvic incidence with low- and high-grade isthmic spondylolisthesis. Spine. 2002; 27 (18):2026–2029
[28] Jackson RP, Phipps T, Hales C, Surber J. Pelvic lordosis and alignment in spondylolisthesis. Spine. 2003; 28(2):151–160
[29] Labelle H, Roussouly P, Berthonnaud E, et al. Spondylolisthesis, pelvic incidence, and spinopelvic balance: a correlation study. Spine. 2004; 29 (18):2049–2054
[30] Labelle H, Roussouly P, Berthonnaud E, Dimnet J, O'Brien M. The importance of spino-pelvic balance in L5-s1 developmental spondylolisthesis: a review of pertinent radiologic measurements. Spine. 2005; 30(6) Suppl:S27–S34
[31] Boulay C, Tardieu C, Hecquet J, et al. Sagittal alignment of spine and pelvis regulated by pelvic incidence: standard values and prediction of lordosis. Eur Spine J. 2006; 15(4):415–422
[32] O'Brien M, Kuklo T, Blanke K, Lenke L. Spinal Deformity Study Group Radiographic Measurement Manual. Memphis, TN: Medtronic Sofamor Danek; 2005
[33] Vedantam R, Lenke LG, Bridwell KH, Linville DL, Blanke K. The effect of variation in arm position on sagittal spinal alignment. Spine. 2000; 25(17):2204– 2209
[34] Roussouly P, Nnadi C. Sagittal plane deformity: an overview of interpretation and management. Eur Spine J. 2010; 19(11):1824–1836
[35] Roussouly P, Gollogly S, Berthonnaud E, Dimnet J. Classification of the normal variation in the sagittal alignment of the human lumbar spine and pelvis in the standing position. Spine. 2005; 30(3):346–353
[36] Schwab F, Lafage V, Patel A, Farcy JP. Sagittal plane considerations and the pelvis in the adult patient. Spine. 2009; 34(17):1828–1833
[37] Van Royen BJ, Toussaint HM, Kingma I, et al. Accuracy of the sagittal vertical axis in a standing lateral radiograph as a measurement of balance in spinal deformities. Eur Spine J. 1998; 7(5):408–412
[38] Obeid I, Boissière L, Yilgor C, et al. Global tilt: a single parameter incorporating spinal and pelvic sagittal parameters and least affected by patient positioning. Eur Spine J. 2016; 25(11):3644–3649
[39] Banno T, Togawa D, Arima H, et al. The cohort study for the determination of reference values for spinopelvic parameters (T1 pelvic angle and global tilt) in elderly volunteers. Eur Spine J. 2016; 25(11):3687–3693
[40] Protopsaltis T, Schwab F, Bronsard N, et al. TheT1 pelvic angle, a novel radiographic measure of global sagittal deformity, accounts for both spinal inclination and pelvic tilt and correlates with health-related quality of life. J Bone Joint Surg Am. 2014; 96(19):1631–1640
[41] Lafage V, Schwab F, Skalli W, et al. Standing balance and sagittal plane spinal deformity: analysis of spinopelvic and gravity line parameters. Spine. 2008; 33(14):1572–1578
[42] Berthonnaud E, Dimnet J, Roussouly P, Labelle H. Analysis of the sagittal balance of the spine and pelvis using shape and orientation parameters. J Spinal Disord Tech. 2005; 18(1):40–47
[43] Dubousset J. Reflections of an orthopaedic surgeon on patient care and research into the condition of scoliosis. J Pediatr Orthop. 2011; 31(1) Suppl: S1–S8
[44] Barrey C, Roussouly P, Perrin G, Le Huec JC. Sagittal balance disorders in severe degenerative spine. Can we identify the compensatory mechanisms? Eur Spine J. 2011; 20 Suppl 5:626–633
[45] Kim KT, Lee SH, Suk KS, Lee JH, Im YJ. Spinal pseudarthrosis in advanced ankylosing spondylitis with sagittal plane deformity: clinical characteristics and outcome analysis. Spine. 2007; 32(15):1641–1647
[46] Joseph SA, Jr, Moreno AP, Brandoff J, Casden AC, Kuflik P, Neuwirth MG. Sagittal plane deformity in the adult patient. J Am Acad Orthop Surg. 2009; 17(6):378–388
[47] Farcy JP, Schwab FJ. Management of flatback and related kyphotic decompensation syndromes. Spine. 1997; 22(20):2452–2457
[48] Lagrone MO, Bradford DS, Moe JH, Lonstein JE, Winter RB, Ogilvie JW. Treatment of symptomatic flatback after spinal fusion. J Bone Joint Surg Am. 1988; 70(4):569–580
[49] Bridwell KH, Lenke LG, Lewis SJ. Treatment of spinal stenosis and fixed sagittal imbalance. Clin Orthop Relat Res. 2001; 384:35–44
[50] Liu S, Schwab F, Smith JS, et al. Likelihood of reaching minimal clinically important difference in adult spinal deformity: a comparison of operative and nonoperative treatment. Ochsner J. 2014; 14(1):67–77
[51] Yoshida G, Boissiere L, Larrieu D, et al. Advantages and disadvantages of adult spinal deformity surgery and its impact on health-related quality of life. Spine. 2017; 42(6):411–419
[52] Schwab F, Dubey A, Pagala M, Gamez L, Farcy JP. Adult scoliosis: a health assessment analysis by SF-36. Spine. 2003; 28(6):602–606
[53] Ames C, Gammal I, Matsumoto M, et al. Geographic and ethnic variations in radiographic disability thresholds: analysis of North American and Japanese operative adult spinal deformity populations. Neurosurgery. 2016; 78 (6):793–801
[54] Berven S, Deviren V, Demir-Deviren S, Hu SS, Bradford DS. Studies in the modified Scoliosis Research Society Outcomes Instrument in adults: validation, reliability, and discriminatory capacity. Spine. 2003; 28(18):2164–2169, discussion 2169
[55] Bridwell KH, Berven S, Glassman S, et al. Is the SRS-22 instrument responsive to change in adult scoliosis patients having primary spinal deformity surgery? Spine.

2007; 32(20):2220–2225

[56] Baldus C, Bridwell KH, Harrast J, et al. Age-gender matched comparison of SRS instrument scores between adult deformity and normal adults: are all SRS domains disease specific? Spine. 2008; 33(20):2214–2218

[57] Pellisé F, Vila-Casademunt A, Ferrer M, et al. Impact on health related quality of life of adult spinal deformity (ASD) compared with other chronic conditions. Eur Spine J. 2015; 24(1):3–11

[58] Schwab F, Patel A, Ungar B, Farcy JP, Lafage V. Adult spinal deformity-postoperative standing imbalance: how much can you tolerate? An overview of key parameters in assessing alignment and planning corrective surgery. Spine. 2010; 35(25):2224–2231

[59] Lowe T, Berven SH, Schwab FJ, Bridwell KH. The SRS classification for adult spinal deformity: building on the King/Moe and Lenke classification systems. Spine. 2006; 31(19) Suppl:S119–S125

[60] Schwab F, Farcy JP, Bridwell K, et al. A clinical impact classification of scoliosis in the adult. Spine. 2006; 31(18):2109–2114

[61] Schwab F, Lafage V, Boyce R, Skalli W, Farcy JP. Gravity line analysis in adult volunteers: age-related correlation with spinal parameters, pelvic parameters, and foot position. Spine. 2006; 31(25):E959–E967

[62] Lafage V, Schwab F, Patel A, Hawkinson N, Farcy JP. Pelvic tilt and truncal inclination: two key radiographic parameters in the setting of adults with spinal deformity. Spine. 2009; 34(17):E599–E606

[63] Rose PS, Bridwell KH, Lenke LG, et al. Role of pelvic incidence, thoracic kyphosis, and patient factors on sagittal plane correction following pedicle subtraction osteotomy. Spine. 2009; 34(8):785–791

[64] Lafage V, Schwab F, Vira S, Patel A, Ungar B, Farcy JP. Spino-pelvic parameters after surgery can be predicted: a preliminary formula and validation of standing alignment. Spine. 2011; 36(13):1037–1045

[65] Terran J, Schwab F, Shaffrey CI, et al. The SRS-Schwab adult spinal deformity classification: assessment and clinical correlations based on a prospective operative and nonoperative cohort. Neurosurgery. 2013; 73(4):559–568

[66] Hallager DW, Hansen LV, Dragsted CR, Peytz N, Gehrchen M, Dahl B. A comprehensive analysis of the SRS-Schwab adult spinal deformity classification and confounding variables: a prospective, non-US cross-sectional study in 292 patients. Spine. 2016; 41(10):E589–E597

[67] Smith JS, Shaffrey CI, Berven S, et al. Operative versus nonoperative treatment of leg pain in adults with scoliosis: a retrospective review of a prospective multicenter database with two-year follow-up. Spine. 2009; 34(16): 1693–1698

[68] Smith JS, Shaffrey CI, Glassman SD, et al. Risk-benefit assessment of surgery for adult scoliosis: an analysis based on patient age. Spine. 2011; 36(10): 817–824

[69] Bridwell KH, Glassman S, Horton W, et al. Does treatment (nonoperative and operative) improve the two-year quality of life in patients with adult symptomatic lumbar scoliosis: a prospective multicenter evidence-based medicine study. Spine. 2009; 34(20):2171–2178

[70] Smith JS, Klineberg E, Schwab F, et al. Change in classification grade by the SRS-Schwab adult spinal deformity classification predicts impact on healthrelated quality of life measures: prospective analysis of operative and nonoperative treatment. Spine. 2013; 38(19):1663–1671

[71] Ha KY, Jang WH, Kim YH, Park DC. Clinical relevance of the SRS-Schwab classification for degenerative lumbar scoliosis. Spine. 2016; 41(5):E282–E288

[72] Lafage R, Schwab F, Challier V, et al. Defining spino-pelvic alignment thresholds: should operative goals in adult spinal deformity surgery account for age? Spine. 2016; 41(1):62–68

[73] Tonosu J, Takeshita K, Hara N, et al. The normative score and the cut-off value of the Oswestry Disability Index (ODI). Eur Spine J. 2012; 21(8):1596–1602

[74] Nielsen DH, Gehrchen M, Hansen LV, Walbom J, Dahl B. Inter- and intra-rater agreement in assessment of adult spinal deformity using the Scoliosis Research Society-Schwab classification. Spine Deform. 2014; 2(1):40–47

[75] Liu Y, Liu Z, Zhu F, et al. Validation and reliability analysis of the new SRSSchwab classification for adult spinal deformity. Spine. 2013; 38(11): 902–908

[76] Vialle R, Levassor N, Rillardon L, Templier A, Skalli W, Guigui P. Radiographic analysis of the sagittal alignment and balance of the spine in asymptomatic subjects. J Bone Joint Surg Am. 2005; 87(2):260–267

[77] Le Huec JC, Aunoble S, Philippe L, Nicolas P. Pelvic parameters: origin and significance. Eur Spine J. 2011; 20(Suppl 5):564–571

[78] Mac-Thiong JM, Labelle H, Berthonnaud E, Betz RR, Roussouly P. Sagittal spinopelvic balance in normal children and adolescents. Eur Spine J. 2007; 16 (2):227–234

[79] Mangione P, Gomez D, Senegas J. Study of the course of the incidence angle during growth. Eur Spine J. 1997; 6(3):163–167

[80] Mac-Thiong JM, Berthonnaud E, Dimar JR, II, Betz RR, Labelle H. Sagittal alignment of the spine and pelvis during growth. Spine. 2004; 29(15):1642–1647

[81] Mac-Thiong JM, Roussouly P, Berthonnaud E, Guigui P. Age- and sex-related variations in sagittal sacropelvic morphology and balance in asymptomatic adults. Eur Spine J. 2011; 20 Suppl 5:572–577

[82] Jean L. Influence of age and sagittal balance of the spine on the value of the pelvic incidence. Eur Spine J. 2014; 23(7):1394–1399

[83] Lee JH, Na KH, Kim JH, Jeong HY, Chang DG. Is pelvic incidence a constant, as everyone knows? Changes of pelvic incidence in surgically corrected adult sagittal deformity. Eur Spine J. 2016; 25(11):3707–3714

[84] Arima H, Yamato Y, Hasegawa T, et al. Discrepancy between standing posture and sagittal balance during walking in adult spinal deformity patients. Spine. 2017; 42(1):E25–E30

[85] Shiba Y, Taneichi H, Inami S, Moridaira H, Takeuchi D, Nohara Y. Dynamic global sagittal alignment evaluated by three-dimensional gait analysis in patients with degenerative lumbar kyphoscoliosis. Eur Spine J. 2016; 25 (8):2572–2579

第六篇　青少年特发性脊柱侧凸（AIS）
Adolescent Idiopathic Scoliosis (AIS)

第 18 章　生长期脊柱的特点
Specificities in Growing Spine

Shahnawaz Haleem　Colin Nnadi　**著**

许　刚　丁红涛　**译**

刘　铁　郑召民　**校**

摘要： 人们对于成人矢状位平衡已进行了广泛的研究。然而关于儿童矢状位平衡在发育过程中变化的报道很少。本章的目的是增进读者对儿童脊柱生长发育过程的理解：与成人脊柱有何不同，以及儿童时期的哪些因素会对未成熟脊柱的矢状位序列产生影响。

关键词： 儿童矢状位平衡，儿童脊柱参数，儿童脊柱滑脱，近端交界性后凸（PJK），脊柱平衡

一、正常脊柱的生长发育

脊柱的生长发育包括纵向和轴向生长，其功能是在保护神经的基础上维持生理运动。目的是使脊柱保持平衡，以实现正常的日常活动。

我们的祖先走路时髋部和膝部呈屈曲步态（BHBK），与黑猩猩类似（图 18-1）。这会导致不良的直立姿势，也意味着会消耗更多的能量。BHBK 步态会使人体重心偏向髋关节前方，证实了上述论断。这会产生相等且相反的地面反作用力，使髋关节的屈曲力臂增加。人体为了保持姿势需要对抗这些作用力，因此会导致能量消耗的增加。

"正常"的矢状位平衡由完全后凸的脊柱发展而来，接着在颈椎和腰椎发展出代偿性前凸与胸椎后凸保持平衡。这使得头部位于骨盆的正上方。

出生时 T_1 ～ S_1 段长约 20cm，站立身高在出生后第一年增长约 25cm，第二年增长约 12.5cm[1]。如前所述，此阶段的脊柱仍存在较大后凸，而腰椎前凸在儿童开始坐立（6—12 月龄）及开始双足站立时（1—2 岁）才出现[2]。随着儿童脊柱的生长，胸椎后凸（TK）开始发展，以平衡腰椎前凸[3,4]。

由于在新生儿阶段，儿童主要处于仰卧位，骶骨是垂直的，因此骨盆没有与姿势相关的运动需求[5]。当儿童开始坐立到开始站立时，轴向承重开始向骶骨转移，使得骶骨变得更加水平[6,7]。

因此，现代人以直立姿势为主，这意味着重心位置落在地面的接触点之间（即足部）。产生地面反作用力的方向更靠近髋关节和膝关节，而屈曲力臂相对较小。保持这种姿势的能量消耗会经济很多。可以将人类从四肢到双下肢行走姿势的进化过程，与幼儿从爬行到直立学步的过程进行比较。在这两种过程中，脊柱 - 骨盆平衡对于实现最低能量消耗都是至关重要的。这是通过在脊柱的头端和尾端形成前凸，并于中间形成后凸而实现。脊柱序列是通过适当的肌张力与椎间盘韧带张力以及骨关节的作用来维持的。在矢状位中，这些节段是相互依存的，并且作为一个结构单元与骨盆和下肢连接在一起，以提供足以保持直立姿势的平衡。在儿童中，这种平衡可能会

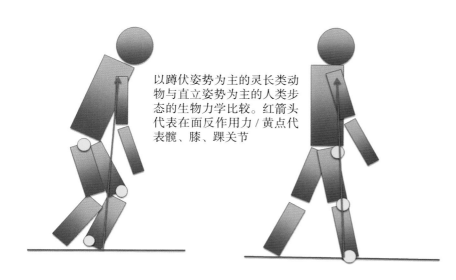

以蹲伏姿势为主的灵长类动物与直立姿势为主的人类步态的生物力学比较。红箭头代表在面反作用力 / 黄点代表髋、膝、踝关节

◀ 图 18-1　灵长类动物与现代人的步态生物力学

被下列问题破坏，影响肌张力的神经系统疾病或影响脊柱序列的疾病（如脊柱滑脱和脊柱侧凸）。另一个众所周知的原因是生长棒手术治疗引起的医源性原因及其术后并发症。

二、脊柱序列的基本参数

Duval-Beaupère 等将骨盆入射角（PI）描述为骨盆的基本解剖参数，该参数对于每个人都是特定且恒定的，并确定了骨盆的方向和 LL。但这个原则在儿童中有所不同 [3, 8]。

与成人一样，在出现矢状位失平衡的儿童身上，代偿性的结构变化主要发生在骨盆和下肢。同样，PI 可以描述骨盆的形态。骨盆倾斜角（PT）和骶骨倾斜角（SS）可以描述骨盆相对于股骨轴和垂直平面的方向。PT 和 SS 都是随骶骨方向的变化而变化的位置参数。与成人中的 PI 不同，PI 在骨骼未成熟时会随着整个生长过程而变化。

许多研究强调了正常成人和儿童的脊柱和骨盆在站立平衡中的关系，特别是在 LL 的影响之下 [2, 4]。Schwab 等 [9] 描述了重力线的位置相对恒定，不随年龄变化而变化。然而，随着年龄的增长而增大的 TK 会使铅垂线前移，伴随着出现骨盆代偿性的后倾，即 PT 增加以保持重力线恒定和足够的矢状位平衡。

研究认为矢状位畸形的年龄分布存在 3 个峰值。在青少年时期，矢状位畸形通常继发于休门氏脊柱后凸畸形。第二阶段发生在 40—50 岁，通常是由强直性脊柱炎等炎性疾病引起的。最后一组发生在 60 岁以上，其中最常见的问题是脊柱退行性关节炎。站立位重力线位于胸椎的正前方。因此，躯干上段有自然前倾的趋势，但同时被腰椎前凸所抵消。椎间盘的完整性对于维持这样的序列很重要。在病理状态下，椎间盘高度会塌陷，这会导致正常矢状位弯曲丢失从而变得更直，这种脊柱序列不符合生物力学规律。在脊柱的生理退变中也发现了类似情况 [10]。

Boulay 等 [11] 发现，PI 可以随着儿童或青少年的成长而增加，并在成年后达到恒定值。Mangione 等 [12] 指出，在儿童时期获得行走能力后，PI 呈线性增加的趋势，但本文并未具体描述年龄对青少年时期 PI 的影响。Descamps 等 [13] 在另一篇文章中指出，PI 在 10 岁之前相对稳定，然后在青少年时期显著增加，直到在成年时期达到峰值。但是，作者没有通过相关研究进一步评估年龄对 PI 的影响。在一项前瞻性研究中，Mac-Thiong 等 [14] 研究了正常儿童脊柱和骨盆的矢状位及其生长过程中的变化。对 180 例患者的站立位脊柱全长侧位 X 线片进行了影像学参数的评估，包括 TK、LL、SS、PT 和 PI。他们得出结论，从 4 岁到 18 岁，PI 随着年龄增加而增大。PT 和 LL 也随着年龄增长而增大，但在开始行走后，SS 不再受年龄的影响。在研究组中，性别之间也没有明显差异。

儿童开始站立并获得运动能力后，脊柱生长发育需要随着骨盆形态与方向的不断调整，使脊柱获得足够的平衡以满足日常需求。正常的脊柱序列只需要最小能量消耗[15, 16]。

针对所观察到的 PI 变化，Mac-Thiong 等提出了两种假设来进行解释。第一种假设，PT 试图在下肢轴上寻找最佳的重心位置。它通过将骶骨终板维持在髋关节轴的后方来实现。由于生长过程中体重的增加存在重心前移的风险，通过增加 PT，骶骨终板被进一步推向后方。第二种假设，随着站立与运动的开始，骶骨终板变得更垂直（即骶骨变得更水平）。这导致 SS 的增加[14]。从几何上讲，PI 是 SS 和 PT 的总和；因此，PT 或 SS，两者中任何一项的增加将不可避免地导致 PI 的增加。LL 和 TK 都随着年龄的增长而增加[2]。LL 在矢状位平衡中起着重要作用[8, 17]。脊柱需要足够的前凸以防止重心的前移。TK 平衡 LL，TK 的任何变化都反映了 LL 的变化状况。呼吸系统或胸椎的发育也可能起到与先前假设相反的作用。这是根据在青少年特发性侧凸患者中观察到的 TK 差异而总结出的[18]。

身体质量指数与 PI 和 LL 有着密切的相关性[11]。这源于骶骨的重塑效应，该效应可能持续到 20 岁初期。

三、儿童脊柱滑脱

既往文献已经详尽地描述了骨盆参数与脊柱滑脱之间的联系[19-22]。因此，制订脊柱滑脱的治疗方案时，在局部和整体平衡的评估中要充分了解脊柱骨盆参数的影响。

四、儿童脊柱滑脱发展的病因

通过腰骶关节的主要作用力包括轴向负荷，前屈应力以及旋转扭力[23]。Sengupta[24] 称穿过

腰骶椎间盘的剪切力的增加可能能够解释高 PI 和 SS 与发育性脊柱滑脱的关系，主要是由于后方限制结构和前方支撑的缺失使剪切力推动椎体间的滑移。重度发育性脊柱滑脱患者还会出现骶骨终板的隆起或骶骨前缘的变形。

脊柱滑脱在普通人群中的患病率约为 6%[25, 26]。重度脊柱滑脱的患病率尚不清楚。脊柱畸形研究组（SDSG）进行的一项研究，对比了 240 例脊柱滑脱患者与 160 例正常无症状的年轻人进行。他们发现，患有发育性脊柱滑脱的患者 PI、SS、PT 和 LL 显著高于正常人群，而 TK 则显著低于正常人群。研究还表明，骨盆解剖结构直接影响脊柱滑脱的进展[22]。在发育性脊柱滑脱的 PI 和 SS 增加时，开始出现穿过腰椎骶骨椎间盘的剪切力。

以往有两种常用分型，分别为 Wiltse 和 Meyerding 分型[27, 28]。Wiltse 分型是对 5 种主要形态的描述：Ⅰ 型（发育不良）和 Ⅱ 型（A 亚型，应力性骨折；B 亚型，峡部延长；C 亚型，急性骨折）。此分型常用于儿童和青少年。Meyerding 分型以象限的形式描述了一个椎体相对于另一个椎体的滑移，也存在 5 个等级，其中 Ⅲ 型（50%～75%）、Ⅳ 型（75%～100%）和 Ⅴ 型（> 100%）在儿童时期最为常见。SDSG[29-31]（表 18-1）已制订出一种涵盖了滑脱程度、PI 和脊柱骨盆整体平衡的完整分型。

表 18-1　SDSG 脊柱滑脱分型[25]

类型	骨盆入射角（PI，°）	级别
Ⅰ	< 45°（胡桃夹子型）	轻度
Ⅱ	45°～60°	轻度
Ⅲ	> 60°	轻度
类型	骨盆/脊柱	级别
Ⅳ	骨盆平衡	重度
Ⅴ	骨盆后倾/脊柱平衡	重度
Ⅵ	骨盆后倾/脊柱不平衡	重度

SDSG. 脊柱畸形学组

SDSG 分型应用 PI 描述轻度滑脱（1～3型），应用 PI 与脊柱骨盆整体平衡描述重度滑脱（4～6型）。此分型可指导采取哪种类型的手术方式。

五、儿童脊柱滑脱的处理

手术治疗关注的重点在于恢复脊柱骨盆的平衡。Hresko 等[32] 在 133 例重度脊柱滑脱患者的研究中，定义了 SS 和 PT 的阈值，超过此阈值则为异常。重度脊柱滑脱的骨盆，其整体平衡被定义为 PI 和 SS 较高，而 PT 较低，而不平衡的骨盆被定义为 SS 较低和 PT 较高（后倾的骨盆）（图 18-2，图 18-3）。同时也存在较大的腰骶后凸。脊柱整体平衡是由 C_7 铅垂线与股骨头的相对位置确定。如果这条线在股骨头前面，则脊柱处于正矢状位平衡。骨盆和脊柱同时出现失平衡时，则需要进行截骨以最大程度地减少腰骶交界的剪切力，并最大限度地恢复整体平衡。L_5～S_1 滑脱角也逐渐成为一种主要的预后指标。Lundine 等[33] 研究表明，在保守或手术治疗的患者中，滑脱角 > 20° 时预后较差。

多数重度脊柱滑脱患者存在神经系统症状的相关主诉。目前的问题是保守治疗的效果可以持续多久？保守治疗的远期疗效并不确定，在既往病例报告中，疼痛缓解的程度为 10%～90%[34, 35]。Bourassa-Moreau 等[36] 发现，对于重度滑脱患者，如果生存质量评分良好，神经系统查体正常以及多次影像学复查没有加重，可以考虑保守治疗。

儿童在发育过程中，有症状的重度脊柱滑脱通常存在进展的风险而需要手术干预。有些患儿可能出现马尾综合征，这种情况必须进行急诊手术。而手术的相对适应证包括出现神经系统症状、腰背痛和神经根病。

由于手术失败率较高，非内固定融合技术基本上已被抛弃[37]。而主要争议在于手术目的是减轻畸形还是原位固定。通常滑脱复位十分困难，而且常伴有并发症[38-49]。

手术治疗的目的是恢复脊柱骨盆平衡，保留神经功能，减轻疼痛，并实现牢固的融合。有报道称原位融合治疗效果也令人满意[42]。

神经损伤的风险是复位技术的主要关注点。但是，最近的研究结果不完全支持这种观点。Petraco 等[50] 指出，在最初 100% 的滑脱复位至 25% 的滑脱期间，神经的走行长度快速增加。出人意料的是，前半部分复位导致的神经张力只占

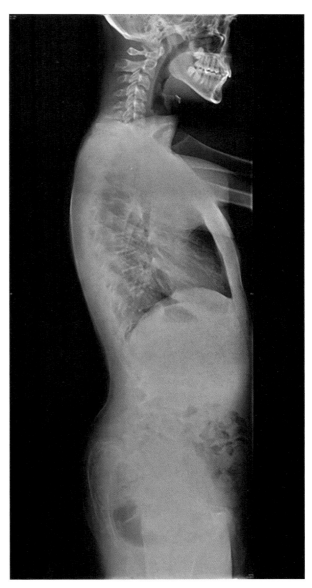

▲ 图 18-2 骨盆不平衡（骨盆后倾）和脊柱平衡（C_7 铅垂线位于髋的后方）

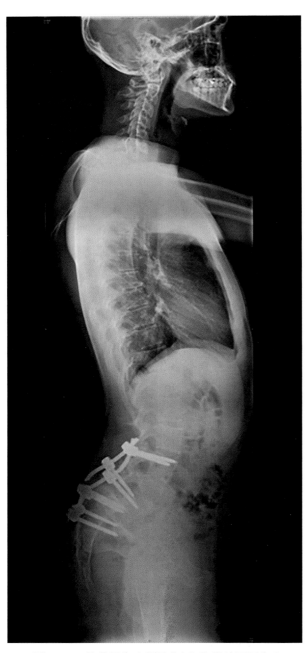

▲ 图 18-3　骨盆平衡（后倾减少）和脊柱不平衡（C₇ 铅垂线位于髋的前方）

也是危险因素之一，在确定手术方案时应予以考虑[47, 51]。

滑脱复位的同时需要进行椎间融合，使手术的复杂性增大，原位融合仅限于后外侧内固定。椎间融合提供的前方支撑具有减少假关节形成的优势。有报道称采用后外侧内固定融合术后的假关节形成率为 30%，当存在前方支撑的情况下，可降低至小于 10%[52]。复位的主要优势是可恢复脊柱骨盆平衡，并使腰骶交界处的剪切力最小。

手术方案还涉及融合节段的选择以及是否融合至骨盆。关于单节段融合的研究显示，在一项纳入 34 位患者的研究中，不融合发生率为 17%，而 11% 的内固定并发症发生率促使作者建议进行 $L_4 \sim S_1$ 融合[23, 46, 53]。对儿童和青少年可以行远端固定，而对老年患者则应融合至骨盆[54, 55]。

对于重度脊柱滑脱，应用椎间融合器或腰骶植骨进行前柱支撑可以降低假关节的发生率。作者推测，他们的 "360°" 融合技术有助于矫正局部后凸畸形和矢状位平衡[56, 57]。一些作者还成功地利用经骶骨椎间腓骨植骨或钛网支撑（改良的 Bohlman 技术）成功融合并矫正后凸畸形[58, 59]。

六、平背综合征

利用撑开技术对脊柱进行矫形融合会造成 LL 减小，进而出现矢状位正向失平衡。这种现象被称为医源性平背综合征。这可能同时包括不能直立和背痛[60]。

有文献指出胸腰椎脊柱侧凸术后出现脊柱前凸的丢失[61]。这种现象发生的原因包括术前存在胸腰椎后凸畸形、生长棒的使用及术后远期假关节的形成[62]。远端融合节段过低也可能是平背畸形的原因之一[63, 64]。

七、近端交界性后凸

最近的一项 Meta 分析显示，儿童和青少年患者中 PJK 的总体发生率为 11%（0 ～ 55%）[65]。

总神经张力的 29%。据既往一些研究报道，神经根损伤的发生率为 5% ～ 10%，但有人怀疑这一数据可能更高。SRS 数据库研究显示，神经根损伤率为 10.2%。1/9 的患者存在永久性的损伤，4/9 的患者会完全康复。神经减压或滑脱复位不是神经损伤的危险因素。另一方面，截骨术

PJK 既是影像学诊断也是临床诊断。通常在术后早期影像学资料上即可发现，可能有症状或无症状。既往已有许多 PJK 相关的影像学描述，但最常用的两个标准是 Glattes 等和 Helgeson 等的标准，其中后者更常用[66, 67]。前者认为术后近端后凸角增大超过 15° 为 PJK，而后者认为超过 10° 即可作为 PJK 诊断的临界值。

PJK 的危险因素包括术前已存在的胸椎后凸畸形，手术过程中造成的韧带与小关节囊损伤以及近端固定椎中使用椎弓根螺钉。胸廓成形术也可能是危险因素之一[68, 69]。

由于目前尚无循证临床指南，针对 PJK 的治疗仍依据临床表现确定。当准备进行手术治疗时，需要对神经状况进行临床评估。

虽然 PJK 的发生率较高，但是影像学的表现并不总是与临床疗效相关。成功的治疗方案需要确认危险因素，术前全面评估矢状位序列，以及良好的手术技术。

八、要点

● 儿童的矢状位平衡是在不断变化的。

● 在治疗之前需要对矢状位序列的参数进行评估。

● 了解脊柱 - 骨盆平衡与否的关系，对于在实现脊柱滑脱治疗中的最佳疗效非常重要。

● 应当谨防医源性平背综合征和 PJK 的发生；治疗前需要进行适当的评估。

参考文献

[1] Dimeglio A, Canavese F. The growing spine: how spinal deformities influence normal spine and thoracic cage growth. Eur Spine J. 2012; 21(1):64–70

[2] Voutsinas SA, MacEwen GD. Sagittal profiles of the spine. Clin Orthop Relat Res. 1986; 210:235–242

[3] Legaye J, Duval-Beaupère G, Hecquet J, Marty C. Pelvic incidence: a fundamental pelvic parameter for three-dimensional regulation of spinal sagittal curves. Eur Spine J. 1998; 7(2):99–103

[4] Vaz G, Roussouly P, Berthonnaud E, Dimnet J. Sagittal morphology and equilibrium of pelvis and spine. Eur Spine J. 2002; 11(1):80–87

[5] Yusof NA, Soames RW, Cunningham CA, Black SM. Growth of the human ilium: the anomalous sacroiliac junction. Anat Rec (Hoboken). 2013; 296 (11):1688–1694

[6] Bogduk N, Macintosh JE, Pearcy MJ. A universal model of the lumbar back muscles in the upright position. Spine. 1992; 17(8):897–913

[7] Keen M. Early development and attainment of normal mature gait. J Prosthet Orthot. 1993; 5(2). DOI: 10.1097/00008526–199304000–00004

[8] Duval-Beaupère G, Schmidt C, Cosson P. A barycentremetric study of the sagittal shape of spine and pelvis: the conditions required for an economic standing position. Ann Biomed Eng. 1992; 20(4):451–462

[9] Schwab F, Lafage V, Patel A, Farcy JP. Sagittal plane considerations and the pelvis in the adult patient. Spine. 2009; 34(17):1828–1833

[10] Roussouly P, Nnadi C. Sagittal plane deformity: an overview of interpretation and management. Eur Spine J. 2010; 19(11):1824–1836

[11] Boulay C, Tardieu C, Hecquet J, et al. Sagittal alignment of spine and pelvis regulated by pelvic incidence: standard values and prediction of lordosis. Eur Spine J. 2006; 15(4):415–422

[12] Mangione P, Gomez D, Senegas J. Study of the course of the incidence angle during growth. Eur Spine J. 1997; 6(3):163–167

[13] Descamps H, Commare-Nordmann MC, Marty C, Hecquet J, Duval-Beaupère G. Modification of pelvic angle during the human growth (in French). Biom Hum Anthropol. 1999; 17:59–63

[14] Mac-Thiong JM, Berthonnaud E, Dimar JR, II, Betz RR, Labelle H. Sagittal alignment of the spine and pelvis during growth. Spine. 2004; 29(15):1642–1647

[15] Abitbol MM. Evolution of the lumbosacral angle. Am J Phys Anthropol. 1987; 72(3):361–372

[16] Abitbol MM. Effect of posture and locomotion on energy expenditure. Am J Phys Anthropol. 1988; 77(2):191–199

[17] During J, Goudfrooij H, Keessen W, Beeker TW, Crowe A. Toward standards for posture. Postural characteristics of the lower back system in normal and pathologic conditions. Spine. 1985; 10(1):83–87

[18] Mac-Thiong J-M, Labelle H, Charlebois M, Huot MP, de Guise JA. Sagittal plane analysis of the spine and pelvis in adolescent idiopathic scoliosis according to the coronal curve type. Spine. 2003; 28(13):1404–1409

[19] Labelle H, Roussouly P, Berthonnaud E, Dimnet J, O'Brien M. The importance of spino-pelvic balance in L5-s1 developmental spondylolisthesis: a review of pertinent radiologic measurements. Spine. 2005; 30(6) Suppl:S27–S34

[20] Hanson DS, Bridwell KH, Rhee JM, Lenke LG. Correlation of pelvic incidence with low- and high-grade isthmic spondylolisthesis. Spine. 2002; 27 (18):2026–2029

[21] Rajnics P, Templier A, Skalli W, Lavaste F, Illés T. The association of sagittal spinal and pelvic parameters in asymptomatic persons and patients with isthmic spondylolisthesis. J Spinal Disord Tech. 2002; 15(1):24–30

[22] Labelle H, Roussouly P, Berthonnaud E, et al. Spondylolisthesis, pelvic incidence, and spinopelvic balance: a correlation study. Spine. 2004; 29 (18):2049–2054

[23] Schoenleber SJ, Shufflebarger HL, Shah SA. The assessment and treatment of high-grade lumbosacral spondylolisthesis and spondyloptosis in children and young adults. JBJS Rev. 2015; 3(12):01874474–201512000–00006

[24] Sengupta DK. Spinopelvic balance. JBJS Rev. 2014; 2(8):01874474– 201408000–00005

[25] Beutler WJ, Fredrickson BE, Murtland A, Sweeney CA, Grant WD, Baker D. The natural history of spondylolysis and spondylolisthesis: 45-year follow-up evaluation. Spine. 2003; 28(10):1027–1035, discussion 1035

[26] Fredrickson BE, Baker D, McHolick WJ, Yuan HA, Lubicky JP. The natural history of spondylolysis and spondylolisthesis. J Bone Joint Surg Am. 1984; 66 (5):699–707

[27] Wiltse LL, Newman PH, Macnab I. Classification of spondylolisis and spondylolisthesis. Clin Orthop Relat Res. 1976; 117:23–29

[28] Meyerding HW. Spondylolisthesis. Surg Gynecol Obstet. 1932; 54:371–377

[29] Mac-Thiong JM, Labelle H. A proposal for a surgical classification of pediatric lumbosacral spondylolisthesis based on current literature. Eur Spine J. 2006; 15(10):1425–1435

[30] Mac-Thiong JM, Labelle H, Parent S, et al. Reliability and development of a new classification of lumbosacral spondylolisthesis. Scoliosis. 2008; 3:19

[31] Mac-Thiong JM, Duong L, Parent S, et al. Reliability of the Spinal Deformity Study Group classification of lumbosacral spondylolisthesis. Spine. 2012; 37 (2):E95–E102

[32] Hresko MT, Labelle H, Roussouly P, Berthonnaud E. Classification of highgrade spondylolistheses based on pelvic version and spine balance: possible rationale for reduction. Spine. 2007; 32(20):2208–2213

[33] Lundine KM, Lewis SJ, Al-Aubaidi Z, Alman B, Howard AW. Patient outcomes in the operative and nonoperative management of high-grade spondylolisthesis in children. J Pediatr Orthop. 2014; 34(5):483–489

[34] Pizzutillo PD, Hummer CD, III. Nonoperative treatment for painful adolescent spondylolysis or spondylolisthesis. J Pediatr Orthop. 1989; 9(5):538–540

[35] Harris IE, Weinstein SL. Long-term follow-up of patients with grade-III and IV spondylolisthesis. Treatment with and without posterior fusion. J Bone Joint Surg Am. 1987; 69(7):960–969

[36] Bourassa-Moreau É, Mac-Thiong JM, Joncas J, Parent S, Labelle H. Quality of life of patients with high-grade spondylolisthesis: minimum 2-year followup after surgical and nonsurgical treatments. Spine J. 2013; 13(7):770–774

[37] Lamberg T, Remes V, Helenius I, Schlenzka D, Seitsalo S, Poussa M. Uninstrumented in situ fusion for high-grade childhood and adolescent isthmic spondylolisthesis: long-term outcome. J Bone Joint Surg Am. 2007; 89(3):512–518

[38] Boachie-Adjei O, Do T, Rawlins BA. Partial lumbosacral kyphosis reduction, decompression, and posterior lumbosacral transfixation in high-grade isthmic spondylolisthesis: clinical and radiographic results in six patients. Spine. 2002; 27(6):E161–E168

[39] Boos N, Marchesi D, Zuber K, Aebi M. Treatment of severe spondylolisthesis by reduction and pedicular fixation. A 4–6-year follow-up study. Spine. 1993; 18(12):1655–1661

[40] Longo UG, Loppini M, Romeo G, Maffulli N, Denaro V. Evidence-based surgical management of spondylolisthesis: reduction or arthrodesis in situ. J Bone Joint Surg Am. 2014; 96(1):53–58

[41] Lonner BS, Song EW, Scharf CL, Yao J. Reduction of high-grade isthmic and dysplastic spondylolisthesis in 5 adolescents. Am J Orthop. 2007; 36(7):367– 373

[42] Martiniani M, Lamartina C, Specchia N. "In situ" fusion or reduction in highgrade high dysplastic developmental spondylolisthesis (HDSS). Eur Spine J. 2012; 21 Suppl 1:S134–S140

[43] Molinari RW, Bridwell KH, Lenke LG, Ungacta FF, Riew KD. Complications in the surgical treatment of pediatric high-grade, isthmic dysplastic spondylolisthesis. a comparison of three surgical approaches. Spine. 1999; 24(16):1701– 1711

[44] Muschik M, Zippel H, Perka C. Surgical management of severe spondylolisthesis in children and adolescents. Anterior fusion in situ versus anterior spondylodesis with posterior transpedicular instrumentation and reduction. Spine. 1997; 22(17):2036– 2042, discussion 2043

[45] Sailhan F, Gollogly S, Roussouly P. The radiographic results and neurologic complications of instrumented reduction and fusion of high-grade spondylolisthesis without decompression of the neural elements: a retrospective review of 44 patients. Spine. 2006; 31(2):161–169, discussion 170

[46] Shufflebarger HL, Geck MJ. High-grade isthmic dysplastic spondylolisthesis: monosegmental surgical treatment. Spine. 2005; 30(6) Suppl:S42–S48

[47] Kasliwal MK, Smith JS, Shaffrey CI, et al. Short-term complications associated with surgery for high-grade spondylolisthesis in adults and pediatric patients: a report from the scoliosis research society morbidity and mortality database. Neurosurgery. 2012; 71(1):109–116

[48] Poussa M, Schlenzka D, Seitsalo S, Ylikoski M, Hurri H, Osterman K. Surgical treatment of severe isthmic spondylolisthesis in adolescents. Reduction or fusion in situ. Spine. 1993; 18(7):894–901

[49] Poussa M, Remes V, Lamberg T, et al. Treatment of severe spondylolisthesis in adolescence with reduction or fusion in situ: long-term clinical, radiologic, and functional outcome. Spine. 2006; 31(5):583–590, discussion 591–592

[50] Petraco DM, Spivak JM, Cappadona JG, Kummer FJ, Neuwirth MG. An anatomic evaluation of L5 nerve stretch in spondylolisthesis reduction. Spine. 1996; 21(10):1133–1138, discussion 1139

[51] Gandhoke GS, Kasliwal MK, Smith JS, et al. A multi-center evaluation of clinical and radiographic outcomes following high-grade spondylolisthesis reduction and fusion. Clin Spine Surg. 2017; 30(4):E363–E369

[52] Dehoux E, Fourati E, Madi K, Reddy B, Segal P. Posterolateral versus interbody fusion in isthmic spondylolisthesis: functional results in 52 cases with a minimum follow-up of 6 years. Acta Orthop Belg. 2004; 70(6):578–582

[53] Lengert R, Charles YP, Walter A, Schuller S, Godet J, Steib JP. Posterior surgery in high-grade spondylolisthesis. Orthop Traumatol Surg Res. 2014; 100 (5):481–484

[54] Kuklo TR, Bridwell KH, Lewis SJ, et al. Minimum 2-year analysis of sacropelvic fixation and L5-S1 fusion using S1 and iliac screws. Spine. 2001; 26 (18):1976–1983

[55] Tsuchiya K, Bridwell KH, Kuklo TR, Lenke LG, Baldus C. Minimum 5-year analysis of L5-S1 fusion using sacropelvic fixation (bilateral S1 and iliac screws) for spinal deformity. Spine. 2006; 31(3):303–308

[56] Molinari RW, Bridwell KH, Lenke LG, Baldus C. Anterior column support in surgery for high-grade, isthmic spondylolisthesis. Clin Orthop Relat Res. 2002; 394:109–120

[57] Mehdian SH, Arun R. A new three-stage spinal shortening procedure for reduction of severe spondylolisthesis: a case series with medium- to long-term follow-up. Spine. 2011; 36(11):E705–E711

[58] Sasso RC, Shively KD, Reilly TM. Transvertebral transsacral strut grafting for high-grade isthmic spondylolisthesis L5-S1 with fibular allograft. J Spinal Disord Tech. 2008; 21(5):328–333

[59] Hart RA, Domes CM, Goodwin B, et al. High-grade spondylolisthesis treated using a modified Bohlman technique: results among multiple surgeons. J Neurosurg Spine. 2014; 20(5):523–530

[60] La Grone MO. Loss of lumbar lordosis. A complication of spinal fusion for scoliosis. Orthop Clin North Am. 1988; 19(2):383–393

[61] Moe JH, Denis F. The iatrogenic loss of lumbar lordosis. Orthop Trans. 1977; 1:131

[62] Potter BK, Lenke LG, Kuklo TR. Prevention and management of iatrogenic flatback deformity. J Bone Joint Surg Am. 2004; 86-A(8):1793–1808

[63] Aaro S, Ohlén G. The effect of Harrington instrumentation on the sagittal configuration and mobility of the spine in scoliosis. Spine. 1983; 8(6):570–575

[64] Swank S, Lonstein JE, Moe JH, Winter RB, Bradford DS. Surgical treatment of adult scoliosis. A review of two hundred and twenty-two cases. J Bone Joint Surg Am. 1981; 63(2):268–287

[65] Yan C, Li Y, Yu Z. Prevalence and consequences of the proximal junctional kyphosis after spinal deformity surgery: a meta-analysis. Medicine (Baltimore). 2016; 95(20):e3471

[66] Glattes RC, Bridwell KH, Lenke LG, Kim YJ, Rinella A, Edwards C, II. Proximal junctional kyphosis in adult spinal deformity following long instrumented posterior spinal fusion: incidence, outcomes, and risk factor analysis. Spine. 2005; 30(14):1643–1649

[67] Helgeson MD, Shah SA, Newton PO, et al. Evaluation of proximal junctional kyphosis in adolescent idiopathic scoliosis following pedicle screw, hook, or hybrid instrumentation. Spine. 2010; 35(2):177–181

[68] Kim YJ, Bridwell KH, Lenke LG, Kim J, Cho SK. Proximal junctional kyphosis in adolescent idiopathic scoliosis following segmental posterior spinal instrumentation and fusion: minimum 5-year follow-up. Spine. 2005; 30 (18):2045–2050

[69] Wang J, Zhao Y, Shen B, Wang C, Li M. Risk factor analysis of proximal junctional kyphosis after posterior fusion in patients with idiopathic scoliosis. Injury. 2010; 41(4):415–420

第19章　治疗青少年特发性脊柱侧凸的矢状位平衡参数
Sagittal Balance Incidence on Treatment Strategy in AIS

Stefan Parent　**著**

朱世琪　伍宇轩　**译**

刘　铁　郑召民　**校**

摘要：矢状位平衡参数对治疗青少年特发性脊柱侧凸非常重要。青少年和青壮年的脊柱和骨盆参数有特殊的代偿机制，可以避免一些成人脊柱畸形术后的并发症。了解正常的脊柱骨盆矢状位平衡及其不同参数间关系，可以更好地制定术前计划且有助于术中操作，实现更和谐的术后矢状位平衡。本章节着重关注什么是正常的脊柱骨盆平衡及其对青少年特发性脊柱侧凸治疗策略的影响。

关键词：青少年特发性脊柱侧凸，骨盆平衡，骨盆入射角，脊柱骨盆参数

一、概述

矢状位平衡是正常生活的基础。它是脊柱、骨盆和下肢之间复杂相互作用产生的。任一结构的异常会导致矢状位失衡，而且会对之后患者很长一段时间的站立或行走的功能产生严重影响。当矢状位平衡时，人体保持低耗能状态。

AIS 是影响冠状位、矢状位和轴位的脊柱三维畸形。这种畸形可以导致这 3 个平面的失衡。在局部，椎间盘和椎体形状受影响会导致脊柱局部和整体的畸形。手术矫正这些畸形时，术者必须对矫形操作及固定范围对脊柱的影响十分了解虽然冠状面的矫形曾经是焦点，但是现在术者已经开始关注矢状位和不同矫形策略对 AIS 的影响。根据以往使用 Harrington 内固定装置的经验来说，术后必须特别注意恢复矢状位最佳平衡，来避免长期的功能丧失和再手术。

二、儿童和青少年的正常脊柱骨盆平衡

对于正常或者患有 AIS 的儿童和青少年，脊柱骨盆平衡都有良好的参考价值 [1-4]。PI 是一个形态学参数，其在青少年时期随着年龄增长而增加，成年后保持恒定 [5]。PI 与 SS 和 PT 相关，PI=SS+PT [6]。PI 决定腰椎前凸角（LL）而且与腰椎矢状位前凸相关。虽然脊柱侧凸畸形常伴有平背畸形或者胸椎后凸，但是 PI 已证实在 AIS [7] 和成人特发性脊柱侧凸 [4] 中轻微升高。侧凸的种类与 PI 和矢状位 [7] 平衡无关，但与胸椎后凸相关。LL 不受侧凸类型影响但与骨盆形态相关 [7]。

整体的矢状位平衡已经在儿童和青少年中有所描述。有很多不同的方法用来测量脊柱整体的矢状位平衡，而通常 C_7 被作为脊柱与骨盆的空间关系的参考点。这些整体的测量一般包括大量的参数例如骶骨骨盆角、胸椎后凸角和腰椎前凸角。其中一个参数为 C_7 铅垂线和 S_1 后上角之间

的水平距离。这一参数在青少年和成人之间存在变化，C₇同骨盆之间的位置会随着生长而变化，矢状位随着生长进行调整[8, 9]。

如果使用未校准的图像，线性的参数经常会出现测量误差。描述角度的参数没有这个问题。Roussouly[10] 等提出的脊柱骶骨角，是骶骨上终板同 C_7 中心点和骶骨上终板中点的连线的夹角。脊柱倾斜角是 C_7 中心点和骶骨上终板中点的连线同水平线的夹角，该角度大于 90° 说明 C_7 中心点位于骶骨上终板中点之后；该角度如果小于 90° 说明 C_7 中心点在骶骨上终板中点之前。脊柱骨盆倾斜角是 C_7 中心点和髋关节轴的连线同水平线的夹角，大于 90° 说明 C_7 中心点在髋关节轴之后，小于 90° 说明 C_7 中心点在髋关节轴之前。

最后，提出了一个非成角非线性测量分型，该分型基于 C_7 铅垂线与骶骨和垂直轴的位置关系[11]。这种分型对骶骨和髋部的相对位置提供了更简单直观的理解。该分型共有 6 种，3 种为骶骨上终板中点在髋关节之前，另 3 种在髋关节之后。3 型和 6 型表示 C_7 位于骶骨上终板中点和髋关节轴之前[11]。这种分型可以用于判断患者在晚年是否有产生退行性病变的风险。图 19-1 描述了 Mac-Thiong 的这 6 种类型[11]。

这种分型在没有依靠角度参数情况下反映了整体的平衡。一项对 646 名儿童和青少年的测量提供了这些类型的正常数据。由于 22% 的无症状患者 C_7 铅垂线在髋关节轴和骶骨之前（类型 3 和类型 6），所以这两种类型与脊柱病变并不一定相关。无症状患者的不同可能包括患者的体型、肌张力、脊柱形态来保持身体垂直的稳定姿势。

三、手术矫形对 AIS 患者脊柱的影响

青少年和青壮年对姿势失衡有特别的适应性，而且能够通过不同的机制去适应矢状位轻度不平衡。这些机制包括骨盆后倾，随着退变发生会导致进一步失衡，骨盆加大后倾，膝关节弯曲，躯干整体向前移（图 19-2）。幸运的是，这个过程通常发展非常缓慢相比于 AIS，在成年人脊柱畸形中更容易发生。成人脊柱畸形中，目标是恢复矢状位平衡来预防近端交界性后凸（PJK）并最大限度地纠正冠状位和矢状位平衡。近年来相较于冠状位矫形，焦点在于矢状位矫形，以使脊柱处于一个耗能最低的状态。AIS 手术的长期目标是预防侧凸畸形的进展。应该同时预防近端、远端的交界性后凸和矢状位平衡问题。

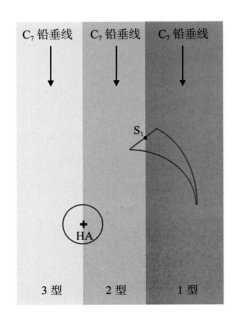
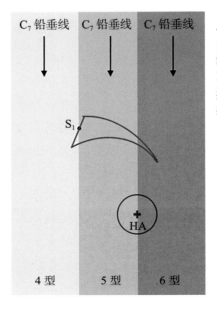

◀ 图 19-1　整体平衡类型（类型 1 ~ 6）取决于 C_7 铅垂线与 S_1 上终板中点和髋关节轴（HA）的位置关系

类型 1 ~ 3 表明髋关节轴在 S_1 之前，类型 4 ~ 6 表明髋关节轴在 S_1 之后

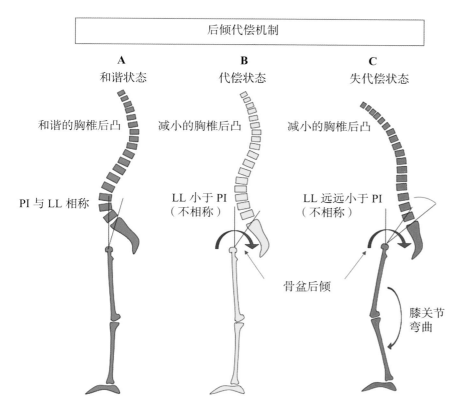

后倾代偿机制

A
和谐状态

和谐的胸椎后凸

PI 与 LL 相称

B
代偿状态

减小的胸椎后凸

LL 小于 PI
（不相称）

骨盆后倾

C
失代偿状态

减小的胸椎后凸

LL 远远小于 PI
（不相称）

膝关节
弯曲

◀ 图 19-2　后倾的代偿机制
LL 减少，骨盆后倾来根据 LL 丢失来调整 PI；后倾最大时，为了应对进一步的前凸丢失或胸椎后凸增大，膝关节出现弯曲

在矫正特定的畸形时，通常有两种明显机制参与导致相应的矢状位序列变化。第一种，通过手术和内固定形成一个固定的矢状位形态，进行强力矫形。第二种为非固定节段（包括固定节段上方和下方的脊柱）发生的改变。一个介于过度矫形和过长融合的脆弱平衡会限制脊柱融合术后平衡的自适应能力。

四、治疗策略和 AIS 手术指征

患者的术前评估应该从手术访视开始，首先评估患者的姿态。仔细评估下肢，包括屈曲挛缩及骨骼的旋转畸形（如股骨前倾增加）。评估应该包括患者的坐姿、站姿及步态以明确日常活动的代偿机制。之后，应重点评估患者的脊柱畸形。应进行胸后凸减小（或前凸）和腰椎前凸的评估。通过患者屈曲及伸展运动来确定脊柱的柔韧度，侧曲和牵引法（站立位或仰卧位）也有助于判定畸形是相对柔韧的或是难以治疗的。这些术前评估可以弥补术前的静态影像学的缺陷。

术前影像学检查应包括正侧立位脊柱全长片。理想情况下，这些图像应包括股骨近端，以确定 PI 和股骨近端角。现在，有了新的成像方式，可以进行全身站立位 X 线摄影，在术前评估中很有用。对于表现为胸椎后凸增加和胸椎旋转的右胸侧凸患者，术前磁共振成像（MRI）可用于排除轴位的神经异常[12]。但是术前并不强制要求常规应用 MRI。

术前评估应包括骨盆形态评估。骨盆参数，包括 PI、SS 和 PT 都应测量，然后是腰椎前凸和胸椎后凸。由于 AIS 存在旋转畸形，准确的前凸和后凸可能难以测量。Newton 等[13]报道脊柱后凸在二维图像和三维模型之间的测量差异。他们发现三维去旋转的后凸与二维测量的平均差为 11°。这种差异非常重要，因为椎体旋转增加，会在更大的旋转弯曲造成脊柱后凸的假象。在三维模型中对每一节段去旋转以获得局部脊柱后凸的总和，只能在三维中观察脊柱各节段来获得（图 19-3）。

对于特殊的患者，PI 和矢状位平衡会影响

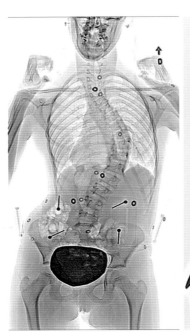
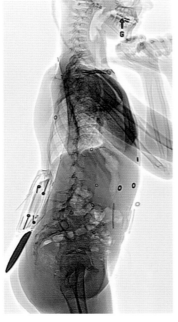
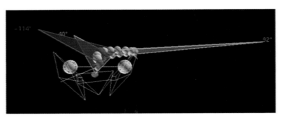
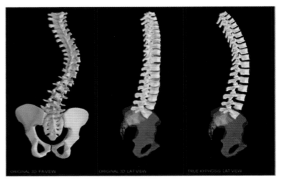

▲ 图 19-3　一个 Lenke 1A 型胸椎侧凸患者的正侧位片

在节段性去旋转的三维重建提示患者胸椎前凸（右下角）。达芬奇相（右上角）提示主胸弯的投影在髋关节轴前方（绿色的三角）

的矫形策略[2, 14]。PI 较高的患者需要更大的前凸，可以通过未固定节段来增加前凸，或是通过增加固定节段的腰椎前凸。一般来说，对于高 PI 的患者，可以通过骨盆前倾和增加内固定节段的前凸来获得。因此，在远端保留尽可能多的活动节段非常重要，这样可以使脊柱有更强的代偿能力或在内固定节段中产生更大的前凸。对于 PI 值较低的患者，应注意避免过度前凸，进而造成融合节段的后移，产生近端和远端交界性问题的风险[15]。

　　评估骨盆形态之后，就应该把注意力转向胸椎。如果患者后凸正常，手术策略应强调内固定的节段，以避免 T$_5$ ～ T$_{12}$ 节段的后伸并适当地预弯内固定棒，包括过度弯曲内固定棒以增加或保持后凸。应采用去旋转，包括整体去旋转或是直接椎体去旋转，应避免把胸廓的凸侧向下推。当旋转中心围绕凹侧的内固定棒而不是椎体轴位中心时，会导致后凸减小[16]。适当的矫形和内固定棒弯曲技术，可以恢复矢状位平衡（图 19-4）。

　　对于胸椎后凸较小或前凸的患者，手术策略需要根据矫形需求进行调整。胸椎后凸可以通过延长脊柱后柱或缩短脊柱前柱恢复。虽然 Ponte 截骨最初目的为矫正后凸畸形，但是现在已成为治疗脊柱侧凸不可或缺的方法[17]。通过脊柱后部松解，它在伸展、屈曲和旋转中可以显著增加脊柱柔韧性。不需要单独的前路手术，就可以产生足够的局部矫形并形成局部后凸。但是在延长后柱时必须小心，因为这也可能会拉伸脊髓。矫形过程中，小心监测是至关重要的。当截骨位置打开时，必须小心地避免无意造成脊髓损伤。

　　面对严重的胸椎前凸（如节段性胸椎前凸；图 19-3，图 19-5），术者可以选择进行前路松解，从而通过缩短脊柱前柱产生后凸。这种前路松解可以通过开胸手术进行，或是更常见的胸腔镜。松解过程包括椎间盘切除、前纵韧带松解及植骨。通常，首选非结构性的植骨，并注意不要过度填充切除的椎间隙，以避免限制性后凸的发生。松解完成后，患者就可以俯卧，并放置胸垫，以便通过体位使后凸最大。后路内固定再加上 Ponte 截骨可以产生尽可能大的后凸（图 19-5）。

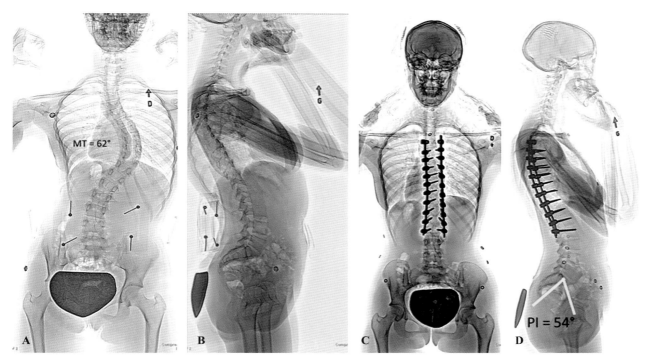

▲ 图 19-4　A 和 B. 术前正侧立位片体现出患者 PI 为 54°，与前凸和正常后凸相适应；C 和 D. 手术策略为通过内固定棒的矫形和直接的椎体去旋转来矫正胸椎节段性后凸；矢状位平面的矫形伴随着冠状位的矫形，术后效果令人非常满意。MT. 主胸侧凸

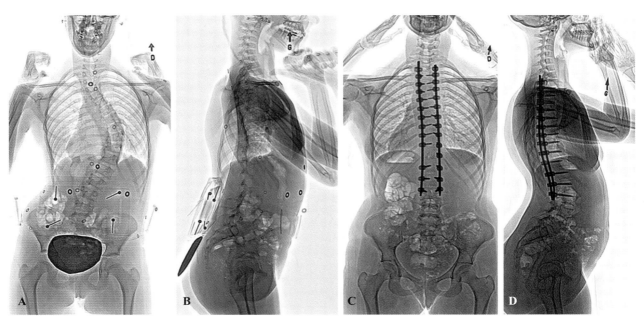

▲ 图 19-5　A 和 B. 与图 19-3 相同的患者，胸椎明显前凸，PI 为 58°。这位患者体育活动是感觉相对僵硬的，而且在术前 6 个月进展很快。C 和 D. 手术策略是前路胸腔镜 $T_8 \sim T_{12}$ 松解，$T_2 \sim L_3$ 的后路内固定和 $T_6 \sim T_{12}$ 的多节段 Ponte 截骨。矫形是通过平移而非通过旋转内固定棒来使脊柱靠近的内固定棒。术后胸椎后凸改善至 20°，颈椎后凸明显减小

对于 PI 较小的患者，在计划手术矫形时必须考虑不同的情况。低 PI 患者不需要太多前凸来建立矢状位平衡，并且较高 PI 患者更能耐受后凸减少。应注意避免在腰椎的内固定节段出现过度的前凸，以防止融合节段的后移，因为这样会增加远端或近端的应力，产生内固定失败的风险。从胸椎向腰椎的过渡应逐步进行，使前凸集中产生在远端节段（图 19-6）。

五、总结

为了更好地术后效果，在术前评估和术中治疗策略中，脊柱骨盆和整体的矢状位平衡是很重要的因素。恢复至接近正常的矢状位平衡可以减少远期交界性问题并防止内固定节段近端和远端的活动。术者需要非常理解矢状位平衡，并在矢状位平面的恢复和对冠状位平衡影响的风险中权衡利弊。

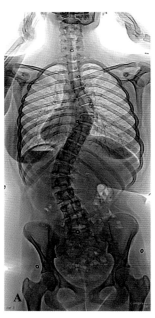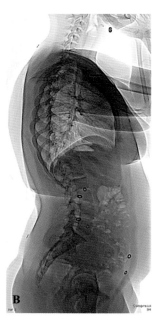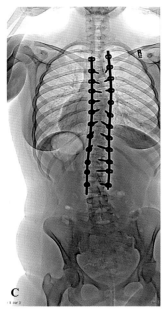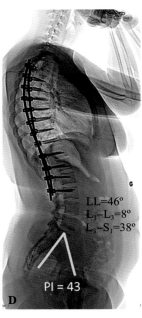

▲ 图 19-6　A 和 B.PI 很小并有两个主弯。手术目标是预防内固定节段向后移位来预防交界性问题；C 和 D. 术后 LL 为 46°，PI 为 43°。大部分腰椎前凸 L₃ ~ S₁ 为 38°。内固定节段只有 8°，使胸椎后凸和腰椎前凸之间更为平滑

参考文献

[1] Mac-Thiong J-M, Labelle H, Berthonnaud E, Betz RR, Roussouly P. Sagittal spinopelvic balance in normal children and adolescents. Eur Spine J. 2007; 16 (2):227–234
[2] Tanguay F, Mac-Thiong J-M, de Guise JA, Labelle H. Relation between the sagittal pelvic and lumbar spine geometries following surgical correction of adolescent idiopathic scoliosis. Eur Spine J. 2007; 16(4):531–536
[3] Mac-Thiong J-M, Labelle H, Roussouly P. Pediatric sagittal alignment. Eur Spine J. 2011; 20 Suppl 5:586–590
[4] Roussouly P, Labelle H, Rouissi J, Bodin A. Pre- and post-operative sagittal balance in idiopathic scoliosis: a comparison over the ages of two cohorts of 132 adolescents and 52 adults. Eur Spine J. 2013; 22 Suppl 2:S203–S215
[5] Marty C, Boisaubert B, Descamps H, et al. The sagittal anatomy of the sacrum among young adults, infants, and spondylolisthesis patients. Eur Spine J. 2002; 11(2):119–125
[6] Legaye J, Duval-Beaupère G, Hecquet J, Marty C. Pelvic incidence: a fundamental pelvic parameter for three-dimensional regulation of spinal sagittal curves. Eur Spine J. 1998; 7(2):99–103
[7] Mac-Thiong J-M, Labelle H, Charlebois M, Huot M-P, de Guise JA. Sagittal plane analysis of the spine and pelvis in adolescent idiopathic scoliosis according to the coronal curve type. Spine. 2003; 28(13):1404–1409
[8] Vedantam R, Lenke LG, Keeney JA, Bridwell KH. Comparison of standing sagittal spinal alignment in asymptomatic adolescents and adults. Spine. 1998; 23 (2):211–215
[9] Cil A, Yazici M, Uzumcugil A, et al. The evolution of sagittal segmental alignment of the spine during childhood. Spine. 2005; 30(1):93–100
[10] Roussouly P, Gollogly S, Noseda O, Berthonnaud E, Dimnet J. The vertical projection

of the sum of the ground reactive forces of a standing patient is not the same as the C7 plumb line: a radiographic study of the sagittal alignment of 153 asymptomatic volunteers. Spine. 2006; 31(11):E320–E325
[11] Mac-Thiong J-M, Roussouly P, Berthonnaud E, Guigui P. Sagittal parameters of global spinal balance: normative values from a prospective cohort of seven hundred nine Caucasian asymptomatic adults. Spine. 2010; 35(22):E1193–E1198
[12] Richards BS, Sucato DJ, Johnston CE, et al. Right thoracic curves in presumed adolescent idiopathic scoliosis: which clinical and radiographic findings correlate with a preoperative abnormal magnetic resonance image? Spine. 2010; 35(20):1855–1860
[13] Newton PO, Fujimori T, Doan J, Reighard FG, Bastrom TP, Misaghi A. Defining the "three-dimensional sagittal plane" in thoracic adolescent idiopathic scoliosis. J Bone Joint Surg Am. 2015; 97(20):1694–1701
[14] Ilharreborde B. Sagittal balance and idiopathic scoliosis: does final sagittal alignment influence outcomes, degeneration rate or failure rate? Eur Spine J. 2018; 27 Suppl 1:48–58
[15] Vidal C, Mazda K, Ilharreborde B. Sagittal spino-pelvic adjustment in severe Lenke 1 hypokyphotic adolescent idiopathic scoliosis patients. Eur Spine J. 2016; 25(10):3162–3169
[16] Martino J, Aubin C-E, Labelle H, Wang X, Parent S. Biomechanical analysis of vertebral derotation techniques for the surgical correction of thoracic scoliosis. A numerical study through case simulations and a sensitivity analysis. Spine. 2013; 38(2):E73–E83
[17] Ponte A, Orlando G, Siccardi GL. The true Ponte osteotomy: by the one who developed it. Spine Deform. 2018; 6(1):2–11

第七篇 成人脊柱侧凸（AS）

Adult Scoliosis (AS)

Sagittal Balance of the Spine
From Normal to Pathology: A Key for Treatment Strategy
脊柱矢状位平衡
从生理到病理：治疗策略的关键

第20章　成人脊柱侧凸：从病理到生理
From Pathological to Normal Shapes in Adult Scoliosis

Pierre Roussouly　Amer Sebaaly　著

许春阳　陈宇翔　译

王　征　郑召民　刘　铁　校

摘要：成人脊柱畸形的治疗对大多数脊柱外科医生甚至脊柱畸形外科医生来说仍然是一个难题。脊柱手术最重要的是恢复脊柱的平衡。只要外科医生明白恢复良好矢状位平衡的重要性，那么他必须在开始手术前回答几个问题。这个患者恢复矢状位平衡其代偿机制是什么？他或她在发生退行性改变前的正常情况如何？怎样实现无并发症的最佳手术策略？医生手中有什么技术可以达到手术目的？手术的预期结果是什么？本章将对治疗成人脊柱畸形的策略进行综述，并对可能的技术进行快速的回顾。

关键词：成人脊柱畸形，脊柱截骨术，Roussouly 分类

一、概述

认识到成人脊柱畸形的矢状位失平衡是最重要的，因为恢复患者的水平直视不仅对减少能量消耗很重要，对正常的社会交往也很重要[1]。为了在治疗这些病变时获得最佳结果，需要充分了解矢状位平衡的原理，同时也需要了解患者保持水平直视所采用的代偿机制[2]。再怎么强调这些机制的重要性都不为过，因为如果不能正确认识这些机制，将导致手术效果欠佳。事实上，Kumar 等[3] 在 2001 年发现，即使是短节段的后路融合术，如果在非平衡状态下进行融合，其邻近节段病的风险也很大（超过 50%），而如果在完全平衡的状态下进行，则这种并发症的风险降低了 20 倍以上。

一旦外科医生接受了恢复良好矢状位平衡的重要性，他们必须在开始手术前回答几个问题。这个患者恢复矢状位平衡的代偿机制是什么？他或她在退行性病变前的正常情况如何？什么是实现无并发症的最佳手术策略？医生手里有什么技术可以达到手术目的？手术的预期结果是什么？

基于角度相关性原则，美国学者通过与健康相关的生活质量（HRQoL）进行对照，论证了骨盆入射角（PI）与腰椎前凸（LL）$T_{12} \sim S_1$ 之间良好的相关性可能是获得良好临床结果的基本要求[4,5]。相当一段时间以来，这一理论逐渐成为一种"信条"，但其结果良莠不齐，并发症多为近端交界性后凸（PJK）。即使有很多人试图解释发生的原因，但直到现在，人们才对脊柱的内在形态有了正确的认识。基于正常的矢状位形态及其可能的病理演变，我们提出恢复骨盆形态（用 PI 评估）的治疗方案。

二、从生理到病理：退变脊柱病理形态的分类

如本书第 6 章所述，Roussouly 等评估了无症状人群的脊柱形态[6]。作者定义了 4 种正常脊柱形态，最近他们更新了分型，增加了第五种[7]（图 20-1）。识别正常的矢状位形态非常重要，有助于外科医生识别脊柱退行性变化。因此，每一个病理性矢状位形态都属于上面描述的，由 PI 决定的 5 种形状中的一种。

局部退变的第一个现象是椎间盘高度下降，随后由于局部后凸而导致失平衡。代偿终点为直立行走，同时头部水平倾斜以保证平视，Berthonnaud 等人发现了脊柱代偿的几种机制[8]。如果脊柱柔韧性好，则在局部后凸上方和（或）下方的柔韧节段的伸展会增加，后方的肌肉收缩，使躯干垂直抬起，这就需要脊柱肌肉的强力

的支撑，以防止随着后方小关节应力的增加而向前摔倒（图 20-2）。如果脊柱僵直，进行性后凸，重力线向前移动，骨盆向后旋转（后倾），导致骶骨倾斜角（SS）下降，骨盆倾斜角（PT）增加[2]。髋关节过度伸展，受到伸展保护限制（一般为 10°），最后，在严重的情况下，出现股四头肌引起膝盖屈曲代偿[2]。

必须认识这两种机制。它们有不同的临床表现，可分为局部代偿和整体失衡。第一个（上方后伸和下方屈曲）导致脊柱形状的局部代偿，以恢复新的序列，从而允许进行轻微的整体适应。例如，它可能是在 $L_4 \sim S_1$ 融合节段前凸减小的上方 $L_3 \sim L_4$ 过度后伸，或者是腰椎融合后前凸不足引起上方胸椎后凸减小。然而，这些局部代偿是痛苦的，既有对后方小关节的局部过度牵张应力，应力过大时会造成滑脱，也有由于肌肉挛缩而维持异常的局部姿势，如胸椎后凸减小。这

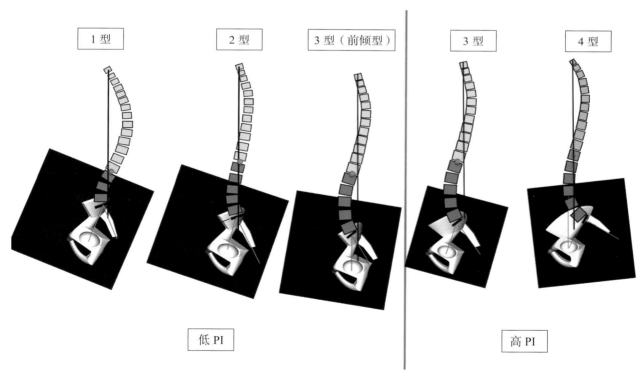

| 1 型 | 2 型 | 3 型（前倾型） | 3 型 | 4 型 |

| 低 PI | | | 高 PI | |

▲ 图 20-1　改良的 Roussouly 分类[7]

正常人的脊柱按骶骨倾斜角（SS）和骨盆入射角（PI）可分为 5 种不同的形状。1 型和 2 型 SS 和 PI 较小，前者 SL 较小，胸椎后凸角度更大（TK），后者脊柱更直。前倾 3 型 PI 小，但 SS 高，骨盆倾斜角小。3 型 PI 较高和 SS 中等，而 4 型 PI 和 SS 角度很大

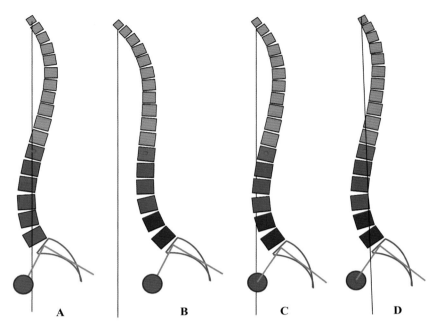

◀ 图 20-2　显示脊柱和骨盆在后凸发生后的代偿机制

A. 正常序列；B. 退行性改变发生在下腰部（蓝线表示铅垂线的前移）；C. 两种代偿机制发生，骨盆后倾 [骨盆倾斜角（PT）增加和骶骨倾斜角（SS）减小]；D. 活动节段脊柱后凸减少（胸椎后凸减少）

些患者很难诊断，因为他们可能有疼痛和不适的症状，却没有整体失衡，但尽管如此，他们还是存在平衡问题。

　　第二种机制是众所周知的经典不平衡：前凸消失和（或）后凸增大，由于脊柱僵硬、骨盆后倾和 C_7 铅垂线（C_7PL）前移，代偿机制无法平衡整体而导致。骨盆后倾的这种机制与 PI 值的联系是：PI=PT+SS。PI 越高，增加 PT 的能力越高。这一机制有双重作用：SS 的水平化和整个脊柱相对于股骨头（FHs）的向后移动。这一现象受髋关节伸展储备限制[9]。保持这个姿势并无好处，而且可能导致肌肉挛缩（臀肌和腘绳肌）。即使站立位时患者似乎可保持平衡，行走时，由于向后用力会影响髋关节的位置，前方失衡会更强烈。当脊柱僵硬时，前方失衡会带来不适但很少产生疼痛。

　　在此基础上，根据 Barry 比值（BR），对分类的第一次尝试中，Le Huec 提出将矢状位脊柱平衡分为 3 型（图 20-3）[10]。

　　● A 型或正常平衡型：以躯干整体平衡为特征（C_7PL 在骶骨平台后面或前面）并且 $10° < PT < 25°$。下肢在站立位时完全伸展。

　　● B 型或代偿平衡：躯干整体平衡仍正常，

BR 小于 100%（C_7PL 在 FH 后方），但骨盆向后（$PT > 25°$）。下肢髋关节（股骨伸直）伸直，双膝充分伸直。

　　● C 型或失代偿平衡：躯干整体平衡显示正向 C_7PL，其值一般落在 FHs 前面（$BR > 100%$），PT 提示骨盆后倾。下肢髋关节后伸（骨盆后倾）及膝关节屈曲。髋关节后伸过度。

　　● 第四种类型可以通过描述腰椎过度前凸和骨盆前倾（$PT > 5°$）之间的关系来补充。髋关节处于正常位置或轻微屈曲，膝关节可能处于反屈状态。常通过胸椎后凸减小进行代偿。这是 3 型脊柱前倾的常见表现（图 20-4）。

　　区分矢状位平衡和代偿平衡很重要。研究发现，与融合后处于平衡状态脊柱相比，处于代偿平衡状态的脊柱其邻近节段疾病的发病率增加[3]。

　　虽然这种分类很简单，但是人们不能根据这种分类来制定手术策略，也没有人尝试在这种原始的推理基础上对矢状位失平衡进行分类。事实上，已经有很多人尝试对退行性脊柱疾病进行分类，比如退行性腰椎滑脱症的分类[11, 12]，或成人畸形 [Schwab 脊柱侧凸研究学会（SRS）分类][13]。Schwab-SRS 分类定义了 4 种基本畸形，即 T 代表胸椎侧凸，D 代表双弯，L 代表腰椎侧

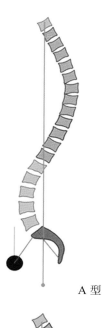
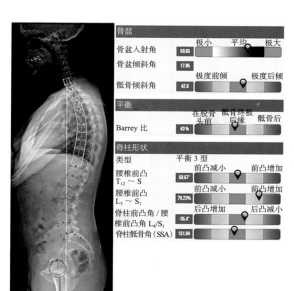

◀ 图 20-3 A. 矢状位不平衡可分为 3 种临床分型；B. A 型为平衡型脊柱，Barrey 比（BR）< 100%，骨盆倾斜角（PT）与骨盆入射角（PI）相符；C. B 型为代偿平衡型脊柱，矢状位不平衡的代偿可产生正常的 BR（< 100%），但需注意的是其 PT 高于正常；D. C 型是脊柱失平衡，代偿机制都将失效

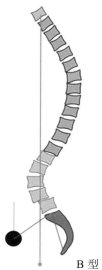
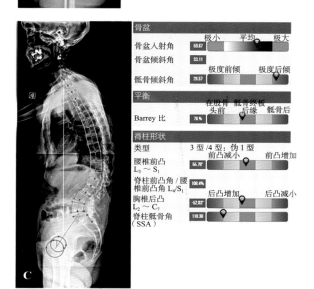

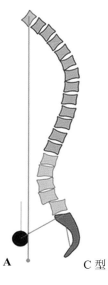
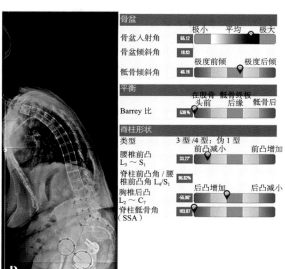

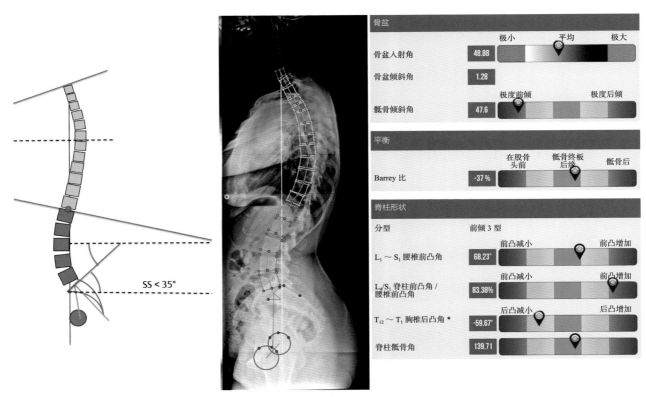

▲ 图 20-4 前倾 3 型脊柱具有与 3 型脊柱相同的特征，但骨盆倾斜角（PT）＜ 5°，骨盆入射角（PI）较低（*. 原著表述疑有误）

弯，S 代表矢状位畸形而不是冠状面畸形。除了基本的畸形外，还有 3 个参数，即 PT、PI–LL 和矢状位垂直轴（SVA）（图 20–5）。在这些分类中使用的所有参数都是位置参数，而没有试图分析脊柱的形状及其病理演变。此外，在不考虑退行性脊柱形态的情况下，HRQoL 评分和机械力学并发症（PJK、骨不连等）与部分局部参数（PI–LL）或整体参数（T_1 骨盆角、整体倾斜）相关。

近年来，我们根据 Roussouly 最初的分型和局部脊柱后凸代偿机制，提出了老年脊柱的分型及其退行性变化（图 20–6 至图 20–9）。这项研究分析了 331 个未手术的退行性脊柱的队列，以确定正常脊柱可能出现的退行性变化[14]。为了使这个分型更容易理解，我们将其分为四大类 11 种类型（表 20–1）。

● 经典类型：最初 Roussouly 分类中所描述的类型 1 ~ 4（见第 6 章）。

● 前倾 3 型和 4 型：这些类型分别具有与经典 3 型和 4 型（中等和高 SS）相同的特征，但伴有低 PT（PT ≤ 5°）（见第 6 章）。

● 后倾（或假）型：这些类型起源于骨盆后倾的 4 种典型类型。假 2 型和假 3 型在 SS 和 LL 形态上分别具有与经典型相同的特征，但其 PT 值较高（PT ≥ 25）。假 2 型胸椎后凸（TK）伴有较低的 SS、较小的 LL、较大的 PI 和较大的 TK。

● 后凸类型：当所有代偿机制失效，会出现后凸。根据胸椎代偿的可能性可分为两个亚型。

○ 腰椎后凸形态：以腰椎后凸为特征，伴有胸椎后凸减小代偿（BR ＜ 100%）。

○ 整体性后凸形态：以腰椎后凸为特征，不伴胸椎后凸减小代偿（因此脊柱不平衡，BR ≥ 100%）。

为了简单理解脊柱退行性变化的这种分型，

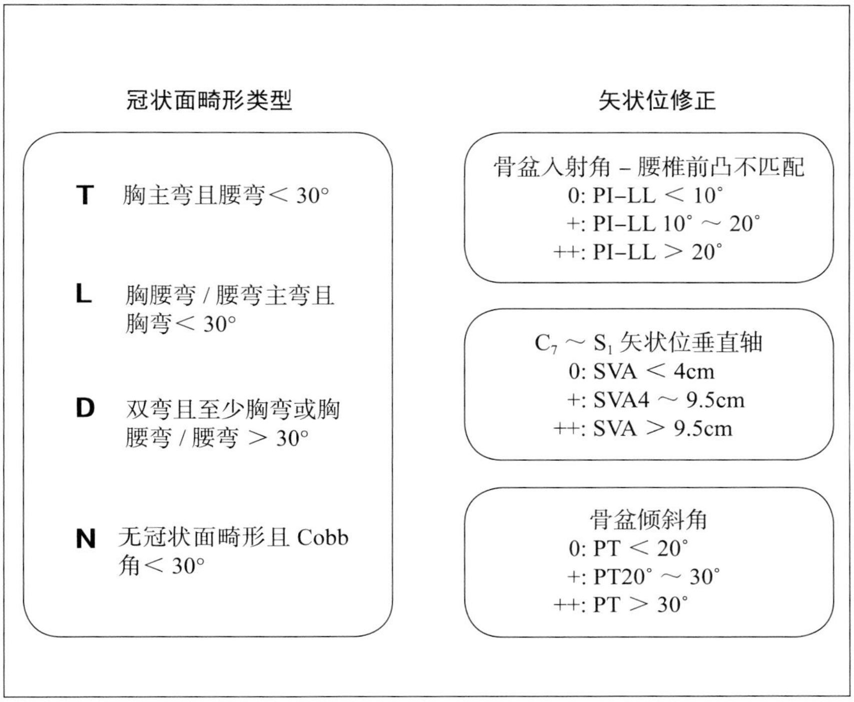

冠状面畸形类型

T　胸主弯且腰弯＜ 30°

L　胸腰弯 / 腰弯主弯且
胸弯＜ 30°

D　双弯且至少胸弯或胸
腰弯 / 腰弯＞ 30°

N　无冠状面畸形且 Cobb
角＜ 30°

矢状位修正

骨盆入射角 – 腰椎前凸不匹配
0: PI-LL ＜ 10°
+: PI-LL 10°～ 20°
++: PI–LL ＞ 20°

$C_7 \sim S_1$ 矢状位垂直轴
0: SVA ＜ 4cm
+: SVA4 ～ 9.5cm
++: SVA ＞ 9.5cm

骨盆倾斜角
0: PT ＜ 20°
+: PT20°～ 30°
++: PT ＞ 30°

◀ 图 20-5　**Schwab 脊柱侧凸
研究学会（SRS）对成人畸形
的分类**
包括 4 个主要分类和 3 个参数，
即矢状垂直轴（SVA）、骨盆入射
角（PI）- 腰椎前凸（LL）和骨盆
倾斜角（PT）

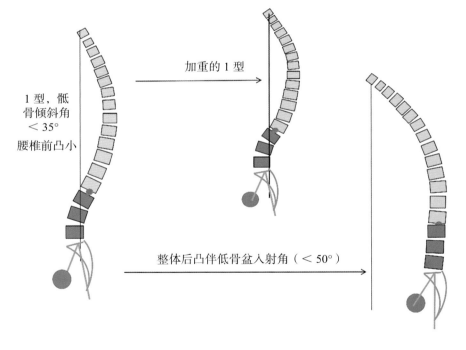

1 型，骶
骨倾斜角
＜ 35°
腰椎前凸小

加重的 1 型

整体后凸伴低骨盆入射角（＜ 50°）

◀ 图 20-6　**1 型可能退行性变
为加重的 1 型**

我们必须记住对于局部后凸适当的调节机制，即
相邻节段的前凸减小和（或）骨盆后倾。

（一）对于低骨盆入射角（＜ 50°），无后
倾或轻度后倾的骨盆

● 当 1 型脊柱退变时，通过在下方腰椎增

加短节段的前凸（加重 1 型）进行代偿。另一方
面，当代偿机制无效时，LL 消失，产生"整体
后凸"型，伴有小 PI（图 20-6）。

● 2 型脊柱代偿范围也很小（图 20-7）。根
据发生后凸的节段：

○ 在胸椎水平不伴 2 型前凸改变（2+TK 型）。

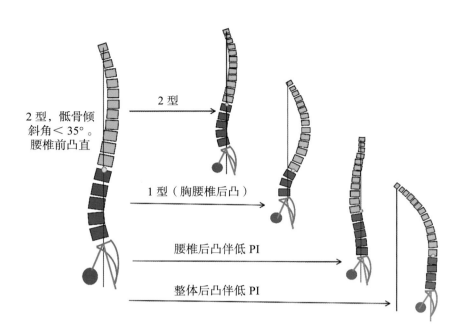

◀ 图 20-7 2 型可能退变为 1 型、2 型或整体或腰椎后凸［骨盆入射角（PI）减小］

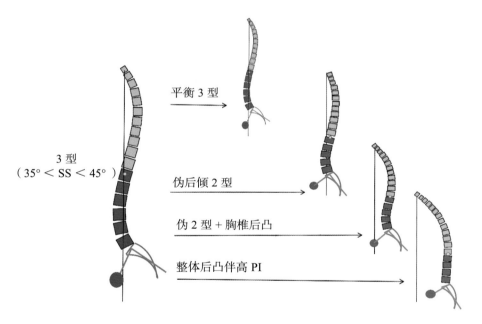

◀ 图 20-8 3 型可能退变为 3 型或假 2 型［有或无胸椎后凸（TK）］或伴有高骨盆入射角的整体后凸（PI）

SS. 骶骨倾斜角

○ 在胸腰椎水平，变为 1 型脊柱（胸腰椎后凸）。

○ 在腰椎水平，呈"腰椎后凸"类型（如果胸椎可以用后凸减小来补偿）。

○ "全脊柱后凸型"（低 PI），或腰椎前凸消失。

（二）对于高骨盆入射角（50°），骨盆后倾

在 3 型和 4 型脊柱中，初始形状可能保持不变。退行性改变发生在小关节后关节面上，是由后方应力增高引起的（见第 9 章）。小关节稳定性丧失可能是退行性腰椎滑脱的第一步。当发生退行性前凸丢失时，骨盆后倾是 SS 减小的规律（图 20-8，图 20-9）。4 型可能会随着后倾的增加而改变为 3 型，形成假 3 型，接着 3 型可能会转变为 2 型。因为这是一种骨盆后倾的 2 型。

● 如果通过改变后凸在胸部区域代偿，则为假 2 型。

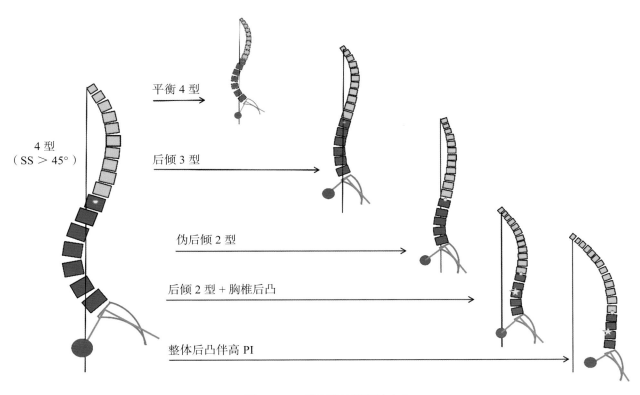

▲ 图 20-9　4 型可能的退行性变化

SS. 骶骨倾斜角；PI. 骨盆入射角

表 20-1　根据 Roussouly 退行性脊柱疾病的分型和发病率分为不同的退变类型

	脊柱形态分类	发生率
经典亚型	1 型	15.4%
	2 型	13.9%
	3 型	19.0%
	4 型	23.6%
前倾型	前倾 3 型	1.2%
	前倾 4 型	0.3%
后倾型	后倾 1 型	0%
	后倾 2 型	13.9%
	后倾 2 型 + TK	1.8%
	后倾 3 型	5.1%
	后倾 4 型	0%
后凸型	腰椎后凸型	2.7%
	整体性后凸型	3.3%

TK. 胸椎后凸

● 如果 TK 没有改变，则为假 2 型 +TK。

最后一步是完全丧失前凸伴全脊柱后凸，骨盆广泛后倾，膝关节屈曲。

我们应该记住，1 型没有后倾或假 1 型，因为 1 型有很低的 PI 和很低的动作幅度来代偿骨盆后倾。另一种未发现的类型是后倾 4 型，因为它与 3 型脊柱具有相同的特征。

对退行性脊柱的描述有助于外科医生确定脊柱的初始类型，并有助于确定最佳手术策略，以获得最佳手术结果。PI 仍然是初始类型分型的唯一标志，手术治疗必须辨别 PI 分型。低 PI 通常是 1 型或 2 型，而高 PI 通常是 3 型或 4 型。

三、固定的矢状位失平衡复位技术

僵硬脊柱畸形的矫形要求术者能力很强，但最重要的是要做好充分的术前准备。无论是后路手术还是前路手术，或同时进行前后路手术，都不可忽视手术计划对于治疗成人脊柱畸形的重要性。事实上，最近的一项研究表明，23% 的畸形矫正手术即使由专家完成也不能达到预期的目标[4]。

成人畸形手术规划中，最古老和最原始的技术是使用透写纸。它包括在透写纸上描绘畸形，并模拟各种截骨术场景。随着科技的发展，计算机软件成为脊柱参数测量和手术规划的常规程序。在成人脊柱畸形中，人们通常使用两个软件，即 KEOPS 脊柱软件和 Surgimap 软件。后者能够测量矢状位平衡参数并制订手术计划（截骨术、融合器等），前者方便外科医生在线存储数据并扩大了他们的数据库，这包括体格检查和 HRQoL 分数。KEOPS 是测量成人畸形冠状面和矢状位参数的可靠工具，其观察者间和观察者内的可靠性近乎卓越[15]。另一方面，Surgimap 软件测量矢状位参数的可靠性稍低[5]，但是提供了在成人畸形的主要矫正手术后精确预测术后序列的可能性[16]。无论用于计划手术的方法如何，都应始终遵守下面介绍的准则。

在规划成人脊柱畸形的矫正手术时，外科医生可以回顾一下他们的手术技术。可分为后路矫正技术（后路截骨）或首次手术行前路松解。

（一）首次（手术行）后入路技术

后路手术是治疗脊柱疾病最常用的方法，也是脊柱外科医生最熟悉的方法[17]。自 1945 年 Smith Petersen 首次描述脊柱截骨术以来，脊柱后路截骨术得到了广泛的应用[18]。下面将详细介绍主要策略和固定范围。后路矫形术可分为三大类，即后柱截骨术、三柱截骨术和后路全椎体切除术。Diebo 等[19] 再将截骨术细分为两种类型，每种类型都有总共 6 种类型的后路截骨术。我们应该记住，三柱截骨术是一种后柱截骨术，它有一些额外的、十分复杂的步骤。

（二）首次（手术行）前入路技术

自国际脊柱研究小组（ISSG）发表成人畸形并发症报道以来（并发症发生率超过 100%）[20]，人们的注意力已经转移到了畸形的首次（手术行）前入路技术上。第一种通过前路内固定矫正畸形的方法是 Dwyer 提出的，然后在腹侧对脊柱节段去旋转（VDS）。除了对胸腹腔有侵袭外，矢状位矫正不足是这些技术的主要问题。使用更加坚硬的固定棒有助于改善这个问题，但前者仍然是常规使用这些技术的障碍。使用微创脊柱手术（MISS）技术［极外侧椎间融合（XLIF）和最近的斜外侧腰椎椎间融合（OLIF）］放置的专用椎体间融合器改善了手术入路并发症的发病率，对冠状面和矢状位复位更好。此外，使用斜入路进入 $L_5 \sim S_1$ 椎间盘变得更为普遍[21]。这也提示恢复椎间盘高度可以导致畸形自发矫正及间接神经减压。

最近的研究表明，单节段经椎弓根椎体截骨术（PSO）和前路矫正手术对成人脊柱畸形具有同样的矫正能力[22]。微创外科（MIS）ISSG 组最近的研究表明，与开放手术相比，使用这些方法可以减少内固定长度、再手术率、失血量和住院时间，而不会影响临床和影像学结果。首次（手术行）前入路的主要局限性是其不能提高矫正率和解决后路小关节骨关节炎。因此，MIS ISSG 委员会建议使用微创技术矫正小的（SVA < 6cm）、灵活和平衡代偿的畸形（图 20-10）[23]。

四、从病理到生理：固定矢状位平衡复位策略

在 SRS 分类的基础上，矢状位矫形的目的是基于 LL 与 PI 的相关性，就好像 LL 与 PI 之间存在线性关系一样，其理念是 LL 随 PI 的增大而增大。即使这种关系大体上是可以接受的，但它不包括 TK 与 LL 之间的相互作用，例如，在 Roussouly 分型的 1 型中，LL 高于与低 PI 相关联的预期值。另一方面，我们在上一章中已经看到，对于相同的 LL 值，在腰椎前凸后伸时上下弯曲之间的重新分配对于胸后凸的大小非常重要。

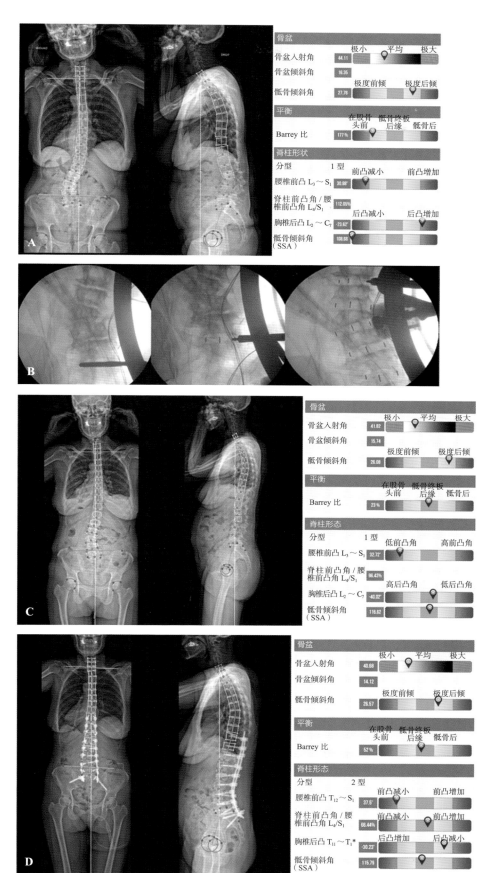

◀ 图 20-10 病 例 1（见后述）

*.原著表述疑有误

在针对基于上述分类的成人畸形提出外科治疗方案之前，应制定一些基本的治疗原则。首先，对于不同性别之间外科手术目标应当不同。事实上，男性比女性能容忍更多的矫形不理想，可能是因为男性背部肌肉组织更发达。其次，当脊柱比较柔韧时，Smith–Peterson 截骨术（SPO）或多节段截骨术（PO）优于 PSO，因为它们效果相同，但并发症较少[24]。

矫正成人畸形的外科策略（图 20-11，图 20-12）中最重要的是避免矫正不足和矫枉过正，否则可能会导致一些早期并发症（见下文）。根据 PI，矢状位复位的目的是保持当前形态，恢复到与骨盆形态（PI）匹配的状态。

（一）骨盆入射角较小（＜50°）（图 20-11）

● 1 型形态[25]

○ 在没有脊柱侧凸的情况下，在复位时保持 1 型的形态是一个好的选择。

○ 在胸腰段脊柱侧凸相关的病例中通过减少胸腰段脊柱后凸将其转变为 2 型，可能是一个好的选择。

○ 必须避免过长的脊柱前凸导致的 3 型前倾，这总是一个不好的选择[26]。

● 2 型形态

○ 保持 2 型。通常不需要处理胸椎。如果保持较低的脊柱前凸值并为肺提供适当的空间，则发生近端交界性后凸的风险较低。

● 存在 TK 的 2 型

○ 为了保持 2 型形态，必须减小 TK。这对于年龄较大的患者人群可能非常危险。我们建议将患者的脊柱转变为较长 Scheuermann 后凸，远端腰骶部前凸较短的 1 型脊柱。最好也将胸椎进行固定。

○ 无论如何，过多的脊柱前凸都会导致前倾的 3 型畸形，这是一个不好的选择[26]。

● 腰椎后凸

○ 由于腰椎较僵硬，通过后入路恢复脊柱前凸通常需要一个较小的 L_4 PSO。

○ 通过首次（手术行）前入路椎间融合器（OLIF）减少脊柱前凸，可能是打开椎间盘间隙并恢复脊柱前凸较好的选择[27]。

（二）骨盆入射角较大（50°）

● 退行性病变伴持续性 3 型或 4 型脊柱

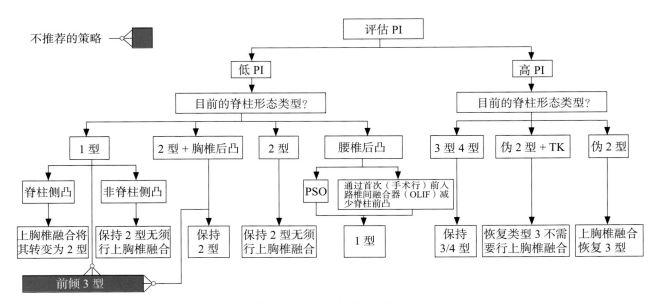

▲ 图 20-11　治疗脊柱畸形的原则
PI. 骨盆入射角；PSO. 经椎弓根椎体截骨术；TK. 胸椎后凸

○ 脊柱矫正的主要目的是保持脊柱形态的一致。

○ 如果脊柱与代偿的 SK 平衡良好，则无须处理整个脊柱。

● 减少不伴胸椎代偿的前凸（存在 TK 的假 2 型）和骨盆后倾（PT > 25°）：

○ 有必要增加脊柱前凸，如果脊柱仍然灵活，可以采用整体松解（后柱截骨术），或者在脊柱僵硬时采用 L_4 PSO。

○ 由于在胸部水平没有代偿，所以可能不要将融合延伸到上胸椎区域。

● 减少伴有双重代偿性的前凸，胸椎后凸减小和骨盆后倾（假 2 型）

○ 当前凸恢复时，胸椎总是向前弯曲，这是因为胸椎总是找到它的原始形态。

－ 如果融合终止到 T_{10} 处，则会增加交界区失败的风险。可能需要根据 SK 将融合延长到 T_2 或 T_3。

－ 如果融合区延长至上胸椎，则很难预测脊柱后凸复位的确切需求。如果 SK 恢复不充分，颈胸段 PJK 的风险增加，近端器械松动的风险也会增加。

○ 当恢复前凸时，必须注重前凸的形状。较大的前凸角度远端必须位于 L_4 ~ S_1。如果前凸偏上，位于 T_{12} ~ L_1，它会减少 TK 的节段，增加了上段 PJK 的风险。过长过大的前凸不是一个好的选择。

五、典型病例

（一）病例 1

患者，女性，48 岁，表现为进行性腰痛，前屈时疼痛加重。Oswestry 功能障碍指数为 48。全脊柱 X 线片（图 20-10）显示低 PI 伴 1 型脊柱侧凸和胸椎相对较直以及腰椎侧凸 36°（图

20-10A）。根据所提出的治疗原则，该患者可能会保持 1 型脊柱侧凸，或转变为侧凸减小的 2 型脊柱侧凸（图 20-11）。患者于 L_1 ~ S_1 行前路 OLIF 使其脊柱后侧凸减小（图 20-10B）。第一次手术后，脊柱侧凸（降至 24°）、矢状平衡得到了部分恢复（图 20-10C）。1 周后，患者进行了后路矫形内固定融合术。术后全脊柱 X 线片显示 2 型平衡，腰椎侧凸减至 13°。（图 20-10D）。

（二）病例 2

患者，女性，62 岁，腰痛进行性加重。全脊柱 X 线片显示 TK 为 2 型脊柱。根据治疗原则，保留 2 型或转换为 1 型都是胸椎内植物脊柱侧凸部分复位的选择（图 20-12）。

（三）病例 3

全脊柱 X 线片显示背部平坦，上胸椎后凸（图 20-13）。PT 和 PI 增加 57°。这表示患者为 TK 假 2 型。唯一的选择是还原为 3 型。这一病例在 L_4 水平行 PSO 并融合至上胸椎。

六、结论

由于年龄和机械应力的影响，退变导致脊柱局部和整体改变，影响椎间盘和后部小关节。识别初始的正常形态以及它们可能在每个椎间节段上引起的应力，可以预测退变的位置及其对形态变化的影响。对成人来说 PI 值几乎恒定，是每个人矢状位的真实标志，最可能具有"理想平衡形态"的特征。如果角度相关性在治疗评估方面很重要，那么弯曲识别、相关长度和弯曲再分配，可以避免序列不良和不良弯曲发展成 PJK。

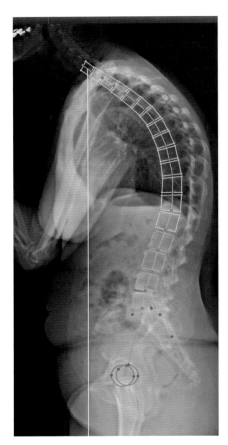
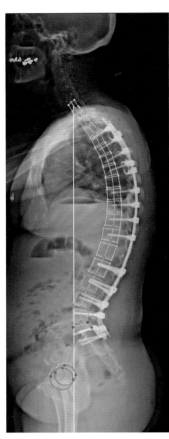

◀ 图 20-12　病例 2（详细描述见正文）

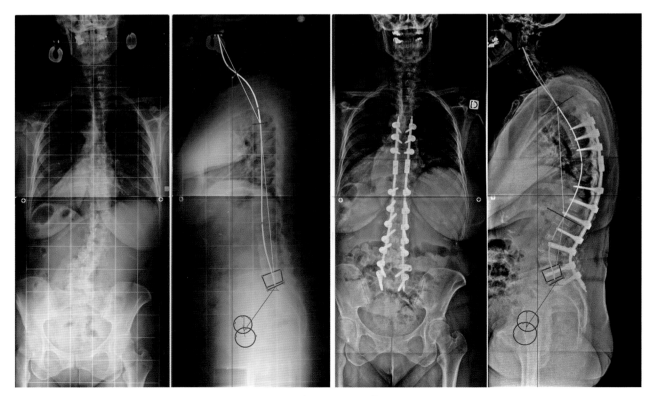

▲ 图 20-13　病例 3（详细描述见正文）

参考文献

[1] Roussouly P, Nnadi C. Sagittal plane deformity: an overview of interpretation and management. Eur Spine J. 2010; 19(11):1824–1836

[2] Barrey C, Roussouly P, Perrin G, Le Huec JC. Sagittal balance disorders in severe degenerative spine. Can we identify the compensatory mechanisms? Eur Spine J. 2011; 20 Suppl 5:626–633

[3] Kumar MN, Baklanov A, Chopin D. Correlation between sagittal plane changes and adjacent segment degeneration following lumbar spine fusion. Eur Spine J. 2001; 10(4):314–319

[4] Schwab FJ, Patel A, Shaffrey CI, et al. Sagittal realignment failures following pedicle subtraction osteotomy surgery: are we doing enough? Clinical article. J Neurosurg Spine. 2012; 16(6):539–546

[5] Lafage R, Ferrero E, Henry JK, et al. Validation of a new computer-assisted tool to measure spino-pelvic parameters. Spine J. 2015; 15(12):2493–2502

[6] Roussouly P, Gollogly S, Berthonnaud E, Dimnet J. Classification of the normal variation in the sagittal alignment of the human lumbar spine and pelvis in the standing position. Spine. 2005; 30(3):346–353

[7] Laouissat F, Sebaaly A, Gehrchen M, Roussouly P. Classification of normal sagittal spine alignment: refounding the Roussouly classification. Eur Spine J. 2018; 27(8):2002–2011

[8] Berthonnaud E, Dimnet J, Roussouly P, Labelle H. Analysis of the sagittal balance of the spine and pelvis using shape and orientation parameters. J Spinal Disord Tech. 2005; 18(1):40–47

[9] Hovorka I, Rousseau P, Bronsard N, et al. Extension reserve of the hip in relation to the spine: comparative study of two radiographic methods. Rev Chir Orthop Repar Appar Mot. 2008; 94(8):771–776

[10] Le Huec JC, Charosky S, Barrey C, Rigal J, Aunoble S. Sagittal imbalance cascade for simple degenerative spine and consequences: algorithm of decision for appropriate treatment. Eur Spine J. 2011; 20 Suppl 5:699–703

[11] Kepler CK, Hilibrand AS, Sayadipour A, et al. Clinical and radiographic degenerative spondylolisthesis (CARDS) classification. Spine J. 2015; 15(8): 1804–1811

[12] Gille O, Challier V, Parent H, et al. Degenerative lumbar spondylolisthesis: cohort of 670 patients, and proposal of a new classification. Orthop Traumatol Surg Res. 2014; 100(6) Suppl:S311–S315

[13] Schwab F, Ungar B, Blondel B, et al. Scoliosis Research Society-Schwab adult spinal deformity classification: a validation study. Spine. 2012; 37(12): 1077–1082

[14] Sebaaly A, Grobost P, Mallam L, Roussouly P. Description of the sagittal alignment of the degenerative human spine. Eur Spine J. 2018; 27(2):489–496

[15] Maillot C, Ferrero E, Fort D, Heyberger C, Le Huec JC. Reproducibility and repeatability of a new computerized software for sagittal spinopelvic and scoliosis curvature radiologic measurements: Keops. Eur Spine J. 2015; 24 (7):1574–1581

[16] Langella F, Villafañe JH, Damilano M, et al. Predictive accuracy of Surgimap surgical planning for sagittal imbalance: a cohort study. Spine. 2017; 42(22): E1297–E1304

[17] Polly DW, Jr, Chou D, Sembrano JN, Ledonio CG, Tomita K. An analysis of decision making and treatment in thoracolumbar metastases. Spine. 2009; 34 (22) Suppl:S118–S127

[18] Smith-Petersen MN, Larson CB, Aufranc OE. Osteotomy of the spine for correction of flexion deformity in rheumatoid arthritis. Clin Orthop Relat Res. 1969; 66(66):6–9

[19] Diebo B, Liu S, Lafage V, Schwab F. Osteotomies in the treatment of spinal deformities: indications, classification, and surgical planning. Eur J Orthop Surg Traumatol. 2014; 24 Suppl 1:S11–S20

[20] Smith JS, Klineberg E, Lafage V, et al. Prospective multicenter assessment of perioperative and minimum 2-year postoperative complication rates associated with adult spinal deformity surgery. J Neurosurg Spine. 2016; 25(1): 1–14

[21] Zairi F, Sunna TP, Westwick HJ, et al. Mini-open oblique lumbar interbody fusion (OLIF) approach for multi-level discectomy and fusion involving L5-S1: preliminary experience. Orthop Traumatol Surg Res. 2017; 103(2):295–299

[22] Mundis GM, Jr, Turner JD, Kabirian N, et al. Anterior column realignment has similar results to pedicle subtraction osteotomy in treating adults with sagittal plane deformity. World Neurosurg. 2017; 105:249–256

[23] Mummaneni PV, Shaffrey CI, Lenke LG, et al. The minimally invasive spinal deformity surgery algorithm: a reproducible rational framework for decision making in minimally invasive spinal deformity surgery. Neurosurg Focus. 2014; 36(5):E6

[24] Cho K-J, Bridwell KH, Lenke LG, Berra A, Baldus C. Comparison of Smith- Petersen versus pedicle subtraction osteotomy for the correction of fixed sagittal imbalance. Spine. 2005; 30(18):2030–2037, discussion 2038

[25] Scemama C, Laouissat F, Abelin-Genevois K, Roussouly P. Surgical treatment of thoraco-lumbar kyphosis (TLK) associated with low pelvic incidence. Eur Spine J. 2017; 26(8):2146–2152

[26] Ferrero E, Vira S, Ames CP, et al. Analysis of an unexplored group of sagittal deformity patients: low pelvic tilt despite positive sagittal malalignment. Eur Spine J. 2016; 25(11):3568–3576

[27] Ohtori S, Mannoji C, Orita S, et al. Mini-open anterior retroperitoneal lumbar interbody fusion: oblique lateral interbody fusion for degenerated lumbar spinal kyphoscoliosis. Asian Spine J. 2015; 9(4):565–572

第 21 章 矢状位平衡的后路手术治疗策略
Sagittal Balance Treatment Strategy in a Posterior Approach

Fethi Laouissat　Pierre Roussouly　**著**

孙振程　张耀申　**译**

王　征　郑召民　**校**

摘要： 本章的目的是介绍如何通过后路手术恢复脊柱退变或畸形患者的矢状位平衡。

关键词： 畸形矫正、单轴螺钉、单平面螺钉、复位策略、弯棒、Roussouly 分型、矢状位平衡、脊柱序列

一、概述及争议

矢状位平衡已成为脊柱外科医生在处理脊柱退行性疾病或脊柱畸形手术时越来越重视的问题。所有脊柱外科医生都认同：进入手术室前必须制订详细的术前计划，因为"没有计划就是在计划失败"。

然而，尽管所有脊柱外科医生都熟知手术策略和基本手术技能，但对于脊柱矢状位序列的策略和理念仍有争议。关于脊柱序列与骨盆之间的一些关键问题仍在讨论中。

众所周知，骨盆入射角（PI）是决定骨盆形状的恒定参数。骨盆围绕髋关节轴的后倾或前倾适应骶骨平台，并且符合如下几何关系：PI = SS + PT（SS 为骶骨倾斜角；PT 为骨盆倾斜角）[1]（图 21-1）。

为指导手术方案，人们提出众多与 PI 和腰椎前凸（LL）（测量 L_1 和 S_1 之间）相关的参数，即通过对骨盆形态和腰椎曲线之间的不匹配进行定量，对每个患者制订个体化的治疗方案与目标[2]。脊柱骨盆矢状序列目标阈值确定为 PI-LL < 10°。然而，PI-LL 不匹配临界值与 Schwab-SRS 分型一样，似乎是一种"一刀切"理论[3]。

另一方面，Roussouly 等[4] 研究了正常人的矢状位脊柱序列，将腰椎曲度分为 4 种类型。之后，Laouissat 等[5] 在 Roussouly 分型基础上提出第五种类型，这一类型保留了骨盆前倾的概念，但这两个概念根本不同。"PI-LL 不匹配"似乎更多是一个数学公式，提供了理想的腰椎前凸角度，但是并没有给出指导性的建议：如何更好地恢复腰椎前凸。用 $L_1 \sim S_1$ 定义所有 LL 是以另外一种"一刀切"方式处理各种腰椎前凸。

Roussouly 等[4] 根据 PI 引入脊柱前凸形状变化不仅注重角度关系，还强调 LL 前凸和胸椎后凸的曲度的组成和分布。基于这一概念，矢状位平衡的治疗更倾向于恢复好的平衡参数（如 PT 和 C_7PL），因此，治疗目标是根据 PI 尽可能恢复生理矢状位形态。在发生病变时，最基本参考是 PI（高或低 PI），PI 作为一个恒定的参数，是脊柱在退变之前的唯一标志。

我们可以大致将骨盆形态分为两类：低 PI（< 50°）和高 PI（> 50°）。对于低 PI 的骨盆，需要恢复 1 型或 2 型形状；对于高 PI 的骨盆，需要恢复 3 型或 4 型形状（图 21-2）。

也就是说，本章的作者旨在根据他们的经验，向读者全面提供一些技术说明和观点，以帮助脊柱外科医生制订术前计划。

二、后路复位技术

（一）评估融合长度

1. 短节段固定（1 个或 2 个节段）

当脊柱失平衡可能与局部脊柱病变(不稳定、狭窄)导致的疼痛代偿有关时，该选择有效。然而，对于僵硬的或者结构性畸形，短节段固定难以恢复平衡。

2. 长节段固定（3 个及以上节段）

近端内固定节段的选择：这可能是最具争议的问题，也是最难做出的决定。有 3 个主要节段，即 L_2、T_{10} 和 $T_2 \sim T_4$。问题最多的是融合至上胸椎，多见于严重的胸椎后凸，需要延长固定节段控制后凸。

远端内固定节段"是否融合至骶骨？"：关于融合至 L_5 还是骶骨 / 骨盆存在很多争议。融合至骶骨的技术要求很高。需要使用多个螺钉在不同解剖部位进行长节段固定：骶板、骶翼、髂骨、骶髂关节[6-11]。长节段融合出现假关节的风险很高[12]。为促进融合，已证实"360°"融合和固定可达到非常好临床和生物力学方面效果[13, 14]。如果椎间盘高度超过 6mm，则需要使用前路融合的 $L_5 \sim S_1$ 专用融合器。融合至 L_5 水平在技术上更容易，但不利于平衡恢复。如果 L_5 作为远端固定椎，以上的融合节段出现序

$$PI=PT+SS$$

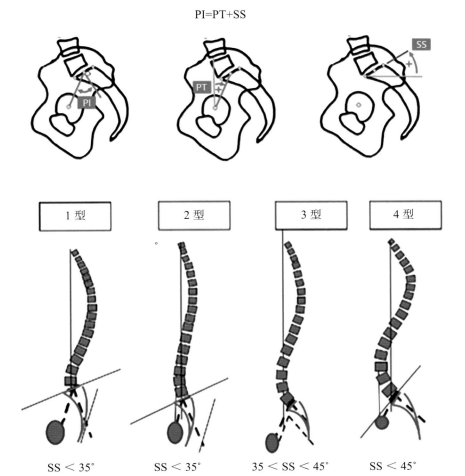

◀ 图 21-1　骶骨骨盆参数，包括骨盆入射角（PI）、骨盆倾斜角（PT）和骶骨倾斜角（SS）

◀ 图 21-2　根据 Roussouly 分型对脊柱矢状位曲度进行细分

SS. 骶骨倾斜角

列不良，未融合的 $L_5 \sim S_1$ 节段可能进行代偿，主要是局部疼痛范围扩大。初始代偿机制始于 $L_5 \sim S_1$ 节段后伸融合节段，来避免 C_7 向前倾斜。因此，局部应力集中于 $L_5 \sim S_1$ 关节突关节和后方结构。在长期随访中，椎间盘退行性改变可能导致椎间盘高度丢失和 $L_5 \sim S_1$ 屈曲导致前方失平衡（脊柱后凸）或 $L_5 \sim S_1$ 退行性滑脱。通过恢复椎间盘高度进行翻修较为困难，通常必须采用经椎弓根椎体截骨术（PSO）。

（二）脊柱柔韧性评价

松解方法取决于畸形脊柱的柔韧性。可以通过术前影像学进行评估。通常动力位片和 CT 扫描即可，因为在仰卧位，CT 扫描可以评估椎间融合情况。脊柱融合的不同程度及对应策略如下。

● 正常椎间状态：该节段无退行性变。

● 退行性僵硬：椎间盘和关节突均未融合，可进行后方深部结构松解（全关节突切除加椎板间松解）。

● 后柱完全融合但椎间隙可以活动：Smith–Petersen 截骨（SPO）的适应证。

● 椎间盘骨化导致的前方完全融合及后柱完全融合：PSO 截骨的适应证。这些技术在第 23 章中有详细说明。使用脊柱非对称截骨，可以对僵硬性脊柱侧后凸进行矫正。

备注

PSO 截骨节段策略对恢复前凸具有重要意义。一些作者[15]强调 L_3 节段更容易操作并且可以减少神经系统问题。但最近研究表明前凸顶点高度与近端交界性后凸（PJK）的发生有关[16]。我们之前已经发现必须恢复 LL 下方的曲度，重点恢复 L_4 或 L_5 水平的前凸。如果说 L_4 PSO 截骨手术已众所周知了，L_5 PSO 截骨[17]却不太常见，主要是因为存在较高的神经系统并发症风险。为了避免这些情况，我们建议改良的 L_5 PSO 截骨，保留 $L_5 \sim S_1$ 椎间孔，仅行近端部分椎弓根切除术，在闭合截骨区时避免 L_5 神经根卡压。这种 L_5 PSO 截骨的最佳适应证是在合并高 PI 的僵硬的矢状位失衡，需要恢复非常的高 SS 和非常大的腰椎前凸。

（三）螺钉放置和机制

遵循现代固定的原则，椎弓根螺钉由于把持力强而被广泛使用。它们或通过钉尾直接与棒连接，或通过连接器与棒连接。螺钉方向与椎体解剖轴线重合更具有优势。将螺钉按棒的方向植入对应椎体会呈同样方向。相反，如果在一个椎体的两个椎弓根中插入的两个螺钉呈发散方向，而不是椎体平面和轴线方面，那么螺钉方向将不可能与椎体方向相同。我们建议每个椎弓根中的每枚螺钉与上终板平行并且对称，在矢状位处于理

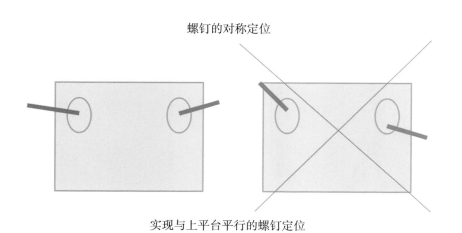

螺钉的对称定位

实现与上平台平行的螺钉定位

◀ 图 21-3 椎弓根螺钉位置与椎体解剖结构重叠

想位置（图 21-3）。

（四）棒塑形

这可能是技术要求最高的阶段。脊柱畸形的矢状位矫形计划是脊柱手术的关键。我们已经知道，根据脊柱弯曲的角度和形状，矫正有两个主要目的：恢复生理脊柱前凸和后凸。手术复位的主要工具是棒的塑形。刚开始进行脊柱内固定时，棒弯曲不良甚至不弯棒，其结果是腰椎前凸消失，导致"平背"。20 世纪 90 年代，文献描述了这种医源性并发症[18]。最近，根据 LL 与 PI 的关系，将棒前凸弯的过大过长。这被认为是造成术后 PJK 的原因[19]。也就是说，似乎"定量"角度恢复是必要的，但并不够。根据 Roussouly 的分类，我们建议根据 PI 恢复"正常"形状的策略。我们知道恢复脊柱前凸的主要区域是 $L_4 \sim L_5 \sim S_1$，腰椎前凸的下方角度等于 SS。此外，在 $S_1 \sim L_4$ 节段必须以最大角度弯棒，并且在上位腰椎减少弯棒甚至不弯棒。根据 Roussouly 的分型，我们提出以下预弯棒的方法（图 21-4）。

● 1 型：棒的远端完成短而急前凸，然后在 L_3 节段立即开始后凸弯曲，以对应于 1 型特异性胸腰段后凸。偶尔，2 型胸椎后凸可通过 1 型棒塑形变为 1 型。

● 2 型：腰前凸的远端形状相同，角度较小（＜ 35°），然后棒保持较直。

● 3 型：远端形状相同，角度较大（35°～ 45°），棒保持笔直或进行小角度弯曲。脊柱后凸拐点始于 $T_{11} \sim T_{10}$ 节段。

● 4 型：远端前凸逐渐增大（＞ 45°），直至 T_{12} 轻度弯棒，脊柱后凸拐点位于 $T_{11} \sim T_{10}$ 节段。

无论何种情况，矫形棒必须保持近似畸形的情况，不宜采用过于激进的方法，不宜过度恢复。患者麻醉后取俯卧位，畸形会部分恢复，到复位状态的差距也比较小[20]，这对恢复胸椎后凸非常重要；在使用预弯不良的棒时，通常会过度压平后凸。因此，在轻度矫形的情况下，棒必须弯曲至接近初始胸椎形状。（但影像学显示矫正"良好"时，棒外观似乎总是过度弯曲的。）

（五）脊柱与棒贴合和植入物连接

然后到了复位阶段（图 21-5，图 21-6）。在此期间，脊柱必须充分贴合棒的形状。在畸形中，理想情况下根据预期矢状位形状充分预弯的棒，应当在冠状面是完好的（达到脊柱侧凸复位），在矢状位是弯曲的（达到矢状位复位）。脊

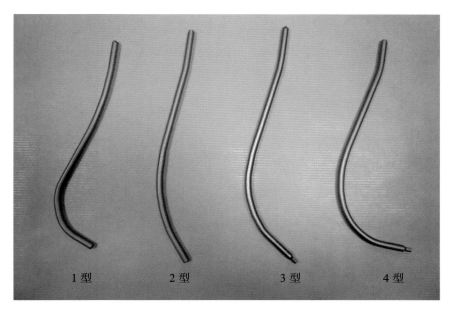

◀ 图 21-4　按 Roussouly 分型的 4 种矢状位类型的棒弯曲

1 型　　2 型　　3 型　　4 型

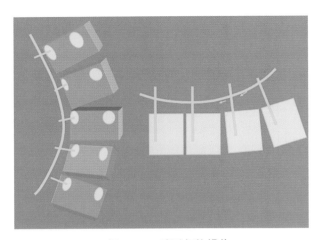

▲ 图 21-5　畸形复位操作
将矫形棒连接到单向螺钉上，松动螺母。左图为额面，右图为矢状位

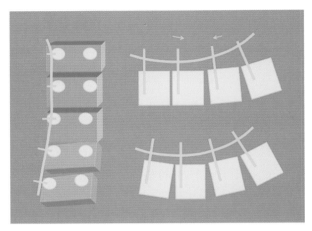

▲ 图 21-6　完成复位操作
将棒与单向螺钉连接。拧紧螺母并进行节段性加压。左图为额面，右图为矢状位

柱融合系统工具提供 2 种主要类型的连接，即直接 Tulip 系统和连接头或平移系统，以及 2 种自由度的螺钉 [包括多轴螺钉（棒和连接系统之间有二维空间的移动）和单轴螺钉（棒和连接之间没有移动）]。在多轴系统中，连接容易，但一旦螺母锁紧，螺钉就会根据棒随机稳定。此外，由于椎体位置和棒方向之间的关系较差，使用多轴连接导致复位范围有限。多轴系统的复位能力有限，只能进行短节段固定，尤其是经皮入路。

在畸形矫正时，单向螺钉系统肯定是优选的。几十年来，在脊柱畸形矫正中常规使用单轴螺钉，因为相对多轴螺钉，单轴螺钉提供的旋转矫正、胸椎扭转矫正和胸椎对称性矫正的程度更大 [21, 22]。在处理脊柱创伤时，单向螺钉比万向螺钉提供了更高的稳定性 [23]。我们认为这些概念在退行性疾病和成人脊柱畸形中，在恢复脊柱前凸的矢状位中有重要意义。对于单向螺钉，一旦拧紧螺母，螺钉与棒将在垂直方向上固定。当棒在预弯后发生弯曲时，最终螺钉方向与曲线切线相垂直。对于螺钉在椎弓根中的位置要求更高，如前所述，必须遵循椎体轴来表示立体椎体方向。使用单轴螺钉连接（图 21-7），当最终螺钉与棒垂直锁定时，椎体位置将遵循棒曲度。

在完全拧紧螺母之前，通常有一些自由度，允许螺钉和棒之间倾斜。通过压缩或撑开，能够使螺钉垂直于棒的理想位置。这种作用与恰好弯曲的棒相结合，可以恢复较大远端前凸，特别是在 1 型中。

已证实，单轴或单平面螺钉的生物力学性能优于多轴螺钉，在螺钉 – 头界面也优于多轴螺

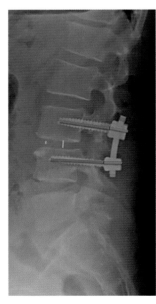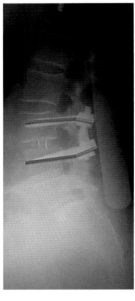

▲ 图 21-7　单轴/单平面螺钉（左侧）和多轴螺钉（右侧）之间的差异
单轴 / 单平面螺钉提供垂直于棒的螺钉头定位

钉[24]。在实际应用中，多轴螺钉 – 头位移可能导致节段性脊柱前凸丢失，在多节段椎弓根内固定甚至更严重。使用多轴螺钉进行多节段椎弓根固定，可能造成节段性前凸连续丢失，导致术后LL 复位不理想和骨盆启动代偿机制（骨盆后倾），从而导致临床结果的不理想。

三、脊柱融合与稳定

使用结构性椎间融合器或植骨进行前路支撑，可以恢复术前塌陷的椎间隙高度，或维持椎间隙高度。我们的策略是进行分期手术，即首次手术采用后来进行矫形的基本操作，如松解、减压与截骨术、内固定、复位与稳定、后方植骨。

第二次手术（3～4 周后）经腹膜后入路进行前方支撑和植骨：前路腰椎椎间融合术（ALIF）或斜侧椎间融合术（OLIF）[25]。由于术后疼痛较轻，微创 ALIF 或 OLIF 的失血量最小、手术时间更短、术后止痛药用量更少。

图 21–8 显示了用 KEOPS 软件（Optispine，Lyon，France）对患有多节段椎间盘病的 63 岁男性进行术前和术后矢状位平衡分析的示例，$L_3 \sim L_4$ 退行性滑脱和椎管狭窄。患者平均 PI（50°）出现退行性平背，矢状位失衡，骨盆后倾。第一次手术是 L_2 至骶骨后路脊柱融合术，$L_3 \sim L_4$ 和 $L_4 \sim L_5$ SPO。术后矢状位失衡得到纠正，患者站立时 PT 小于术前。

3 周后，患者接受第二次手术，通过微创 OLIF 方法进行前柱支撑。如果我们将 OLIF 与经椎间孔腰椎椎体间融合（TLIF）手术进行比较，我们可以发现 OLIF 出血更少，手术时间更短，神经损伤和感染更少。此外，OLIF 提供了更好的椎间隙准备、更充分的椎间盘和椎体终板软骨切除。此外，在首次手术，纠正节段性脊柱后凸或恢复椎间隙高度，之后进行前方支撑。

必须强调关于 TLIF 的相关优势，例如更大的冠状面矫正，特别是 L_5 倾斜和腰骶部冠状面畸形矫正[26]，以及不能接受二次手术的患者。

四、骶骨骨盆固定

骨盆的坚强固定对腰骶交界区牢固融合起

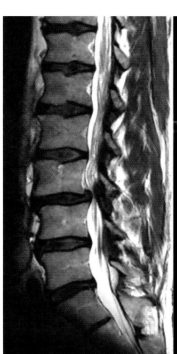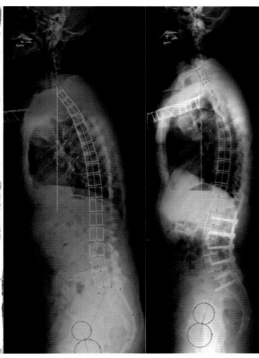

◀ **图 21-8 患者，男性，63 岁，发生多节段椎间盘病变、$L_3 \sim L_4$ 退行性滑脱和椎管狭窄**

左图为患者 MRI 图像，中图为患者术前矢状位序列，右图为患者术后矢状位序列。患者行 L_2 至骶骨后路脊柱融合术（PSF）、$L_3 \sim L_4$ 和 $L_4 \sim L_5$ Smith-Petersen 截骨术，然后行 $L_3 \sim L_4$ 和 $L_4 \sim L_5$ 斜侧椎间融合术（OLIF）

着至关重要的作用[7]。回顾这些骶骨骨盆固定技术，每种技术对于特定的病理有其特定适应证[7]。由于髂骨螺钉可能的并发症（广泛筋膜下剥离、植入物突出），有使用减少的趋势[27]。骶骨和骨盆的局部解剖结构提供了其他的锚定点[28]，对于延长至骶骨的长节段固定，首选四钉方案而不是 S_1 螺钉。

我们偏好将 S_2 骶骨翼螺钉穿过骶骨板。该技术可在不影响骶髂关节的情况下，为骶骨提供可靠的锚定（图 21-9）。但是，由于骶骨局部解剖结构为外科医生提供较小的通道，因此 S_2 骶骨翼螺钉固定技术要求也较高，所以 S_2 alarliac（S_2AI）技术是一种很好的替代方法（图 21-10）。

当选择骶骨融合时，S_2AI 技术在成人畸形和神经肌肉性脊柱侧凸的脊柱外科医生中越来越受欢迎[6, 8, 10, 11, 29]。

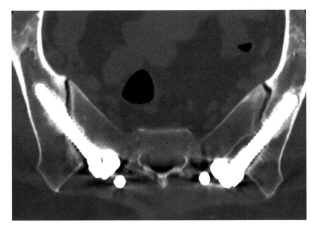

▲ 图 21-10　CT 显示 S_2 翼 - 髂骨螺钉植入

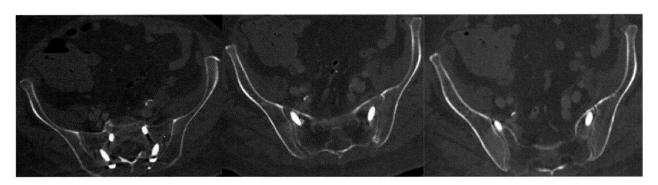

▲ 图 21-9　CT 显示 S_2 翼螺钉轨迹

参考文献

[1] Legaye J, Duval-Beaupère G, Hecquet J, Marty C. Pelvic incidence: a fundamental pelvic parameter for three-dimensional regulation of spinal sagittal curves. Eur Spine J. 1998; 7(2):99–103

[2] Diebo BG, Varghese JJ, Lafage R, Schwab FJ, Lafage V. Sagittal alignment of the spine: what do you need to know? Clin Neurol Neurosurg. 2015; 139:295– 301

[3] Schwab F, Ungar B, Blondel B, et al. Scoliosis Research Society-Schwab adult spinal deformity classification: a validation study. Spine. 2012; 37(12):1077– 1082

[4] Roussouly P, Gollogly S, Berthonnaud E, Dimnet J. Classification of the normal variation in the sagittal alignment of the human lumbar spine and pelvis in the standing position. Spine. 2005; 30(3):346–353

[5] Laouissat F, Sebaaly A, Gehrchen M, Roussouly P. Classification of normal sagittal spine alignment: refounding the Roussouly classification. Eur Spine J. 2018; 27(8):2002–2011

[6] Burns CB, Dua K, Trasolini NA, Komatsu DE, Barsi JM. Biomechanical comparison of spinopelvic fixation constructs: iliac screw versus S2-alar-iliac screw. Spine Deform. 2016; 4(1):10–15

[7] Jain A, Hassanzadeh H, Strike SA, Menga EN, Sponseller PD, Kebaish KM. Pelvic fixation in adult and pediatric spine surgery: historical perspective, indications, and techniques: AAOS exhibit selection. J Bone Joint Surg Am. 2015; 97(18):1521–1528

[8] Lombardi JM, Shillingford JN, Lenke LG, Lehman RA. Sacropelvic fixation: when, why, how? Neurosurg Clin N Am. 2018; 29(3):389–397

[9] Nottmeier EW, Pirris SM, Balseiro S, Fenton D. Three-dimensional imageguided placement of S2 alar screws to adjunct or salvage lumbosacral fixation. Spine J. 2010; 10(7):595–601

[10] Shillingford JN, Laratta JL, Tan LA, et al. The free-hand technique for S2-alariliac screw placement: a safe and effective method for sacropelvic fixation in adult spinal deformity. J Bone Joint Surg Am. 2018; 100(4):334–342

[11] Smith EJ, Kyhos J, Dolitsky R, Yu W, O'Brien J. S2 alar iliac fixation in long segment constructs, a two- to five-year follow-up. Spine Deform. 2018; 6(1):72– 78

[12] How NE, Street JT, Dvorak MF, et al. Pseudarthrosis in adult and pediatric spinal deformity surgery: a systematic review of the literature and meta-analysis of incidence, characteristics, and risk factors. Neurosurg Rev. 2018. DOI: 1 0.1007/s10143–018– 0951–3

[13] Cunningham BW, Polly DW, Jr. The use of interbody cage devices for spinal deformity: a biomechanical perspective. Clin Orthop Relat Res. 2002; 394:73–83

[14] Kim YJ, Bridwell KH, Lenke LG, Rhim S, Cheh G. Pseudarthrosis in long adult spinal deformity instrumentation and fusion to the sacrum: prevalence and risk factor analysis of 144 cases. Spine. 2006; 31(20):2329–2336

[15] Ferrero E, Liabaud B, Henry JK, et al. Sagittal alignment and complications following lumbar 3-column osteotomy: does the level of resection matter? J Neurosurg Spine. 2017; 27(5):560–569

[16] Endo K, Suzuki H, Nishimura H, Tanaka H, Shishido T, Yamamoto K. Characteristics of sagittal spino-pelvic alignment in Japanese young adults. Asian Spine J. 2014; 8(5):599–604

[17] Alzakri A, Boissière L, Cawley DT, et al. L5 pedicle subtraction osteotomy: indication, surgical technique and specificities. Eur Spine J. 2018; 27(3): 644–651

[18] Wiggins GC, Ondra SL, Shaffrey CI. Management of iatrogenic flat-back syndrome. Neurosurg Focus. 2003; 15(3):E8

[19] Sebaaly A, Riouallon G, Obeid I, et al. Proximal junctional kyphosis in adult scoliosis: comparison of four radiological predictor models. Eur Spine J. 2018; 27(3):613–621

[20] Yasuda T, Hasegawa T, Yamato Y, et al. Effect of position on lumbar lordosis in patients with adult spinal deformity. J Neurosurg Spine. 2018:1–5

[21] Kuklo TR, Potter BK, Polly DW, Jr, Lenke LG. Monaxial versus multiaxial thoracic pedicle screws in the correction of adolescent idiopathic scoliosis. Spine. 2005; 30(18):2113–2120

[22] Lonner BS, Auerbach JD, Boachie-Adjei O, Shah SA, Hosogane N, Newton PO. Treatment of thoracic scoliosis: are monoaxial thoracic pedicle screws the best form of fixation for correction? Spine. 2009; 34(8):845–851

[23] Wang H, Li C, Liu T, Zhao WD, Zhou Y. Biomechanical efficacy of monoaxial or polyaxial pedicle screw and additional screw insertion at the level of fracture, in lumbar burst fracture: an experimental study. Indian J Orthop. 2012; 46 (4):395–401

[24] Schroerlucke SR, Steklov N, Mundis GM, Jr, Marino JF, Akbarnia BA, Eastlack RK. How does a novel monoplanar pedicle screw perform biomechanically relative to monoaxial and polyaxial designs? Clin Orthop Relat Res. 2014; 472 (9):2826–2832

[25] Silvestre C, Mac-Thiong JM, Hilmi R, Roussouly P. Complications and morbidities of mini-open anterior retroperitoneal lumbar interbody fusion: oblique lumbar interbody fusion in 179 patients. Asian Spine J. 2012; 6(2):89–97

[26] Dorward IG, Lenke LG, Bridwell KH, et al. Transforaminal versus anterior lumbar interbody fusion in long deformity constructs: a matched cohort analysis. Spine. 2013; 38(12):E755–E762

[27] Kuklo TR, Bridwell KH, Lewis SJ, et al. Minimum 2-year analysis of sacropelvic fixation and L5-S1 fusion using S1 and iliac screws. Spine. 2001; 26 (18):1976–1983

[28] Wagner D, Kamer L, Sawaguchi T, et al. Morphometry of the sacrum and its implication on trans-sacral corridors using a computed tomography databased three-dimensional statistical model. Spine J. 2017; 17(8):1141–1147

[29] Lin JD, Tan LA, Wei C, et al. The posterior superior iliac spine and sacral laminar slope: key anatomical landmarks for freehand S2-alar-iliac screw placement. J Neurosurg Spine. 2018; 29(4):429–434

第 22 章　成人脊柱侧凸前路手术治疗

Adult Scoliosis Treatment with an Anterior Approach

Anthony M. DiGiorgio　Mohanad Alazzeh　Praveen V. Mummaneni　**著**

高海峰　尹　鹏　**译**

王　征　海　涌　**校**

摘要：脊柱前路手术技术仍在持续发展。这些技术在矫正脊柱畸形中很实用，每种技术都有其独特的优缺点。本章介绍了前路、侧方经腰大肌入路及经腰大肌前方入路手术，这些有助于治疗矢状位失平衡和腰椎 – 骨盆不匹配，脊柱畸形专科医生对这些方法都很熟悉。此外，本章对椎间融合器的类型及附加的生物因子进行回顾性分析，将脊柱畸形专科医生可用的多种技术进行概述。

关键词：脊柱畸形矫正，前路腰椎椎间融合，侧方经腰大肌腰椎椎间融合，侧方经腰大肌前方腰椎椎间融合，椎间融合器，脊柱生物因子

一、概述

随着人口老龄化社会到来，成人退行性脊柱侧凸也变得越来越常见[1]。如果保守治疗失败，则考虑手术治疗。手术对于纠正矢状位平衡和腰椎 – 骨盆不匹配的疗效最好[2]，同时可以结合截骨术和椎间植骨术。近年来，一些外科医生在治疗上也采用前路腰椎椎间融合（ALIF）和后路微创手术（MIS）。

二、手术入路

（一）前入路

通过前路手术治疗腰椎疾病已有数十年时间[3]。经腹膜和腹膜后 ALIF 是应用治疗退行性椎间盘疾病和脊柱矫形的比较广泛的技术。

腰椎前路手术有许多优点。从前方可以处理整个椎间盘，因此可置入一个较大的内植物，有助于恢复椎间盘高度和脊柱前凸，并提供较大的植骨融合界面。通过松解前纵韧带进入椎间盘，也有助于畸形矫正。单节段椎间融合后，前凸角度通常为 4°　～ 10°[4-6]。椎间盘高度恢复可使椎间孔高度增加 18%，从而间接减压神经通道[7]。

美国食品药品管理局（FDA）批准在 ALIF 中使用骨形成蛋白（BMP）。ALIF 术式提供较大的融合界面，同时使用骨形成蛋白（BMP），术后 12 个月的融合率可以超过 90%[8]。同时结合前路与后路减压融合可显著矫正畸形并改善患者的预后[9]。

经腹膜和腹膜后入路可能需要牵开大血管，这最好要有专科医生来操作。通常可在髂总静脉分叉处进入 L_5 ～ S_1 椎间盘。在 L_5 ～ S_1 水平以上，可能需要向外侧牵开下腔静脉和主动脉。暴露 L_4 ～ L_5 时，应注意避免撕裂左侧髂腰静脉，

因为它会回缩并导致大量出血。虽然在这种入路中，血管损伤很少见，但仍有可能发生，必须告知患者相关风险[10]。手术操作和血管的长时间牵拉也会增加深静脉血栓发生率[11]，使用神经监测和足部脉搏血氧仪可以提醒手术团队牵拉血管导致术中缺血的情况。

腹部手术比其他手术术后肠梗阻的风险更高，由于阿片类镇痛药会加重这种情况，使得其治疗也变得复杂。手术后应逐步恢复患者的饮食。在骶丛手术后，由于对结肠自主神经功能有干扰，可能发生更为严重的急性假性结肠梗阻，这种罕见的情况会导致盲肠穿孔。可以通过肠道休息、鼻胃管抽吸、灌肠、新斯的明来治疗，必要时需要进行结肠镜减压。

对于男性患者，上腹下丛损伤可导致逆行射精。据报道，发生率为 1% ~ 45%[8, 12]。使用骨形成蛋白（BMP）和腹腔镜入路可能会增加神经损伤的发生率[12-14]。其他并发症包括腹疝、伤口感染、输尿管损伤、腹膜后血肿和淋巴囊肿[5, 15]。

图 22-1 显示了一例 77 岁女性患者，表现为腰痛，合并退行性脊柱侧凸和腰椎滑脱。她接受前入路腹膜后手术，在 L_2 ~ L_3 和 L_3 ~ L_4 放置 8° 融合器，在 L_4 ~ L_5 放置 15° 融合器，在 L_5 ~ S_1 放置 20° 椎间融合器。骨形成蛋白（BMP）用于融合。采用前路螺钉固定，术中 CT 引导下经 MIS 入路行后路内固定。同时在她的 L_1 ~ L_2、L_2 ~ L_3 和 L_4 ~ L_5 节段进行了椎间孔扩大成形术。

（二）经腰大肌侧方入路

经腰大肌侧方入路技术提供了进入腰椎间盘的通道，而且避免了许多与前路手术相关的并发症。通过劈开腰大肌，可以到达腰椎侧方。这样

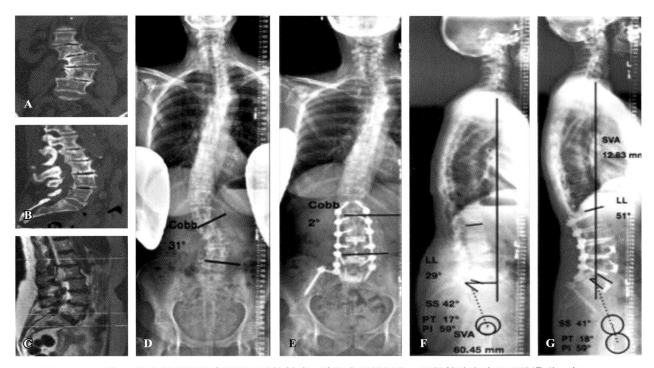

▲ 图 22-1 一位 77 岁女性出现腰痛伴双下肢放射痛。诊断为腰椎侧凸、腰椎管狭窄症和腰椎滑脱。在 L_2 ~ L_3、L_3 ~ L_4、L_4 ~ L_5 和 L_5 ~ S_1 四个节段进行前路腰椎椎间融合

A. 为术前冠状面 CT 扫描；B. 为术前矢状位 CT 扫描；C. 为术前 L_5-S_1 矢状位磁共振成像；D. 术前脊柱全长正位；E. 术后脊柱全长正位，冠状面示 Cobb 角从 31° 减少到 2°；F 和 G. 脊柱全长侧位，矢状位垂直轴（SVA）从 60.45mm 减少到 12.83mm

就可以不经过后方椎板完成椎间融合。

这个手术是在侧卧位，完全从腹膜后进行。手术入路垂直于脊柱，确保患者体位方向正确是关键。如果进行术中透视，则必须将患者体位摆放为真正的侧位。这有助于确保射线垂直穿过身体，减少在前方结构损失的概率，提供清晰的透视引导。也可以应用导航，可减少辐射暴露量。

如果要融合 $L_4 \sim L_5$，术前须行立位 X 线片，这是因为髂嵴高度会影响该入路的可行性。如果髂嵴高度高于椎间盘，可能产生遮挡，难以操作，则应考虑其他入路。

侧入路的另一个好处是有利于矫正冠状位畸形。从腰弯的凹侧入路可以处理不对称的椎间盘退变。文献中报道使用侧入路手术，可以实现冠状面至少 20° 以上的矫正[16]。

虽然可以通过侧方入路实现冠状面矫正，但是对于脊柱前凸，侧方入路的效果可能不如前路[17]。这是因为侧方入路不像 ALIF 那样常规松解前纵韧带。但是，如果在侧入路中同时进行前柱松解，也可以更好的矫正腰椎前凸[18, 19]。

Härtl 团队在 Meta 分析中指出，与 ALIF 相比，侧方入路的总体并发症发生率较低。然而，由于在腰大肌的表面或内部有很多神经走行，该入路确实存在较高的神经并发症发生率[10]。最常牵拉或损伤的是股神经或生殖股神经。

这些神经损伤可导致大腿前外侧 / 腹股沟区疼痛和麻木，或髋屈肌 / 股四头肌无力。这些神经位于神经丛的后 1/3 处，通过诱发肌电图监测或直视下操作可以避免损伤[20]。即使应用这些方法，仍有高达 40% 的患者出现大腿麻木，55% 的患者出现无力[21]。Joseph 团队的 Meta 分析显示[22]，9.4% 的患者术后出现短暂性感觉障碍，2.5% 的患者出现永久性感觉障碍，感觉障碍发生率为 27.1%。

该入路其他并发症包括腹膜后结构损伤。虽然侧方入路发生的这类并发症比前路少，但仍可能损伤大血管甚至腹部脏器[23, 24]。退行性脊柱侧凸导致的解剖结构扭曲可增加发生这种情况的概

率[25]，假疝也是可能的并发症[26]。

图 22-2 为侧入路矫正畸形的病例。患者表现为退行性脊柱侧凸和腰椎管狭窄症，行 $L_2 \sim L_3$、$L_3 \sim L_4$ 和 $L_4 \sim L_5$ 侧入路腹膜后显露和椎间融合。术中使用神经监测。患者分期进行微创后路内固定术。

（三）经腰大肌前方斜外侧方入路

经腰大肌前方 MIS 是一种较新的手术入路，最早由 Mayer 于 1997 年首次描述[27]。这种技术保留了侧方入路的优势，降低了与腰大肌切开相关的并发症的发生率，尤其是大腿麻木和无力。

手术方式与经腰大肌侧方入路大体相同。患者侧卧位，行前外侧切口并且只能从左侧进入。这意味着凹侧向右的冠状位畸形不适合这种方法。从腹膜后可通过腰大肌和下腔静脉之间的狭窄通道到达腰椎。此入路还有一个优势，对于具有高髂嵴的 $L_4 \sim L_5$ 也能比较容易操作。该入路也可以暴露 $L_5 \sim S_1$，但通常需要技术经验丰富的外科医生；即使如此，血管损伤率也接近 10%[28]。与侧方入路技术类似，经腰大肌前方入路可以置入一个较大的、前凸的内植物。尽管没有直接的对比研究，但有限的文献也表明腰椎序列有所改善[29]。

经腰大肌前方入路技术的缺点是入路倾斜可能会迷失方向。前路和经腰大肌外侧入路与脊柱是垂直方向，而斜入路却不是。使用导航有帮助解决这一问题[30, 31]。

经腰大肌前方入路的并发症与 ALIF 和经腰大肌侧方入路的并发症相似。虽然腰大肌没有受到损伤，但在其周围操作仍可能导致局部麻痹或腰大肌血肿。腹股沟麻木和感觉异常也有报道。还可能发生肠梗阻、大血管损伤、腹膜裂伤、交感神经链损伤和切口疝[32]。

图 22-3 是一位 55 岁的女性患者，诊断为退行性脊柱侧凸和腰椎管狭窄症。在 $L_1 \sim L_2$、$L_2 \sim L_3$、$L_3 \sim L_4$ 和 $L_4 \sim L_5$ 行腹膜后、经腰大肌前方入路腰椎间融合。术中使用了 CT 扫描

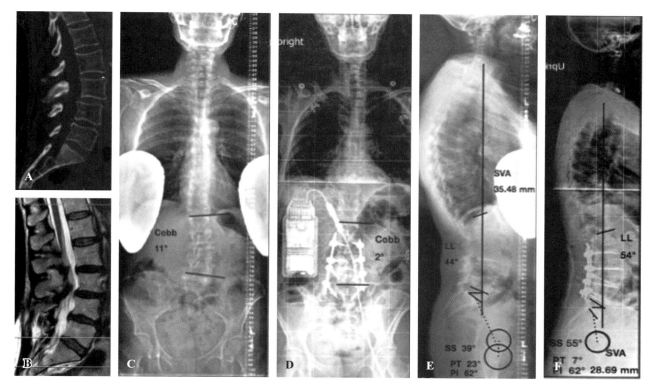

▲ 图 22-2　一位 69 岁女性出现腰椎侧凸和腰椎管狭窄症，主诉腰背痛伴神经根疼痛。保守治疗无效后决定手术。在 $L_2 \sim L_3$、$L_3 \sim L_4$ 和 $L_4 \sim L_5$ 左侧进行腹膜后暴露、椎间盘切除、椎间融合和 $L_2 \sim L_3$、$L_3 \sim L_4$ 和 $L_4 \sim L_5$ 侧方腰椎椎间融合

A. 术前冠状位和矢状位 CT 扫描；B. 术前 $L_5 \sim S_1$ 矢状位磁共振成像；C. 术前脊柱全长正位片示 Cobb 角为 11°；D. 术后脊柱全长正位片示 Cobb 角为 2°；E 和 F. 术前（E）和术后（F）脊柱全长侧位，经手术矢状位平衡从 35.48mm 提高到 28.69mm

和导航以及神经监测。分期进行后路微创内固定术。

三、内固定

（一）大前凸角椎间融合器

大前凸角椎间融合器的引入，提高了外科医生通过前入路和侧入路进行畸形矫正的能力。这些融合器拥有较大角度（20°～30°），以恢复腰椎前凸角（LL），纠正骨盆入射角（PI）-LL 不匹配。

在前方入路使用这些融合器来恢复前凸很有效。Saville 团队[33] 发现，ALIF 使用 30° 融合器平均能产生 29° 的 LL，20° 融合器平均能产生 19° 的 LL。因此，脊柱前凸的影像学改变几乎与融合器的角度一致。但随访中有一定程度的下沉，前凸平均丢失 4.5°。

侧方入路和大前凸角椎间融合器的早期效果并不显著。融合器越大越趋于稳定，而且前凸的影像学改变与融合器的角度并不匹配[34, 35]。然而，随着前纵韧带的松解，Uribe 团队发现侧路大前凸角椎间融合器植入可以在三维模型中显著增加 LL[36]。Leveque 团队最近的一项研究表明[37]，用于侧入路的大前凸角椎间融合器可以恢复 LL，相当于后路截骨术效果，而且失血较少。

（二）融合器构成

市面上有各种各样的椎间融合器。前路和侧

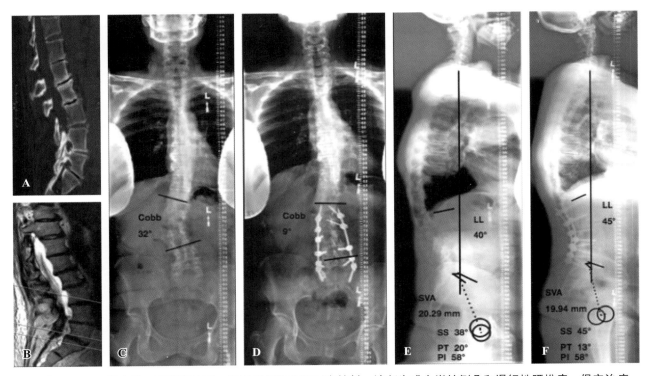

▲ 图 22-3　55 岁女性，腰骶部疼痛，向左臀部和大腿后方放射。诊断为成人脊柱侧凸和退行性腰椎病。保守治疗无效，在 $L_1 \sim L_2$、$L_2 \sim L_3$、$L_3 \sim L_4$ 和 $L_4 \sim L_5$ 行左侧微创斜外侧入路侧方椎间融合

A. 术前 CT 矢状位示骨性畸形和终板硬化伴严重椎间盘退变；B. 术前 $L_5 \sim S_1$ 矢状位磁共振成像；C 和 D. 术前（C）和术后（D）脊柱全长正位片示 Cobb 角减少 23°；E 和 F. 术前和术后脊柱全长侧位片示术后矢状位平衡得以维持

路融合器最常见的材料是聚醚醚酮（PEEK）、钛金属和钛涂层 PEEK。

PEEK 比钛金属有更多优点。材质可透过射线，使术后影像学检查更容易（包括 CT 和磁共振成像）。此外，钛的刚度使得终板损伤和下沉的可能性比 PEEK 高。置入自体骨的 PEEK 融合器在 ALIF 入路中的融合率超过 95%[38]。然而，PEEK 在骨生长方面是惰性的，而钛金属具有骨诱导性。因而，采用钛涂层 PEEK 融合器，可达到良好的融合和低下沉率[39, 40]。

3D 打印技术的发展促进了打印钛融合器的产生。生产商能够制造出具有孔的融合器，这些孔在理论上设计成刺激成骨细胞增殖的最佳尺寸。已证明可以提供良好的骨整合，但描述这项新技术的文献有限。在所有不同类型的植入物之间没有直接的比较研究，腰椎融合指南也没有专门推荐任何一种类型[41]。

四、生物因子

（一）骨形成蛋白

重组 BMP（rhBMP-2）于 2002 年获得 FDA 批准用于单节段 ALIF 手术。尽管应用范围有限，但在许多脊柱手术中，将它作为"超适应证"的辅助应用已经十分广泛。在其他椎间融合和后外侧融合术中也有很多研究[42, 43]。

美国神经外科医生联合协会和神经外科医生大会关于腰椎融合的指南建议了一些使用 rhBMP-2 的选择。在前路和后路椎间融合及后外侧融合中，它可以作为髂骨自体移植的替代物。然而，这些建议的证据是 B 级和 C 级[44]。

文献中有一些研究评估 rhBMP-2 在畸形中的应用。Annis 团队发现[45]，在长节段畸形矫正中，在 $L_5 \sim S_1$（最常见的假关节位置）水

平使用 rhBMP-2 时，融合率为 97%。Kim 团队发现[46]，相较于使用髂骨自体移植，在使用 rhBMP-2 时，胸腰段畸形矫正手术的融合率显著提高。

rhBMP-2 的优势是减少自体髂骨移植的供区病变可能。然而，rhBMP-2 确实有潜在并发症，应在术前告知患者其风险。它可以引起异位骨化、骨溶解、神经根炎和术后积液[47, 48]。一些文献表明在 ALIF 手术中使用 rhBMP-2 后，逆行射精的发生率更高[14]。

（二）脱钙骨基质

脱钙骨基质（DBM）具有骨诱导特性。有各种研究表明，在单节段腰椎融合术中它是一种有效的髂骨自体移植替代物[49, 50]。然而，没有文献评估它在畸形手术中的应用。

五、结论

经前路、经腰大肌侧方入路和经腰大肌前方斜外侧入路都可以用于治疗成人脊柱侧凸。手术的目的是减少 LL-PI 不匹配以及纠正矢状位平衡。不同的方法各有利弊。

由于每种技术都具有独特的优势，技术全面的脊柱畸形专科医生应能精通所有技术。ALIF 可提供较大的内植物空间并能得到最大程度的前凸矫正，而侧入路提供了更好的冠状面矫正（表 22-1）。

术前计划包括选择最合适的手术入路以及熟知所使用的器械。较新的器械提高了畸形矫正的技术和效果。在手术时适当选择大前凸角椎间融合器及其材料相当重要。因为 70 岁以上的患者常有骨量减少，所以骨形成蛋白（BMP）和脱钙骨基质（DBM）在这类畸形手术中很常用。所有上述这些技术、器械和生物因子都已经用于治疗日益增长的成人退行性脊柱侧凸[1]。

表 22-1　前路腰椎椎间融合术、经腰大肌入路、脊柱前柱松解的经腰大肌入路、腰大肌前入路的并发症比较

并发症	前路腰椎椎间融合术[5, 10, 12, 15]	经腰大肌入路	脊柱前柱松解的经腰大肌入路[10, 21-24, 26]	腰大肌前入路
肠梗阻	++	+	+	++
血管损伤	+	+	++	+
神经损伤	+	++	++	+
髋屈肌无力	+	++	++	+

参考文献

[1] O'Lynnger TM, Zuckerman SL, Morone PJ, Dewan MC, Vasquez-Castellanos RA, Cheng JS. Trends for spine surgery for the elderly: implications for access to healthcare in North America. Neurosurgery. 2015; 77 Suppl 4:S136–S141

[2] Than KD, Park P, Fu KM, et al. Clinical and radiographic parameters associated with best versus worst clinical outcomes in minimally invasive spinal deformity surgery. J Neurosurg Spine. 2016; 25(1):21–25

[3] Lane JD, Jr, Moore ES, Jr. Transperitoneal approach to the intervertebral disc in the lumbar area. Ann Surg. 1948; 127(3):537–551

[4] Hsieh MK, Chen LH, Niu CC, Fu TS, Lai PL, Chen WJ. Combined anterior lumbar interbody fusion and instrumented posterolateral fusion for degenerative lumbar scoliosis: indication and surgical outcomes. BMC Surg. 2015; 15:26

[5] Flouzat-Lachaniette CH, Ratte L, Poignard A, et al. Minimally invasive anterior lumbar interbody fusion for adult degenerative scoliosis with 1 or 2 dislocated levels. J Neurosurg Spine. 2015; 23(6):739–746

[6] Watkins RG, IV, Hanna R, Chang D, Watkins RG, III. Sagittal alignment after lumbar interbody fusion: comparing anterior, lateral, and transforaminal approaches. J Spinal Disord Tech. 2014; 27(5):253–256

[7] Hsieh PC, Koski TR, O'Shaughnessy BA, et al. Anterior lumbar interbody fusion in comparison with transforaminal lumbar interbody fusion: implications for the restoration of foraminal height, local disc angle, lumbar lordosis, and sagittal balance. J Neurosurg Spine. 2007; 7(4):379–386

[8] Malham GM, Parker RM, Ellis NJ, Blecher CM, Chow FY, Claydon MH. Anterior lumbar interbody fusion using recombinant human bone morphogenetic protein- 2: a prospective study of complications. J Neurosurg Spine. 2014; 21(6):851–860

[9] Dorward IG, Lenke LG, Bridwell KH, et al. Transforaminal versus anterior lumbar interbody fusion in long deformity constructs: a matched cohort analysis. Spine. 2013; 38(12):E755–E762

[10] Härtl R, Joeris A, McGuire RA. Comparison of the safety outcomes between two surgical approaches for anterior lumbar fusion surgery: anterior lumbar interbody fusion (ALIF) and extreme lateral interbody fusion (ELIF). Eur Spine J. 2016; 25(5):1484–1521

[11] Than KD, Wang AC, Rahman SU, et al. Complication avoidance and management in anterior lumbar interbody fusion. Neurosurg Focus. 2011; 31(4):E6

[12] Comer GC, Smith MW, Hurwitz EL, Mitsunaga KA, Kessler R, Carragee EJ.

Retrograde ejaculation after anterior lumbar interbody fusion with and without bone morphogenetic protein-2 augmentation: a 10-year cohort controlled study. Spine J. 2012; 12(10):881–890

[13] Kaiser MG, Haid RW, Jr, Subach BR, Miller JS, Smith CD, Rodts GE, Jr. Comparison of the mini-open versus laparoscopic approach for anterior lumbar interbody fusion: a retrospective review. Neurosurgery. 2002; 51(1): 97–103, discussion 103–105

[14] Carragee EJ, Mitsunaga KA, Hurwitz EL, Scuderi GJ. Retrograde ejaculation after anterior lumbar interbody fusion using rhBMP-2: a cohort controlled study. Spine J. 2011; 11(6):511–516

[15] Mobbs RJ, Phan K, Daly D, Rao PJ, Lennox A. Approach-related complications of anterior lumbar interbody fusion: results of a combined spine and vascular surgical team. Global Spine J. 2016; 6(2):147–154

[16] Wang MY, Mummaneni PV. Minimally invasive surgery for thoracolumbar spinal deformity: initial clinical experience with clinical and radiographic outcomes. Neurosurg Focus. 2010; 28(3):E9

[17] Anand N, Baron EM, Khandehroo B, Kahwaty S. Long-term 2- to 5-year clinical and functional outcomes of minimally invasive surgery for adult scoliosis. Spine. 2013; 38(18):1566–1575

[18] Turner JD, Akbarnia BA, Eastlack RK, et al. Radiographic outcomes of anterior column realignment for adult sagittal plane deformity: a multicenter analysis. Eur Spine J. 2015; 24 Suppl 3:427–432

[19] Manwaring JC, Bach K, Ahmadian AA, Deukmedjian AR, Smith DA, Uribe JS. Management of sagittal balance in adult spinal deformity with minimally invasive anterolateral lumbar interbody fusion: a preliminary radiographic study. J Neurosurg Spine. 2014; 20(5):515–522

[20] Tender GC, Serban D. Genitofemoral nerve protection during the lateral retroperitoneal transpsoas approach. Neurosurgery. 2013; 73(2) Suppl:ons192– ons196, discussion ons196–ons197

[21] Dahdaleh NS, Smith ZA, Snyder LA, Graham RB, Fessler RG, Koski TR. Lateral transpsoas lumbar interbody fusion: outcomes and deformity correction. Neurosurg Clin N Am. 2014; 25(2):353–360

[22] Joseph JR, Smith BW, La Marca F, Park P. Comparison of complication rates of minimally invasive transforaminal lumbar interbody fusion and lateral lumbar interbody fusion: a systematic review of the literature. Neurosurg Focus. 2015; 39(4):E4

[23] Vasiliadis HS, Teuscher R, Kleinschmidt M, Marrè S, Heini P. Temporary liver and stomach necrosis after lateral approach for interbody fusion and deformity correction of lumbar spine: report of two cases and review of the literature. Eur Spine J. 2016; 25 Suppl 1:257–264

[24] Assina R, Majmundar NJ, Herschman Y, Heary RF. First report of major vascular injury due to lateral transpsoas approach leading to fatality. J Neurosurg Spine. 2014; 21(5):794–798

[25] Regev GJ, Chen L, Dhawan M, Lee YP, Garfin SR, Kim CW. Morphometric analysis of the ventral nerve roots and retroperitoneal vessels with respect to the minimally invasive lateral approach in normal and deformed spines. Spine. 2009; 34(12):1330–1335

[26] Galan TV, Mohan V, Klineberg EO, Gupta MC, Roberto RF, Ellwitz JP. Case report: incisional hernia as a complication of extreme lateral interbody fusion. Spine J. 2012; 12(4):e1–e6

[27] Mayer HM. A new microsurgical technique for minimally invasive anterior lumbar interbody fusion. Spine. 1997; 22(6):691–699, discussion 700

[28] Molinares DM, Davis TT, Fung DA. Retroperitoneal oblique corridor to the L2– S1 intervertebral discs: an MRI study. J Neurosurg Spine. 2016; 24(2): 248–255

[29] Ohtori S, Mannoji C, Orita S, et al. Mini-open anterior retroperitoneal lumbar interbody fusion: oblique lateral interbody fusion for degenerated lumbar spinal kyphoscoliosis. Asian Spine J. 2015; 9(4):565–572

[30] DiGiorgio AM, Edwards CS, Virk MS, Mummaneni PV, Chou D. Stereotactic navigation for the prepsoas oblique lateral lumbar interbody fusion: technical note and case series. Neurosurg Focus. 2017; 43(2):E14

[31] DiGiorgio AM, Edwards CS, Virk MS, Chou D. Lateral prepsoas (oblique) approach nuances. Neurosurg Clin N Am. 2018; 29(3):419–426

[32] Silvestre C, Mac-Thiong JM, Hilmi R, Roussouly P. Complications and morbidities of

mini-open anterior retroperitoneal lumbar interbody fusion: oblique lumbar interbody fusion in 179 patients. Asian Spine J. 2012; 6(2):89–97

[33] Saville PA, Kadam AB, Smith HE, Arlet V. Anterior hyperlordotic cages: early experience and radiographic results. J Neurosurg Spine. 2016; 25(6):713–719

[34] Uribe JS, Smith DA, Dakwar E, et al. Lordosis restoration after anterior longitudinal ligament release and placement of lateral hyperlordotic interbody cages during the minimally invasive lateral transpsoas approach: a radiographic study in cadavers. J Neurosurg Spine. 2012; 17(5):476–485

[35] Tohmeh AG, Khorsand D, Watson B, Zielinski X. Radiographical and clinical evaluation of extreme lateral interbody fusion: effects of cage size and instrumentation type with a minimum of 1-year follow-up. Spine. 2014; 39(26): E1582–E1591

[36] Uribe JS, Harris JE, Beckman JM, Turner AW, Mundis GM, Akbarnia BA. Finite element analysis of lordosis restoration with anterior longitudinal ligament release and lateral hyperlordotic cage placement. Eur Spine J. 2015; 24 Suppl 3:420–426

[37] Leveque JC, Yanamadala V, Buchlak QD, Sethi RK. Correction of severe spinopelvic mismatch: decreased blood loss with lateral hyperlordotic interbody grafts as compared with pedicle subtraction osteotomy. Neurosurg Focus. 2017; 43(2):E15

[38] Ni J, Zheng Y, Liu N, et al. Radiological evaluation of anterior lumbar fusion using PEEK cages with adjacent vertebral autograft in spinal deformity long fusion surgeries. Eur Spine J. 2015; 24(4):791–799

[39] Rao PJ, Pelletier MH,Walsh WR, Mobbs RJ. Spine interbody implants: material selection and modification, functionalization and bioactivation of surfaces to improve osseointegration. Orthop Surg. 2014; 6(2):81–89

[40] Sclafani JA, Bergen SR, Staples M, Liang K, Raiszadeh R. Arthrodesis rate and patient reported outcomes after anterior lumbar interbody fusion utilizing a plasma-sprayed titanium coated PEEK interbody implant: a retrospective, observational analysis. Int J Spine Surg. 2017; 11:4

[41] Mummaneni PV, Dhall SS, Eck JC, et al. Guideline update for the performance of fusion procedures for degenerative disease of the lumbar spine. Part 11: interbody techniques for lumbar fusion. J Neurosurg Spine. 2014; 21(1): 67–74

[42] Glassman SD, Carreon L, Djurasovic M, et al. Posterolateral lumbar spine fusion with INFUSE bone graft. Spine J. 2007; 7(1):44–49

[43] Mummaneni PV, Pan J, Haid RW, Rodts GE. Contribution of recombinant human bone morphogenetic protein-2 to the rapid creation of interbody fusion when used in transforaminal lumbar interbody fusion: a preliminary report. Invited submission from the Joint Section Meeting on Disorders of the Spine and Peripheral Nerves, March 2004. J Neurosurg Spine. 2004; 1(1): 19–23

[44] Kaiser MG, Groff MW, Watters WC, III, et al. Guideline update for the performance of fusion procedures for degenerative disease of the lumbar spine. Part 16: bone graft extenders and substitutes as an adjunct for lumbar fusion. J Neurosurg Spine. 2014; 21(1):106–132

[45] Annis P, Brodke DS, Spiker WR, Daubs MD, Lawrence BD. The fate of L5-S1 with low-dose BMP-2 and pelvic fixation, with or without interbody fusion, in adult deformity surgery. Spine. 2015; 40(11):E634–E639

[46] Kim HJ, Buchowski JM, Zebala LP, Dickson DD, Koester L, Bridwell KH. RhBMP-2 is superior to iliac crest bone graft for long fusions to the sacrum in adult spinal deformity: 4- to 14-year follow-up. Spine. 2013; 38(14): 1209–1215

[47] Rihn JA, Makda J, Hong J, et al. The use of RhBMP-2 in single-level transforaminal lumbar interbody fusion: a clinical and radiographic analysis. Eur Spine J. 2009; 18(11):1629–1636

[48] Garrett MP, Kakarla UK, Porter RW, Sonntag VK. Formation of painful seroma and edema after the use of recombinant human bone morphogenetic protein- 2 in posterolateral lumbar spine fusions. Neurosurgery. 2010; 66 (6):1044–1049, discussion 1049

[49] Schizas C, Triantafyllopoulos D, Kosmopoulos V, Tzinieris N, Stafylas K. Posterolateral lumbar spine fusion using a novel demineralized bone matrix: a controlled case pilot study. Arch Orthop Trauma Surg. 2008; 128(6): 621–625

[50] Cammisa FP, Jr, Lowery G, Garfin SR, et al. Two-year fusion rate equivalency between Grafton DBM gel and autograft in posterolateral spine fusion: a prospective controlled trial employing a side-by-side comparison in the same patient. Spine. 2004; 29(6):660–666

第 23 章　脊柱截骨技术与临床应用
Techniques for Spine Osteotomies and Clinical Applications

Ibrahim Obeid　Derek T. Cawley **著**

李　越　张希诺 **译**

王　征　海　涌 **校**

摘要：要获得满意的手术疗效要做到三个方面，即诊断明确、手术方式选择合理、选择的患者合适。这对于成人脊柱畸形患者尤为重要。传统的诊断模式包括针对脊柱的调查问卷和检查、临床大体像、静态、动态和全长 X 线片、磁共振成像、计算机断层扫描和闪烁照相及其相关软件程序分析，这些技术使我们对脊柱病理解剖有了更深刻的了解。而脊柱器械的发展则更令人鼓舞，这也让我们可以进行更具有挑战性的手术，我们将在下文中进一步阐述。尽管我们的患者的要求很简单：更少的疼痛，更好地进行日常活动，看起来更"正常"。我们必须将治疗目标与患者的期望相匹配。

关键词：成人脊柱畸形，强直性脊柱炎，退行性变，截骨，僵硬，矢状位平衡，侧凸，脊柱

一、概述

由于受退行性椎间盘疾病的影响，人的一生就是一个脊柱逐渐后凸的过程。严重脊柱后凸畸形多发于下列疾病，而且是某些疾病的特异性或者共同的临床表现，包括炎症（强直性脊柱炎）、代谢性疾病（骨质疏松性骨折）、先天性疾病（相邻椎体前柱终板分节不良）、创伤、感染（椎间盘炎后椎间塌陷）、医源性（颈胸椎板切除术后）、表现为"弯腰综合征"或躯干前倾综合征（帕金森病等）的肿瘤或神经退行性疾病。在存在严重脊柱后凸的情况下，身体可以通过脊柱本身或者脊柱外部的辅助进行代偿，实现在"经济圆锥"内保持直立。除此之外，身体也可以通过外部支撑（如拐杖或助行器）或者通过矫形手术来实现直立。除功能要求，患者还有其他关键要求，包括缓解疼痛和改善外观。术前应当对手术进行周密的规划，制定出术中切实可行的方案，不浪费术中的时间，使术中团队的协作更高效、顺畅。

二、脊柱畸形的影像

尽管 X 线片可以评估脊柱序列，但仍有必要在术前和术后拍摄大体像来记录外形姿势的变化，特别是在需要进行多次手术的时候。在此，应注意两个与之相关的角度。首先全身后凸倾斜角（图 23-1）是指脐水平的棘突设为顶点，外耳道与股骨外侧髁分别与顶点连线的夹角[1]。其次，颈椎矢状位平衡失代偿可表现为颏眉垂直角（CBVA）增大（图 23-2）[2]。CBVA 是面部与垂直方向的夹角，是临床评估水平注视可靠的指标。这个角度可以反映患者的日常活动情况和生活质量。

脊柱和骨盆的标准 X 线片可以为诊断和手

术规划提供信息。在考虑手术时，必须确认患者腰椎和肋骨的数量是否正常。过伸位 X 线片有助于显示任何椎间不稳定。患者最好取仰卧位，将垫子垫在顶椎下。如果术中需要 X 线透视，那么结合术前 X 线片有助于辨别椎体解剖结构，如椎弓根轮廓在术中 X 线透视下可能会比较模糊。EOS 成像或直立全脊柱 X 线片用于评估矢状位和冠状面脊柱平衡，同时要考虑股骨的位置。

规划截骨的传统方式是将 X 线片打印在纸上，沿截骨线绘制后进行切割，并手动调整图像以实现所需的矫正。现在通常使用 Spineview（Paris，France）或 Surgimap（New York，NY）等软件程序对直立全脊柱 X 线片进行数字操作进行规划手术矫形。应在畸形顶点进行截骨，因为顶椎具有最优势的正常解剖结构及可以避免术后代偿机制的持续存在[3]。在可能进行多次截骨的情况下软件程序特别有帮助。利用程序可以明确是否需要一次以上的截骨及进行哪种类型的截骨。无论采用哪种方法均应向患者明确说明，以确保患者能充分理解。

CT 可以对骨骼进行最佳的分析，有助于确定骨质、椎弓根形态、既往融合情况和后方附件的完整性。由于陈旧性骨折，活动过度的退变的椎间盘或先前器械形成的假关节将不会有骨小梁横穿，而是仅有皮质附着在表面。在松动螺钉 /

椎间器械或断裂的植入物断端周围，溶解边缘也很明显。术前 CT 还可以对术中 CT 的预期情况进行模拟。使用软件（如 OsiriX）将每个椎体的轴向轮廓以数字方式重建，重建完成后可以将其作为在手术中参考的一组图像 / 打印件进行显示。这种操作可以事先模拟椎弓根螺钉的置入，术者可以按照这个备忘录在手术中进行容易的置钉。

磁共振成像可以准确地显示脊髓压迫，但对于严重的脊柱畸形可能难以完成扫描。患者在扫描仪内通常会感到不适，而且可能活动。同时脊柱可能与线圈之间存在距离，从而很难得到最佳的扫描结果。扫描时患者应尽可能考虑侧卧位。

三、围术期管理

如果患者并发髋关节炎，应当在脊柱矫形手术前治疗。由于强直性脊柱炎（AS）多合并髋关节炎，髋关节置换术将有助于脊柱继发代偿，在髋关节置换术后再进行脊柱手术，也有助于患者体位摆放。髋关节置换术后髋臼会更垂直及前倾，因此重建最好以骨盆摆放为准，而非手术台。较大的股骨头有助于降低全髋关节置换术后前脱位的风险。相比之下，对于 AS 患者，退变引起的膝关节屈曲挛缩可能有助于继发代偿，以维持矢状位平衡。

多学科会诊对调整患者的治疗方案和药物治

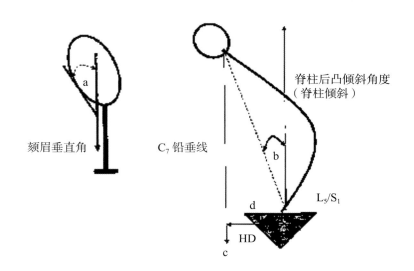

脊柱后凸倾斜角度
（脊柱倾斜）

颏眉垂直角

C$_7$ 铅垂线

L$_5$/S$_1$

a

b

c

d

HD

◀ 图 23-1　A. 颏眉垂直角；B. 脊柱后凸倾斜角；C. C$_7$ 铅垂线（矢状垂直轴）；D. 移位的矢状垂直轴与骶骨终板上参考点的水平距离（HD）[1]（由 Pierre Roussouly 提供）

疗非常重要。应建议吸烟患者戒烟。术前需要进行全面的麻醉风险评估，以确定患者有无 AS 的其他相关内科并发症，如右束支传导阻滞、主动脉瓣关闭不全、贫血、膈肌活动受限导致的呼吸功能受损和限制性肺疾病、主动脉炎等。颈椎的术前评估至关重要。由于寰枕关节是最后融合的关节，它可能不稳定，因此可视喉镜辅助下插管最安全。

在经常进行该手术的脊柱中心，术前规划可能是常规，但也离不开麻醉、护理、康复等学科的辅助。术前应充分准备，尽可能减少术中意外事件的发生。例如，应避免在术中才发现 L₂ 左侧椎弓根畸形或手术室缺少一些材料。建立预期流程有助于大家尤其手术室护理团队和手术助手更加简便的去进行术前准备（他们将会比从学习经验中获益的更多）。

建议术中使用脊髓监测，包括经颅运动诱发电位、躯体感觉诱发电位和下肢自主运动肌电图（EMG）。椎弓根螺钉刺激诱发 EMG 是检查椎弓根螺钉与邻近神经根远近程度的另一种安全措施。

在大多数情况下，患者进行俯卧定位时，需要在 4 个衬垫的辅助，分别在两侧髂前上棘的下方和上胸部。下方支撑物不得妨碍下肢的血液回流，并保证腹部悬空。因此，它们最好放置在稍远端的位置。上部支撑物必须足够远，以免压迫臂丛神经。一些 AS 的畸形患者的头部可能位于胸部水平以下，轻度的头高位或辅助使用较高的胸部枕垫有助于改善体位。

四、截骨

术前应进行仔细的分析和测量，明确畸形大小和范围，然后计划截骨类型和节段。畸形顶点是规划矫形的最佳部位，因为在矫形后这里的解剖结构将最接近正常。脊柱截骨的 Schwab 分型为大多数脊柱畸形提供了指导，这些在 AS 畸形的治疗中都有报道（图 23-2）。每一种分级均有修正型，因此在矫形方案可能会有所重叠，也不可能对其进行具体的分类。然而，截骨的原理都是松解后柱和（或）前柱以矫正畸形；然后通过内固定进行重建。脊柱截骨通常可分为后柱截骨和三柱截骨（3CO）。

治疗 AS 畸形的截骨既往采用 Smith–Petersen 截骨（SPO），切除包括棘突、椎板和关节突在内的后方结构；对截骨区进行三点加压，截骨成功可以感觉到前纵韧带（ALL）断裂的声音；术后佩戴石膏矫形支具。经典的 SPO 通常

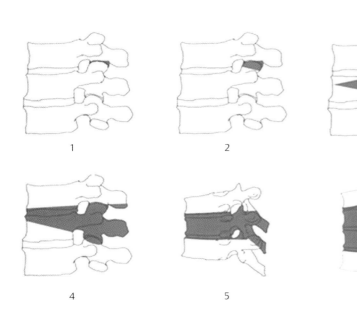

◀ 图 23-2　Schwab 解剖学脊柱截骨分型 [2]

1

2

3

4

5

6

在腰椎进行，理论上可以实现达到高达90°的矫正，但是可能会导致主动脉和胃肠道破裂[4, 5]。因此，现在已不再使用经典的SPO术式，目前所谓的SPO可以理解为V形或Ponte截骨，或多节段楔形截骨。

1级截骨包括下关节突切除和关节囊切除，在大多数简单腰椎融合中会使用。它在每个节段提供最小的矫正（5°），但可以在前方放置椎间融合器，使前方张开角度增加，截骨矫形效果就会更明显。

2级截骨需要切除截骨节段的下关节突和上关节突以及黄韧带，很可能也会切除椎板或棘突。这是一种开放楔形截骨，需要前柱没有融合，也称为Ponte截骨术。由于大多数AS患者的椎间盘会发生骨化，前开口会导致ALL断裂或终板骨折发生。截断僵硬的前柱可能会导致血管损伤和神经系统并发症；因此，对于术前检查发现有粥样斑块的老年患者应谨慎使用。为了矫形，2级截骨需要切除多个关节突，棘突以及大量骨质和韧带。考虑到这些截骨并不累及椎弓根，可以在截骨节段植入椎弓根螺钉。同时应用椎间融合器可以增加同一节段的矫形幅度，随着受累节段从后凸变为中立位，常常可以增加8°～10°的矫正[6]。

3级截骨包括1级和2级的切除范围以及经椎弓根截骨（PSO），这是一种经椎弓根闭合楔形截骨，范围扩大到椎体后方和中部，可以实现高达40°的矫正。这种单纯后路截骨术是大多数重度畸形矫正的"主力"技术。一些Meta分析表明，PSO是AS矢状位畸形截骨的首选[7, 8]；但另一些Meta分析表明，Ponte截骨和PSO的矫形效果相当[9]。Ponte截骨在技术上比PSO更容易、出血量更少、时间更短，但也有关于Ponte截骨矫形时出现主动脉破裂死亡的报道（尽管罕见），因此在选择时应考虑相关危险因素。如果患者前柱已经融合而且活动受限，将大大影响矫正效果。PSO更适合矫正角状的脊柱后凸畸形。为了矫正腰椎前凸消失，PSOs通常在L$_3$或L$_4$节段进行。由于位置的原因，在L$_3$节段截骨操作更容易，并且在L$_3$节段可以实现大角度的矫形。由于2/3的腰椎前凸集中在L$_4$和S$_1$之间，因此L$_3$ PSO后前凸顶点向近端移动，可能会导致近端交界性后凸（PJK）的发生。因此L$_4$ PSO可以实现更符合解剖的矫形。

4级截骨包括经椎弓根双侧椎体楔形截骨和椎间盘切除术，以便尾端较倾斜的椎体与头端较平椎体的下终板相接触，头端椎体相对尾端椎体下方，会发生有限的后移。考虑到椎体高度和椎间盘空间较小，4级截骨更多用于腰骶交界处。因此该术式的优势包括实现高达50°的矫正；通过切除上方椎间盘，使截骨椎体和上方椎体之间产生直接的骨-骨接触，从而降低假关节的发生率。胸椎椎弓根位置相对较高，与椎间盘之间的距离非常近。因此，当切除胸椎椎弓根时，也可以同时切除上方椎间盘[10]。

5级截骨也称为全脊椎切除（VCR）或脊柱去松质骨截骨（VCD），切除部分包括椎体和两个相邻椎间盘。该术式需要前柱支撑。尽管VCR是最有效的单节段截骨方式，但其风险和复杂程度高，进行畸形矫正适应证范围较窄。在操作时应避免胸椎脊柱过度短缩导致的脊髓褶皱。5级截骨可以通过前路/后路联合或单纯后路进行。脊柱后凸越尖锐、角度越大，越容易通过后路进行VCR。

6级截骨涉及切除一个以上椎体，适用于短楔形或扁平椎体畸形矫正。在椎体旋转严重的情况下，可以经后路来实现前柱固定。

畸形的手术治疗还包括AS伴发创伤后假关节形成。如上所述，过伸位X线片可以判断假关节的形成。T$_{11}$～L$_1$假关节形成的概率为77%，但在T$_9$～L$_3$[11]也有发生。轻度神经功能障碍则很常见。2级（Ponte截骨）和3级（PSO）截骨都可以治疗上述问题，矫正度分别可达到38°和45°[12, 13]。在PSO术后如果截骨部位存在骨缺损，有时需要在二期翻修时进行前路融合，以支撑前柱和中柱[9, 14]。Chang等[13]研究了后路 Ponte 截骨治疗的 30 例假关节病例，认为 AS 具有很强的成骨能力、刚性固定和生物力学环境改善（剪切力和牵引力降低）都有助于实现融合。前柱支撑时需要考虑到与胸腰椎前路手术相关的膈肌分离，这在老年或功能不全的患者中可能并不是最理想的操作。由于在 AS 形成的假关节中已实现 Ponte 截骨术的前方骨折，因此术中血管损伤的可能性会降低。若假关节形成，可以在非邻近节段进行 PSO，同时还应有效利用假关节对畸形进行矫正。

矫正畸形的顺序通常从尾端（主要是腰椎）到头端（主要是颈胸段，此处张力更大），在尾端矫形力更大。但在重度"下巴贴耻骨"畸形的病例，这种病例过于严重常需要进行分期手术，畸形矫正从分期双髋关节切除成形术开始，然后是 C_6 PSO、T_{11} 及 T_{12} VCR 和 L_3 PSO，最后是双侧全髋关节置换术[15]。

由于大多数 AS 畸形包括腰椎和颈胸段的畸形，因此根据患者术中耐受性和预计矫形程度，在单次或多次治疗时进行分期手术才是合理的

（图 23-3，图 23-4）。即使畸形局限在腰椎和胸腰段内，也可能需要多次截骨来实现矫正。图 23-4 表明 T_9 至髂嵴固定，L_4 PSO 截骨。对患者进行评估后，拟于 L_1 进行第二次 PSO 截骨。第二次 PSO 手术本可以避免（不增加僵硬脊柱的严重并发症），第一次手术中将固定延长至 T_9 也与此有关。双节段 PSO 比单节段 PSO 旨在实现大于 60° 矫形更好[16]。其优点包括矫正更协调、整体更平衡、脊髓局部操作更少、椎弓根螺钉受力更小。T_{12} 和 L_3 分别是 AS 中整体胸腰椎后凸和正常腰椎前凸的顶椎。图 23-3 为先 L_4 后 L_1 的分期手术。单节段过度矫形（> 45°）可能增加畸形顶点处硬膜过度褶皱、弯曲、甚至扭转的风险。对于虚弱的严重畸形患者，分期手术可以降低手术的复杂程度和患者风险（包括失血和医源并发症）。

腰椎前凸的恢复会影响颈椎的序列[17]。腰椎 PSO 后 C_7 的倾斜会变得水平。如果颈椎柔韧性好的话，会通过椎间的自我调整及近端（C_0 ～ C_2）和远端（C_2 ～ C_7）前凸的协调改善

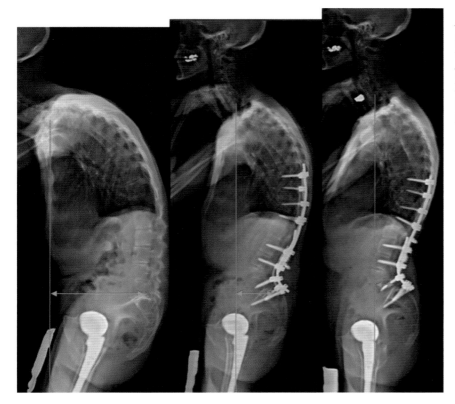

◀ 图 23-3　45 岁男性强直性脊柱炎患者矢状位 X 线片（原位髋关节置换），术前图像、融合固定至 T_9，L_4 经椎弓根截骨（PSO）术后、L_1 PSO 术后。C_7 铅垂线用来表示矢状垂直轴，在 L_4 和 L_1 PSO 后减小

水平视野[18]。如上所述，矫形手术越靠近尾端，CBVA 改善的越明显，这充分证明了颈胸截骨的必要性（图 23-5）。

五、手术治疗

下面我们将描述本中心采用的手术方法，其中大部分已在文献中进行描述。手术常采用后正中入路，切口延长至截骨部位上下各三个节段。这可以通过术前影像学检查确定，但术中最好通过解剖标志确定具体节段，如骶骨和肋骨（术前要进行计数）。暴露至骨膜，向外侧暴露至腰椎横突和胸椎肋横突交界处。显露骶骨时，即使是在骶骨表面进行轻柔的钻孔和剥离，S_1 神经后孔破坏可能会引起出血。腰椎或尾端区域的手术中，于髂嵴后部置入斯氏针可以帮助牵开皮肤。Steinmann 针突出端可予以剪短并以塑料膜覆盖。腰椎截骨常需要固定至骶骨，配合髂骨螺钉的使用可以达到最佳的远端固定。

此阶段应积极止血同时间断冲洗、调整自动撑开器。在进行双侧肌肉松解、关节囊切除和下关节突切除时，脊柱将逐渐获得柔韧性。术者可以评估每个步骤实现了多少矫正，因此在矫正时应适可而止。最头侧和尾侧第三个节段的棘突应保持完整，以维持内固定两端韧带结构的稳定性。

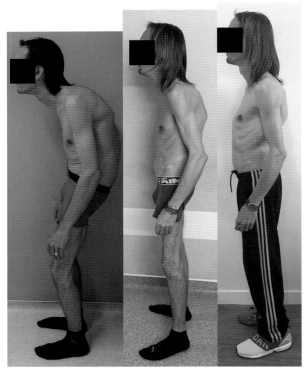

▲ 图 23-4 接受两个相邻节段 PSO 患者的大体照片，脊柱序列矫正和继发代偿都很明显

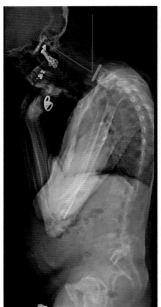
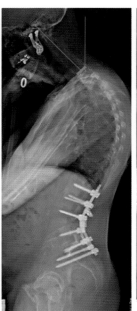
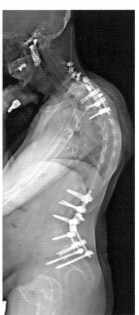

◀ 图 23-5 52 岁男性患者，患有继发性强直性脊柱炎严重整体脊柱后凸畸形

分期行 L_4 和 C_7 经椎弓根截骨（PSOs），L_3 PSO 术后 C_7 倾斜减小，并且 L_3 PSO 和 C_7 PSO 术后外耳道倾斜减小

保留头尾端的棘突可以为术中 CT 导航提供参考，最好在头端与导航相连。虽然置钉大多采用徒手技术，但对于严重脊柱后凸，在近端胸椎和颈椎椎弓根置钉往往更困难。因此，使用导航可以提高置钉的准确性。术中导航有助于将内固定置入于陈旧融合骨块和异常形态骨中，还有助于确定截骨边界。活动较大的区域（尤其是颈胸交界处）使用导航可能不太准确。

（一）腰椎截骨

进行腰椎截骨时，使用骨刀从椎体两侧横突根部切除，以暴露椎体的侧壁。将 Cobb 剥离器放置在椎体外侧壁上，骨膜下剥离或至少在节段性血管下牵开外侧软组织，直至前外侧。在此放止血海绵（如 Surgicel）可将骨与软组织分隔开。在另一侧重复该步骤。保护侧壁有许多优点：不受既往手术干扰、能够从外侧保护节段性血管、不会暴露硬膜。

从双侧椎弓根头尾端行两次完整的椎间孔切开。术前计划切除范围，标记并完成相关节段的椎板切除，同时对上下节段进行部分椎板切除以暴露椎弓根。切除两个椎弓根，暴露椎体后壁，辨别上下神经根。然后在每个椎弓根上方和下方放置两个骨凿，通过术前计划中确定的距离分离。在行不对称 PSO 时，左右两侧之间可能存在差异。从两侧前后方以楔形方式切除松质骨，留下 5mm 厚的前壁以维持稳定性。最后用带角度的髓核钳切除后壁内侧部分。在闭合截骨部位之前，应注重头端中央管的减压，确保留有足够的空间。本中心在尾端节段使用 6mm 的钴铬棒。对于腰椎的冠状面畸形，用于矫形的工作棒最好应用于凸侧。预弯棒并与尾端椎弓根螺钉连接。将多米诺连接器置于棒的末端，是因为在截骨部位加压时，载荷分布在所有近端和远端螺钉上。测量头端棒，塑形，然后与多米诺连接（与头端螺钉相反）。

矫形过程中，在闭合截骨区（悬臂弯曲）时将头端棒压至头端螺钉中。使用多米诺可以进一步加压闭合截骨部位。术中评估复位情况，必要时可通过其他矫形技术完成，包括加压、牵张或原位弯曲。应检查截骨部位的骨 – 骨接触，如果存在间隙，应使用自体骨植骨填充。术中应仔细检查硬膜囊是否褶皱、椎间孔有无压迫。置入并固定对侧棒，并将两根棒完全锁紧。使用另外两根卫星棒支撑截骨部位，如在 $L_1 \sim L_2$ 至 $L_5 \sim S_1$ 的外侧空隙连接多米诺棒。使用 Capener 圆凿对暴露的椎板进行去皮质，使用钻头对暴露的关节突进行去皮质处理，将植骨材料覆盖表面。在植骨材料表面可铺盖万古霉素粉末（2g），于筋膜和深部留置引流管以预防硬膜外血肿[19]。

（二）颈胸椎 / 胸椎截骨

对于上胸段或颈胸段手术，在俯卧前将患者头部与 Mayfield 架相连，患者翻身后再与手术台连接。考虑到脊柱后凸定位，必要时可以将胸部枕垫置于稍远端，以适应近端胸椎的形状。由于患者头部位置有可能位于胸部水平以下，头部及面部以下保留足够空间十分重要。这可以通过轻微反向头低足高位实现。Mayfield 也可用于连接导航。

通过同一切口暴露肋骨后端和需要行 PSO 的椎体水平，可以在每侧切除约 3cm 的肋骨后端。双侧和部分肋骨切除可以很好暴露椎体外侧壁并有助于矫形。保持胸膜外分离很难，需要紧贴肋骨下方进行剥离。该操作通常会导致胸膜穿孔。术后可在恢复室进行胸片检查，如果影像检查提示有明显的气胸，应放置胸腔引流管。这种切除术（去除包括肋骨头在内的 3cm 的肋骨）可以避免截骨期间脊髓的移动。使用肋骨剥离器从肋横突和肋椎关节从内侧分离，切除并取下整个肋骨游离端（从侧方切除）可以防止出血。

对颈胸椎和胸椎，我们的常规应用改良经椎间盘 PSO（Schwab 截骨 4 级）进行矫形（图 23-6）。截骨形式为闭合 – 开放楔形截骨。其顶点不像 3 型 PSO 位于前面，而是位于上终板前中 1/3，必要时可以通过 X 线透视或导航辅助。

截骨支点更靠后，后方矫形大于前方，降低了脊髓褶皱的风险（脊髓缩短更少），增加了融合的概率（骨 – 骨接触）。在椎弓根下方进行远端截骨，近端截骨则刚好在头端椎体的下终板上方。截骨椎体的斜面大小应接近相对头端的表面。用长手术刀在脊髓两侧切开后方纤维环并完整切除椎间盘，应尽可能多地从后向前切除椎间盘；同时切除外侧纤维环的后半部，以增加整体的柔韧性并避免出现外侧骨不连。因为终板刮匙可以确保终板平整，所以刮匙通常是椎间融合器植入[经椎间孔入路腰椎融合术（TLIF）等]的理想工具。理想情况下，骨凿应以横向方式朝向前中线，使其不太可能向内外侧滑动，使其朝向椎体上半的椎弓根水平（图 23-7 ）。

截骨时无须使用临时棒（矫正前）。尽管前壁较薄，但 Mayfield 框架的使用和楔形顶点前端的 1cm 界限在术中提供了足够的稳定性。用45° 髓核钳从外侧进入硬脊膜前方，切除后壁。在椎体外打开钳口，小心地将上钳口伸入硬脊膜和椎体后壁之间，然后朝着椎体向前咬除骨质。

内外同时操作以达到最终矫正。放置 Mayfield 框架的工作最好由熟悉且有经验的操作者（于术野外）进行，以便他能够在助手松开手术台附件时保持 Mayfield 框架稳定（图 23-8）。两根预弯钻铬棒通过多米诺连接器置于 PSO 处。随后恢复头颈后伸闭合截骨，使棒收缩。如果脊柱后凸过大，近端和远端矫形棒在矫正前无法相遇，则可以在远端置入矫形棒，随着头部抬起，矫形棒将被引导进入近端螺钉（悬臂弯曲）（图23-9）。这些联合操作使得后方楔形截骨闭合，并避免截骨节段的脊髓损伤，最终顺利完成矫形。当矫形完成时，如果有血管损伤或神经系统并发症发生，Mayfield 框架应原位固定并去除矫形，检查无误后，再去除皮质和闭合伤口。

考虑到胸椎体积较小且棘突倾斜成叠瓦状，Schwab 4 型 PSO 尤其适用于近端胸椎矫形。该区域的松质骨有非常好的骨愈合潜力。此外在矫正操作过程中，楔形闭合比较容易。当后方楔

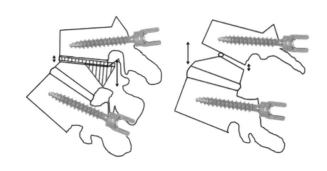

▲ 图 23-6　改良 4 级截骨，顶点位于上终板前中 1/3 处，截骨范围包括头端椎间盘

这在较短椎体中特别有效，如近胸椎或 L₅

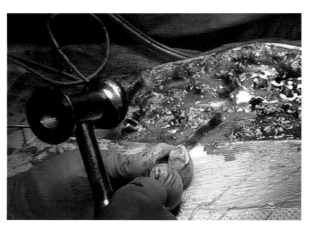

▲ 图 23-7　胸椎行经椎弓根截骨时横向使用骨刀

通过切除后方肋骨头（3cm）获得充分的后外侧入路间隙，从而避免牵拉脊髓

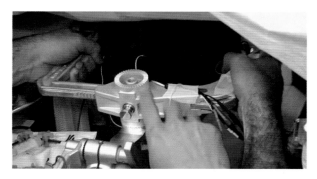

▲ 图 23-8　术野外操作 Mayfield 头部固定支架帮助闭合颈胸 / 近端胸椎截骨，需要经验丰富并熟悉固定支架工作原理的同事操作，他应当知道术中脊柱比较脆弱

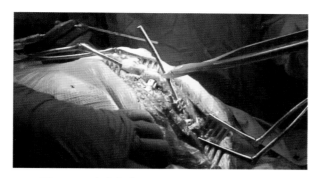

▲ 图 23-9　术中操作，在截骨闭合时将头端棒向尾端椎弓根螺钉施压

形闭合时，切除的椎间隙会有一个轻微开口，这样可以获得更大的矫形角度并且减少了后方的短缩，从而避免了硬膜褶皱的发生[10]。

（三）全脊椎切除

如前所述，导航可以在畸形矫正，特别是在行 VCR 时提供有效指导。术中扫描可在螺钉置入后或截骨后进行。由于大多数行 VCRs 的患者存在畸形导致的尖锐成角，所以螺钉需要在导航的辅助下置入。尤其是可以将导航的附件安装在高速钻头上，帮助实现充分且安全的骨质切除。显露完成（切除胸段肋骨）、椎弓根螺钉置入固

定节段后，可以切除椎弓根。在取出前方椎体前，放置 1 根临时固定棒，并将其与切除区域上下至少 2～3 枚椎弓根螺钉相连。对于冠状面畸形（脊柱后凸），最好将临时棒置于凹侧，因为大部分切除是在凸侧进行的，并且应该始终牢记脊髓位于凹侧顶椎椎弓根处。磨钻去皮质直至前方，然后使用刮匙切除椎间盘，前方融合器的使用可以防止畸形处过度缩短，同时可以用作轴点进一步矫正脊柱后凸。

最后，如前所述切除椎体后壁。必须确保腹侧脊髓周围没有任何骨性突起，避免闭合时发生压迫。复位时使用多米诺进行凸面固定结构间加压。然后剪断临时棒，一助把持临时棒两端，术者使用多米诺置于切除区域的顶点并连接两根临时棒。加压时必须缓慢操作，因为半脱位和（或）硬膜压迫可能随时发生。

一旦闭合完成，取出临时棒后置入对侧棒。可适当的进行撑开，加压、原位弯棒和其他矫正技术，同时注意避免切除区域发生半脱位或硬膜压迫。应避免胸椎过度短缩出现脊髓褶皱，引起神经系统并发症（图 23-10）。

略有不同的是，VCD 未完全切除椎体、骨量的切除较少、不需要前路支撑，因此发生失稳

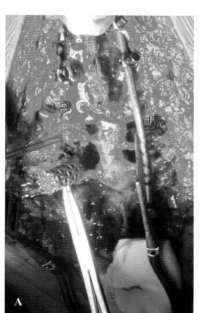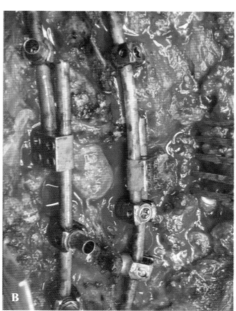

◀ 图 23-10　重度脊柱后凸 3 个椎体的全椎体截骨
术后出现左侧肢体单瘫；替代椎体的椎间钛笼较小（A），导致脊髓褶皱（B）。该患者在当晚进行翻修手术，使用临时棒撑开并置入更大的融合器后，症状得到缓解

的可能性较小。VCD 包括经双侧椎弓根切除松质骨，尽可能打薄前壁和侧壁的皮质，切除后壁以致椎体在加压后可以塌陷。该技术可应用于多个相邻节段，截骨后残余的椎体可作为天然的前路支撑融合器（图 23-11）。

（四）先天性脊柱后凸

先天性脊柱后凸好发于生长发育期的儿童，患者可在任何时期出现这种畸形。后凸可发生于脊柱的任何部位，顶点常位于 T_{10} ～ L_1（图 23-11）。脊柱前方出现形成障碍和（或）分节不良。脊柱后凸的程度在青春期加重，一旦生长停止，脊柱后凸加重的程度就会减缓。椎体的形成障碍会导致半椎体、蝴蝶椎和楔形椎出现[20]。本文未描述该病在 5 岁以下儿童中的治疗，如果后凸小于 55°，可能仅需要后路融合（凸侧非固定下半椎体骨骺融合）[6]。年幼时进行治疗要比骨骼成熟后容易得多，后者通常需要行 3CO。在成人后，为完成矫正通常需要在畸形顶点进行截骨。在某些情况下，畸形非常严重，以至于单节段 PSO 不足以实现可接受的校正。与其进行具有相关风险的 VCR，不如采用邻近节段截骨。这两种截骨的适应证相同。该技术能够实现两个 PSO 部位之间、近端 PSO 和闭合上方节段之间的骨 – 骨接触，显著降低了假关节的发生率，并避免前路替代物的置入；这项技术将两个 PSO 之间的椎体用作骨性融合器，降低了脊髓褶皱风险并提高了融合率。邻近节段截骨适用于轻度后凸或中立，而不是前凸，因此该技术不适用于腰椎。相反，它更适用于胸椎和胸腰段。

（五）创伤性脊柱后凸

椎体骨折后可导致严重的胸腰椎畸形，进一步恶化后会引起相邻椎体骨折，使畸形加重。特别是在体弱的或老年患者中，外科医生必须利用所有节段的活动性，通过侵入性最小的手术获得良好矫正。即使符合 3CO 的指征，也应利用其他活动节段矫正。矫正的位置虽然通常在畸形的顶点，但在这些病例中，为避免胸腰椎的继发附加矫形，也可在更靠近尾端的腰椎处进行手术（图 23-12）。PI 较小的患者中可能会导致腰骶骨盆不匹配，因此在术前应仔细评估这些参数。矫形时可能还需要前路重建来填充骨折部位的间

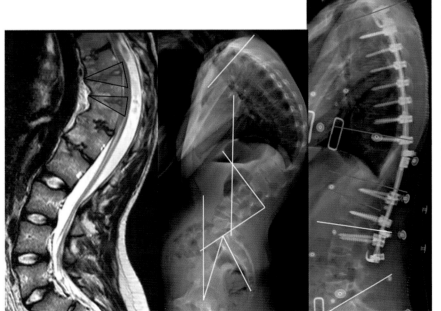

◀ **图 23-11 胸椎、胸腰椎后凸于 T_{11}、T_{12} 行相邻 2 个节段经椎弓根椎体截骨**

在这种情况下，于椎体上方取出椎间盘。在 T_{12}，椎弓根远端 1/3 和后弓保持连接。术前参数：PI = 48°，TK = 97°，LL = 83°，L_3 ～ S_1 = 81°，T_{10} ～ L_1 = 72°，PT = 18°。术后参数：PI = 48°，TK = 36°，LL = 47°，L_3 ～ S_1 = 40°，T_{10} ～ L_1 = 12°，PT = 8°。PI. 骨盆入射角；TK. 胸椎后凸；LL. 腰椎前凸；PT. 骨盆倾斜角

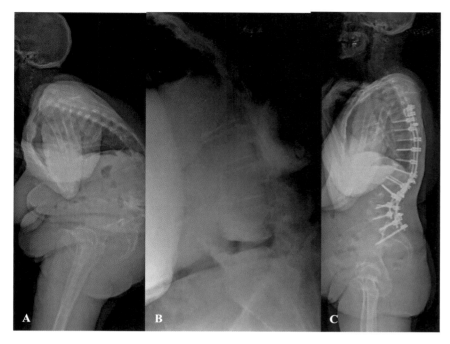

◀ 图 23-12　老年女性患者伴有严重胸腰椎和腰椎后，的脊柱侧位 X 线片

A. 术前直立位 X 线片；B. 过伸位 X 线片（转动）表明 L_4 ～ L_5 椎间隙明显开放（与 A 相比），椎间隙内矫形有助于整体矫正；C. 术后影像表明 L_3 经椎弓根椎体截骨和 L_4 ～ L_5 Ponte 截骨及 L_3 ～ L_4 和 L_4 ～ L_5 置入融合器，术后 L_1 ～ S_1 前凸 67°，骨盆入射角 48°，这种腰椎过度矫形代偿了胸腰椎后凸，并使整体序列更好

隙，从而促进矫形，提高骨愈合的可能性。

六、并发症

切口感染与畸形矫形术中手术时间长、出血量大和肌肉剥离等因素密切相关。解决这一问题的办法包括定期使用聚维酮碘溶液灌洗、将骨移植物浸泡在聚维酮溶液中、闭合时将万古霉素粉末涂抹至伤口层、发生任何外部相互作用时及时更换手套，以及遵循所有常规的手术室感染预防标准。

当达到 Schwab 目标值 [骨盆倾斜角（PT）< 10°，PI–LL < 10°，SVA < 4cm] 时，影像学和植入物相关并发症的发生率为 31.7%，发生这些并发症的患者中有 52.6% 需要行翻修手术[21]。完全骨性愈合有时可能需要 3.5 年。该结构的强度取决于达到融合的时间，因此会使用卫星棒或附加棒。假关节的形成很常见，可以通过 CT 进行评估。本中心发生的神经系统并发症包括暂时性股四头肌无力（3 个月内恢复）和长期大腿麻木。

用于减少邻近节段退变的技术包括以下几种。

● 保留至少 1 个尾端和 2 个头端棘突及其棘上韧带。

● 两端无张力棒（不涉及矫正）。

● 棒的头端轻度后凸。

● 在头端横突处置入头端负荷卸载（topping-off）钩不进行植骨。

● 腰椎支具固定 6 个月，每天进行脊柱伸展练习。

其中一位作者记录的学习曲线证实，随着时间的推移，手术策略和截骨技术均逐渐提高，手术的并发症显著减少，患者的住院时间缩短。术者逐渐倾向于选择更少的固定节段和更少的 TLIF 手术数量（可能与 4 级截骨术的增加有关），这使得外科手术的整体侵入性降低。在后一组中有更多的 L_5 和 S_1 PSO 出现，这些操作更复杂、风险更高，这可能与由于外科技术提高所带来的信心提升有关[22]。

七、康复

术后患者常规需要佩戴支具康复。患者最早

可在第 2 天用胸腰骶支具在物理治疗师的协助下首次站立。这有助于固定的稳定性，提醒患者采取更直立的姿势，防止 PJK 的发生和进行肌肉拉伸。PJK 在前 6 个月最明显，支具则有助于降低该风险。支具还有助于伸展前腹肌群。术前患者常合并髋屈肌挛缩，因此在术后需要积极理疗来辅助胸廓伸展和髋关节伸展。患者步态和站姿均应得到优化。患者一开始可以在没有任何辅助支撑的情况下尝试行走；如果需要，建议使用助行器或拐杖帮助患者适应新的姿势。采用早期主动锻炼的方式使脊柱背伸肌得到加强。要求患者每天进行 50 ～ 100 次小燕飞运动（分 3 组）。

术后患者也需要更换职业。患者术前的日常活动已经适应了僵硬的、弯曲的脊柱，术后必须学会适应僵硬的直立的脊柱。这可能会对吃喝、如厕、穿鞋袜等产生影响。

八、结论

AS 脊柱畸形病例需要大量的术前规划、多学科会诊和丰富的专业知识。术前有必要通过仔细分析患者的影像学资料来确定截骨水平和截骨次数。如果行分期手术，患者每一次手术恢复后应重新进行矢状平衡的评估。较小的矫形手术可能收获令人满意的结果，因此有必要在完成上下端双侧椎体关节突切除后进行术中可复性评估。三柱截骨术（PSO、VCR）的矫形能力比单纯后路截骨（Ponte）更强，但出血和神经损伤风险更高、手术时间更长和假关节形成率更高。因此，通过阶梯方法（从显露、软组织松解、后方结构切除、椎弓根切除、融合器植入到椎体切除）获得良好的矫形，到停止骨质切除得当的完成手术。术后康复应由多学科团队密切指导，这样才能最终使患者满意。

参考文献

[1] Roussouly P, Nnadi C. Sagittal plane deformity: an overview of interpretation and management. Eur Spine J. 2010; 19(11):1824–1836
[2] Schwab F, Blondel B, Chay E, et al. The comprehensive anatomical spinal osteotomy classification. Neurosurgery. 2015; 76(1) Suppl 1:S33–S41, discussion S41
[3] Obeid I, Boissière L, Vital JM, Bourghli A. Osteotomy of the spine for multifocal deformities. Eur Spine J. 2015; 24(1) Suppl 1:S83–S92
[4] Smith-Petersen MN, Larson CB, Aufranc OE. Osteotomy of the spine for correction of flexion deformity in rheumatoid arthritis. J Bone Joint Surg. 1945; 27(1):1–11
[5] Adams JC. Technique, dangers and safeguards in osteotomy of the spine. J Bone Joint Surg Br. 1952; 34-B(2):226–232
[6] Winter RB, Moe JH, Lonstein JE. The surgical treatment of congenital kyphosis. A review of 94 patients age 5 years or older, with 2 years or more followup in 77 patients. Spine. 1985; 10(3):224–231
[7] Obeid I, Bourghli A, Boissière L, Vital JM, Barrey C. Complex osteotomies vertebral column resection and decancellation. Eur J Orthop Surg Traumatol. 2014; 24(1) Suppl 1:S49–S57
[8] Hu X, Thapa AJ, Cai Z, et al. Comparison of Smith-Petersen osteotomy, pedicular subtraction osteotomy, and poly-segmental wedge osteotomy in treating rigid thoracolumbar kyphotic deformity in ankylosing spondylitis a systematic review and meta-analysis. BMC Surg. 2016; 16(1):4
[9] Liu H, Yang C, Zheng Z, et al. Comparison of Smith-Petersen osteotomy and pedicle subtraction osteotomy for the correction of thoracolumbar kyphotic deformity in ankylosing spondylitis: a systematic review and meta-analysis. Spine. 2015; 40(8):570–579
[10] Obeid I, Diebo BG, Boissiere L, et al. Single level proximal thoracic pedicle subtraction osteotomy for fixed hyperkyphotic deformity: surgical technique and patient series. Oper Neurosurg (Hagerstown). 2018; 14(5):515–523
[11] Chang KW, Tu MY, Huang HH, Chen HC, Chen YY, Lin CC. Posterior correction and fixation without anterior fusion for pseudoarthrosis with kyphotic deformity in ankylosing spondylitis. Spine. 2006; 31(13):E408–E413
[12] Qian BP, Qiu Y, Wang B, et al. Pedicle subtraction osteotomy through pseudoarthrosis

to correct thoracolumbar kyphotic deformity in advanced ankylosing spondylitis. Eur Spine J. 2012; 21(4):711–718
[13] Chang KW, Tu MY, Huang HH, Chen HC, Chen YY, Lin CC. Posterior correction and fixation without anterior fusion for pseudoarthrosis with kyphotic deformity in ankylosing spondylitis. Spine. 2006; 31:E408–E413
[14] Kim KT, Lee SH, Suk KS, Lee JH, Im YJ. Spinal pseudarthrosis in advanced ankylosing spondylitis with sagittal plane deformity: clinical characteristics and outcome analysis. Spine. 2007; 32(15):1641–1647
[15] Kim KT, Lee SH, Son ES, Kwack YH, Chun YS, Lee JH. Surgical treatment of "chin-on-pubis" deformity in a patient with ankylosing spondylitis: a case report of consecutive cervical, thoracic, and lumbar corrective osteotomies. Spine. 2012; 37(16):E1017–E1021
[16] Zhang HQ, Huang J, Guo CF, Liu SH, Tang MX. Two-level pedicle subtraction osteotomy for severe thoracolumbar kyphotic deformity in ankylosing spondylitis. Eur Spine J. 2014; 23(1):234–241
[17] Obeid I, Boniello A, Boissiere L, et al. Cervical spine alignment following lumbar pedicle subtraction osteotomy for sagittal imbalance. Eur Spine J. 2015; 24(6):1191–1198
[18] Obeid I, Cawley DT. Sagittal balance concept applied to the cranio-vertebral junction. In: Tessitore E, ed. Surgery of the Cranio-Vertebral Junction; in press
[19] Barrey C, Perrin G, Michel F, Vital JM, Obeid I. Pedicle subtraction osteotomy in the lumbar spine: indications, technical aspects, results and complications. Eur J Orthop Surg Traumatol. 2014; 24(1) Suppl 1:S21–S30
[20] Tsou PM, Yau A, Hodgson AR. Embryogenesis and prenatal development of congenital vertebral anomalies and their classification. Clin Orthop Relat Res. 1980; 152:211–231
[21] Soroceanu A, Diebo BG, Burton D, et al. Radiographical and implant-related complications in adult spinal deformity surgery: incidence, patient risk factors, and impact on health-related quality of life. Spine. 2015; 40 (18):1414–1421
[22] Bourghli A, Cawley D, Novoa F, et al. 102 lumbar pedicle subtraction osteotomies: one surgeon's learning curve. Eur Spine J. 2018; 27(3):652–660

第 24 章　手术失败机制及其治疗
Surgical Failures Mechanisms and Their Treatment

Pierre Roussouly　Hyoungmin Kim　Amer Sebaaly　Daniel Chopin　著

邢耀中　李冬月　译

王　征　海　涌　校

摘要：一些研究表明，成人脊柱畸形手术并发症的发生率非常高。其中，机械力学因素导致的手术失败主要包括假关节形成、近端交界性后凸（proximal junctional kyphosis，PJK）、矫形丢失和内固定断裂。近来，许多作者提出脊柱骨盆矢状位平衡在其中发挥作用，而且脊柱骨盆矢状位平衡的恢复与功能相关生活质量之间存在相关性。骨盆参数、骨盆入射角（pelvic incidence，PI）、骨盆倾斜角、骶骨倾斜角与脊柱曲度［主要是腰椎前凸（lumbar lordosis，LL）］之间有很强的相关性，而 PI 与 LL（PI-LL）直接相关。截骨技术的进步让医生能够进行更加强有力的矫形以及重建脊柱前凸。但同时，PJK 发生率也急剧上升。在本章中，我们通过脊柱融合术对脊柱骨盆序列的影响来描述各种手术失败的机制。脊柱融合术也可以引起在第 11 章中所描述的机械性代偿所继发的局部脊柱后凸，如融合部位相邻的上下节段过伸和（或）骨盆后倾。由于继发性椎间盘退变和融合区域内塌陷，可能会使一期良好的复位丢失，导致迟发性脊柱后凸和失平衡。此时需要使用椎间融合器进行前柱稳定。此外，手术复位策略的制订必须以 PI 值为基础，这是代表脊柱初始状态的唯一标志。脊柱侧凸研究学会分型考虑使用 PI-LL 和矢状位垂直轴的值来量化脊柱平衡。这种分型通常很有效，但在两种情况下可能会受到限制：PI 值较小的（无骨盆后倾）患者和基于脊柱前凸长度及其再分配引发的脊柱后凸－前凸相互作用的患者。在 PI 值较小的情况下，通过骨盆后倾代偿的可能性较小。理想的恢复是 Roussouly 分型中的 1 型或 2 型。主要的错误是通过过长和过大的腰椎前凸（3 型）来进行矫正而导致骨盆前倾。另一个失误的原因是当手术矫正到 L_4 时（如 L_3 经椎弓根椎体截骨术），引起的脊柱前凸序列的再分配。增加腰椎前凸近端弧度而非远端（$L_4 \sim S_1$）弧度，前凸和后凸之间的相互影响使后凸远端弧度的增加，可能是引起 PJK 的主要原因之一。

关键词：平衡代偿机制，接触力，腰椎前凸，骨盆入射角，术后失平衡，近端交界性后凸

一、概述

最近关于脊柱矢状位平衡的研究让人们更好地理解脊柱－骨盆的组织结构。脊柱外科医生对于脊柱骨盆参数早已熟知；然而，在制订手术策略时对其作用（或应用）仍然存在混淆和误解，这也是导致严重错误的常见原因。随着脊柱矫形技术的发展，如后柱截骨术或三柱截骨术（3CO）等，已经可以通过手术对脊柱序列进行大幅度的矫正；同时，更好地理解脊柱序列的平衡也变得

更加重要。

近年来很多论文都强调，当矫形手术不能恢复理想的脊柱矢状位平衡时，脊柱畸形患者的临床预后会更差[1-3]。尽管人们通过一种非常简洁直观的方式来评估和理解脊柱失平衡的机制，如骨盆后倾和矢状位垂直轴（sagittal vertical axis, SVA）增加，但是仍然有许多关于脊柱失平衡的机制无法解释，或仍未被发现[4]。

我们在其他章节中也可以发现，要理解脊柱矢状位平衡需要骨盆参数的知识，如骨盆入射角（pelvic incidence，PI）、骨盆倾斜角（pelvic tilt, PT）、骶骨倾斜角（sacral slope，SS）[PI 是形态（或解剖）参数，而 PT 和 SS 是位置参数]、脊柱参数（脊柱前凸和后凸），以及通过 C_7 铅垂线或外耳道定位评估的整体平衡。PI 和 SS 及 SS 和 LL 之间的强相关性可以让我们理解起来更简单；即对于理想的矢状位平衡，PI–LL 相应的倒数值应几乎恒定，因此，手术策略的重点是恢复 LL 的理想角度值，而该值是由患者本人 PI 确定的[5]。但实际情况并没有那么简单，正是这种简单、明确的策略往往会导致手术失败[6, 7]。

如第 6 章和第 20 章所述，我们可以按照不同的几何形状将无症状人群脊柱矢状位序列分为不同的类型及退变模式。据此，我们可以假设不同的"正常"或"发病前"脊柱序列类型可以演变出不同的病理性脊柱序列[8, 9]。通过辨别这些特殊的病理性脊柱序列类型，并理解它们的主要驱动因素（或主要决定因素）PI，是如何与影响脊柱整体平衡的其他部分的反应相关联，我们便可以制订出更完善的，或者更理想的手术方案去恢复脊柱的序列。

脊柱矢状位序列不良的病因包括自然退变、创伤、医源性因素等，其主要原因是局部脊柱过度后凸或前凸，它们会引发两种代偿方式：①与后凸区域相邻、具有柔韧性的上下节段脊柱过伸（减少后凸或增加前凸）；②骨盆以股骨头（the femoral heads, FHs）为中心后倾。第二种代偿方式取决于 PI 值的大小，即 PI 值较小的代偿范围小，而 PI 值较大的代偿范围大。

最近在无症状人群中发现了一种新型脊柱矢状位序列，即前倾的 3 型或伴骨盆前倾的 3 型脊柱，使我们进一步理解了通过产生 SS 增大和 PT 减小（数值小于 0°）而导致的脊柱过度前凸病例中骨盆位置适应性变化的机制[8]。对腰椎前凸矫正过多的患者可能会发生这种骨盆前倾导致的失平衡。

在本章中，我们将分析由 PI 导致的单纯性有害代偿，以及在复杂病例中常见的与矢状位平衡相关的术后并发症——近端交界性后凸（proximal junctional kyphosis, PJK）的几种机制之间的关系。

二、脊柱失平衡的代偿

在第 11 章中提到，脊柱失平衡可以通过减少腰椎前凸或增加胸椎后凸来代偿，其机制取决于脊柱柔韧性和肌肉收缩作用。当脊柱柔韧性好时，可以通过畸形区上下的邻近节段过伸来代偿；当脊柱比较僵硬时，则通过骨盆后倾来代偿。

（一）通过后伸代偿

1. 局部退行性变的短节段融合

由于这种代偿机制需要脊柱具有一定的柔韧性，所以常见于局部退行性变的年轻患者，如单节段椎间盘病变，伴或不伴狭窄和（或）既往椎间盘突出，不伴多节段退行性变。

当腰椎局部融合后腰椎前凸不足时，通常会通过融合区域上下邻近节段柔韧性较好的脊柱后伸代偿。在 3、4 型脊柱中，腰椎前凸主要集中于顶椎至 S_1 终板之间的腰椎下弧。换言之，在局部融合后，必须保持 $L_4 \sim S_1$ 腰椎充分前凸。典型情况是在治疗 $L_4 \sim L_5$ 局部退行性脊柱滑脱时，腰椎前凸复位尚不充分便将 $L_4 \sim L_5$ 或 $L_4 \sim S_1$ 之间融合。这会导致通过 $L_3 \sim L_4$ 节段（即融合区域上方相邻节段）过伸来代偿。该问题涉及多种技术错误：首先，术中必须根据脊柱复位目标曲度弯棒。其次，多轴系统通常不能维持充分的脊柱前凸，只能将活动节段固定在不合适的角度，而达不到矫正畸形的目标。此外，尤其是在后路腰椎椎间融合术 / 经椎间孔腰椎椎间融合术病例中，使用无前凸椎间融合器或椎间融合器放置太过靠后（靠近后纵韧带）、腰椎充分后伸（或前凸）受到前纵韧带张力的限制，都会阻碍脊柱后柱闭合（图 24-1）。

融合区域上下相邻节段通过过伸代偿的第一步是在椎间盘水平向前张开，接着出现后方小关节的半脱位和脊柱向后的真性滑移。当然，这种代偿可能会诱发腰背部疼痛，甚至根性疼痛（图 24-2）。一种治疗方式是将融合节段延长到相邻节段并稳定交界区的椎间盘。但从矢状位平衡的角度来看，这种治疗方式远远不够，因为它并没有处理初次融合区域的远端节段前凸不足，仅通过增加近端腰椎前凸（上段角度）来恢复整体腰椎前凸。如果 LL 的顶点高于其自然存在的水平，

则 PJK 发生率将会更高。[6]因此，我们的观点是，必须恢复初次融合术后的远端腰椎前凸（下段角度），并在恢复生理性脊柱序列的基础上延长融合节段。

2. 骨折的治疗

脊柱骨折好发于年轻患者，尤其多发于胸腰段（thoracolumbar，TL）[10]。对于局部后凸增加，腰椎通过后伸进行代偿。如果手术不能完

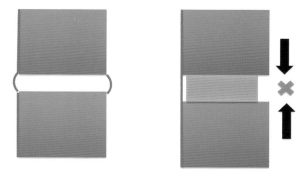

▲ 图 24-1　后路手术时，前纵韧带的张力可能阻碍脊柱前凸矫形（如后路腰椎椎间融合术）

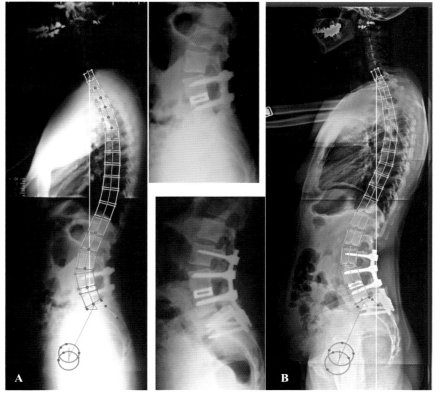

◀ 图 24-2　A. L₄ ～ L₅ 退行性滑脱，后路 L₄ ～ L₅ 椎间融合术治疗；局部脊柱前凸不足通过相邻节段 L₃ ～ L₄ 过伸代偿。B. 融合节段延长到 L₃ 并维持其过伸状态，前凸恢复充分但并不完美

全矫正创伤性脊柱后凸，腰椎代偿性后伸会超过椎间运动的生理范围，进而产生疼痛，这种疼痛通常是由于小关节间压力增加引起的。对于轻微增加的脊柱后凸，可通过腰椎后伸进行局部代偿。这种代偿通常出现在 3 型和 4 型脊柱中，其腰椎柔韧性优于 2 型。在 2 型脊柱中，胸腰椎交界区创伤性后凸使脊柱序列变为伴有远端过度前凸的 1 型脊柱，此型脊柱不适合过度后伸的代偿方式。在 1 型脊柱中，胸腰椎交界区很容易发生骨折，由于典型的胸腰椎后凸及腰骶远端代偿性前凸已经增大很多，极易超出其节段性后伸能力范围。

（二）骨盆单纯后倾代偿

当脊柱十分僵硬，就像长节段融合术后一样，并且矢状位平衡复位不足时，代偿的主要机制是骨盆后倾（增加 PT）。该机制取决于患者本人的 PI 大小和髋关节伸展能力。PI 值越大，PT 代偿的可能性越大。但当 PT 增加时，髋关节伸展程度更大。当 PT 增加到超过髋关节的伸展范围时，股骨干将倾斜（伴膝关节屈曲），以实现额外的骨盆后倾。PT 代偿有两个步骤：①单纯髋关节后伸伴股骨处于垂直位置；②髋关节后伸且股骨倾斜伴膝关节屈曲。即使能有效地恢复整体平衡，这种后倾的代偿机制也是弊大于利的。首先，为了保持骨盆后倾，臀肌和腘绳肌须长期过度紧张，从而诱发因肌肉疲劳而导致的大腿后部疼痛。此外，在行走动作中，后腿发力时髋关节后伸受限，骨盆必须跟随股骨向前倾斜，导致躯干整体向前倾。即使骨盆后倾的患者在站立位上似乎相当平衡，偶尔行走时，也会出现非常明显的向前失平衡（图 24-3）。在一些髋关节后伸能力较强的患者中，骨盆后倾也能得到很好的代偿，并不会出现行走困难。当然，在严重失平衡时，通过膝关节屈曲和股骨倾斜的方式来进行代偿非常糟糕，而且会出现行走困难。这类患者通常没有疼痛主诉；只在行走时感觉疲劳和受限。基于腰部疼痛的 Oswestry 功能障碍指数问卷完全不足以评估骨盆后倾代偿所导致的失平衡状态。

目前认为通过截骨术恢复脊柱生理前凸是减小 PT 的更为恰当的方式。在严重失平衡中，许多作者将股骨干倾斜列为矫形计划的一部分。Le Huec 等[11] 描述了全身整体平衡整合技术，其中包括在三柱截骨术（three column osteotomy，3CO）规划中纳入股骨倾斜角度。但是，如果在术前计划中已包括恢复 PT，那么在 PT 恢复时，股骨倾斜角作为 PT 的一部分也会随之减小。

PI 较小时，骨盆后倾代偿机制较差。这就是为什么腰椎后凸程度相同时，PI 较小的比 PI 较大的患者失平衡更加严重并伴有更大的 SVA（和 C_7 倾斜角）。尽管如此，相比较大的 PI 患者，PI 较小时，应用 3CO 矫正较小的前凸即可获得

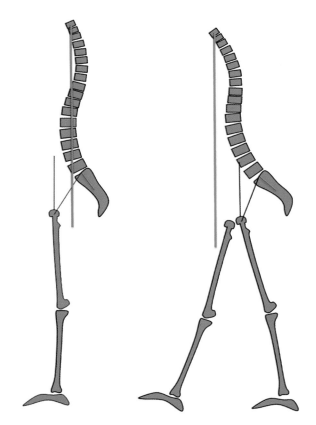

▲ 图 24-3　骨盆后倾的效果比较

在稳定的站立姿势下，平衡似乎良好，但在行走时，由于后腿向前发力，髋关节后伸被抵消，从而诱发骨盆前倾和躯干失平衡

矢状位失衡。简而言之，在重度矢状位失平衡矫正中，PI 较小的患者更容易恢复良好的平衡。

关于 3CO 最佳水平的选择，文献中出现了许多争议。van Royen 等[12] 从几何学上证明截骨部位越靠近远端，矫正效率越高（图 24-4）。因为入路简单而且并发症较少，Schwab 认为在 L3 进行截骨最利于 LL 恢复[13]。如果只关注整体 LL 角，不考虑截骨水平和术后前凸新顶点的位置，该观点可能正确，在这种情况下，手术策略将只关注脊柱前凸的角度。然而，事情并没有那么简单。在第 6 章中，我们将腰椎前凸分为两部分，靠近尾端的部分（L4 和 S1 之间），弧度较大，集中了 LL 大部分前凸。从生理学来看，如果该部分脊柱前凸丢失，治疗上就必须在原位进行恢复；预计在 L4 进行 3CO 比在 L3 能更好地恢复正常序列。Obeid 等最近发表了关于在 L5 进行 3CO 的论述，其结果也很有价值[14]。Sebaaly

等在最近发表的一篇文章中结果显示，截骨术后新的腰椎前凸顶点节段水平较高是导致 PJK 最重要的危险因素之一[6,15]（图 24-5）。

三、椎间盘退变导致的继发性失平衡

手术失败最常见的原因之一是脊柱融合术后迟发性脊柱矢状位失平衡，即使术后近期脊柱平衡良好也仍有可能发生。这种情况发生的机制是由于融合节段内或相邻节段的继发性椎间盘退变，导致椎间盘高度进行性丢失。后一种情况常见于脊柱前凸丢失的病例，尽管后路融合明显良好，通常仍需通过骨盆后倾进行代偿。在这种情况下，X 线片上可以发现最高的椎间隙变窄，导致前柱缩短及脊柱前凸减小。为了避免这种后果，应采用椎间融合器植入结合后路融合和内固

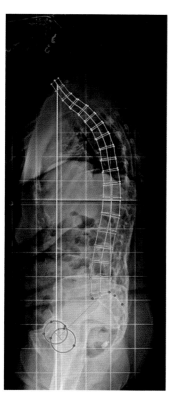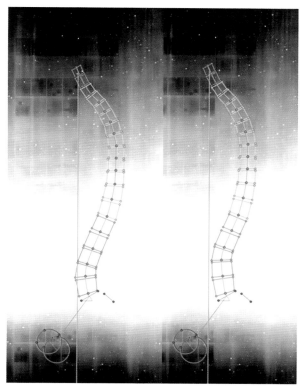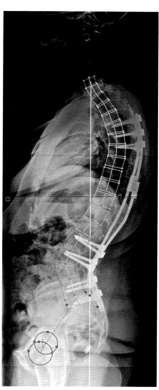

▲ 图 24-4　既往固定至 S1 的长节段稳定融合治疗脊柱侧凸伴前凸不足，通过骨盆后倾代偿

L4- 三柱截骨术（three column osteotomy，3CO）后可恢复更好的平衡。使用 KEOPS 模拟，对于相同的骨盆倾斜值和相同的 3CO 角度，L3-3CO 的矢状垂直轴略高于 L4-3CO

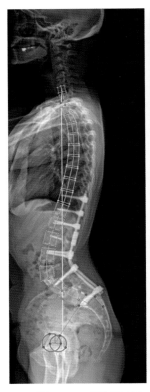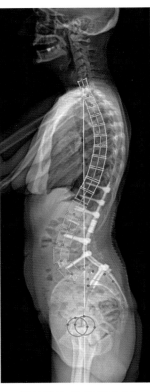

▲ 图 24-5　多次手术和 L_3 三柱截骨术（3CO）后，本例 L_5 腰椎滑脱伴高骨盆入射角（PI = 90°），虽然腰椎前凸恢复不错，但 $L_4 \sim L_5 \sim S_1$ 节段向前投射表明可能无法获得良好的平衡。在 L_5 一个 10° 的 3CO 能更好地实现腰椎前凸的再分配，并使胸椎得到放松，获得更充分的脊柱后凸

定的方法。这种前柱支撑融合器具有双重优点：维持椎间隙高度并增加稳定性。由于不同手术各有优缺点，我们将不在此赘述椎间融合器放置的各种技术和入路，如前路腰椎椎间融合术、斜外侧腰椎椎间融合术和极外侧椎间融合术。然而，无论手术入路如何，在计划应用脊柱融合术治疗成人脊柱畸形时，都有必要使用椎间融合器进行前柱稳定（图 24-6）。

四、融合至 L_5 及其产生的后果

　　融合至 L_5 仍是成人脊柱畸形治疗的主要争议之一，即仅融合至 L_5 还是融合至骶骨和骨盆。当 $L_5 \sim S_1$ 节段有退行性改变时（狭窄、不稳定等），毫无疑问，首选融合到骶骨。但也有反对

观点认为长节段固定，包括 $L_5 \sim S_1$ 节段在内，存在较高并发症和翻修手术发生率的风险。[16] 这也是为什么当 $L_5 \sim S_1$ 节段没有椎间盘退变时，许多外科医生倾向于只融合至 L_5 的原因。该手术策略的主要失败原因是迟发性 $L_5 \sim S_1$ 椎间盘病变。每个患者的 PI 不同，其椎间盘退变模式及其对脊柱平衡的影响可能不同。在 2 型脊柱序列中，PI 较小且腰椎前凸较为浅直，椎间盘上不断增加的垂直应力可能会加速椎间盘退变，但不改变脊柱整体平衡，然而这可能是产生致残性疼痛的原因。但是，如果 $L_5 \sim S_1$ 的远端椎间盘病变涉及局部脊柱后凸，由于该类型中骨盆后倾代偿能力有限，因此很容易发生严重的整体失平衡（图 24-7），这很可能与 PI 和 PT 值较低相关。另一方面，在 PI 较大的患者中，如 3 型或 4 型脊柱序列，$L_5 \sim S_1$ 椎间盘高度降低，即使有明显的脊柱后凸，也很容易通过骨盆后倾进行代偿。尽管这种代偿方式很有效，但是其机制很不经济，因其维持骨盆后倾会造成肌肉活动增加，进而诱发疲劳和不适。由于后倾的骨盆会限制髋关节后伸，特别是当患者行走时，骨盆后倾的代偿方式也可能导致功能障碍。

　　一些患者没有 $L_5 \sim S_1$ 椎间盘病变的证据，在行脊柱融合术时仅融合至 L_5，术后却感到腰骶部疼痛，建议检查 $L_5 \sim S_1$ 节段是否有局部过伸，以代偿融合节段前凸不足。在这种情况下，后柱结构（如小关节和上下撞击的棘突）压力增加可能是疼痛来源。有趣的是，有些患者未行融合手术，当偶尔脊柱远端过伸（腰椎前凸过度）时，也会因脊柱后柱结构间应力增加而产生这种疼痛，尤其好发于 1 型和 4 型患者。

五、脊柱过度前凸导致骨盆代偿性前倾

　　尽管文献中已充分描述了术后残留的脊柱后凸或 LL 不足导致的手术失败，但人们尚未认识到脊柱前凸过大的影响。Laouissat 等[8] 在

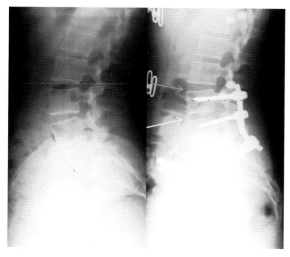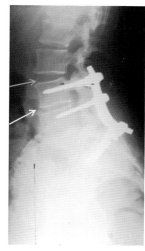

◀ 图 24-6　初次手术融合节段（L₃～S₁）过长，L₃～L₄ 椎间盘高度良好。5 年后，融合区域内 L₃～L₄ 椎间盘退行性变窄导致相邻 L₂～L₃ 椎间盘过伸代偿

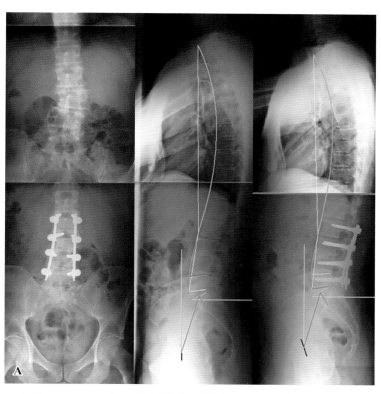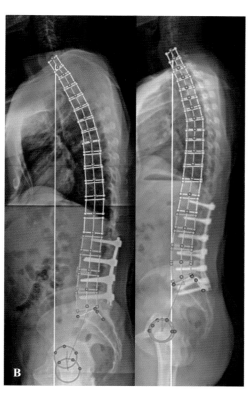

▲ 图 24-7　A. 一名 54 岁男性患者通过 L₂～L₅ 融合术治疗退行性脊柱侧凸；B. 6 年后，L₅～S₁ 椎间盘退行性塌陷导致该低骨盆入射角（PI = 45°）患者背部向前失平衡。将融合扩展到 S₁，恢复 L₅～S₁ 椎间盘高度，患者重新获得良好平衡

Roussouly 分型中引入了一种新的类型：前倾 3 型或伴有骨盆前倾的 3 型。脊柱前凸与 3 型的前凸类似，SS 在 35°～45°之间，但 PI 较小（＜50°）。这种情况在年轻人中较为常见，但在合并退行性变的老年人中则比较罕见。事实上，

Laouissat 等 [8] 发现 16% 的青年人群符合此种类型，而 Sebaaly 等发现只有 1.5% 的成年人群有退行性改变。[9] 这种脊柱骨盆结构紊乱的特征表明，过度脊柱前凸可引起骨盆前倾，使骶骨终板恰好位于 FHs 的正上方，甚至有时位于 FHs 前

方。这种不恰当的姿势将躯干重心移到了 FH 前面，导致躯干向前失平衡。由于胸椎后凸减少所进行的代偿在侧位 X 线片上很难发现，但它可以解释此类患者常见的背侧不适症状。

这种手术失败很难被发现，主要发生在 PI 值非常小的患者中。Ferrero 等[17]描述了 PT 较小和看起来平衡良好（SVA 较小）但功能评分较差的患者。Scemama 等[18]通过分析既往 1 型 TL 后凸患者的手术治疗结果表明，将患者序列矫正为前倾 3 型，则预后更差，但该研究存在样本量较小的缺点。与 2 型脊柱前凸相同，整体脊柱前凸角度较小；不会出现脊柱前凸过大。只有非常小的或负的 PT 才能提示前凸过大，因为这会引起患者不适。我们尝试通过减少脊柱前凸进行手术复位，获得了很好的功能恢复和影像学结果。在 X 线片上，脊柱前凸减小可恢复与 PI 更匹配的 LL 以及更合适的 PT（图 24-8）。

六、联合失代偿：近端交界性后凸

PJK 最早是用于描述青少年特发性脊柱侧凸[19]和 Scheuermann 脊柱后凸[20]。其最常用的定义是由 Glattes 等描述的；PJK 角度由上端固定椎的下终板与向上两个相邻椎体的上终板之间的角度确定。当角度至少比术前增加 10° 时，认为存在 PJK[21]。有研究描述了 PJK 的许多风险因素，如年龄、肥胖、骨质疏松、后柱结构破坏、近端锚定类型、女性等[22]。PJK 的危险因素分析不在本章内容的范围内。然而，未来的治疗将重点关注两个重要方面，即充分的矫正及与患者自身脊柱矢状序列类型相对应的个体化矫正。

在最近对成人脊柱畸形患者大型数据库的评估中[23]，根据患者年龄，对脊柱矢状位平衡的矫正是否充分进行了评估。矫正程度适当的患者 PJK 发生率较低，而对矢状位失衡矫正不足和矫正过度均会提高该并发症的发生率。一个重要发现是矫正不足患者的 PJK 相对较轻（< 20°），

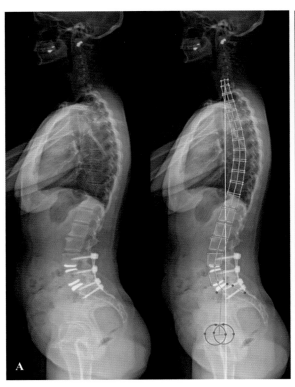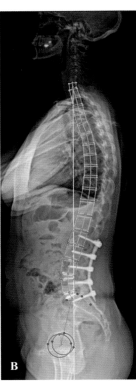

◀ 图 24-8　A. 50 岁女性主诉疼痛，既往接受过双节段椎间盘置换术，随后融合 L₄ ～ S₁。由于脊柱前凸过大，骨盆倾斜角（PT）非常小。脊柱形状类似前倾 3 型。B. 融合延伸至 L₂，减少腰椎前凸，恢复了更合适的 PT 和平衡

而矫正过度患者的 PJK 相对更严重（≥ 20°），通常需要手术翻修。

作者最近还分析了腰椎前凸矢状位顶点的恢复及其对 PJK 发病率的影响。当术后腰椎曲线的矢状位顶点与理论顶点相同时，有 13.5% 的病例发生 PJK，而理论和实际顶点不同的病例发生 PJK 的比例为 41.4%（$P = 0.01$），其比值比（OR）= 4.6。与其他预测方法相比，我们发现恢复脊柱前凸的矢状位顶点最重要。这能够对退行性脊柱疾病手术有一定提示。第一个提示是在治疗上述的成人脊柱畸形时，在什么节段选择 3CO。比如，一些作者发现经椎弓根截骨水平（比较 L_3 和 L_4 截骨）对整体平衡矫正或并发症发生率的影响没有明显差异[13]，而其他作者发现与 L_3 截骨相比，在 L_4 水平截骨矢状位平衡矫正和 PT 矫正更好[23]。我们认为在 L_4 水平进行截骨术能更好地将脊柱前凸顶点恢复到理论上所需的水平。第二个提示是成人脊柱侧凸的前路矫正技术或前路间接减压技术。比如，这些技术通过将椎间盘韧带复合体进行前路松解并植入带有前凸角度的融合器。然而，恢复脊柱前凸的正确矢状位顶点非常重要。因此，正确选择和放置有前凸角度的融合器（尤其是在 $L_5 \sim S_1$ 和 $L_4 \sim L_5$ 节段）有助于避免 LL 延伸不充分、顶点较高等问题，常常可以减少机械并发症，尤其是 PJK 的发生。

（一）可能引发近端交界性后凸的机制

Sebaaly 等证实，手术矫形引起脊柱序列或方向变化是产生 PJK 的关键因素[6]。另一方面，如第 9 章中所述，每个椎体单位都受到接触力的影响，重力和肌肉反力的合力；这种接触力取决于脊柱序列的方向。当手术改变脊柱序列方向时，相邻节段接触力发生改变，可能出现新的应力过大而诱发 PJK。

（二）我们期望脊柱结构发生什么样的变化？

当内固定近端节段在 $T_{12} \sim T_9$ 时，我们将 PJK 定义为下胸段 PJK（low thoracic PJK，LT PJK），当内固定近端节段在 T_4 时，则定义为上胸段 PJK（upper thoracic PJK，UT PJK）。

1. 下胸段近端交界性后凸

● 描述产生 PJK 原因的第一个矢状位平衡机制是，由于腰椎前凸矫正不充分导致的胸椎后凸代偿性减小。在 PI 值较大的脊柱序列类型（3 型和 4 型）中，当腰椎前凸恢复不充分时，可能存在骨盆后倾代偿（PT 增加），或骨盆后倾伴胸椎后凸（thoracic kyphosis，TK）减小的双重代偿。近端固定椎的骨折较为常见，会造成局部脊柱后凸。如果我们分析交界性接触力，会发现有几种不同因素共同促进屈曲力增加；由于腰椎前凸不足，躯干重心向前移位，在静止状态时增加 PT 代偿明显有效，但在行走过程中，这种代偿通常会失效，表现为明显的矢状位向前失平衡。以竖脊肌为代表的后部肌群代偿显著增加，以代偿重力力矩并维持胸椎平直。如第 6 章所述，脊柱前凸和后凸不足一起通过减少曲率对脊柱的垂直方向产生影响（图 24-9）。这种情况增加了椎体和椎间盘之间接触力产生的压力。显然，在老年女性患者中，骨质疏松的骨骼在这种接触力显著增加的情况下更容易断裂。在这种情况下，必须适当恢复脊柱前凸，尤其是 L_4（甚至 L_5）-3CO 后的远端下段脊柱前凸角度。正如我们所看到的，恢复腰椎前凸导致胸椎后凸生理性增加；考虑到患者在手术台上俯卧位时脊柱变平直，融合节段需要延长到 UT，必须通过充分弯棒来恢复脊柱后凸。

● 恢复"正常"的胸椎后凸：最常见的当腰椎恢复脊柱前凸时，胸椎后凸恢复。在第 11 章中提到，当 LL 不足时为了保持平衡通过胸椎后凸减小进行代偿，另一种机制则是骨盆后倾。这种胸椎后凸减小是竖脊肌活动的结果，是一种主动代偿。多见于 PI 较大的（以前为 3 型或 4 型）患者，由于与 PI 较小的患者相比，该类患者的胸椎和腰椎的矢状位形态曲度更大。当手术能恢复正常的 LL 时，不需要通过 TK 减小来代

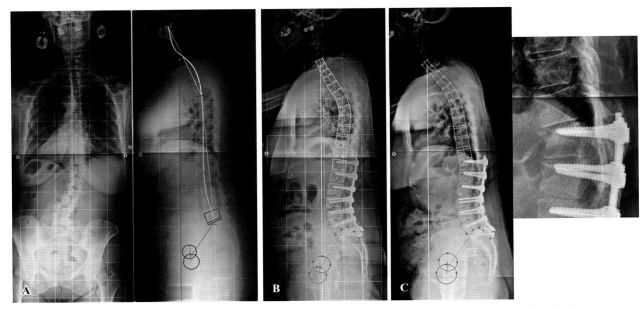

▲ 图 24-9　**A.** 60 岁女性，患有退行性腰椎侧凸（**PI = 60°**），伴骨盆后倾的假 2 型脊柱；**B.** 脊柱前凸矫正不充分，通过骨盆后倾伴胸椎后凸减小进行代偿；**C.** 因近端交界性椎体应力过大导致上端固定椎 **T₁₂** 骨折伴近端交界性后凸

偿，胸椎后凸会自发恢复到生理状态。LL 恢复后 TK 自发恢复的效应集中上方固定椎的交界水平，特别是当棒没有正确塑形时，可以预测到脊柱曲线会发生这种变化。典型病例为假性 2 型脊柱，与 LL 和 TK 减小及骨盆后倾相关（图 24-10）。虽然可以准确预测脊柱前凸的矫形度数，但很难预测融合后胸椎曲度的变化。对于中等长度融合（$S_1 \sim T_{12}$ 或 T_{10}），存在着巨大风险，这点我们在前面已经论述了；但如果我们将融合延长到 UT，且 TK 棒弯曲不足，即使在某些 UT-PJK 的病例中，也存在近端内植物松动的风险。实际解决方案是，在患者同意的情况下，首选中等长度融合，如果脊柱后凸自发性代偿导致失衡，有时甚至发生交界性骨折，则可以延长融合节段到上胸椎，维持脊柱后凸。在某些情况下，会发生轻度交界性骨折进行代偿而不影响平衡，且无明显疼痛。

● LL 复位不充分导致 TK 减小：第 6 章中描述了腰椎前凸和胸椎后凸在胸腰椎交界处的再分配。Berthonnaud 等[24] 通过几何结构对每条曲线均以角度、长度和曲率分布为特征进行了描述。根据骶骨终板方向，可通过腰椎前凸顶点绘制一条水平线将其分为两段不同角度的前凸。下段弧线的角度在几何上等于 SS，从腰椎前凸顶点到脊柱前、后凸的拐点为上弧，在几何上与脊柱后凸的下弧为互补角。根据这个理论，我们可以推断出以下结论。

○ 由于腰椎前凸的下弧等于 SS，为了改良 SS，必须将腰椎前凸矫正集中在 L_4 和 S_1 之间或 $L_4 \sim L_5$ 和 $L_5 \sim S_1$ 的椎间盘上。

○ 腰椎前凸上段角度的增加会增加相应的胸椎后凸下段角度，造成胸椎后凸位置过低（或腰椎前凸减少）。换言之，如果远端退行性椎间盘塌陷（$L_4 \sim L_5$ 和 $L_5 \sim S_1$）导致腰椎前凸丢失，手术通过在腰椎前凸上段进行矫正以增加近段腰椎前凸，会导致胸椎后凸下段角度增加。如果在相同角度下，腰椎前凸的分布不同，则两种不同的腰椎前凸对整体脊柱序列的影响也不相同。很多 PJK 的发生都是基于这种机制，尤其当不分场合的武断的应用 PI-LL 进行矫形时。我们稍后将展示因为相同的机制产生的 UT-PJK（图 24-11）。

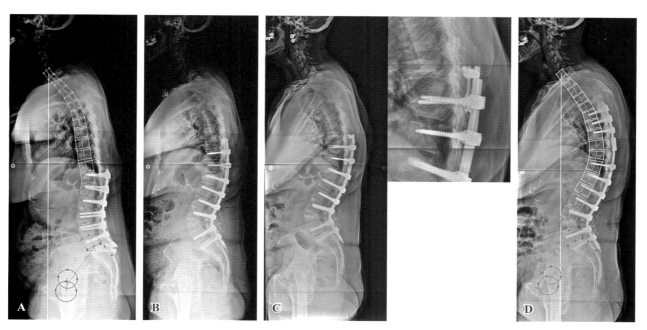

▲ 图 24-10　**A.** 与图 24-9 为同一患者，分期为 **c** 型；**B.** L_4- 三柱截骨术，延长融合至 T_{10}；**C.** 通过恢复"正常"胸椎后凸，术后即刻近端交界性后凸；**D.** 融合延长至 T_6 后改变为新的胸椎后凸状态

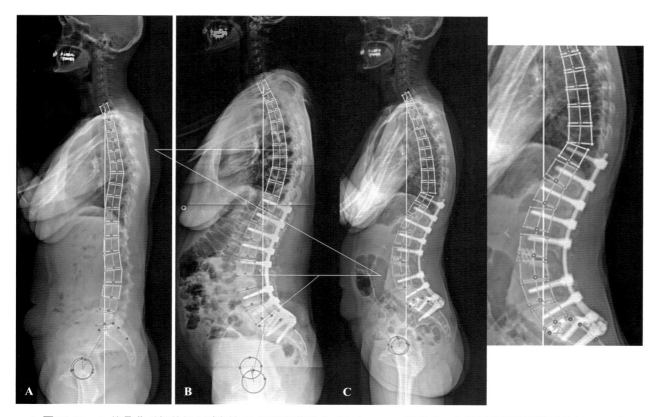

▲ 图 24-11　**A.** 伴骨盆后倾的假 **2** 型脊柱；**B.** 腰椎多节段 **Smith-Petersen** 截骨术，恢复了美观的脊柱前凸（T_{10}～S_1）；顶点位于 L_2～L_3 且上段腰椎前凸角等于 **30°**，并增加了下段脊柱后凸的角度；**C.** 过度脊柱前凸复位诱导异常脊柱后凸引发 T_8～T_9 近端交界性后凸

2. 上胸段近端交界性后凸

UT-PJK 涉及神经损伤的风险较高，因此难以选择适当的手术治疗方案。正常情况下，颈胸段后凸仅用来代偿远端后凸不足或远端前凸。但在大多数情况下，UT-PJK 是由医源性因素导致。通常是融合固定至 T_4 的结果。通常是在术后几周后迅速出现 PJK，甚至几天内就出现。局部脊柱后凸可能导致 $T_1 \sim T_2$ 或 $T_2 \sim T_3$ 节段椎间脱位，伴脊髓受压和严重神经功能受损。

UT-PJK 从未出现在胸椎后凸上方。至于 LT-PJK，胸椎改变可能是腰椎前凸恢复后"正常"的胸椎后凸复位，也可能是异常过度脊柱后凸的代偿。

如前所述，当矫正假性 2 型（实际上是 3 型，但伴随代偿性骨盆后倾和扁平胸椎）时，LL 的恢复伴随 TK 的自发复位。当内固定延长到 T_4 时，如果棒的曲度不能适应 TK 的变化，仅维持较小的胸椎后凸，在 T_3 水平，平直的棒和胸椎自发性恢复后凸的趋势之间将存在冲突，这将增加上端固定椎的应力，增加上方内固定拔出和（或）螺钉松动的风险。如果棒的弯度不能与生理 TK 相匹配并与恢复后的 LL 相平衡，单纯加强远端固定并不能有效地解决问题。那些稳定的矫形过度的患者会感到非常不适，一般主诉为背部疼痛和持续向后牵引感。在初次手术时，这种情况很难处理，因为无法预测最终的胸椎序列将会引起不适当的棒预弯。相比之下，2 型假性后倾伴随 TK 的情况则较容易矫正。这种 TK 在腰椎前凸矫正后不会改变，并与真正的 3 型或 4 型腰椎前凸保持平衡。

异常后凸畸形的第二个问题是位于内固定上方的失代偿，它的致残性更强，也更难治疗。结构不良和肌肉功能不全可能是导致 UT 塌陷的原因。

● 在图 24-12 中，1 例关节融合术后脊柱前凸复位不充分的患者，因其肌肉无法代偿向前失平衡的状态而表现为进行性颈胸段后凸。通过在 L_4 行 3CO 恢复更好的腰椎前凸后，颈胸平衡自

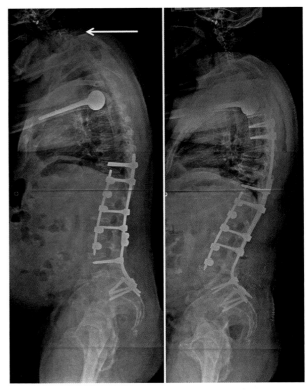

▲ 图 24-12　左图显示 $T_{10} \sim S_1$ 融合 5 年后功能性颈胸近端交界性后凸（PJK）。进行性胸椎后凸因肌无力引起了 PJK。右图显示 L_4- 三柱截骨复位矢状位平衡后，患者颈胸椎能自行再恢复平衡

发代偿，且减少了通过肌肉活动来维持平衡。

● 术后腰椎前凸恢复正常或较大时，仍有患者在上端固定椎 T_4 上方出现 PJK。TK 对于 LL 来说太小，而棒的近端曲度太直。

○ 假设一：腰椎前凸过大，胸椎后凸过小。通过内固定使患者重心向后移位。头部向前伸出，平衡重力的肌群急剧向前移动，出现 PJK。

○ 假设二：如前所述，腰椎前凸角度符合相应 PI 的标准，但角度集中于前凸上段，且不能充分减小腰椎前凸下段的角度。胸椎后凸下段的角度作为补角随着腰椎前凸上段的角度增加而变大。如果内固定没有遵循这种胸椎后凸的变化，UT 向后突出，则会因为相同机制产生的颈胸段屈曲（图 24-13）。

● 在任何情况下，腰椎前凸矫正过度与矫正不足都会导致预后不良。对于胸椎后凸来说

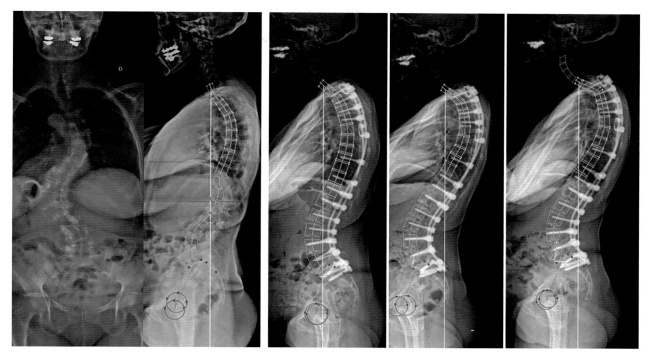

▲ 图 24-13　55 岁女性胸腰段特发性脊柱侧凸患者，矢状位序列无法分类（骨盆入射角 = 50°）

脊柱前凸矫正过度，骨盆代偿性前倾，导致胸椎顶点向头部重心垂线投影的后方移动。近端胸椎屈曲是前向正平衡力作用的结果。越来越严重的 PJK 诱导骨盆后倾代偿，使内固定融合脊柱节段的顶端向后移动。形成了一个恶性循环，即高位胸椎进行性向后偏移，同时 PJK 代偿的程度不断增加

也是如此，矫形棒过直无法与相应的胸椎后凸相适应，导致交界性应力产生屈曲以代偿后凸不足（图 24-14）。

七、结论

大多数机械力学因素导致的手术失败正是由于忽视了脊柱矢状位序列和整体平衡，所以不应将这两方面仅作为治疗策略考虑的次要问题。由于骨盆矢状位形态差异源于人类的系统发育，人们可以出现不同的脊柱形态和不同的脊柱退行性变化。目前脊柱外科手术中使用的非常强大的技术手段引起了过度矫正和代偿。即使对手术失败的机制有很好的了解，也很难找到处理这些手术失败的高效、经济的方法，因此扩大性治疗成了准则。鉴于此，应对手术失败的最佳选择可能是预防而非治疗，为此，需要根据两项原则充分了解脊柱矢状位序列：

● 既往脊柱形态的唯一标志是 PI 值。

● 矢状位矫正必须根据相应的 PI 值进行预测。

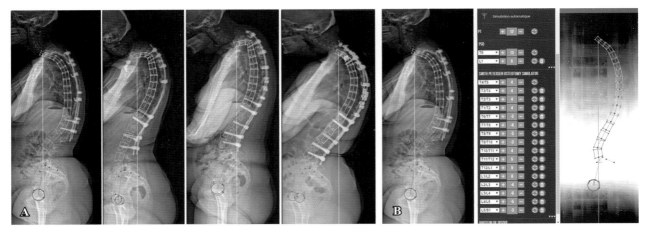

▲ 图 24-14　A. 25 岁胸椎特发性脊柱侧凸女性患者的既往手术显示矢状位序列存在几处错误：①胸椎后凸变平；②胸腰椎后凸；③腰椎前凸过度（骨盆前倾）；④高位胸椎近端交界性后凸（proximal junctional kyphosis，PJK）；⑤采用 L₁– 三柱截骨（three column osteotomy，3CO）翻修而不恢复胸椎后凸的不良手术策略。这导致整体胸椎后凸不足，增加了上段腰椎前凸的角度。脊柱整体向后倾斜（矢状垂直轴呈负值），诱发 PJK。在最后一次翻修时，胸椎 Smith-Petersen 截骨术（Smith-Petersen osteotomy，SPO）使腰椎后凸复位，但没有使 PJK 复位。这种过度后凸可被远端短节段过度前凸所代偿。B. 使用 KEOPS 软件进行的复位模拟显示了非常复杂的截骨序列，T₅、L₁– 3CO 与为恢复胸椎后凸而在既往胸椎融合节段中的几个节段的反向 SPO

参考文献

[1] Glassman SD, Bridwell K, Dimar JR, Horton W, Berven S, Schwab F. The impact of positive sagittal balance in adult spinal deformity. Spine. 2005; 30 (18):2024–2029

[2] Smith JS, Shaffrey CI, Glassman SD, et al. Clinical and radiographic parameters that distinguish between the best and worst outcomes of scoliosis surgery for adults. Eur Spine J. 2012; 22(2):402–410

[3] Bourghli A, Aunoble S, Reebye O, Le Huec JC. Correlation of clinical outcome and spinopelvic sagittal alignment after surgical treatment of low-grade isthmic spondylolisthesis. Eur Spine J. 2011; 20(Suppl 5):663–66–8

[4] Le Huec JC, Charosky S, Barrey C, Rigal J, Aunoble S. Sagittal imbalance cascade for simple degenerative spine and consequences: algorithm of decision for appropriate treatment. Eur Spine J. 2011; 20(Suppl 5):699–703

[5] Schwab F, Ungar B, Blondel B, et al. Scoliosis Research Society-Schwab adult spinal deformity classification: a validation study. Spine (Phila Pa 1976). 2012; 37(12):1077–10–82

[6] Sebaaly A, Riouallon G, Obeid I, et al. Proximal junctional kyphosis in adult scoliosis: comparison of four radiological predictor models. Eur Spine J. 2018; 27(3):613–621

[7] Yilgor C, Sogunmez N, Boissiere L, et al. Global alignment and proportion (GAP) score: development and validation of a new method of analyzing spinopelvic alignment to predict mechanical complications after adult spinal deformity surgery. J Bone Joint Surg Am. 2017; 99(19):1661–1672

[8] Laouissat F, Sebaaly A, Gehrchen M, Roussouly P. Classification of normal sagittal spine alignment: refounding the Roussouly classification. Eur Spine J. 2018; 27(8):2002–2011

[9] Sebaaly A, Grobost P, Mallam L, Roussouly P. Description of the sagittal alignment of the degenerative human spine. Eur Spine J. 2018; 27(2):489–496

[10] Sebaaly A, Rizkallah M, Bachour F, Atallah F, Moreau PE, Maalouf G. Percutaneous cement augmentation for osteoporotic vertebral fractures. EFORT Open Rev. 2017; 2(6):293–299

[11] Le Huec JC, Leijssen P, Duarte M, Aunoble S. Thoracolumbar imbalance analysis for osteotomy planification using a new method: FBI technique. Eur Spine J. 2011; 20(Suppl 5):669–6–80

[12] van Royen BJ, de Kleuver M, Slot GH. Polysegmental lumbar posterior wedge osteotomies for correction of kyphosis in ankylosing spondylitis. Eur Spine J. 1998; 7(2):104–110

[13] Lafage V, Schwab F, Vira S, et al. Does vertebral level of pedicle subtraction osteotomy correlate with degree of spinopelvic parameter correction? J Neurosurg Spine. 2011; 14(2):184–191

[14] Alzakri A, Boissière L, Cawley DT, et al. L5 pedicle subtraction osteotomy: indication, surgical technique and specificities. Eur Spine J. 2018; 27(3): 644–651

[15] Kharrat K, Sebaaly A, Assi A, Ghanem I, Rachkidi R. Is there a correlation between the apical vertebral rotation and the pelvic incidence in adolescent idiopathic scoliosis? Glob Spine J. 2016; 6(1)(S)(uppl)–s-0036–1583044–s- 0036–1583044

[16] Kim YJ, Bridwell KH, Lenke LG, Cho K-J, Edwards CC, II, Rinella AS. Pseudarthrosis in adult spinal deformity following multisegmental instrumentation and arthrodesis. J Bone Joint Surg Am. 2006; 88(4):721–728

[17] Ferrero E, Vira S, Ames CP, et al. Analysis of an unexplored group of sagittal deformity patients: low pelvic tilt despite positive sagittal malalignment. Eur Spine J. 2016; 25(11):3568–3576

[18] Scemama C, Laouissat F, Abelin-Genevois K, Roussouly P. Surgical treatment of thoraco-lumbar kyphosis (TLK) associated with low pelvic incidence. Eur Spine J. 2017; 26(8):2146–2152

[19] Lee GA, Betz RR, Clements DH, III, Huss GK. Proximal kyphosis after posterior spinal fusion in patients with idiopathic scoliosis. Spine. 1999; 24(8):795–799

[20] Lowe TG, Kasten MD. An analysis of sagittal curves and balance after Cotrel-Dubousset instrumentation for kyphosis secondary to Scheuermann's disease. A review of 32 patients. Spine. 1994; 19(15):1680–1685

[21] Glattes RC, Bridwell KH, Lenke LG, Kim YJ, Rinella A, Edwards C, II. Proximal junctional kyphosis in adult spinal deformity following long instrumented posterior spinal fusion: incidence, outcomes, and risk factor analysis. Spine. 2005; 30(14):1643–1649

[22] Liu F-Y, Wang T, Yang S-D, Wang H, Yang D-L, Ding W-Y. Incidence and risk factors for proximal junctional kyphosis: a meta-analysis. Eur Spine J. 2016; 25(8):2376–2383

[23] Sebaaly A, Sylvestre C, El Quehtani Y, et al (2018) Incidence and Risk Factors for Proximal Junctional Kyphosis: Results of a Multicentric Study of Adult Scoliosis. Clin spine Surg 31:E178–E183. doi: 10.1097/BSD.0000000000000630

[24] Sebaaly A, Kharrat K, Kreichati G, Rizkallah M. Influence of the level of pedicle subtraction osteotomy on pelvic tilt change in adult spinal deformity. Glob Spine J. 2016

[25] Berthonnaud E, Dimnet J, Roussouly P, Labelle H. Analysis of the sagittal balance of the spine and pelvis using shape and orientation parameters. J Spinal Disord Tech. 2005; 18(1):40–4–7

相 关 图 书 推 荐

中 国 科 学 技 术 出 版 社

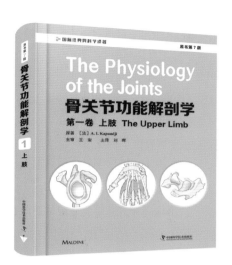

书 名：骨关节功能解剖学 第一卷 上肢（原书第7版）

原 著：[法] A. I. Kapandji

主 审：王 岩

主 译：刘 晖

定 价：236.00元（大16开，精装）

　　本书引进自法国Éditions Maloine出版社，是一套全面系统、提纲挈领又深入浅出的骨关节功能解剖经典著作。全套共3卷，内容覆盖上肢、下肢、脊柱、骨盆及头部的所有骨关节系统，本书为全新第7版的上肢分卷。

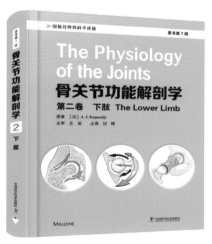

书 名：骨关节功能解剖学 第二卷 下肢（原书第7版）

原 著：[法] A. I. Kapandji

主 审：王 岩

主 译：刘 晖

定 价：236.00元（大16开，精装）

　　本书引进自法国Éditions Maloine出版社，是一套全面系统、提纲挈领又深入浅出的骨关节功能解剖经典著作。全套共3卷，内容覆盖上肢、下肢、脊柱、骨盆及头部的所有骨关节系统，本书为全新第7版的下肢分卷。

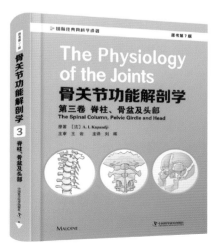

书 名：骨关节功能解剖学 第三卷 脊柱、骨盆及头部
　　　　（原书第7版）

原 著：[法] A. I. Kapandji

主 审：王 岩

主 译：刘 晖

定 价：236.00元（大16开，精装）

　　本书引进自法国Éditions Maloine出版社，是一套全面系统、提纲挈领又深入浅出的骨关节功能解剖经典著作。全套共3卷，内容覆盖上肢、下肢、脊柱、骨盆及头部的所有骨关节系统，本书为全新第7版的脊柱、骨盆及头部分卷。

相 关 图 书 推 荐

中 国 科 学 技 术 出 版 社

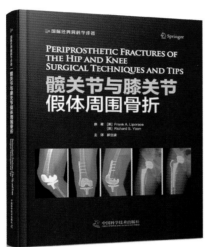

书　名：髋关节与膝关节假体周围骨折

原　著：[美] Frank A. Liporace等

主　译：郝立波

定　价：128.00元（大16开，精装）

　　本书是引进自德国Springer出版社的一部关节外科学著作，共分三部分。第一部分为概论，详细介绍了假体周围骨折的发生率、危险因素、分型、检查和查体、诊断，以及假体周围骨折合并感染的诊断。第二、第三部分则分别对髋关节假体周围骨折（包括髋臼假体周围骨折及股骨假体周围骨折）、假体间骨折和膝关节假体周围骨折进行了深入阐释，展示了相应的诊断、分型和手术治疗方法。

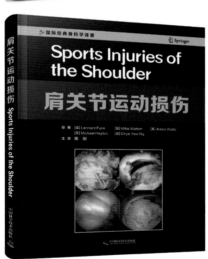

书　名：肩关节运动损伤

原　著：[英] Lennard Funk等

主　译：陈　刚

定　价：168.00元（大16开，精装）

　　本书引自世界知名的Springer出版社，由Lennard Funk、Mike Walton、Adam Watts、Michael Hayton、Chye Yew Ng等多位英国知名肩关节外科专家联合编写，浙江省嘉兴市第二医院陈刚教授担纲主译，骨科多位专家合力翻译完成，反映了当今肩关节运动损伤的诊疗新进展，是一部系统全面、前沿的国际译著。

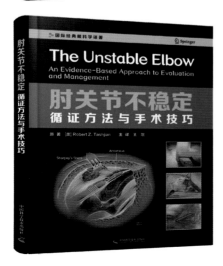

书　名：肘关节不稳定：循证方法与手术技巧

原　著：[美] Robert Z. Tashjian

主　译：王　刚

定　价：189.00元（大16开，精装）

　　本书引进自世界知名的Springer国际出版公司，是一部介绍各种肘关节不稳定疾病的治疗策略的指导用书。本书分为三篇，共17章，书中配有大量的高清X线片及真实案例图片供读者参考，生动描述了肘关节手术的处理技巧及注意事项，使得手术步骤浅显易懂。作者对急、慢性肘关节疾病有着独到的见解，提出的一些手术处理技巧非常实用。